クリニカル・リーズニング・ラーニング

Learning Clinical Reasoning
Second Edition

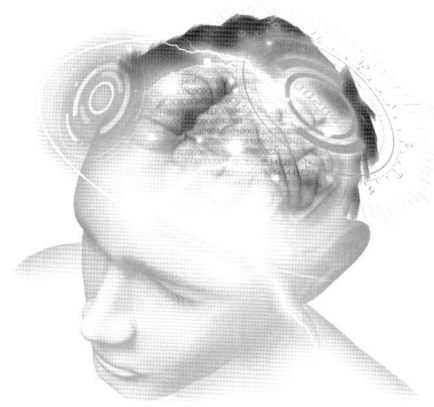

訳 **岩田健太郎**
神戸大学大学院医学研究科・
医学部微生物感染症学講座感染治療学分野教授

著 **Jerome P. Kassirer, M.D.**
Distinguished Professor, Tufts University School of Medicine,
Boston, Massachusetts
Visiting Professor, Stanford University, Stanford, California
Editor-in-Chief Emeritus, *New England Journal of Medicine*
Physician Emeritus, Tufts Medical Center, Boston, Massachusetts

John B. Wong, M.D.
Professor of Medicine, Tufts University School of Medicine,
Boston, Massachusetts
Chief, Clinical Decision-Making Division, Tufts Medical Center,
Boston, Massachusetts

Richard I. Kopelman, M.D.
Endicott Professor of Medicine, Tufts University School of Medicine,
Boston, Massachusetts
Vice Chairman of Medicine for Education, and Director,
Internal Medicine House Staff Training Program
Tufts Medical Center, Boston, Massachusetts

メディカル・サイエンス・インターナショナル

Authorized translation of the original English edition,
"Learning Clinical Reasoning", Second Edition
by Jerome P. Kassirer, MD ; John B. Wong, MD ; Richard I. Kopelman, MD

Copyright © 2010 by Lippincott Williams & Wilkins, a Wolters Kluwer business
All rights reserved.

This translation is published by arrangement with Lippincott Williams &
Wilkins/Wolters Kluwer Health Inc., 530 Walnut Street, Philadelphia,
PA 19106 U.S.A.
Lippincott Williams & Wilkins/Wolters Kluwer Health did not participate in the
translation of this title.

© First Japanese edition 2011 by Medical Sciences International, Ltd., Tokyo

Printed and Bound in Japan

妻たちへ：
　シェリダン
　リーナ
　シーラ

横になりながら，私は初めてその年老いた教師の苛立ちを知った。
あなたは荒野で小さな小道を切り開くのだが，
見上げると彼らはいなくなってしまった。
あなたはまだ彼らに最も大切なことを教えてすらいない。
もちろんそれは，あなたがそのことが何か知っている，というのが前提だが。

レイノルズ・プライス(Reynolds Price)，
『天使たちの舌(The Tongues of Angels)』(1990)

訳者まえがき

『クリニカル・リーズニング・ラーニング』を世に送り出すことができる。とてもうれしい。

臨床推論は僕たち医者が毎日行っている営為だけれども，その僕たち自身「自分たちがどうやって診断にたどり着いているのか」，その理路がよくわかっていない。あるいは，わかったつもりになっている。僕たちは，なぜ正しく診断できるのかがよくわからない。そして，なぜ時に誤診してしまうのかも，うまく説明できない（ことも多い）。

本書は，臨床推論を学ぶ本である。臨床推論が学問的にどのように説明されるのか，そして，実際のケースにおいてどういうプロセスから診断にたどり着けるのかを説明しようと試みた本である。

そう，「説明しようと試みた」本なのである。説明した本，ではなく。

本書をお読みいただければご理解いただけると思うが，本書は臨床推論の謎をすべて解き明かし，その構造を解明し尽くし，説明し尽くした本ではない。この領域は研究が未成熟で，むしろ，まだわかっていないこと，理解が及ばないところも多々あるのである。僕らの頭のなかでは，臨床推論の最中に何が起きているのか。どのように診断に至っているのか。診断という営為の正体はどこにあるのか。不明な点は多いのである。

僕は昔，「臨床推論学の専門家」と対話していて，とてもきまりが悪い思いをしたことがある。

この「専門家」は即答する人であった。僕がどのような疑問を呈しても，「ああ，それは認知科学の領域ではこう説明されてるんですよ」，「それについてはとっくにわかっているんです」，「それは，あなたの誤解ですよ，意思決定分析の研究によれば……」，「脳科学の研究でその辺はもう解決されてるんです」，とすべての疑問にスラスラとした「解答」が得られるのであった。

こういう語り口を僕は知っている。それはテレビに出てくる評論家の語り口である。すべてのことは想定範囲内ですよ。なんでも説明できますよ（後からなら）。そういう語り口である。

「何でも即答できてしまう」人は科学的な思考が不十分である，というのが僕の経験から得た理解である。なぜなら，真に科学的な人は「説明できない」領域にとても意識的であり（それはあるに決まっている），説明できることよりも説明できないことに，より高い関心をもっているからである。一般に真に科学的な思考をする人は，即答するよりも「口ごもる」ことが多い。

恥ずかしい話だが，僕はフロイトの心理学をあまり好きではなかった。「何でも」性＝セックスで説明してしまうというそのオールマイティー性が逆に科学的妥当性を貶めてい

ると思ったからである。ポパーは自らの「反証主義」のなかで，それを指摘した。フロイトやアドラーはすべての現象を自らの理論で説明してしまう。子どもを溺死させようとして水中に投げ込む男は「抑圧に苦しんで」そうしたのであり，子どもを救おうとして自らの命を投げ出す人は「抑圧の昇華に成功していた」と説明されるのである。マルクス主義者やフェミニストたち（の多く）も，同様にすべてを「資本主義社会」や「父権制主義社会」のせいだという非難で説明し尽くしてしまうロジックをもっている。そのロジックはオールマイティーであり，であるがゆえに，いささか，うさんくさい。

　しかし，以下のように，フロイトは必ずしも自らの理論をすべてのケースに適用できるとは考えていなかった節もある。

> だからわたしたちの考察の結果がすべての症例にあてはまることは，最初から求めないようにしたい。また，現在の研究方法では，ごく典型的なものは発見できるだろうが，それでも鬱病という情動のすべてに適用できるものではないかもしれない。（中山元訳『人はなぜ戦争をするのか：エロスとタナトス』喪とメランコリーより，光文社，2008）

　さて，本書は臨床推論の謎をすべて解き明かした本ではない。だからこそ，本書には価値がある。臨床推論における明確にわかっていることと，もやもやしてよくわからないところ，完全にブラックボックスでちんぷんかんぷんなところが高い所から睥睨でき，その世界観がつかめるように構成されているからである。本書を通読すれば，僕らがもやもやしていた「わかっているところ」と「わかっていないところ」にうまく線が引けるような気がする。

　本書には多くの理論が引用されているが，それは「理論」であって「真理」ではない。だから，その説明も読者によっていろいろ評価できるところもあるんじゃないだろうか。僕も，訳していて，正直，「それって後づけの説明にすぎないんじゃない？」と思った部分もあったし，屁理屈にしか思えない部分もあった。でも，本書の内容をそのまま鵜呑みにするのではなく，そうやって本書と「対話」しながら，考えながら読んでいくのがいちばん良い読み方なのではないかとも思う。本書を読んで，皆さんはどうお感じになるでしょう。僕にも興味深いです。

　いずれにしても，臨床推論など全く無視して場当たり的に診断を試みるのではなく，かといって，完全なる知的遊戯，あるいは専門家のメイントピックとして徒に現場から離れていくのでもなく，明確なところとあいまいなところを意識しながら，臨床推論のあり方を見直してみたい。そういう欲望を抱く医者には本書はうってつけである。

　哲学者の鷲田清一さんは，日本の「哲学学」は進歩しているが，哲学はまだまだ，という意味のコメントを残しておいでだ。哲学もリアルな人生における問題に対する真摯な取り組みの表現形にすぎない。本書も，「臨床診断学学」の本ではなく，リアルな患者ケアの真摯な方法論＝臨床診断学として，そのわかっているところと，よくわかんないところの地平を睥睨することができるようなやり方で，読者の皆さんに差し出したいと思っている。

　そのため，訳語は臨床診断学の専門家にはおなじみの専門用語的な訳語にこだわらず，

できるだけ僕たちが普段使っている言葉，僕たちの息吹が感じられる言葉で翻訳することに努めた．

> たとえば，後期ヴィトゲンシュタインの主著『哲学探究』には，"hinweisend definieren" という表現が出てくる．「指でさして定義する」といった意味だが，多くのヴィトゲンシュタイン研究者たちは，「直示的に定義する」と翻訳する．ヴィトゲンシュタイン業界では定訳になっているようだが，「直示的定義」というテクニカルターム(!?)を目にすると，ちょっと違うよな，と思ってしまう．がんばりすぎじゃないだろうか．
> (中略)
> では，ニーチェの翻訳はどうか．Morgenröse(朝焼け)は，「曙光」と訳され，Die fröhliche Wissenschaft(楽しい学問)は，「華やぐ智慧」や「悦ばしき智恵」と訳されてきた．雅語だから？ 歴史的な雰囲気を伝えたいから？ 気持ちはわかるが，必要以上にいかめしい．《書斎は私を病気にする》とニーチェが言っているのに，研究室や書斎で，背中をまっすぐ伸ばして，うやうやしくニーチェを読むからだろうか．自分のやっている翻訳(や論文)を立派なものに見せようとして，いかめしい言葉を選ぶのだろうか．確かにニーチェの言葉は，強い．晴れやかだ．アーカイックな格調もある．だが，そんなに重いだろうか．(丘沢静也訳『ツァラトゥストラ(下)』訳者あとがきより，光文社，2011)

本書には臨床現場に見いだされるリズムとビートがある．ケースが少しずつプレゼンされ，「論者」がこれにコメントする．新たな情報が加わる．論者がさらにコメントを加える．まるでライブのジャムセッションを見ているようだ．このリズムとビート感を損なわないよう，すらすらと日本語で読めるよう，僕はできるだけ努力した．訳語に対する配慮もそのためである．僕は本書を1人で訳した(それは，結構たいへんな暴挙でした)．僕が本書をきっちり1人で読破したかったことも理由の1つなのだけれども，分担翻訳にして，本書に通底するリズムとビートを損ないたくなかった，というのが最大の理由である．苦労した甲斐はあったと個人的には思うけれども，単なる自己満足と言われても，まぁ反論はできない．

ちなみに，本書の原題は"Learning Clinical Reasoning"であるが，あえて日本語題は『クリニカル・リーズニング・ラーニング』とした．リーズニング，ラーニングと続けたほうがビート感があって好ましいと感じたからである．荒木飛呂彦の『スティール・ボール・ラン』みたいな響きが好きなのだ．

とはいえ，本書には難解な認知科学やら意思決定分析の専門的な文章や表現，言葉がちりばめられており，門外漢の僕がとても苦労したことも事実である．そこで，用語集の翻訳については『誰も教えてくれなかった診断学』で有名な名古屋第二赤十字病院の野口善令先生にアドバイスをいただいた．症例について理解できない箇所があったが，千葉大学の生坂政臣先生にご相談したり，著者のKassirer先生にメールしてご教示いただいたりもした．とはいえ，本書の翻訳における誤謬のすべては，もちろん僕にすべての責任がある．

メディカル・サイエンス・インターナショナルの佐々木由紀子さんのていねいな編集作業がなければ本書の翻訳は成立しなかった．ここに心からお礼申しあげます．臨床推論プ

ロセスについて一緒に議論を重ねてきた神戸大学の学生，研修医たち，そして患者さんにも感謝しています。ありがとうございました。

2011年，節電はしたいが熱中症も怖い，「もやもやした」夏に

岩田 健太郎

序文

四分の三世紀も昔，T. S. エリオットは「岩」という詩のなかで予言めいたことを書いて言う。

> 知識における知恵を我々はどこで失ってしまったのだろう？
> 情報における知識を我々はどこで失ってしまったのだろう？

　医学の歴史のなかで，現在ほど情報が冗長になり，自由に手に入れられる時代はない。患者も，医学生も，研修医も，指導医も，コンピューターの前で指でちょっとクリックするだけでそれは手に入れられる。情報は重要視される。授業で，シラバスで，学術雑誌で，そして試験で。それは科学的な，エビデンス・ベイスド・メディシンにおける硬い岩盤のようなものだ。しかし，この情報がたとえ正確であったとしても（そしてそれはしばしばそうではないのだが），長続きするものではなく，常に一過性のものでしかない。これこそが科学の性質なのだ。出版された，あるいはウェブ上の情報はいつも一般的で，個々の患者に対して情報を有用にしたいのならば，これに手を加える必要がある。これこそがヒューマニティーの性質である。

　熟練した医師は大量の情報をもち，これを患者ケアに活用する。彼は批判的，分析的，そして効率的な臨床推論（クリニカル・リーズニング）を用いる。そうすることのできる能力こそが，真の知識と呼ばれるものだ。真の知識は技量の経験的な獲得によって涵養される。本書の価値が高いのは，それを例示し，そこに光を当てているからだ。Kassirer, Wong, そして Kopelman は本質的な問いを立てる。なぜ，同じ情報が皆の前にあるというのに，技量にばらつきのある医師たちは全然異なる結論を立て，全く異なる解釈を患者に対して行うのか？

　以前は，医学生も研修医も，知的能力を指導医から "*in vivo*" でベッドサイドや外来で学んでいた。彼らは指導医を観察し，教科書には教えられないものを学んできた。つまり，よく知らないことを患者にアプライするのはバッド・サイエンスであると。そして，それが同時にバッド・アートであることは，決して偶然ではない。

　医学生も研修医も本書を読むべきである。今日の医学教育環境はペースが速く，たくさんのテクノロジーがあり，やるべきことは多く，時間は限られており，そしてアルゴリズムに縛られている。今日の医学教育環境では，学生と教員が患者とともに過ごしたり，実際の症例を議論する時間がない。良質な医師が考えるやり方を観察したり，まねしながら学ぶ機会が医学生からどんどん失われている。本書は教育におけるこのような隙間を埋めてくれる。本書の半分以上を構成する症例を検討する論者たち，著者らは彼らを説得してこの仕事に当たってもらったのだが，彼らほど技量に富んだ推論プロセスを言葉にするこ

とができる指導医はあまりいない。著者らのような意思決定というサイエンスに熟練した指導医はさらに少ない。本書のような深い洞察をもつ症例検討の分析は，他で得られないものである。症例とその検討，そして分析は，学生の患者ケアをスローダウンさせてくれるだろう。今日のせかせかした診療環境ではさらっと流されがちなイベントも，思慮深く消化する機会を与えてくれるだろう。

　指導医も本書を読むべきである。臨床情報を定量的に考えると予期せぬ結論に達することがある。検査がみつけてくれると信じていた疾患なのに，陰性検査の後も，びっくりするくらい高い検査後確率をもっていたりするものだ。このような推論の原則を医学校は40年も教えようと努めてきたのだが，ベッドサイドやカンファレンス・ルームで「検査前確率」という言葉を聞くことはほとんどない。なぜかというと，あいまいさに対する定量的な推論をある特定の患者に当てはまることを，ほとんどの指導医は十分納得していないからである。本書は，指導医がこのコンセプトを血肉と化すのに役に立つ。本書を読めば，症例分析でそのコンセプトが実際に使えるのを目の当たりにすることができる。本書を読むことで，やる気のある学生に対して，より良い教師であり，ロール・モデルとなるための訓練になるだろう。

　情報や知識は交換可能である。知恵とは，どのように情報や知識を用いるかについての知識であり，その知恵を得ることこそ，本書が実に見事に取り組んでいることなのである。

　　　　　　　　　　　Faith T. Fitzgerald, M.D., M.A.C.P.
　　　　　　　　　　　カリフォルニア大学デービス医学校 内科学および人文科学・生命倫理学教授
　　　　　　　　　　　サクラメント，カリフォルニア

　　　　　　　　　　　Harold C. Sox, Jr., M.D., M.A.C.P.
　　　　　　　　　　　Annals of Internal Medicine 編集者
　　　　　　　　　　　アメリカ内科学会，フィラデルフィア，ペンシルバニア
　　　　　　　　　　　ダートマス医学校 前 Joseph M. Huber 内科学教授
　　　　　　　　　　　ハノーヴァー，ニューハンプシャー

第2版
序文

"Learning Clinical Reasoning（クリニカル・リーズニング・ラーニング）"は，臨床認知，言い換えれば，臨床推論（クリニカル・リーズニング）について書かれた本である。本書は，それを学ぶ人と，それを教える人のために書かれている。臨床認知は多くの推論の方法から成り，あちこちに散らばったデータを組み合わせたり合成したりして，診断仮説を立てるのに有用なものである。臨床認知を用いて検査や治療のリスクと利益の複雑なトレードオフを行い，患者のマネジメントの計画を形づくる。診断仮説の生成のような仕事では，臨床データを集め評価し，検査の適切さを決定し，検査結果を評価し，一貫した作業診断仮説にまとめ上げ，治療方法の価値を吟味する。しかし，それは診断仮説生成の一部の要素にすぎない。認知技量を教えるのは，非常に優れた医師かつ指導者にとっても難しい。臨床認知における広く認められた統一理論のようなものは存在しない。最高に知性があり，思慮深い医師でもしばしば，自分が下した推論のそのプロセスについては気を配っていない。その結果，自分のやり方を適切に，あるいは十分に説明できないことがある。臨床推論に言及した本のほとんどは，著者の認知プロセスの個人的な説明に基づいている。そのような説明は信頼性に乏しいこともあるし，不完全である可能性もある。

そのような制限のもと，どのようにして臨床認知を学び，教えればよいのか？　しばしば我々は，「見て，やって，教えろ」（see one, do one, teach one）アプローチをとる。学生はどのように診断や治療を推論するか，他者のやり方を見て学ぶことを良しとされるのである。本書では，我々は古典的なアプローチと，もう1つのパワフルな教育方法を組み合わせた。前者は，診断や治療の基盤となる認知の原則を詳細に研究することである。後者は，注意深く選抜された事例から学ぶことである。現存する認知理論では，臨床推論の仮説的な説明しか行うことができない。そこで我々は，医学的知識を学ぶのに用いる方法を用いて原則を描写し，認知理論の欠落部分を補足することにした。つまり，これが事例を用いて学ぶということである。昔から我々は，医学生が臨床的「事実」を事例から学ぶよう促してきた。それは，ある臨床事項の理解は，その事象という特定の事例を繰り返して経験することで豊かになるからである。学生や研修医は，いろんな患者の「ワークアップ」を行う。ワークアップは，臨床的な問題（たとえば，黄疸とか，早期冠動脈疾患のリスク状態とか，いろいろな症状の急性虫垂炎とか）が理解されるまで行われる。我々も同じことをここでやりたい。ただし，我々は医学的事実を強調しない。その代わり，我々は特定の例を提示したい。それは注意深く選抜された臨床推論の「パラダイム症例」（paradigm cases）である。症例は「古典的なケース」との臨床的な関連性や類似性をもとに選ばれるだけではない。その症例の特別な側面が，問題解決の特定な側面の1例となるからである。そのような例をたくさん経験すれば，臨床認知についてもっと学べるであ

ろうと我々は考える。症例を準備し，各例の認知面を説明する際に，認知科学，認知心理学，コンピューター・サイエンス，意思決定科学，組織行動論などの原則に基づいて，認知に関する研究を適宜借用した。さらに，認知科学の方法を用いて，熟練した医師の自然な，構造化されていない問題解決を詳細に分析した。臨床認知の例は60以上の実際の症例から成っており，それらは熟練した医師(論者)に粉飾のないリアルな臨床教材(たる症例)を吟味してもらった。その際，その思考プロセスを「声に出して言語化して」もらった。学習の助けになるように，熟練医の認知面での行為について，我々は詳細なコメントを付記した。

これらの症例は，多くの推論と関連する原則を明示してくれる。最良の推論方法だけでなく，あまりよくない推論も明示する。反面教師もあって，認知面でのコンセプトにおけるいろいろな誤謬を回避するのに有用だ。症例が臨床問題解決の原則すべてを網羅していると主張する気はないが，注意深い読者はこれらの症例から多くの，医師として必要な認知面でのコンセプトを学ぶだろう。

実例を用いてコンセプトを学ぶことには特に利点がある。教科書や直接指導から学ぶときには，学習者の推論や参加はほとんど必要とされないが，事例からの発見という学習方法は，多くの推論と積極的な参加を必要とする。推論しながらの学習は，理にかなった一般的なコンセプトをつくり出す。このコンセプトを学生は自分たちの推論プロセスに取り込むことができるのだ。そのような，特殊な事例での発見を通じた学習は，頭に「こびりつきやすい」。

本書は，インタビュー・スキルや身体診察を学んだり教えたりするための本ではない。現病歴をとったり，システム・レビューを得たり，診察を行うための方法は提供していない。患者とのコミュニケーションとか，必要なデータを得るための方法も論じていない。そのようなことが重要でない，と言いたいわけではない。時々脱線することがあっても，我々が考慮するのは臨床認知のみである。その点において，逃げも隠れも言い訳もしない。診断や治療の認知面は医師の基本的な機能である。それが低ければ，他のすべての側面もだめになってしまうだろう。

20年近く前に出版された初版を読み返すに，臨床推論の原理的な部分，つまり，診断プロセスと，検査や治療のリスクや利益のトレードオフの部分は，大きくは変化していない。実際，それはヒポクラテス(Hippocrates)とかマイモニデス(Maimonides)の時代から大きく変化していない。我々は病人から関連する情報を集める。疾患の性質について仮の結論を下しておき，使用可能な治療の価値を吟味する。にもかかわらず，初版の"Learning Clinical Reasoning"が出て以来，医療のプラクティスは大きく変わった。そのため，我々のアプローチや認知作業の使い方も変化している。

医学のペースが変わったため，我々の診断アプローチは再構成されている。救急室での急ぎのトリアージ，短い入院期間。これらはしばしば経済的な観点から強制されているのだが，そのため，熟考したりのんびりと診断アプローチをすることがだんだんできなくなってきている。診断プロセスのショートカットが行われることも多くなった。そのた

め，我々はしばしば病歴と診察を短略化し，患者はしばしばすぐに検査に送られる。検査結果から診断が確定されれば，病歴や診察を完全に行うことなどどうでもよくなってしまう。「スループット(throughput, 処理能力)」が完全さ(thoroughness)に取って代わるのである。言うまでもなく，効率性やリソースの節約に向かってしまうことは，正確性を犠牲にすることでもある。そして，学んだことを静かに振り返ってみる機会も減ってしまう。医師・患者関係もよくならない。

　偉大なるアプローチ，完全なる病歴聴取と注意深く陽性所見，陰性所見をマッピングしていくような身体診察は，モダンな「とりあえず雰囲気だけつかんで CT とっとこ」的なアプローチに勝る。現代医療の緊急性の高さや，そのような検査の効率性と正確性を考えると，偉大なるアプローチはやや過大評価されているようである。診断の正確性という意味では，あるいは患者の利益という観点からも，注意深くすべてに関して病歴を取りまくるよりも，診断プロセスをショートカットして，検査をしておいたほうが理にかなっているのかもしれない。確かに，65 歳の長期ヘビー・スモーカーが重篤な呼吸苦と喀血でやってきたときの迅速胸部 CT，50 歳女性が意識障害，貧血，血小板減少で来たときの血液塗抹象の鏡検，あるいは 14 歳の男の子が高血圧と顔面浮腫でやってきたときの尿沈渣と赤血球円柱の検索などは，悪い戦略とは思えない。我々は，診断プロセスにおけるショートカットを奨励はしない。ただ，その利益とリスクについて十分に吟味されていないのだと指摘するだけだ。創造力豊かな研究者が，この問題に光を当ててくれることを待ち望む。

　その一方で，初版同様に，我々は診断と治療における認知面に注目する。我々が意味するところの臨床認知とか臨床推論の意味ははっきりさせておかねばならない。我々は，熟練した診断のエキスパートがどのように考えているのか知っていると主張するほど愚かではない。本書にはたくさんの症例が出てくる。前の版でも取り上げられたものやそれが若干改訂されたものもあれば，新たに取り上げたものもある。いずれにしても，これらはすべて，実際の患者に基づいた症例である。我々は症例を通じて，診断や治療のジレンマと直面したとき，どのように熟練者が(そして何人かの未熟な医師が)推論するか，言葉にしてもらっている。彼らの脳回路で起きていることは，率直に言ってわからない。初版の出る何年も前に，認知科学と認知心理学の研究がたくさん行われ，それを頼りに我々はそれを医学に応用し，特に臨床問題解決を教えるときに用いたのである。Daniel Kahneman, Amos Tversky, そして Arthur Elstein などなどが，リアルな臨床症例を分析するソリッドなフレームワークを提供してくれた。

　初版の出版以来，認知科学者はその関心を推論の分析から，いろいろな外部刺激により活性化される脳の位置を特定することにシフトしてきた。文献をレビューするに，最近の医学や認知科学の研究が臨床問題解決に本質的な洞察をほとんどもたらしていないことに我々は驚愕した。臨床推論と推論の教え方に若干の改善は認められたが，数十年前に我々が提示した考えとだいたい同じである。しかし，医学のスピードは加速するにつれ，多くの推論戦略をもっと使うことが認識されてきた。包括的かつ分析的な問題解決から，迅速

でオートマチックなパターン認識まで，いろいろな戦略が出てきたのである。我々は認知に関する関係した情報を，この間発表された文献から得てきた。必要に応じて，このような文献を引用している。

　同時に，医学における診断や治療の問題解決方法を体系立てようという試みはどんどん進んでいる。医療のプラクティスを堅牢な科学的基盤のもとにおき，診断やマネジメントのアプローチをコード化したり体系だてる試みがなされてきた。それは，高額な(そして，さらに増加している)医療費が突き動かしている試みでもあるし，街間，州間，いや，個々の医師間においてすらある，プラクティスの多様性の大きさのせいでもある。エビデンス・ベイスド・メディシンでは，手持ちの臨床データを吟味し，構造化し，そこに価値判断を加味することすら希求する。エビデンス・ベイスド・メディシンにまつわる新しい議論を本書のPart 1にまとめた。そして，Part 2では，その使用の実例を挙げている。エビデンスの吟味の次のステップは，そのエビデンスをアプライすることである。ガイドラインの理解もますます重要になっている。保険会社や政府は，病院に診療費を償還する基準として，ガイドラインの遵守に頼っている。

　臨床推論を学ぶこと(そして教えること)は，実例からの学びに強く依存している。臨床推論の優れた事例とダメだった事例においては特にそうである。初版を出す前に我々は研究を行い，医師が臨床推論を正しく行った事例も，また完全なる見当違いだった事例もたくさん発表した。その後，認知面におけるミスの露骨な例は，正しい推論同様，臨床推論における価値の高い教訓であると主張した。そして我々は，認知面におけるミスを詳細にわたってカテゴリー化し，これを発表した。ミスをみつけ，カテゴリーに分類することで，これを回避できるのではないかと考えたのである。医学研究所(Institute of Medicine)によるいくつかの研究の結果，医療のミスは，"Learning Clinical Reasoning"が最初に出されたときから何年も経って，むしろ一般の方のトピックになっていった。医療ミスはもっぱら，記録ミス，コミュニケーションの失敗，器具の誤作動などの構造的要素に集中していたが，ヒトの認知面におけるミスについては十分な注目がされていないと思っている。第2版では，そのようなミスについてもさらに言及した。

　ボストンにあるタフツ・メディカルセンター(Tufts Medical Center)内科やボストン，ニューヘブン，クリーブランド，パロアルトにある他のアカデミックな施設におけるモーニング・レポートに毎週参加することで，臨床認知に対する我々の関心は生まれ，学びを得，そして新たなものとなっていった。こういった教育活動は，優れていたり逆に間違っていた推論をみつけだしたり，診断戦略についてコメントしたり，検査と治療のリスクと利益に関する複雑なトレードオフを議論したり，間違った推論をどやしつけたりしないで正すようにして行われてきた。こういったカンファレンスで，我々は症例について事前に教えてくれぬようくれぐれもお願いしていた。他の論者と症例のあいまいさを共有したかったためである。症例をプレゼンする医師以外はそれを知らない。他者と「同じボートに乗っている」ことで，我々も自身の勘違い，知識の至らなさ，ミスを明らかにした。

　"Learning Clinical Reasoning"を出版したいと思った最初の動機は，"Clinical Problem

Solving（臨床問題解決）"という *Hospital Practice* の毎月の連載が第78回を迎えたときにやってきた．この連載はのちに，*New England Journal of Medicine* に引き継がれ，今なお続いている．

　言語のなかには，「教える」と「学ぶ」が同じ単語に含まれているものもある．臨床医学を学んだり教えたりする最良の方法は，どんどん症例を経験することだと我々は信じる．臨床診断や治療の推論を学ぶ最良の方法は，たくさんのかっこいい，あるいはいまいちな推論の実例に，熟練した医師のスーパービジョンのもとでさらされることだと信じる．熟練した医師が臨床のジレンマにおける重要な要素を切り取り，診断にたどり着き，巧みに患者を治療するのを見るのは素晴らしい経験である．願わくば，本書がそのような素晴らしさのかけらほどでも与えることができんことを．

J.P.K.
J.B.W.
R.I.K.

謝辞

Samuel Proger, William Schwarz, Sheldon Wolff, Jeffrey Gelfand, Deeb Salem は皆，タフツ大学(Tufts University)の内科部長である．Ralph Horwitz はスタンフォード大学(Stanford University)内科部長，John Harrington, Nicolaos Madias, Michael Rosenblatt はタフツ大学医学校(Tufts University School of Medicine)の学長をそれぞれ務めた．彼らの激励と支持に感謝したい．ボストンにあるタフツ・メディカルセンター〔Tufts Medical Center：前ニューイングランド・メディカルセンター(New England Medical Center)〕とカリタス・クリスティ(Caritas Christi)，ニューヘーブンにあるエール医学校(Yale School of Medicine)，クリーブランドのケースウエスタン・リザーブ大学医学校(Case Western Reserve University School of Medicine)とパロアルトのスタンフォード・メディカルセンター(Stanford Medical Center)の歴代の研修医たちに感謝したい．著者たちを教え，症例の多くを提供してくれた．ジョシア・メーシー・ジュニア基金(Josiah Macy Jr. Foundation)の June Osborn と George Thibault の支援に感謝したい．Stephen Pauker, Mark Estes, Joseph Rencic, Michael Barry, WIlliam Mackey, Debra Poutsiaka, Lawrence Tierney, David Battinelli, Faith Fitzgerald, そして，Robert Utiger に症例教材の制作と査読をお願いした．感謝したい．Cora Ho は重要な論文をみつけるのを助けてくれた．MIT の Peter Szolovits とライス大学(Rice University)の G. Anthony Gorry は，人工知能と認知科学という領域の有用な観点を提供してくれた．Stuart Mushlin, James Hallenbeck, Arthur Elstein は，原稿の最終校正版に有用な提案をくださった．Anita Yu の編集やアドミ面でのかけがえない助力に，ウォルターズ・クルワー(Wolters Kluwer)の Jessica Heise と Jennifer Verbiar の忍耐と辛抱に謝意を表したい．

本書のフォーマットに関するメモ

Part 1 では，臨床推論(クリニカル・リーズニング)の短い概論がまず述べられ，その後，要素要素の詳細な説明がなされる。ここで検討される主要なコンセプトについて，最初に用いられる用語には太字が用いられている。用語集にコンセプトの定義をつけた。Part 1 の小見出しの後で，Part 2 で紹介されるケースの番号を載せた。このケースでそれぞれの問題解決のコンセプトが詳細にわたって説明される。

Part 2 は 60 以上の実際にあった症例から成る。各章は Part 1 で述べられた認知プロセスに呼応している。各症例は，編集された症例プレゼンと専門家による前向きな問題解決，著者らによる臨床推論の分析，参考文献から成っている。症例検討やその分析は，Part 1 で行った推論を物語風に補足している。本書の各部で検討された推論戦略のガイドとして，Part 1 と Part 2 の概略は同じである。Part 2 の各章に，その推論戦略に最もふさわしい症例をつけた。Part 2 の症例検討の分析のところに，たくさんの引用文献を載せた。そのような引用文献のある症例分析は，番号を付けて Part 1 の各章の頭に付記した。

ケースの検査値で使われる略語

本文の検査値で使われる略語を一覧にまとめる．

赤沈	赤血球沈降速度（sedimentation rate）
ACE	アンギオテンシン変換酵素（angiotensin converting enzyme）
ACTH	副腎皮質刺激ホルモン（adrenocorticotropic hormone）
ADH	抗利尿ホルモン（antidiuretic hormone）
ALP	アルカリホスファターゼ（alkaline phosphatase）
ALT	アラニンアミノトランスフェラーゼ（alanine aminotransferase）
ANA	抗核抗体（antinuclear antibody）
ASO	抗ストレプトリジン O（antistreptolysin O）
AST	アスパラギン酸アミノトランスフェラーゼ（aspartate aminotransferase）
BCG	カルメット・ゲラン菌（Calmette–Guérin）
BUN	血液尿素窒素（blood urea nitrogen）
C–ANCA	抗好中球細胞質抗体（cytoplasmic-anti-neutrophil cytoplasmic antibody）
CBC	血算（complete blood count）
CK	クレアチンキナーゼ（creatine kinase）
CRP	C 反応性蛋白（C–reactive protein）
EF	駆出率（ejection fraction）
ELISA	酵素免疫測定法（enzyme–linked immunosorbent assay）
FTA	梅毒トレポネーマ蛍光抗体（fluorescent treponemal antibody）
γGTP	γグルタミントランスペプチターゼ（gamma-glutamyl transpeptidase）
HBsAg	B 型肝炎表面抗原（hepatitis B surface antigen）
Hct	ヘマトクリット（hematocrit）
HDL	高密度リポ蛋白（high–density lipoprotein）
HIDA	ヒドロキシイミノジアセチック酸（hydroxy iminodiacetic acid）
INR	国際標準化比（international normalized ratio）
LAD	前下行枝（left anterior descending）
LDH	乳酸デヒドロゲナーゼ（lactate dehydrogenase）
MCV	平均赤血球容積（mean corpuscular volume）
PA	肺動脈（pulmonary artery）
$PaCO_2/PCO_2$	（動脈血）二酸化炭素分圧（arterial partial pressure of carbon dioxide）
PaO_2/PO_2	（動脈血）酸素分圧（arterial partial pressure of oxygen）
PPD	ツ反／ツベルクリン反応（purified protein derivative）
PSA	前立腺特異抗原（prostate–specific antigen）
PTT	部分トロンボプラスチン時間（partial thromboplastin time）

RBC	赤血球(red blood count)
RCA	右冠動脈(right coronary artery)
RPR	血漿レアギン迅速試験(rapid plasma regain)
SpO$_2$	パルスオキシメトリーによる酸素飽和度(oxygen saturation by pulse oximetry)
TSH	甲状腺刺激ホルモン(thyroid stimulation hormone)
TIBC	総鉄結合能(total iron-binding capacity)
TPN	完全静脈栄養(total parenteral nutrition)
VMA	バニリルマンデル酸(vanillylmandelic acid)
WBC	白血球(white blood count)

注意

本書に記載した情報に関しては，正確を期し，一般臨床で広く受け入れられている方法を記載するよう注意を払った．しかしながら，著者(訳者)ならびに出版社は，本書の情報を用いた結果生じたいかなる不都合に対しても責任を負うものではない．本書の内容の特定な状況への適用に関しての責任は，医師各自のうちにある．

著者(訳者)ならびに出版社は，本書に記載した薬剤の選択，用量については，出版時の最新の推奨，および臨床状況に基づいていることを確認するよう努力を払っている．しかし，医学は日進月歩で進んでおり，政府の規制は変わり，薬物療法や薬物反応に関する情報は常に変化している．読者は，薬剤の使用に当たっては個々の薬物の添付文書を参照し，適応，用量，付加された注意・警告に関する変化を常に確認することを怠ってはならない．これは，推奨された薬剤が新しいものであったり，汎用されるものではない場合に，特に重要である．

訳注

1. 本書では，臨床現場で普段使われている用語を使用した．臨床現場では，略されて呼ばれるのが普通だったり，人によって呼び方が違っていたりする．用語は無理に統一しようとしなかった．
2. 本書では，原則として，薬剤名のカナ表記は独立行政法人 医薬品医療機器総合機構の医薬品医療機器情報提供ホームページの添付文書情報に従い記述し，日本で未承認の薬剤については，原語表記とした．

目次

Part 1　臨床推論のプロセス — 1

1　概説 — 3
はじめに　3
診断とは推論プロセスである　5
問題解決の戦略　6
仮説生成，仮説検証に基づく診断　6
診断戦略の別のコンセプト　7
治療の原則　8
診断と治療を結びつける　8

2　診断仮説の生成 — 9
仮説と手がかり　9
仮説生成の認知における基本　9
1つのコンテクストとしての仮説　10
専門家としての技量と間違い　11

3　診断仮説の微調整 — 13
微調整が始まり，終わるところ　13
コンテクストと診断分類　13
仮説の発展　15
データ収集の結果　15
診断におけるあいまいさを減らす　16
鑑別診断　17
正式な確率論的アプローチとの関係　17

4　診断検査の使用と解釈 — 19
検査の機能　19
検査の決定を数値化する　19
感度と特異度　21
ベイズ(Bayes)のルール　21
検査の原則　23
複数結果についてのベイズの見直し　25
多くの疾患の多くの属性に対するベイズの見直し　26
確率論的アプローチにおけるプラグマティックな考察　28
結果の解釈　29

いつ検査するか？　29
閾値コンセプト　30
治療閾値　31
検査閾値　31

5　因果を用いた推論（因果推論） — 34
定義　34
因果モデルを用いる　35
診断プロセスにおいて，因果推論がフィットするのはどこなのか？　36
変数間の関係を説明する　37

6　診断の検証 — 38
定義　38
妥当性の基準　38
未熟な結論（早期閉鎖）　39
一歩手前：作業仮説　40

7　治療における意思決定 — 41
原則　41
不確かさがあるなかでの治療　41
治療の選択肢の価値がほぼ等しい場合　42
オプションの落としどころ　42
定量的な治療意思決定　43

8　エビデンスを吟味する — 45
はじめに　45
エビデンス・ベイスド・メディシン　45
質問すること　45
エビデンスを検索する　46
エビデンスの要約と吟味　47
エビデンスを適用させる　47
診療ガイドライン　48

9　認知面でのミス — 49
概要　49
分類　49
ミスのなかには，心理学的起源をもつものもある　49
認知面でのミスの性格　50
検査の認知バイアス　51
認知バイアスの結果　51
認知面でのミスを避ける方法　52

10 認知のコンセプト ─────────────────────────────── 53
　認知科学　53
　メンタル・プロセスを研究する　53
　記憶の構造　54
　探索戦略　56
　熟練の特徴　59

11 臨床問題解決を学ぶ ──────────────────────────── 61
　事実とプロセス　61
　教育原則　62
　例　63
　ゴールが形式を決定しなくてはならない　64
　事例から学ぶ　64
　臨床問題解決と問題に基づく学習　65

Part 2　ベッドサイドにおける認知：事例集　　　　67

12 イントロダクション ──────────────────────────── 69
13 診断仮説生成 ────────────────────────────── 70
　ケース1　診断仮説の生成　70
　ケース2　熟練者にトリガーされる仮説　76
　ケース3　診断の腕前　80
　ケース4　即行にして正確な解決　84
　ケース5　遅れても，ないよりまし　88
　ケース6　ミスした後で，ヒット　93
　ケース7　診断プロセスにおけるコンテクストの重要性　96
　ケース8　マスクをされた襲撃者　102
　ケース9　ひどく，注意散漫　106

14 診断仮説の見直し ──────────────────────────── 111
　ケース10　鑑別診断は何か？　111
　ケース11　順序だったアプローチ　117
　ケース12　弱い推論：薬物反応による診断　120
　ケース13　診断のオプションを絞り込む　125
　ケース14　百聞は一見にしかず　129
　また別の数字たち　132
　ケース15　情報収集戦略　135
　ケース16　サットン（Sutton）の法則の致命的な欠点　141

- ケース 17　真っ赤なニシン（red herrings）を無視するには　148
- ケース 18　区別：似た者同士の問題　151
- ケース 19　部位，部位，部位　156

15　診断検査の活用と解釈 ──160
- ケース 20　陰性検査結果の解釈　160
- ケース 21　診断と，おいしい話の落とし穴　164
- ケース 22　ポニー探し　168
- ケース 23　蹄の解釈：ベイズ（Bayes）は haze（かすみ）を晴らせるか？　171
- ケース 24　診断プロセスをショートカットする　178
- ケース 25　バイパス途上でのバイパス　182
- ケース 26　それこそが重要だと思っていることだ　185
- ケース 27　ベイズ牧師による腎の救済　190
- ケース 28　虫の知らせ？　194
- ケース 29　びっくり！　196
- ケース 30　テクノロジーにつまずく　201
- ケース 31　ある確率の確率　207

16　因果推論 ──211
- ケース 32　因果を判断する　211
- ケース 33　事後に，したがって，これゆえに（post hoc, ergo propter hoc）　214
- ケース 34　因果推論を求めて　219
- ケース 35　因果に帰する際のトリッキーなタスク　226
- ケース 36　間違った推論，正しい答え　230

17　診断の検証 ──234
- ケース 37　臨床推論のポイントごとの構造分析　234
- ケース 38　すべての石をひっくり返せ　237
- ケース 39　確認（verification）　242
- ケース 40　精緻なアプローチ　247
- ケース 41　診断の悩ましさ　252
- ケース 42　断定的な診断　257
- ケース 43　黄鉄鉱と診断確定　261

18　治療の決定 ──264
- ケース 44　外科医は手術を選択する。なぜ？　264
- ケース 45　トリート・オア・キープ・テスティング？　267
- ケース 46　経過観察か，手術か？　273
- ケース 47　リンゴ？　オレンジ？　276

19　エビデンスの吟味 ──281
- ケース 48　困難なトレードオフ　281

ケース 49　エビデンスが決定的ではないときの判断　284
　　ケース 50　既存のエビデンスの使用と引用　286
　　ケース 51　ちょっと計算は医学に勝る　289
　　ケース 52　確からしさ追究の報酬　295
　　ケース 53　知る前に治療する　301

20　認知におけるエラー　306
　　ケース 54　出来の悪い探偵　306
　　ケース 55　間違った仮説生成の治療法　312
　　ケース 56　回避された災厄　316
　　ケース 57　すぐ取り出せるヒューリスティックにしてやられる　320
　　ケース 58　間違った診断，間違った検査，間違った治療　328
　　ケース 59　治療失敗を再考する　333
　　ケース 60　チータとカタツムリ　334
　　ケース 61　認知面での診断ミスのコレクション　338

21　認知コンセプトあれこれ　344
　　ケース 62　方法に関するメッセージ　344
　　ケース 63　記憶：その制限を乗り越えるために　350
　　ケース 64　診断と記憶の構造：疾患多様性と心にあるモデル　354
　　ケース 65　直感的，インスピレーション。あるいは帰納的，加算的？　360
　　ケース 66　知識と経験　366

22　臨床問題解決を学ぶ　371
　　ケース 67　事例から臨床推論を学ぶ　371
　　ケース 68　豚の耳からシルクのハンドバッグをつくる　377
　　ケース 69　ケース・ディスカッションをよくする　383

用語集　389
文献　397
索引　407

Part 1
臨床推論のプロセス

1 概説

はじめに

　　　　臨床推論（クリニカル・リーズニング）は，医師にとって必須の能力である。最良の患者ケアは，診断における鋭い洞察力と，検査や治療のリスクと利益のトレードオフを，思慮深く分析することに依存しているのである。これらを考えるうえでのベンチマークとして，実例をいくつか挙げよう。

　33歳の男性が，頭痛，顔面発赤，体幹のじんま疹を訴えて救急室に来院した。以前に同症状はなかった。情報が制限されている状態で，ほとんどの医師は，この患者の正確な診断を下せない。しかし，ある情報を得た医師だけが，このまれな疾患を疑うことができる。つまり，サバ中毒（scombroid poisoning）である。20分後，青身の魚を同じレストランで食べた患者が，同じ主訴で救急室にやってきた。サバ中毒が正しい診断だったのである。

　62歳の女性が，眼球突出を伴う甲状腺腫大と甲状腺中毒症をもち，13か月前にプロピルチオウラシルでうまく治療されていた。この患者に声質の変化，鼻からの水分の垂れ込み，四肢の進行性の筋力低下が出現した。1か月経っても，複数の医師がこの問題の原因を突き止めることができなかったが，別の医師が，患者は甲状腺機能亢進症の回復に関連した重症筋無力症の一種に罹患していることを瞬時に見抜いたのである。診断は確定され，この疾患の治療はうまくいったのである。

　胆管癌をもつ49歳の男性が，フルオロウラシル，アドリアマイシン，マイトマイシンを5サイクルで，1年間治療された後に，腎不全と貧血を発症した。マイトマイシンでこのような合併症が起こるという事前知識がない医師が，それでも溶血性尿毒症性症候群の診断を下すことができ，また，正しくその原因をマイトマイシンに帰したのであった。

　66歳の女性が長く高血圧と心不全を患っており，呼吸困難にて入院した。頸部静脈は拡張しており，肺水腫があり，S_3 ギャロップがあり，粗い5/6の全収縮雑音が左腋窩に放散していた。低酸素血症のために気管内挿管を行った後，心原性ショックが起きる。ドパミン，さらには，ノルエピネフリンやニトロプルシドでは血圧を上昇させることができない。複数の医師が途方に暮れ，彼女は死に至ると思われた。しかし，別の医師が，患者の動脈波の"spike and dome"様の形に気がついた。これは，短い二峰性の頸動脈波であり，心室期外収縮の後の動脈波の増大であった。彼は，非対称性の中隔肥大症と診断し，ジゴキシンを含むすべての薬剤を中止し，生理食塩水とフェニレフリンを点滴で投与した。患者は即座に低血圧を脱し，回復したのだった。

　52歳の男性の急性虫垂炎の組織学検体を見直していた消化器内科医が，複数の病理学者により変じられた診断名，すなわち，虫垂癌は正しくない見立てであると信じた。患者には，右半結腸切除術を受けないよう提案した。患者は彼の提案に従い，30年以上も癌の徴候もなく元気である。

37歳の学校教員が，腹水，四肢の浮腫，側頭部の萎縮，手掌紅斑を発症し，2人の医師によって肝硬変の診断を下された。肝生検もこれを確認するものであった。相談を受けた医師はこの診断を疑った。肝機能がほとんど正常だったからである。彼は過去にみつかっていなかった，4年間にも及ぶ呼吸困難の存在に気がつき，頸静脈の拡張と心雑音を見いだしたのである。心エコーは，不顕性の僧帽弁狭窄症が正しい診断名であることを示したのである。

　アルコールとベンゾジアゼピン依存症をもつ55歳の男性が，救急室に昏睡状態で運ばれてきた。重度の代謝性アシドーシスがあることがわかった。医師は，患者の電解質，アニオンギャップ，浸透圧ギャップを系統的に分析し，尿沈渣でシュウ酸塩結晶をみつけ，エチレングリコール過量摂取と診断し，迅速に治療したのだった。患者は回復した。

　このような短いエピソードの数々は，実際に起きたことである。ある医師がきわめて高い認知力をもち，そうでない医師が理想とは言えない診療をしていた。医師の推論過程の非常に重要な性質を，目に見えるような形で示している[1]。それは「直感的」（即座のパターン認識）であり，また「分析的」（検討を尽くして徹底した形）な推論であり，両者は「認知の連続パターン」の両極端の例である[2-7]。どんなに他の領域で優れた医師であっても，臨床推論のスキルを欠いていれば，最良とは呼べない，という考えを否定する向きは少なかろう。実のところ，医師の最重要な能力とは臨床推論なのだ。患者の症状や徴候の原因を考え，加えて関連した情報を集め，必要な検査を選択し，そして治療を推奨する。これらの作業の基本には，認知スキルがあることには疑いの余地はないが，医学は，この問題解決スキルをさらに獲得し，また発展させていく方法を開発してこなかった。どのようにして診断仮説が起こって洗練され，どのように検査や治療の決断が下されるのかを議論する代わりに，臨床医学の指導者たちは，標準化された病歴や身体診察，個々の症状の多彩な原因を羅列した教科書の各章，学生が他を模倣するよう求められている徒弟制度，患者の問題を記録する正式なアプローチ，診断にたどり着いていくような階段調のアルゴリズム表に置き換えてしまった。こういった方法は，本質的な推論プロセスに焦点を当てることはないのである。推論プロセスこそが最良の診療において最も重要な点なのである。過去数十年でヒトの推論，特に臨床推論についての理解はかなり高まってきたが，これは通常は臨床医学とは考えられていない領域に依っている。このような原則に関する研究，これは，**認知科学**，**意思決定理論**，コンピューター・サイエンス（特に**人工知能**）と呼ばれているが，診断やマネジメントの根底にある原則を教え，そして学ぶ際の基盤を形成する，非常に重要な認知プロセスの理解を助けている。このような医学の推論プロセスの理解は，臨床**認知**における過誤をみつけたり，医療の質を向上させる基盤となる[6,8,9]。

　本書の **Part 1** は，近年見いだされた多くの見解を書き記したものである。診断やマネジメントの意思決定プロセスの簡単な概要に始まり，その後，診断プロセスの5つの側面を検討する。すなわち，診断仮説の生成（呼び起こすこと），仮説の精錬，診断検査，因果推論，そして診断の検証である。本書はその後，治療的意思決定，エビデンス・ベイスド・メディシン，診断における認知過誤と続いていく。医学以外の原則から得られた，読者になじみのないコンセプトを紹介するために，問題解決，知識，記憶にまつわる認知コンセプトも検討する。最後

の議論は，検討されたプロセスをどのように学び，どのように教えるのかについての見解を述べる。

　Part 1 全体を通じて，Part 2 での症例に対する広範な言及がなされている。症例は3つの部分に分けられる。臨床推論能力がかなり引き出されるような実際の臨床問題，**エキスパート**による問題についての前向きの議論，用いられた推論の詳細な分析である。特定の臨床問題にまつわる部分に焦点を当てた分析は，Part 1 で議論された認知の原則に基づき述べられる。新しい原則についてはすべてそうであるが，本書で用いられた表現についてはなじみのないものもあるだろうし，あるものについてはコンセンサスが得られていないものもある。そのようなわけで，用語集はしっかりとつくられている。

　本書は臨床医学における推論に関するものである。ヒトの問題解決に関する理論（臨床問題解決を含む）は完全とは言えないので，ここで述べられるコンセプトのなかには，暫定的と考えられるものもある。多くの概念は医学の世界では新しいものであるが，認知科学者には十分に認められており，学習や教育に応用されている。診断の認知面はかなり深く研究されているが，マネジメントの意思決定についてはほとんど研究がない。しかし，それを通じて，医師は検査や治療の決定を行うのである。医師の行動に関する情報の欠如のために，我々は検査や治療の意思決定を完全に描写することができない。しかし，我々はそこは大目に見て，意思決定の**規範的**(prescriptive とか normative と呼ばれる)アプローチに内在する原則を利用しよう。たとえば，**ベイズ(Bayes)のルール**や**決断分析**である[10,11]。このような原則は十分に詳しく述べられており，多くの検査や治療の決定の根拠を説明しているのである。

診断とは推論プロセスである

　診断のプロセスにおいて，医師は身体異常の性質について，**推論**(inference)を重ねていく。このような推論は，現観察(病歴上のデータ，身体所見，「ルーチンの」検査)からだけではなく，侵襲的な検査や種々の介入への反応からも得られる。推論上の，言葉を換えれば**帰納的な**(inductive)推論は，「作業仮説」を医師がみつけるまで続けられる。それは，予後を決定したり治療を開始したり，あるいはその両方をするのに十分な診断カテゴリーである。臨床データから診断推論を行うとき，医師はデータを結合したり，統合したり，解釈したりするための多くの戦略を用いる。情報の収集や解釈には経験則もよく用いるし，近道（ショートカット）も行う。ショートカットは，認知科学者には**ヒューリスティック**(heuristic)と命名されている。所見の数々から**診断仮説**を生成するために疾患の**有病率**の統計学的なデータに頼るよりは，たとえば，医師はしばしば突出した所見や類似点をもとに疾患のそれらしさを見積もる。既存の疾患をもつ患者にみられる所見の類似点である。そんなにたくさんの質問をしなくても，このような経験則を使えば，情報収集を実際的，そして効率的に行える。概して，ヒューリスティックに基づく判断は正確で適切である。もっとも，時々間違ったりするが。

問題解決の戦略

ヒトの認知に関する研究によると，問題解決の戦略は，臨床問題の性質と，それ以上に臨床医の優秀さに依存している．エキスパートに至らない人は，非選択的な戦略をとる．多くの臨床のセッティングでは，それも通用するだろうが，非特異的で**弱い問題解決法**（weak problem-solving methods）であり，特別な仮説を生成するには不十分だ．エキスパートの場合はそれとは逆に，自分の専門領域における，ある特定の問題やシチュエーションに合致するような，**強い診断問題解決法**（strong diagnostic problem-solving）をしばしばとる．網を広く張るよりは，エキスパートは素早くパターンを認識して問題に着目し，意味的に重要な「**チャンク**」を用いて問題を構成し，問題の特異的な問題解決に関連したデータを集め，なじみの「出来合いの」行動をとるのである．

仮説生成，仮説検証に基づく診断

診断作業を始めるに当たり，最初に行うのは1つ以上の診断仮説を生成（換言すると喚起）することである．診断過程においては，1つ以上の出てきた仮説に着目する．通常，医師は最初の仮説を生成するとき，患者の年齢，性別，人種，見た目，主訴だけからつくり出す．しかし，時には，そのような仮説が，身体診察所見と検査データだけから生まれることもある．追加の仮説は，新たな所見が出てくるたびに「**生まれ出る**」．診断仮説はとても一般的（たとえば，感染症のような）なこともあれば，とても特異的（たとえば，下壁心筋梗塞のような）なこともある．仮説にはいろいろな形がある．状態（炎症プロセス）のときもあれば，臨床疾患（急性移植拒絶反応）のこともある．症候群（ネフローゼ症候群）のこともあれば，特異的な疾患体系（真性多血症）のこともある．わずかな観察に基づく暫定的な仮説生成は，新しい事情を過去の経験と結びつける認知能力にとても依存している．

診断仮説こそが本質である．つまり仮説は「**コンテクスト**」を形づくり，さらなる情報収集が行われる．このコンテクストは，ある種の診断カテゴリー（たとえば，急性細菌性髄膜炎）であり，おのおのの患者の所見に対するアセスメントのモデルとなる．コンテクストは，さらなる仮説のアセスメントへの「**フレームワーク（枠組み）**」なのである．ある患者がある病気をもっているとき，あるべき所見やあってはならない所見を特定するのがフレームワークだ．診断推論は，どんどん**仮説を「修正し，練っていくこと」**により進んでいく．ある仮説はより特異的になり，前に出てきた別の仮説は削除され，また新しい仮説が加えられる．診断プロセスのうちどのくらいが，ここで述べられたような仮説により得られるのか，あるいは単に患者の病歴，身体診察，検査のデータだけで得られるのかはわからない．たぶん，仮説により得られる認知アプローチ要素と，データにより得られるそれはしばしば混在しているのだろう．

診断仮説を検証することは，最後から2番目の作業といえる．ここで，作業仮説的診断が生まれ，さらなるアクションをプランするのに用いられる．診断プロセスは推論に基づいているため，すべての診断仮説（たとえそれが，広範な

データ収集や解釈によって練られたものであったとしても)は，患者が苦しんでいる状態の性質についての医師の信念や確信を反映するよりほかない．仮説の検証は，その妥当性の一種のテストである．仮説を，「**一貫性**」(すべての生理学的つながり，素因，合併症が，この患者の疑われている疾患に合っているか？)，「**適切さ**」(疑われている疾患は，患者の正常・異常所見すべてを網羅しているか？)，そして「**節約性**」(疑われている病気は，患者の所見すべてのシンプルな説明と言ってよいか？)の点から評価することである．最後の節約性はしばしば，「**オッカムのかみそり(Ockham's razor)**」とか，節約の原理と呼ばれ，これは14世紀の哲学者，William of Ockhamに依っている．彼は，*"entia non sunt multiplicanda praeter necessitatem"* ということを推奨した．最もシンプルなソリューション(つまり，最も少ない仮説と因子)が最良のものであるであろうことを勧める，これはそんなふうに訳されてもよかろう．仮説の検証にはまた，対立する仮説の排除が必要である(他の病気でも，患者の所見を現行の仮説より，よく説明できるのではないか？)．このプロセスは1つ以上の作業仮説を生み出し，次の患者マネジメントのステップにおける基礎となる．つまり，患者に次に起こる臨床像の予測や，次に行う行動，追加する検査，患者の治療に至るのだ．後述するように，このような選択を行うことは，患者が1つ以上の病気に苦しんでいる可能性に対する対策だけでなく，追加検査で得られる利益，検査そのもののリスク，治療により生じる利益とリスクに関するものなのである．

診断戦略の別のコンセプト

今述べたような一般的な問題解決アプローチを，医師がどのくらい使っているかについては議論の余地がある．たぶん，熟練していない医師は，熟練医(エキスパート)よりもよく用いているだろう．**仮説生成**と検証のコンセプトに疑義が生じたのは，診断の正確さは，ある特別な戦略よりもコンテンツ(疾患や疾患のパターンの知識)により大きく依存しているからである[4,12]．この分野の研究者は，のちにそのような知識構造の性質と，それを取り出すメカニズムをみつけようとした．研究者のなかには，新しい症例の特徴と，過去に遭遇したある症例とのマッチング，つまり，過去に見た症例に全体的に類似している点を探すことにより，診断プロセスが進むことを示唆した者もいる[4,12]．別の研究者は，医師はメンタル・モデル，抽象化，プロトタイプをつくっていて，診断のときには，パターン認識的なアプローチをとっていると提唱した．また別の研究者は，「疾病スクリプト(illness script)」があるという仮説を立てた．これは，人工知能のコンピューター・プログラムの**フレーム**構造に，どこか似ている認知構造である[13,14]．最後に，この分野のある研究者は，いろいろな方法(上述のすべてを含む)が臨機応変に使われて，診断問題を解いているのだと述べた[8,12,15]．この意味するところはよくわからないが，わかっているのは，疾患や訴えに関して広範な知識がなければ，新米の，そして経験豊かな医師も同様に，先に述べた仮説**生成と検証の戦略**をとりがちだということである[12,16,17]．疾患知識に磨きをかけたエキスパートは，特に難しい診断上のジレンマに陥ったときに，この戦略を用いるのだろう[12]．

治療の原則

診断の原則と治療の原則は切り離して考えることはできず，お互いに深く関係している。診断は患者の病気に関する推論であるから，患者の病気に対して我々が命名した病名が正しいかどうかは絶対にはわからない。だから，我々は病気がない患者を治療したり，病気をもつ患者の治療に失敗することがあり，これは避けることができない。どちらの場合においても，適切な治療ができていない。治療に効果があっても，副作用が起きることもある。患者が病気をもち，それに対する治療がなされ，治療の利益が得られても，治療そのもののリスクでその利益が相殺されることもある。病気をもっていないのに治療を受ける場合は，治療の効果が全く得られることなく，そのようなリスクにさらされてしまうのである。

診断と治療を結びつける

診断仮説と検査や治療の利益・リスクの相互プレイは，「識別閾値(decision threshold)」という用語でうまく想像できる。このコンセプトは，決定科学(decision science)から得られたものである。「**閾値**」はある時点での疾患の可能性で，2つの選択肢(たとえば，治療するかしないか，治療するかさらに検査するかなど)が同等の価値をもっている。閾値はしたがって，行動(アクション)の基準となる。閾値より低い疾患可能性の場合は，あるアクションが適切であり，閾値よりも高い疾患可能性の場合は，別のアクションが適切となる。閾値は，診断や検査・治療の利益とリスクに関するデータによる決断分析の方法論を用いて，計算するか，見積もることができる。

　閾値は，診断と治療の相互作用を決定する。ある疾患に対するある治療を行うかどうかの決定時には，治療の効果とリスクがどのくらいであるかが，患者を治療するのが治療しないよりもよい選択であることを決定するための診断に，医師がどのくらい自信がなければならないかを決定する。利益がリスクよりもはるかに大きい治療においては，「**治療閾値(therapeutic threshold)**」はとても低く，治療は，疾患の可能性が低いときですら与えられる(たとえば，溶連菌咽頭感染を疑われたときのペニシリンとか)。一方，利益とリスクが接近している場合には，治療閾値はとても高くなる。医師は，その患者が疾患を有していることに，治療を提供する前の段階で，かなり確信をもっていなければならない(たとえば，心筋梗塞疑い時の血栓溶解療法)。もちろん，治療効果が低い場合，リスクが高い場合，あるいはその両者において，利益の価値はリスクに比べて小さくなるのである。

2 診断仮説の生成

仮説と手がかり

ケース ➡ 1〜4, 16

　我々は日常生活において，周囲に関する仮説をいつも生成している。見ているもの，物理的な世界がどのように動いているか，何かが起こる期待，人々に関する我々の感じ方などである。仮説は，自分たちの構造化されていない経験すべての解釈に対するフレームワークを提供する。「**診断**」とは，構造化されていない問題解決の特別な形であるが，これは，医師が患者と会ったときにみつける手がかりの数々から，1つ以上の仮説を生成し，形成し，あるいは思いつくことから始められる[18-22]。仮説生成を始めるときの手がかりはさまざまである。時にそれは排尿障害のような単一の症状であり，時に突き出た顔面骨のような身体診察上の所見だったりで，これらが診断の可能性を喚起するのである。あるいは，単一の検査所見，たとえば，血清カルシウム値の上昇が同じことをする。しかし，多くの場合，手がかりは複数あるものだ。患者の年齢，性別，人種，見た目，主訴が，我々になじみのある組み合わせだ。我々は初対面で仮説を生成し，「正しい解答」をもって満足するまで，新しい仮説を立て続けるのだ。仮説生成は通常，診断における最初のステップであるが，今ある診断仮説を練るたびに仮説生成は続けられ，批判に耐ええない仮説は除外される。

　診断仮説は多くの形態をとり，とても一般的なものから高度に特異的なものまで，広範囲である。疾患群，症候群，関与する臓器などの形をとることもあれば，「健康」，「具合が悪い」，「非常に状態悪い」のような考えも仮説となる。特異さの度合いにはいろいろあり，仮説は感染症のようなあいまいな想起から，より特異的なグラム陰性菌による敗血症，さらにより特異的な疾患である髄膜炎菌による髄膜炎にまで至る。

仮説生成の認知における基本

ケース ➡ 1, 3, 6, 23, 57, 63

　仮説生成のプロセスは，現代認知科学の枠組みのなかでいちばんよく理解される。これによると，脳は情報のプロセッサーで，意味論的に役立つ「チャンク（塊）」，つまり，情報の一塊を扱う。このような情報のチャンクは記憶のなかにもたらされる，その保管方法については諸説相容れない。情報がどのようにもたらされようと，そこへのアクセスこそが，患者の状態についての仮説を呼び覚ます（あるいは生成する）。仮説は素早く生成され，おそらくは最初は受け入れ可能な仮説の，仮の候補者として生成され，その後，もし，これが目の前のデータに矛盾しないのなら，仮説は所見について無理のない説明として受け入れられる。

どの時点においても，ほんの少数の仮説のみが生き残っている場合が多い．ある時点で，**短期記憶**が扱うことができるのはほんの5〜10程度の事項だけであり，この記憶の制限が診断仮説に関連していると想像できよう[23,24]．もしそうであるなら，新しい仮説が生じるたびに，たくさんの仮説が消え去ってしまうに違いない．もちろん，その捨てられた仮説が，プロセスの後の方に再び出現することもありうるだろうし，実際そういうことはある．

　診断仮説生成において重要と知られる因子には，疾患の有病率，ヒューリスティック（俺の経験では……：rule of thumb），患者の状態の重篤度などが含まれる．疾患（や状態）の頻度に従って仮説をつくるのは上々のアプローチだ．しかし，目の前の臨床データの一貫性をチェックしたりするなど，かなりの記憶の容量と処理を必要とし，認知の機能としては効率的ではない[25,26]．このような手間暇のかかるアプローチではなく，我々はしばしば，仮説を呼び起こすのにヒューリスティックに頼る[27]．よく用いられるショートカットは，「**典型ヒューリスティック（representative heuristic）**」と名づけられており，これは，よく定義された疾患概念にみられるワンセットの所見と似ているかどうか，に頼るアプローチである．たとえば，咳，呼吸苦，カリフォルニアへの旅行が同時に起これば，「コクシジオイデス症」という仮説が想起される．同様の症状を起こす他の疾患の頻度は，この真菌感染症よりもずっと高いにもかかわらず，である．ほかにもよく用いられるショートカットはあり，それはたとえば，「**すぐ取り出せるヒューリスティック（availability heuristic）**」[27,28]である．このアプローチは，ある臨床概念への親和性の機能であり，ある所見のパターンがすぐに思い出せるもので，それは，特に印象的な概念なのである[29]．1例としては，突然発症の重篤な血圧上昇をみつけたとき，「褐色細胞腫」という仮説がトリガーされる場合である．典型ヒューリスティックもそうなのであるが，すぐ取り出せるヒューリスティックにより想起された仮説が，実際にその病気の有病率を反映しているという保証はない．

　ほかにもショートカットはあり，これは医師が生命を脅かすような疾患の徴候や合併症を見逃さないよう常に目を光らせていくことにより，仮説生成される．医師は，先に述べたようなメカニズムのどれかを用いて仮説を生成するが，早期の診断・治療が患者の健康に不可欠な診断仮説があれば，しばしばこれを代わりに用いる．有病率，典型，すぐに取り出せるかに基づく仮説生成の途中で，生命に危機を及ぼす徴候や合併症をみつける仮説を，医師はしばしば呼び起こす．そのような仮説（敗血症，ショック，肺水腫，急性心筋梗塞，高カリウム血症）は，有病率に無関係に生成されることもあるが，「ルーチン」の診断プロセスの途中でも，重篤なイベントへの緊急性により重きをおくのである．これも医学の経験則であるが，もしかしたら，すぐ取り出せるヒューリスティックのメカニズムの特異な表現形にすぎないのかもしれない．

1つのコンテクストとしての仮説

ケース ➡ 7, 8

　診断プロセスの初期の段階は，不確定要素が最も多い時期なので，仮説が最も大事なものとなる．つまり，仮説が患者の問題を形づくったり制限したりし，さら

なる診断推論，プロセスを進めるうえで，あるコンテクスト(言い換えれば「**問題空間(problem space)**」)を提供するのである[30,31]。診断仮説１つひとつは，可能性のある臨床所見のテンプレートを呼び起こし，これを患者の所見と比べることができる。たとえば，診断仮説である「ネフローゼ症候群」は，重篤な蛋白尿，典型的には，低アルブミン血症，浮腫，高脂血症の存在を必要とし，その他もろもろの特徴を併せもつのが典型である。それは，誘発因子である糖尿病，アミロイドーシス，全身性エリテマトーデスであったり，短期合併症である静脈血栓であったり，長期合併症である増悪する粥状動脈硬化症であったり，病態生理学的な関連事項であるナトリウムの摂取や浮腫だったり，組織病理学的な関連事項である膜性腎症における銀染色の「スパイク」だったりする。したがって，ネフローゼ症候群が仮説となるときには，そのたくさんの特徴が，患者の所見を見積もるときのフレームワークとなるのである。このフレームワーク(言い換えればコンテクスト)のなかで，新しいデータが集められ，見積もられ，仮説は保持されるか，棄却されるか，あるいは修飾される。

　コンテクストの価値は，さらなる診断プロセスを導く能力にある[32]。コンテクストのおかげで，医師は適切な質問をつくり出し，病歴を聴取し，身体診察を行い，関連する臨床情報を追加するような検査をみつけだす。医師は仮説と無関係にデータを集めたりはせず，診断が明らかになるまで単純に事実を積み上げるようなこともしない。そう示唆するエビデンスがある。むしろ，決められたコンテクストのなかで，関連するデータを集めるのである。コンテクストはガイドであり，どの情報が集めるに有用なのか，どの検査が手助けとなるのか，どの診断手技が考慮するに値するのかを予測し，導いてくれるのである。

専門家としての技量と間違い

ケース ➡ 3, 9, 54, 58, 66

　臨床経験と専門的な技量が，仮説生成の質を高めるのは明らかである。ある仮説を想起させる手がかりの多様な集まりを知っていること，診断に有用なコンテクストとなる疾患や症候群の特徴を知っていることで，仮説生成プロセスはうまくいきやすくなる[19]。「教科書的知識」では，最適な仮説生成には不十分である。それは，疾患や症候群の特徴(発症時や経過における臨床所見の組み合わせ)には，「古典的な」教科書の記載にあるようなそれよりもずっと多様性があることも一因であろう。実のところ，ある疾患や症候群の患者との体験によって，より豊かな疾患・症候群のモデルがつくり出され，これが新規症例を推し量るのに用いられるのである。

　しかし，仮説生成プロセスは完璧ではない。疾患がコモンであり，その徴候が典型的であれば，患者の所見がある特定の疾患を代表するものであり，かつ，ある特徴的な所見が特定の診断に結びつくのであれば，しばしば正確な診断はすぐに現れ出るものである。上記の疾患有病率もヒューリスティックも，正しい診断がすぐ生成されることを保証しない。正しい仮説が後で生じることすら保証しない。まれな疾患も，非典型的な徴候をもつコモンな疾患も，見逃される。知覚のエラー(たとえば，患者が古典的な巨人症の所見をもっていることを見逃すなど)は，間違った，あるいは不十分な仮説生成へとつながってしまう。どんな推論ス

キルを用いたとしても，医師が疾患概念やその予期される症状のすべてについて十分な知識をもっていなければ，診断仮説を生成するには十分でないのである。それらがないと，仮説生成はよくても欠陥のあるものになってしまうし，最悪な場合には仮説そのものが出てこないのである。

3 診断仮説の微調整

微調整が始まり，終わるところ

ケース ➡ 1, 12, 13, 16, 17, 37, 38

仮説が想起された後，「仮説の見直し（微調整）」，別名「症例の組み立て」が後に続く。仮説の微調整はどんどん展開する，連続したデータ収集や解釈のプロセスである。繰り返し推測することによって，とりあえず診断に近づいていき（中間診断仮説），これを繰り返し見直すことにより，遂にすべての目の前にある臨床データを説明するに満足のいく，診断仮説にたどり着くのである。このプロセスは，ある臨床所見から形成された少数の仮説に始まる。質問を重ねることによってこのプロセスは進行し，これにより新たなデータが生まれ，得られたデータは解釈される。初期の仮説は見直され，微調整を受け，しばしばより特異的になる。ある仮説が加えられ，別のものは棄却される。仮説の見直しを行うプロセスでは，多くの推論戦略を用いる。それは，たとえば，確率論，因果論，決定論的なものである。しばしば，現存する仮説を区別するような診断検査を用いる。関連あるデータが集められた後，診断は洗練されていき，**診断の検証（diagnostic verification）**となる。このプロセスでは，仮説が十分に妥当でさらなる意思決定（検査，治療，予後設定）を行うに十分であると認めるのである。本章では，この見直しのプロセスを詳細に検討する。続く章では，臨床データを組み合わせる確率論的アプローチや，プロセスにおける因果（生理学的）推論の使用について述べる。因果推論（causal reasoning）は，臨床的因子の因果関係に依存するのだが，これは後で議論する。因果推論が，我々が仮説を検証する際の診断プロセスにおいて，主に後半部分で機能するからである。

コンテクストと診断分類

ケース ➡ 7, 9, 63, 64

コンテクストのなかで問題解決が起きる。コンテクストは，記憶における問題の認知の表出という機能をもつ。2章でも述べたように，このコンテクストは「感染症」のような一般的なもののときもあれば，「説明のつかない低血糖」のような特異的なもののときもある。コンテクストは，問題を組み立て，可能な説明の数を限定し，問題に用いられる作業の数に制限を設けて，今後の予想の原則となる[30-32]。今後の予想は予測可能なものであり，懸念される所見であり，疾患のあるメンタル・モデルに基づいている。ある患者を診断仮説に分類しようとすれば，臨床疾患の多様な特徴がそのような予想の基本となる。急性虫垂炎という仮説があるとしよう。虫垂炎にて予想される徴候（右下腹部圧痛，白血球増多）が，臨床データをさらに収集するときに探される。加えて，虫垂炎では予想されない

徴候（見当識障害，咳，正常白血球）も評価され，説明される。したがって，記憶にある疾患の表出がとても大事なのだ[8,12,13]。

問題の核となるのは，どのようにして新しい例（ある臨床徴候をもつ患者）が，記憶のなかに既に存在しているものと比べられ，索引のなかに入れられ，分類されるか，である。明らかに，コンテクストの特徴こそが，診断の見直しにおける効率性と正確さを決定するのである。もし，臨床例（また虫垂炎の例を出そう）が，教科書的記載や典型的・古典的描写に従って狭く定義されると，その非典型例の徴候（たとえば，盲腸の後ろに虫垂が位置しているときの下痢など）が，診断を除外するように考えられるかもしれない。疾患のバリエーションを繰り返し経験すると，このような予想（ある疾患に関連した正常な所見と異常な所見）を満たすことができるようになる。

どのようにそのような経験は蓄積され，アクセスされるのだろう？ 長年の間，新規症例の情報は，ある症例プロトタイプ〔抽象モデル（abstract model）〕と比較され，記憶に蓄積されると考えられてきた[6,33]。さらに，抽象的な描写は，疾患のすべてのバリエーションや，ある疾患がどのように別の疾患や状態と関係しているかというルールを含むのに十分なほど詳細であると考えられていた。この理論では，記憶は抽象的な描写から成り，その描写はある疾患の患者をもっともっと経験するに従って情報を集めて圧縮し，ある1つのモデル（プロトタイプ）につくり上げていることにより形成される，と主張されている。単一の抽象的なモデルが存在できるようになるまで，新しい症例はこの抽象的描写と比較されることによって見積もられるであろう。

「**ケースに基づく推論**（case–based reasoning）」の領域における研究に基づいている別の理論では，知識はある象徴的な構造である「**スクリプト**（script）」として知られているものに蓄積されると考える[6,13,34]。医学においては，疾患のスクリプトは患者特有のシナリオを形成する。シナリオでは，患者の人となり，誘発因子，原因，臨床像が，因果の結びつきと時間関係の両者によって結びつけられる。スクリプトは疾患の描写から成っているかもしれないし，病気の自然歴から成っているかもしれない。可能性のある介入や，ある出来事の結果起こること，そして，アウトカムから成っていることもある。スクリプトは，臨床データを高度な生理学的なフォーマット（つまり，詳細にわたる因果モデルや，生理学的・解剖学的モデル）で表すこともあるし，より小さな，しかし効率的な，高度に積み上げられたフォーマット（つまり，画像，病理，皮膚の所見のような所見の関係だけから診断名をつける場合）で表すこともある。最近開発されたコンセプトでは，医師による新しい事例の多くの索引づけ（インデックス化）と分類は，ある単一の疾患プロトタイプに対して行われるのではなく，医師が過去に診た複数の蓄積されたプロトタイプとか，実際に思い出された症例に対して行われると考える〔「**事例スクリプト**」とか「**特例**（exemplar）」などと呼ぶ〕。ある疾患をもつ複数の患者に認められる徴候の幅〔つまり，その疾患の**ポリモルフィズム**（多様性：polymorphism）〕を考えると，記憶のなかで多くの症例が蓄積され，これがのちに新症例と比較されるという考えは魅力的である。記憶の構造についてのより詳細な議論は，**10章**の「記憶の構造」においてなされる。

仮説の発展

ケース ➡ 1, 10, 12, 16, 33

初期の診断仮説は，データ集積のためのフレームワークをつくるのだが，それが維持されるとは限らない。ある現存する（しかし作成中の）メンタル・モデルと新しいデータが合致するとき，仮説は生き残り，より特異的になることすらある。「感染」という仮説は発展して「尿路感染症」，さらに「腎盂腎炎」，最後には「左側の大腸菌（*Escherichia coli*）による腎盂腎炎」となる。別の場合は，仮説は最初は魅力あるものであっても，さらなるデータがそれを支持しなければ，却下されてしまうかもしれない。このプロセスは，順序だてられ，とてもあいまいな仮説がだんだん特異的になっていく，という見方はよくない。このようなパターンで進むこともあるが，そうでないこともあるのだ。初期仮説が特に特異的で〔たとえば，クッシング（Cushing）症候群〕，情報が集まってもこれは変わらないかもしれない。通常は，診断仮説は，新たな臨床データが加わるごとにより信頼できるものになったり，あるいは信頼できなくなったりするが，仮説が一度却下されて再び現れることもある。手がかりがあまりないときに，ある仮説はとてもらしくあると思われ，のちになって却下され，さらにすべてのデータが揃ったときに飛び出してくるかもしれない。診断仮説は，データが合致しない場合は却下しなければならないかもしれない。そのような場合は，そのデータを説明できる代替となる仮説が必要になる。たぶん，医師は診断プロセス時に，仮説を延々と増やし，すべての情報が集まった後にその仮説を 1 ～ 2 に絞るようなことはしない。むしろ，アクティブな記憶においては，「**作業記憶（working memory）**」が抱えることのできるアイテムは少数で，その認知における制限のために，仮説の数も制限される[27,30]。鑑別診断のコンセプトにおいて，このような制限はつきものなのであろう。これについては後で議論する。

データ収集の結果

ケース ➡ 14, 24, 45

臨床データは，固定されたパターンで集められる必要はない。データは典型的には，病歴から次に身体診察，次に検査，と集められるが，これは認知的にそうでなくてはならない，というよりも，歴史における習慣によるものであろう。実際患者の見た目から出てくることもある（歩き方，振戦，顔の形）し，検査から出てくることもある（予期せぬヘマトクリットの低値や血清カルシウムの高値）。また，ある健診（ショッピングモールで行われた血圧計測）から出てくることもある。仮説の見直しは特別なデータ収集の順番を要求しないが，最良の順番は存在するかもしれない。エキスパートの医師は，まず，患者の病歴や以前の記録（これは特に豊かな情報源であるが）に注目する。しかし，彼らは進んで身体診察や診断学的検査のほうに注意を移し，必要な場合は関連するデータを集めようとする。一方，順番とは関係なくデータを集めることは全然不適切ではないのだが，かといって，「システム・レビュー」の一部として問われる伝統的な質問とか，「ルーチンの」身体診察の価値がいささかも減じるわけではない。そのよう

なアプローチは妥当な目的をもっている．それは，基礎データを集めること，服薬方法の間違いを回避すること，リスクファクターをみつけだすこと，まれではあるが，みつける重要性の高い疾患を特定すること，重要な心理的・社会的な問題をつまびらかにすることなのである．

データ集めの順番はその重要性を増している．なぜかというと，医学診断のスピードは短くなってきており，特に救急室ではそうなのである．患者の迅速なトリアージでは，主訴を手短に聞いて，すぐに診断に役立つような検査をオーダーするのである．「近道をした」診断プロセスがより効率が良く，同等に正確かどうかは，まだ評価がなされていない．このアプローチのリスクと利益がもっとわかるまでは，既に述べたようなプロセスをお勧めしておきたい．

診断におけるあいまいさを減らす

ケース ➡ 9, 12, 15, 18, 38

「**仮説の見直し**」のプロセスの初期には，手がかりは多くなく，その手がかりを説明できる疾患の数はとても多い．この段階では，「**診断のあいまいさ**」は最も高く（つまり，いろいろな診断仮説の違いが最小である），医師が仮説の数を減らすためにデータを得るべく，問いたい質問の数はピーク時にある．医師がデータを集めるプロセスに特に決められたパターンはなく，そのフレームワークは，非構造化された問題解決方法という特徴をもつ．とはいえ，診断仮説は，そのプロセスに何らかの構造を付与するのだ．多くの場合，階段式とかアルゴリズム法と呼ばれるやり方は，この非構造化されたアプローチに代わるものではない．その理由は単純で，要は問題が大きいのである（つまり，可能な行動や問題解決を導くのには，アルゴリズムでは狭すぎるのである）．質問は仮説に導かれる．仮説は臨床的な変数の確率に関連しているかもしれない．診断の効率を上げるには，問われる質問が，診断のあいまいさを減らしやすいものである必要がある．そのためには，そのような質問から得られるデータが，陽性であれ陰性であれ，疾患の確率を最大に変じるものでなければならない．情報を得るために，いくつかの戦略が用いられる[35-38]．1 つには「**確認戦略（confirmation strategy）**」というのがあり，これは情報が最も「らしい」仮説を高めるように求められる[19]．別の戦略には，反証する，つまり「**消去法戦略（elimination strategy）**」というのがあり，情報は「なさそうな」仮説の可能性を減らすよう集められる．もちろん，どちらかの戦略がある仮説の可能性を変じたとしても，残る仮説の可能性もまた変化するに違いない．ある仮説の可能性が減じた場合，残る仮説がより強くなるのである．

数個の可能性のみが残っている場合，「**識別戦略（discrimination strategy）**」を用いて特別な情報を探し，残っている仮説を区別することが可能である[19]．しばしば，これらのわずかな疾患は徴候上よく似ており（たとえば，収縮性心外膜炎と重症二心室不全とか，結節性多発動脈炎と全身性アテローム塞栓），よく混同される．そのような場合，疾患における有病率の違い，臨床的な特徴の微妙な違い，特別な検査結果が対立する疾患群を区別するのである．時には，治療に対する反応が最終的な分水嶺となるのだ．

仮説の見直しのプロセスは，数学的に行われることもあるが，エキスパートの

臨床家は，診断の理論づけを正式な「**確率モデル**」に依存することはめったにない。その代わり，彼らは前述した経験則やヒューリスティックをフルに活かすのである。これらの単純化は有用なショートカットで，有病率や臨床的な可能性の確率的な関連を正確に反映しないとはいえ，便利でありしばしば正しいのだ。あいまいさが増すにつれ，医師はいっそう，自分の臨床的な直感に頼るのである[39]。

　質問とデータ収集の目標はいくつかある：とても「らしい」診断仮説をみつけだすこと。「ありそうにない」仮説を否定すること。臨床的な現象の数々を因果的に説明すること。現存する仮説の数々を区別すること。そして，既に述べたように，患者の健康を阻害するような「やばい」仮説をみつけだすこと〔診断的緊急(diagnostic imperative)〕[40]。

鑑別診断

ケース ➡ 10, 18, 38

　仮説を微調整しようとするとき，医師はしばしば，現存し，競合する仮説を集める。このリストは普通，「**鑑別診断(differential diagnosis)**」と呼ばれる。しかし，鑑別診断の定義については，1つとしてあまねく受容されるものがない。鑑別診断のリストは1つ，あるいは複数の手がかりから，プロセスの初期に集められる。これは，あるヒエラルキーによって順序づけられることもあれば，そうでないこともある(たとえば，生理学的なカテゴリーとか，疾患の確率の順番とかで)。医師によっては，鑑別診断を，仮説の最後の小さな集まりであり，それを識別戦略にかけると定義している者もいる[41,42]。私たちはむしろ，仮説の見直しのプロセス全体で診断を鑑別してるのだと考えたい。この定義に従えば，鑑別診断は全体にわたって進行していく，連続している，繰り返される診断のプロセスであり，仮説生成から作業診断仮説の完成まで行われるのである。

正式な確率論的アプローチとの関係

ケース ➡ 23, 27, 42

　ベイズ(Bayes)のルールを用いて，いろんな疾患の「らしさ」(likelihood：尤度)を計算する，確率理論に基づくがちっとしたプロセスと，進行しているプロセスとを対比させることは有用である。両者の比較は重要である。というのは，医師が新しい情報を受け取りながら考え直し，微調整していく診断仮説の暗黙知的な推論を行うのと，正式で規範的な微調整の計算を行うプロセスには，密接なパラレル関係があるからである[12]。

　「**ベイズの分析(Bayesian analysis)**」には，医師が臨床所見すべてを説明できるような，完全な診断仮説のワンセットを集めることを必要とする。それぞれの仮説に対して，関連するワンセットの属性がみつけだされ(病歴，身体診察，合併症，誘発因子，検査所見など)，他の診断との区別に用いられる。それぞれの診断仮説の**検査前確率(pretest probability)**，**事前確率(prior probability)**は数値化される。これは，ある病気全体において，それぞれの属性が見いだされる可能性なのである〔**条件つき確率(conditional probability)**〕。次に，各疾患における

尤度を用いた計算が行われ，これは疾患の有病率と各臨床属性の可能性を用いて行われる．ある特定の属性の頻度やその有無を入力し，結果出てきた微調整された確率〔**事後確率（posterior probability）**〕は，いろんな疾患の「らしさ（尤度）」を意味する．このプロセスでは，すべての可能性のある疾患が，事前に特定されていることを必要とする．まれな可能性を排除していても，正しい診断に至らない可能性があるからだ．完全な診断仮説のリストが分析の最初の時点で集められていれば，ベイズのルールは情報が集まるたびに，順番にアプライできる．したがって，ベイズの分析は，かなりの量の情報が集まった後に用いるのが最良の方法である．ベイズの分析は，臨床家が行うように，情報を組み合わせようとするが，それを正式な数学的規則に従って行うのである．複数の疾患と複数の疾患属性が検討されているとき，どのようにベイズの分析が診断仮説の見直しに用いられるのかは，4章の「多くの疾患の多くの属性に対するベイズの見直し」で議論する．

4 診断検査の使用と解釈

検査の機能

診断検査は情報を集める作業であり，3章で述べたプロセスとは，検査に伴うリスクとコストにおいてのみ異なる。検査は，仮説の見直しのプロセス内で行われ，作業診断仮説をつくる。作業診断仮説は既に定義したとおりであり，さらなる侵襲的な検査，治療，予後に関する判断を下すのに十分な段階で曖昧さのない状態を指す。診断検査は新たな情報を生み出すので，通常は診断の曖昧さは減少し，競合する仮説を選択的に区別するのにしばしば用いられる。リスクがほとんどない検査(たとえば，採血や採尿による検査)で安価なものは，情報プロセスの機能としては，患者に直接質問したり，身体診察で得られるものと変わりはない。

検査の決定を数値化する

ケース ➡ 20, 23, 26, 27, 29 〜 31

医師は診断検査をオーダーし，特に意識せずにその検査のデータを処理するが，我々は，検査や結果の解釈における意思決定の認知上の基本について，ほとんどデータをもっていない。とはいえ，既に示されたような規範的・定量的なアプローチについて豊富な経験がある。このような定量的アプローチを詳細に行うことで，診断検査の貴重な原則をつくることができる。事実，多くの検査結果は数的に表現されるので，そのようなデータは特に定量的に解釈しやすい。しかし，検査データのみが確率論的用語を用いて表現できる情報ではない。臨床症状，所見，検査の合併症，予後の良し悪しの頻度や，治療の効果やリスクなどはすべて，確率論的用語で表現できる。

確率論的情報を統合するテクニックについて述べる前に，医学診断に用いる場合の確率のコンセプトについて注意する必要がある。確率は，「らしさ」＝尤度の表現方法である。それは，そのイベントの起こりやすさの相対的頻度についての評価である。医療においては，ある確率は，ある患者の健康状態の一面の簡単な説明である。それは確かに知ることはできず，ただ見積もられるのみである。基本的には，そのようなデータを集合させた客観的なものであるのが理想だが，通常は，データの集合は手に入らなかったり，手に入れにくいものである。したがって，通常は，見積もりの源は似たような症例からの個人の経験に基づいた主観的な意見となる。

確率は，異なるデータ源に基づいているために，すべての確率が似ているわけではない。ある確率のアセスメントはかなりの自信をもって受け入れられているし，あるものにはさほどの自信があるわけではない。確率のアセスメントにおける我々の自信の度合いは，「あいまいさ(ambiguity)」という用語で表現される。

		検査結果		
		陽性	陰性	
疾患	あり	真陽性	偽陰性	疾患をもつ総数
	なし	偽陽性	真陰性	疾患をもたない総数
		陽性検査の総数	陰性検査の総数	

図 4.1 ● 疾患をもつ，あるいはもっていない患者集団の，バイナリーな（陽性あるいは陰性）結果が出る検査のアウトカム　　ここに示したように，疾患をもつ患者は，検査陽性〔真陽性（true positive）〕になるかもしれないし，検査陰性〔偽陰性（false negative）〕になるかもしれない。疾患をもたない患者は検査陰性〔真陰性（true negative）〕かもしれなければ，検査陽性〔偽陽性（false positive）〕のこともある。疾患をもつ患者の陽性結果の確率が検査の感度であり，疾患をもたない患者の検査陰性の確率が検査の特異度である。

　ある確率のアセスメントにおける妥当性の不確かさが大きければ大きいほど，あいまいさも大きくなる。確率のアセスメントにおけるあいまいさは，手に入る情報があまりなかったり，データが信用できなかったり，**検査結果**，事実，自称エキスパートの意見が噛み合わないときに大きくなる。あいまいさが最小な状態の確率のアセスメントは，大量のデータに裏打ちされたソリッドなものである。残念ながら，そのようなデータはいつも手に入るとは限らないし，時に医師は，確率のアセスメントにおける，かなりのあいまいさを受け入れざるをえない。

　診断検査結果の確率論的解釈は，診断仮説を区別するプロセスにおいて非常に重要であるが，これは，このアプローチが医師の検査前の診断仮説と検査結果を組み合わせるためである。このコンセプトは，ある種の確率論における用語でうまく理解されている。事前確率は，診断仮説の「らしさ」＝尤度である。たとえば，胸痛を訴える患者における急性心筋梗塞の確率（有病率）である。この検査前確率は，症状や徴候の情報により修飾されることもある。事後確率は，検査結果〔たとえば，複数のクレアチニンキナーゼ（CK）やトロポニン値〕を解釈した後の，診断（心筋梗塞）の「らしさ」＝尤度の微調整されたものである。検査の特徴は条件つき確率と定義される。これは，ある（疾患の）状態に特異的な確率である。条件つき確率は，ある結果（たとえば，CK の上昇）が，ある病気やその他すべての関心ある診断において起こる頻度を述べている。たとえば，急性心筋梗塞疑いの患者で，可能性のある他の仮説としては，狭心症，急性心外膜炎，食道スパズム，不安などがある。CK の上昇についての条件つき確率は，各仮説における CK 上昇の頻度を述べる。急性心筋梗塞の事前確率とその対立仮説，これを CK の結果についての条件つき確率と組み合わせて，考慮しているすべての診断についての事後確率（調整された検査後の確率）が生まれる。これらの確率論的データは，直感的に，特に正式な計算をすることもなく得られるが，経験の伝えるところによると，多くの医師は直感的に解釈をしてしまうと，そのようなデータを正確に結合できない。したがって，事後確率を実際に計算してみることには意味があるのだ。

感度と特異度

ケース ➡ 20, 23, 26

疾患の有無のみを考えるなら，検査結果の条件つき確率は，「**感度（senstivity）**」と「**特異度（specificity）**」で表現することができる（図 4.1）。検査の感度は，独立した基準で疾患があると知られている患者にアプライできる。定義は，「**真陽性率**」であり，疾患を有していると知っている患者の検査陽性確率である（覚えやすい語呂合わせに PID[*1] というのがあり，"positive in disease ＝ 疾患で陽性"）。残念ながら，有病者で確実に陽性になる検査はほとんどなく〔**疾患を確定するような（pathognomonic）**〕，疾患をもたない患者で確実に陰性になる検査（sine qua non[*2]）もほとんどない。オーバーラップがあるのがほとんどである。疾患を有する患者の検査陰性結果は偽陰性という。検査の特異度とは，ある独立した基準によって疾患がないとされる患者にアプライされる（語呂合わせとしては NIH[*3] があり，"negative in health ＝ 健康であれば陰性"）。これはつまり，「**真陰性率**」であり，疾患をもたないとわかっている人の陰性結果率である。疾患をもたない患者の陽性結果を偽陽性という。疾患をもつ患者ともたない患者における検査結果のオーバーラップが常にあることを考慮すると，検査が陽性となるべき基準，それ以上であれば陽性，それ以下であれば陰性となるところ，つまりカットオフ値を定義しておく必要がある。カットオフ値を厳しく設定すれば（つまり，高くすれば），**偽陰性結果**が増加する（つまり，感度は下がる）が，**偽陽性結果**は減少する（つまり，特異度は増す）。逆もまた真である（図 4.2）。

ベイズ（Bayes）のルール

ケース ➡ 20, 23, 30, 51

感度，特異度が既知の場合のベイズのルールによる計算の例を示そう。この「前立腺癌スクリーニング検査」の例は単純すぎるが，関係する原則をうまく示しているのである。サーベイランス疫学結果（Surveillance Epidemiology and End Results：SEER）データによると，前立腺癌の有病率は，60 〜 64 歳の男性において 1,000 人中 108 人である。さて，もし，感度のきわめて高い検査の事前スクリーニングがなされていれば，事前スクリーニング検査後の疾病発症率は，疾患の検査前のらしさ（尤度）として有病率に取って代わることであろう。この場合，スクリーニング検査を 1 年前に行い，年間の前立腺癌の発症率は人種にもよるが，1,000 人あたり 2 〜 9 人であった。発表された研究によれば[43]，前立腺癌とわかっている患者の 71％は検査陽性であり（感度），癌がないとわかって

訳者コメント

*1 — PID は，pelvic inflammatory disease（骨盤内炎症性疾患）で，性感染症の一種である。
*2 — sine qua non はラテン語で，「それがないと成立しない」，「必須条件」というような意味であるが，ここでは，「なければ，ない」，「検査が陰性であれば，確実に病気がない」という意味か。
*3 — NIH はもちろん，National Institute of Health（米国立衛生研究所）の略。

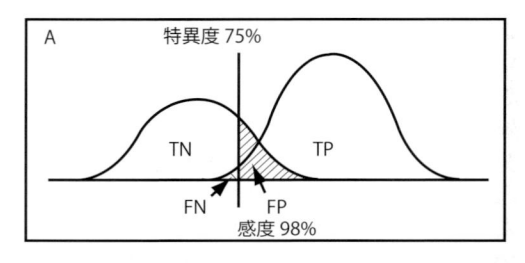

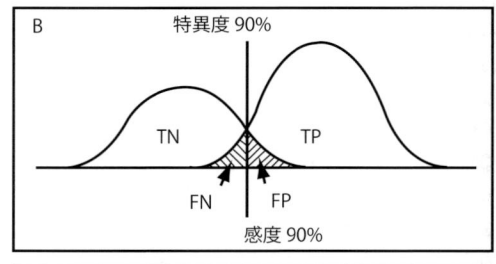

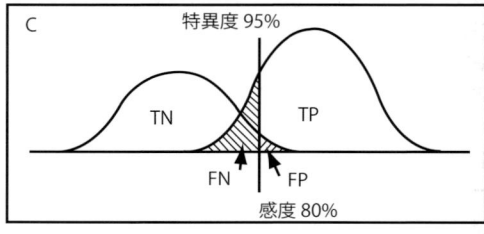

図 4.2 ● 連続関数の形で示した検査結果の解釈　疾患をもたない人は検査値が低く，左の低いカーブで示されている．疾患をもつ患者は検査値が高く，右の高いカーブで示されている．しかし，健常者と病者の検査値にはオーバーラップがある．垂直線は異なるカットオフ値，言い換えれば，陽性の基準を示している．各図においては，カットオフ値の右側が陽性であると定義されている．カットオフ値の左側は検査陰性である．真ん中の図 B においては，カットオフ値では感度と特異度は同値である．このカットオフを基準とすると，真陽性（疾患をもつ人の 90％）はカットオフの右側にあり，真陰性（疾患をもたない人の 90％）はカットオフの左側にある．陽性検査の基準を厳しくすると（下の図 C），特異度は増すが感度は減じる．陽性検査の基準を甘くすると（上の図 A），感度は増すが特異度は落ちる．
FN ＝偽陰性結果，FP ＝偽陽性結果，TN ＝真陰性結果，TP ＝真陽性結果

いる良性前立腺肥大（benign prostatic hyperplasia：BPH）患者の 51％が陰性だった（特異度）．**表 4.1** にデータをまとめた．この対象では，陽性検査の意義とは何であろうか？　陽性検査の出た人のどのくらいが癌をもつのだろう？　計算を図に示した．計算の 3 つの異なるアプローチが「樹状図」，つまり，フローチャート（**図 4.3**），表（**図 4.4**），そして，ベイズの定理（**図 4.5**）で示されている．実際のベイズのルール（別名 ベイズの分析）の使用例については，**Part 2** にて述べる（**ケース 23, 30** を見よ）．

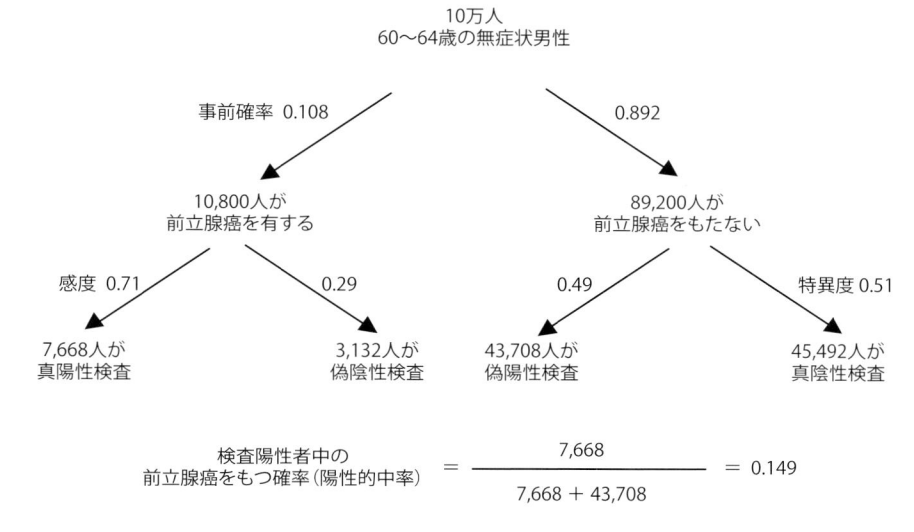

```
                    10万人
                60～64歳の無症状男性
         事前確率 0.108          0.892
                ↙              ↘
      10,800人が              89,200人が
    前立腺癌を有する          前立腺癌をもたない
   感度 0.71    0.29      0.49      特異度 0.51
      ↙        ↘          ↙            ↘
  7,668人が   3,132人が   43,708人が    45,492人が
  真陽性検査  偽陰性検査   偽陽性検査    真陰性検査
```

$$\text{検査陽性者中の前立腺癌をもつ確率(陽性的中率)} = \frac{7{,}668}{7{,}668 + 43{,}708} = 0.149$$

図 4.3 ●「樹状図」，つまり，前立腺特異抗原(PSA)の「癌検査」のフローチャートによるアプローチで，ベイズのルールを用いている。本文で説明した PSA 前立腺癌検査についての 1 つの解決策を示している。10 万人の人からスタートして，1,000 人中 108 人が癌をもっていると見積もられている。ここで，癌をもつ患者の陽性検査（真陽性）と癌をもたない患者の陽性（偽陽性）を加え，陽性検査の患者で，実際に疾患をもつ患者の割合を決定する（真陽性を真陽性と偽陽性の合計で割る）。元データは表 4.1 に示してある。特異度が比較的低く 0.51 なので，陽性検査の 85％では癌をもっていない。有病率が低いことと，偽陽性が高いこと（0.49）がその理由を説明している。

検査の原則

ケース ➡ 20, 22, 23, 29）

　　　　ベイズのルールは，検査の感度，特異度のデータと事前確率を結合させ，検査結果を組み込んで，いろいろな診断の確率論的見方を示すものである。ベイズのルールを診断検査に用いることで，重要な検査の原則がわかる。つまり，検査の特異度は疾患をみつけるときに重要で，特に，無症状の患者をスクリーニングにかけるときは重要である。というのは，特異度が高ければ，偽陽性は減るからである。有病率の低い人たちについては，ほとんどの陽性検査は偽陽性である。

表 4.1　　前立腺癌スクリーニングテストのデータ：前立腺特異抗原（PSA）	
事前確率（疾患有病率に等しい）	0.108
真陽性率（感度）	0.71
偽陰性率（1－感度）	0.29
真陰性率（特異度）	0.51
偽陽性率（1－特異度）	0.49

	事前確率	条件つき確率	その掛け算した値	陽性検査の部分	事後確率
前立腺癌	0.108	0.71	0.07668	$\dfrac{0.07668}{0.51376}$	0.149
癌なし	0.892	0.49	0.43708	$\dfrac{0.43708}{0.51376}$	0.851

陽性検査の合計 = 0.51376

図 4.4 ● 前立腺特異抗原（PSA）「癌検査」をベイズのルールを用いて示した表。それぞれの状態についての事前確率（癌があるかないか）は，条件つき確率（この場合は，陽性検査の各条件下における確率）と掛け算される。その結果は合計され，陽性検査のそれぞれの状態における部分が計算される。この計算と図 4.3 との類似性に注目すること。解釈については，図 4.3 の説明を参照。

検査の特異度がものすごく高く，疾患をもたない人の検査結果がほとんど陰性になる場合のみが例外である。事実，疾患の有病率が極端に低い場合，検査（もし，それが唯一使えるものだとすれば）は，その特異度がパーフェクトと呼べるくらい高いとき以外は，すべきではない。したがって，検査の特異度がとても高ければ，陽性検査結果は疾患を「確定する（rule in）」するのに有用である（語呂合わせとしては，Positive SpIn というのがあり，「高い特異度での陽性検査は疾患を rule in する（positive, specificity, in）」）。特異度がそんなに高くない検査は，有病率が高い人たちに行う検査に有用である。別の確認検査があれば，感度が高ければ，最初のスクリーニング検査としては，ある程度の特異度であっても使用の価値がある（コストとリスクが問題でなければ）。たとえば，ヒト免疫不全ウイルス（human immunodeficiency virus：HIV）のスクリーニングは通常，酵素免疫法（enzyme immunoassay：EIA）を用いた後，ウエスタンブロット法を用いる。EIA はとても感度が高く，ウエスタンブロット法はより特異度が高く，最初の検査が陽性だと有用である。HIV の正しい診断は，「**期待効用（expected utility）**」が高い，つまり，利益が大きい。したがって，感度が高い場合，陰性検査は疾患の「除外（rule out）」に役に立つ（語呂合わせとしては，Negative SnOut（snout とは突き出た鼻のこと）があり，「陰性検査で感度が高い場合は疾患が除外できる（negative sensitivity, out）」）。

ベイズの定理の使用

$$P(D+|T+) = \frac{P(D+) \times P(T+|D+)}{P(D+) \times P(T+|D+) + P(D-) \times P(T+|D-)}$$

ここでは，
- $P(D+)$ = 疾患陽性（前立腺癌）
- $P(D-)$ = 疾患陰性（癌なし）
- $P(T+|D+)$ = 真陽性率（感度）
- $P(T+|D-)$ = 偽陽性率（1－特異度）
- $P(D+|T+)$ = 陽性検査のうち，癌をもつ確率

この患者については，

$$P(前立腺癌) = \frac{0.108 \times 0.71}{0.108 \times 0.71 + 0.892 \times 0.49} = 0.149$$

図 4.5 ● PSA「癌検査」をベイズのルールを用いて示した．その計算は図 4.3 と図 4.4 と同じである．

複数結果についてのベイズの見直し

前立腺特異抗原（PSA）を用いた前項での例は，「ベイズの見直し」（疾患のあるなし，検査の陽性・陰性）の最も単純なモデルを用いている．もっと洗練された前立腺癌の吟味は，実際の PSA 値を知ることに基づいている．つまり，「どのくらい陽性だったか」である．そうするためには，連続変数，つまり，パターン（たとえば，血清酵素，血清電解質，心電図ストレステスト，あるいはこの場合では PSA 値）として報告された結果は，個々の間隔に分断され，計算に用いることができる．単純な陽性や陰性ではなく，検査結果は陽性の複数の度合いを示す．表 4.2 には，異なる PSA 値が前立腺癌と BPH の「らしさ」＝尤度をまとめた[43]．図 4.6 は，PSA が 12（つまり 10 かそれ以上）のときの前立腺癌の「らしさ」＝尤度を示している．図 4.7 は，PSA が 7.0（6.0〜9.9 の間に当たる）のときの結果を示している．このような場合，検査結果の解釈は，単純に，カットオフ値以上であれば陽性，というものではない．したがって，事前の感度や偽陽性率（1－特異度），条件つき確率はアプライできない．むしろ，条件つき確率は，前立腺癌をもっている，あるいはもっていない人について，PSA が 10 以上とか，6.0〜9.9 である「らしさ」なのである．

表 4.2　前立腺癌スクリーニングテストのデータ：PSA

PSA 値（ng/mL）	前立腺癌	癌なし（良性前立腺肥大）
0〜3.9	0.29	0.51
4.0〜5.9	0.21	0.21
6.0〜9.9	0.23	0.18
≧ 10	0.27	0.10

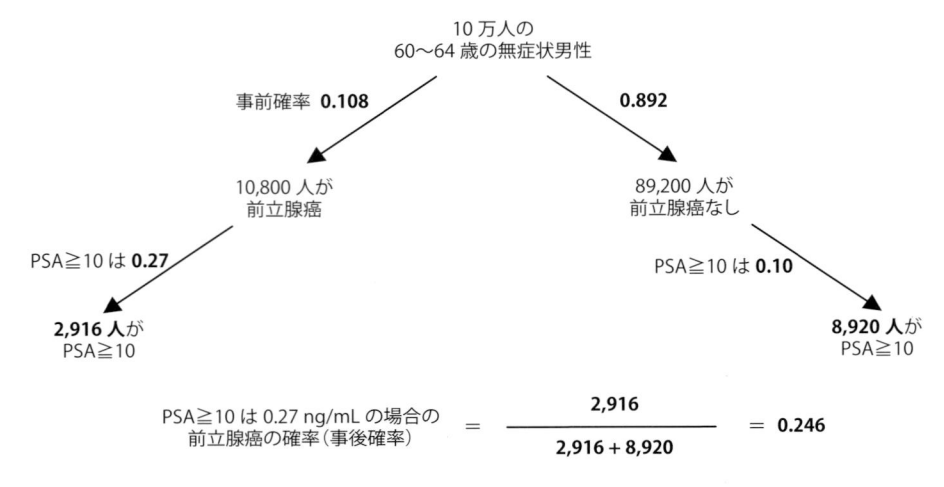

```
                              10万人の
                           60〜64歳の無症状男性
              事前確率 0.108              0.892
                    ↙                        ↘
              10,800人が                 89,200人が
               前立腺癌                   前立腺癌なし
      PSA≧10は 0.27                         PSA≧10は 0.10
           ↙                                        ↘
     2,916人が                                  8,920人が
     PSA≧10                                    PSA≧10

       PSA≧10 は 0.27 ng/mL の場合の       2,916
        前立腺癌の確率（事後確率）    =  ─────────────  = 0.246
                                       2,916 + 8,920
```

図 4.6 ● PSA「癌検査」の検査結果の範囲における結果 この図では，実際の PSA 値を知ることの利益を示している（表 4.2）。感度や特異度は，典型的には陽性基準となる「カットオフ」値より上か下かで定義される。しかし，ある患者において，陽性結果や陰性結果はカットオフ値に近かったり，かなり離れていたりする。検査結果 12（10 以上）は陽性基準の 4.0 より離れている。癌の「らしさ」＝尤度はより高く 0.246 となり，図 4.3 〜 4.5 の 0.149 より高い。単純に陽性検査結果であったすべてのグループについて言うと，あるものは 4 に近く，あるものはずっと高くて 10 以上である。しかし，癌なしの患者の結果が 10 以上になることはあまりないので，PSA が 10 以上の小グループにおける癌の「らしさ」は，偽陽性が減るために常により高い。もし，10 が陽性のカットオフ値として使われた場合は，癌の患者の多くは検査陰性となり，見逃されてしまうことに注意が必要である。カットオフ値の選択は偽陽性と偽陰性のトレードオフの関係にあり，真陽性の治療の利益と偽陽性の治療の害悪のバランスなのである。

多くの疾患の多くの属性に対するベイズの見直し

ケース ➡ 23, 27

　いちばん簡単なベイズの見直し（疾患のあり，なし，検査の陽性，陰性）を拡大し，検査結果の範囲を含めたので，我々はもっと複雑なモデルを考えてみたい。そこでは，多くの疾患が考慮され，それぞれが 2 つ以上の属性をもっている。実際，医師は鑑別診断のプロセスのなかで複数の疾患を考慮し，自分がそれぞれの疾患を疑う際に，新しい情報がどのくらい，その疑いを変えるかどうか解釈しなければならない。

　具体的な例を挙げ，ベイズの分析がどのように鑑別診断において用いられるか検討してみよう。たとえば，70 歳の男性が 8 日前に心臓カテーテル検査を行っている。その後，彼の尿量が減少したとしよう。嘔吐しており，非ステロイド系抗炎症薬を先週から出現した関節痛に服用している。彼は急性腎不全に陥っている。身体診察や検査所見は，診断を 5 つの可能性に絞っている。すなわち，糸球体腎炎（glomerulonephritis：GN），間質性腎炎（interstitial nephritis：IN），急性尿細管壊死（acute tubular necrosis：ATN），脱水による機能性急性腎不全（functinal acute renal failure from dehydration：FARF），そして，アテローム塞栓（atheroembolism：AE）である。我々はここで，身体診察における 2 つの所見——高血圧と網状皮斑——の診断上の重要性をアセスメントする。それと 2 つ

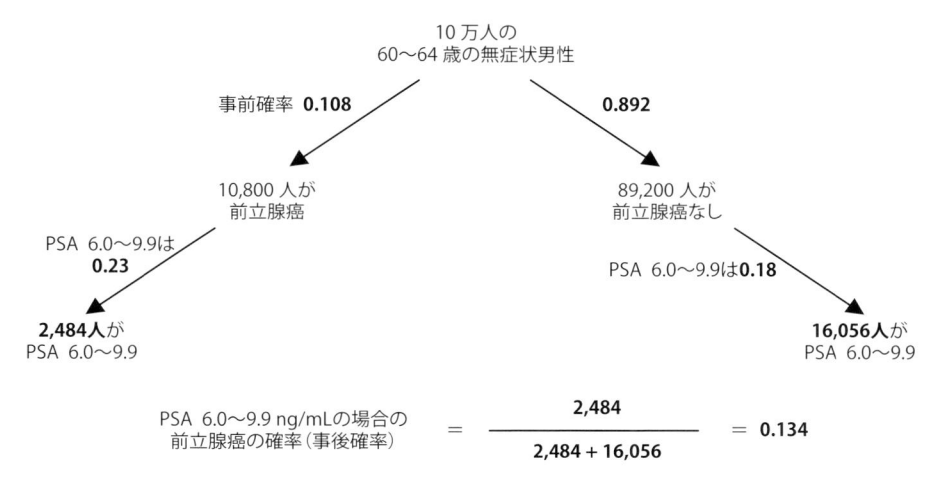

```
                    10万人の
                60〜64歳の無症状男性
    事前確率 0.108                    0.892
              ↓                    ↓
         10,800人が              89,200人が
          前立腺癌               前立腺癌なし
PSA 6.0〜9.9は                        PSA 6.0〜9.9は0.18
    0.23
        ↓                                    ↓
   2,484人が                          16,056人が
   PSA 6.0〜9.9                       PSA 6.0〜9.9
```

PSA 6.0〜9.9 ng/mLの場合の　　　　　2,484
前立腺癌の確率（事後確率）　＝　─────────────　＝　0.134
　　　　　　　　　　　　　　　2,484 + 16,056

図4.7 ● PSA「癌検査」の検査結果の範囲における結果　　図4.6同様，この図は実際のPSA値を知ることの効果を示している。検査結果7.0（6.0と9.9の間）は，カットオフ値である4.0により近づいており，癌の「らしさ」＝尤度はやや低くなって0.134となり，図4.3〜4.5の陽性検査の0.149や図4.6の検査結果12の場合の0.246よりも低い。

の検査結果——尿沈渣においてほとんど異常がないことと，溶血性補体低値——である（図4.8）。これら5つの状態についての事前確率は，図に示したものだと仮定しよう。条件つき確率のだいたいの見積もりが，それぞれの臨床属性（高血圧，網状皮斑，ぱっとしない沈渣，補体低値）に示され，これは急性腎不全に関する文献学的な調査により得られている。図は，事前確率，条件つき確率，計算された事後確率を示す。この計算では，いくつかの問題を示している。まず，「診断」とは，実は診断可能性の「**確率分布（probability distribution）**」である（この場合，急性腎不全のいろいろなタイプである）。第2には，各疾患の事前確率と，条件つき確率の関係が，分析結果に大きな効果をもたらす。この例の場合，糸球体腎炎が最初に「らしい」診断であり，2つの属性（高血圧と補体低値）がこの診断を示唆した。しかし，沈渣がぱっとしなかったこと，網状皮斑があったことがこの疾患ではまれであることがあり，事後確率はとても低かった。もっとすごいことに，アテローム塞栓は最初は「らしくない」診断であったのだが，ほとんどの属性が他の疾患になく，アテローム塞栓らしいために，アテローム塞栓という診断は，こういう所見を考慮に入れた後にはとても「らしく」なったのである。この例では，どのように検査結果以外の臨床像が，正式な定量的なベイズのルールを用いた意思決定に用いられるかを示している。この数学的なアプローチと直感的な仮説の見直しのアナロジーは既に述べたとおりだが，ここにおいて，とても明らかなのではないだろうか。

急性腎不全のベイズの分析

疾患	事前確率	条件つき確率				事後確率
		血圧 190/120	網状皮斑	ぱっとしない沈渣	補体低値 CH50	
GN	0.29	0.60	0.05	0.01	0.40	0.019
IN	0.10	0.10	0.05	0.15	0.01	<0.01
ATN	0.40	0.05	0.05	0.15	0.01	<0.01
FARF	0.25	0.01	0.20	0.95	0.01	<0.01
AE	0.01	0.80	0.60	0.95	0.40	0.977

AE＝アテローム塞栓，ATN＝急性尿細管壊死，FARF＝機能性急性腎不全，GN＝糸球体腎炎，IN＝急性間質性腎炎　血圧をmmHgで示す。

図4.8 ● ベイズのルールを，複数の条件をもつ異なる診断に用いてみる。ここでは，それぞれの条件における複数の属性が検討されている。

確率論的アプローチにおけるプラグマティックな考察

ケース ➡ 23, 31, 42, 43

あいまいさのない疾患群の定義は，ベイズの計算においていちばん大事な部分である。可能な限り，疾患の定義は「ゴールド・スタンダード」に基づくべきである。それは，比較的議論の余地なしの基準であり，そのような疾患が存在することが認識され，認められた基準である。組織学的なエビデンスはいちばんよく使われる，受け入れられた基準であるが，今や生化学的なマーカー（酵素分析）や遺伝子的マーカー〔ジーンプローブ（gene probe）〕が，多くの例においてはこれを凌駕するものになっている。臨床属性をある疾患に組み込むとき，臨床所見のすべてのバリエーションの可能性が考慮されねばならない。疾患の属性には幅があり，疾患のステージ，患者の年齢などの要素により多様性が生じる。加えて，疾患は安定したものではないかもしれない。診断プロセスの途中においても疾患は変化するかもしれず，ある属性の確率は時間とともに変化することがある。

　ベイズのルールの正式な応用には，多くのアドバンテージがある。客観的なデータが感度，特異度，疾患の有病率に用いられた場合，計算された事後確率がデータを結合するときに統計学的妥当なアプローチとなる。あるデータは，実験的研究によるソリッドな根拠をもたないこともあり，分析の解釈はある変数（たとえば，事前確率）を変え，計算を繰り返すことにより検証できる。このプロセスを「**感受性分析（sensitivity analysis）**」といい，意思決定分析にも用いられるのである。

　急性腎不全の例が示すように，ベイズのルールは臨床データにおける感度，特異度の形での使用に限定する必要はない。このような定量的テクニックは，臨床における画像とか病理学的所見にも応用可能だ。必要なのは，いろいろな疾患におけるいろいろな所見の確率をはっきりさせることにある。急性腎不全の例や**ケース23**で示したように，複数の所見（たとえば，いくつかの生化学的な検査

結果)は同時に検討できる．複数の所見はまた，順番にベイズのルールに従って検討もできる．順番に所見を検討するときは，ある所見に関する事後確率は，別の所見を検討する場合の事前確率として用いられる．

　ベイズのルールを用いる場合，いくつかの落とし穴に気をつけなければならない：(1) ベイズの規則を用いた計算をするときに，リストにあるすべての可能な疾患を別々に検討する必要はない．疾患群は結合できるし，「(その他すべてをひっくるめる) **キャッチ・オール仮説**」を残された診断カテゴリーについて使うこともできる(たとえば，「急性腎不全の他の病因」のように)．もちろん，関係ある診断のすべてがリストに含まれなければならないし，そうしなければ，実際の診断が全然出てこないことすらある．(2) 同じ情報を二度以上数えてはならない．それぞれの診断は検討している他の診断と相互排他的でなければならず，計算で用いられるそれぞれの条件つき確率は他の確率と独立していなければならない．(3) ある疾患は単にあるとかないとかという考え方をしてはならない．疾患のステージによって所見は異なるので，定量的な分析をする際には，疾患のいろいろなステージにおける臨床所見や検査結果に留意しなくてはならない．ここが落とし穴である．同時にいろいろな疾患や所見を検討しなければならないときはなおさらそうで，ロジスティック回帰とかニューラル・ネットワークのような数学的予測モデルのほうがより好ましい．

　診断検査をすべて考慮する際に，正式な定量的テクニックを用いることで，貴重なベンチマークを得ることができるが，検査結果を解釈するのに，正式な定量的アプローチが必要ないこともある．しかし，我々の診断の描写はむしろ非特異的な用語になってしまう．たとえば，「矛盾しない」，「可能性がある」，「らしい」，「とてもらしい」，「ほぼ確定的」といった用語である．医師はしばしば，確率論的なコンセプトを本能的に結合するときにひるんでしまうので，時には，定量的なアプローチに立ち戻るのもメリットがある．

結果の解釈

ケース ➡ 20, 23, 26, 29

　臨床データをどう解釈するかわからないときや，予期しない，矛盾する，直観と噛み合わない検査結果と向き合うとき，ベイズのルールは役に立つ．時々，びっくりするような検査結果が出てくることはある．その解釈には，ベイズの分析の原則が役に立つ．事前確率が低いので，検査結果の特徴が陽性結果を解釈するときに重要となる．わずかに陽性の場合には，疾患の事後確率を少ししか上げない．ものすごく陽性の場合は事後確率をかなり上げる．後者は，とても陽性な検査結果(たとえば，血清ナトリウムが 160 mEq/L だった，とか，腎超音波で 3 cm の円形の固形マスがあるとか)が，正常な人ではまず起きないからなのである．

いつ検査するか？

ケース ➡ 23, 25, 28 〜 30, 45

　上の議論は検査解釈の話であるが，検査のタイミングも等しく重要である．明ら

かに，検査結果がその後の意思決定に影響を与えないのであれば，その検査は不適切である。疾患がまずなさそうなとき，その確認検査はしばしば必要ない。また，疾患がとてもありそうなときにも，その確認テストはしばしば必要ない。診断の「らしさ」＝尤度がほとんど確かな場合に，それをさらに上げたり，ほとんど「らしさ」がゼロのときにそれをさらに下げるような検査を追加するのは理にかなっているとは言えない。検査とは，その結果が陽性であれ陰性であれ，事後確率を十分に変え，その後の意思決定（普通は，さらに検査するとか治療するとか）に影響を与えるときに最も有用なのである。検査をするという決断は，検査の確度だけで決めてはならない。検査を行うリスクや，可能な治療の効果やリスクも，検査を行うかの意思決定には影響する。ベイズの分析は確率を計算するだけである。日常の複雑なトレードオフと取っ組み合うには，他の方法を必要とする。

閾値コンセプト

ケース ➡ 24, 29, 30, 45, 51, 52

閾値コンセプトは，疾患の「らしさ」と，検査や治療のリスクと利益のトレードオフの両方をはっきりと考慮に入れる。いつ検査をし，いつ治療するかを明らかにするためのシンプルな原則を用いる。考慮に入れている疾患の治療がべらぼうに有効で，リスクが小さい場合，ある疾患の可能性がものすごく高い場合，リスクのある検査を避けて，その疾患があるかどうかの完全なる確信がないままに治療を始めるのが適切かもしれない。比較的効果のない治療や危険を伴う治療では，医師の診断への自信はとても高くなくてはならない。疾患をもっていない場合に，その治療を患者に供するリスクを避けるためである。治療を評価する場合は，いくつもの要素を考えなくてはならない。治癒率，生命予後の改善の度合い，苦痛の軽減などである。加えて，治療の価値を見積もるときは，治療の効果とリスクの総合評価が大事になる。検査のコストももちろん，大事な要素である。検査が高価であってもほとんどリスクがない場合，そして，探している疾患が患者の健康に大きな影響を与える場合（たとえば，腹部大動脈瘤をみつけるための腹部エコーや，肝臓血管腫をみつけるときのCTなど），たとえまれな疾患であっても，検査の使用はしばしば正当化される。

既に簡単に説明したが，閾値コンセプトは，これらの問題を明確に組み合わせる。検査の確度，治療の効果，検査や治療のリスクなどを組み合わせ，診断検査の使用を決定する指針となるのである。もちろん，こういったもの（診断の「らしさ」，治療の効果やリスク）は，治療の決定にも影響を与える。したがって，検査と治療の閾値は密接に関連しており，検査をここ，治療をあそこと議論するよりは，ここに一括して議論するのである。検査の感度，特異度，検査のリスク，治療のリスクと利益の相互作用が，どのように閾値コンセプトのなかで組み合わされているのかを説明するために，我々は単純化された臨床状況を考えてみたい。そこでは，仮の患者が単一の疾患をもっているか，あるいはもっていない。この場合は肺塞栓である。つまり，肺塞栓はあるか，ないかのどちらかである。治療閾値を説明するのに，まず我々は，患者の臨床データをすべてもっており，Dダイマー検査の結果を知っており，最も決定的な検査であるスパイラルCTや

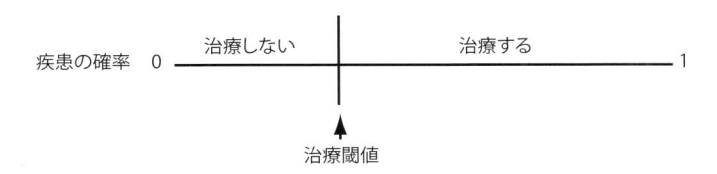

```
疾患の確率  0 ──治療しない──┼──治療する──── 1
                          ↑
                        治療閾値
```

図 4.9 ● 治療閾値　疾患の確率は，横線で 0 〜 1 にて表されている。治療閾値は疾患の「らしさ」や治療の利益やリスクから計算される。閾値こそが，次のアクションをとるベンチマークなのである。疾患の可能性が閾値より低ければ，治療はされない。疾患の可能性が閾値より高ければ，治療が行われる。ここでは，これ以上，疾患の確率を高めるための検査は存在しないと仮定している。そういう検査が存在しないので，このケースでは，閾値を用いることができるのである。

　肺動脈造影検査が使えないとしよう。この場合，考慮されているのはヘパリンだけだと仮定しよう。我々の決定はしたがって，ヘパリンで治療するか，否かである。この選択に影響を与える要素が，閾値コンセプトに組み込まれているのである。

治療閾値

ケース ➡ 22, 45, 51

　診断の確からしさが極端にはっきりしていれば，診断の自信と治療による侵襲の関係は明らかである。臨床的に患者が肺塞栓をもっていると自信をもっていれば，治療の利益がリスク(たとえば，消化管出血)を上回る場合に，ヘパリンを積極的に用いるであろう。逆の極端，つまり，臨床的に肺塞栓がないという自信があれば，もちろん，ヘパリンは投与されない。肺塞栓の「らしさ」が絶対ある，と絶対にない，の間のどこかにあるとき，治療の決断は塞栓の可能性がどのくらいと考えているか，抗凝固療法の利益の大きさ，治療のリスクの大きさに依存する。実際，肺塞栓の確率は 0 〜 1 のどこかにあり，治療をするかしないかの価値は微妙なことがある。この「収支がトントンの(break even)」確率は，閾値確率とか，治療閾値として知られている(図 4.9)。閾値より疾患の可能性が高ければ，治療は行われるべきである。疾患の可能性が閾値より低ければ，治療は行われるべきではない。図 4.10 に示したように，治療の利益とリスクの比率(ratio)が大きければ大きいほど，治療を必要とされる疾患に必要な「らしさ」は下がってくる。比率が小さいとき(つまり，治療の効果が低く，かつ/あるいはリスクが高いとき)，治療を始める前の診断についてはとても確かでなければならない。肺塞栓の疑いがほんの少ししか高くなくても，ヘパリンによる治療のリスクが高くないときは，ヘパリンは与えられるべきである。肺塞栓の疑いが中等度であっても，治療のリスク(重篤な出血)が高いときには，治療は避けるべきである。

検査閾値

ケース ➡ 25, 29, 30, 51

　疾患があるかどうかを区別するのに有用な検査は，あいまいさを減らしてくれる。陽性検査結果は疾患の可能性を上げ，陰性結果は可能性を下げる。治療の特

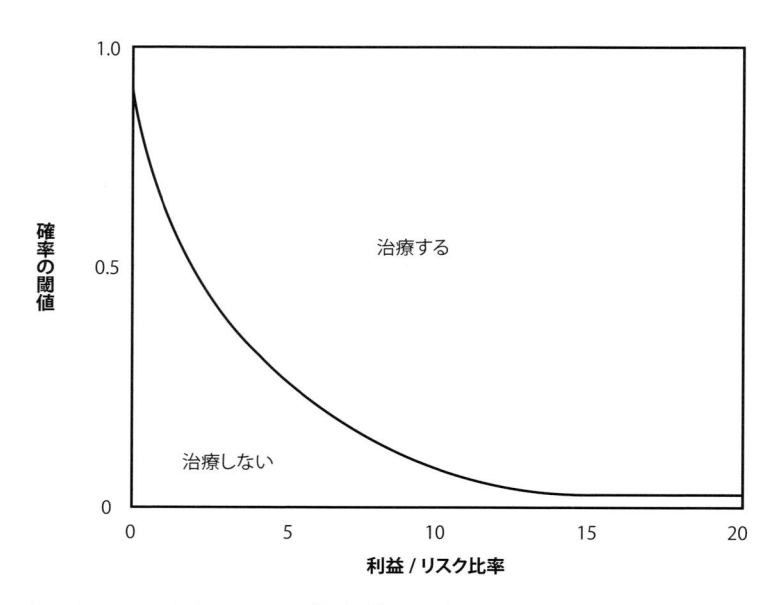

図4.10 ● 治療の利益とコスト（リスク）と，確率の閾値との関係　　利益／コストの比率がどのような場合でも，疾患の確率が閾値を超える場合は，治療するのが好ましい。利益とコストの比率が低ければ低いほど，医師は治療を行う前に，診断についてより確信をもっていなければならない。図4.9のように，閾値は疾患の「らしさ」，治療の利益やリスクといったデータから計算される。
（Pauker SG, Kassirer JP. Therapeutic decision making : a cost-benefit analysis. *N Engl J Med*. 1975 ; 293 : 229-234. から許可を得て改変）

徴に応じて，検査結果は，疾患の「**検査後確率（posttest probability）**」が治療を行うかやめておくかを決めるうえで十分に高いか低いかどうかを決定することがある。このような原則は，「**検査閾値（testing threshold）**」に組み込まれている。これは，診断検査の使用におけるベンチマークとなる。もし，既に述べたように，疾患を疑われている患者において治療をやめるか行うかという2つの選択肢がある場合，そして，疾患がない場合は治療を行うべきではなく，疾患があるときには治療されるべきである場合，この「トントン」の確率，つまり，治療を与える価値と治療を与えない価値が治療閾値として同じになる。しかしもし，診断検査を使うことができて，患者が疾患に苦しんでいるかどうかの「らしさ」を変える可能性がある場合は，医師の選択肢は2つだけにとどまらない。3つになるのだ。治療をやめるか，検査をオーダーするか，検査しないで治療するか，である（図4.11）。

　確率のスケールにおける，いちばん低い部分といちばん高い部分においては，検査の存在は関係ない。医師は疾患がないと思えば治療せず，疾患があるだろうと確信している場合は治療する。両者の場合，医師は検査をすべきではない。疾患の可能性が中くらいの場合，検査結果が，治療しないかするかの選択に影響を与える。この場合の最良の選択は検査をすることだ。陰性結果は患者が疾患をもつ可能性を下げ，治療しないことを支持する。陽性結果は疾患の可能性を上げ，治療することを支持する。治療をしない選択と検査をする選択の価値の可能性が

```
疾患の確率  0 ──治療しない──┬──検査──┬──治療する── 1
                         ↑          ↑
                    「治療なし/検査」の  「検査/治療」の
                        閾値           閾値
```

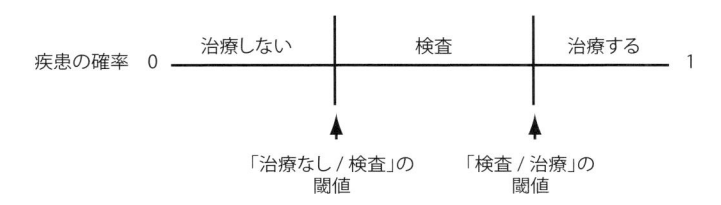

図4.11 ● 検査閾値 疾患の確率は横線で0〜1で示されている。疾患の「らしさ」，治療の利益とリスク，感度と特異度，診断検査のリスクといったデータに基づいて，2つの閾値が計算されている。図4.9のように，閾値が次のアクションのベンチマークとなる。疾患の可能性が「治療なし/検査」の閾値以下の場合，治療はされず，検査もされない。疾患の可能性が「検査/治療」の閾値より大きい場合，治療が行われる。検査はされない。疾患の可能性が2つの閾値の間にある場合，検査がなされ，検査結果が次のアクションを決定する(治療しない vs 治療する)。

同じの場合は，その確率が，治療しないことと検査の決定を行う検査閾値である。検査をする選択と治療をする選択の価値の可能性が同じの場合は，その確率は，検査をするかエンピリックに治療するかを決定する治療閾値である。

検査閾値は検査の確度(感度，特異度)や検査のリスクといった要素のみに決められず，(治療閾値の場合は)治療の効果やリスクも考慮する。これらの要素を用いて医師が閾値を計算すると，次のように解釈される(図4.11)。もし，見積もられた「らしさ」，つまり，疾患の確率が「治療なし/検査」の閾値を下回れば，最良の選択は治療しないことである。疾患の確率が「検査/治療」の閾値を上回れば，最良の選択は治療をすることである。疾患の確率が2つの閾値の間に位置すれば，最良の選択は検査をし，治療するかしないかを検査結果に基づいて決めることである。

肺塞栓の例に戻ろう。さて，肺血管造影が使えるとしよう。閾値の計算には価値，必要ならば，1人ひとりの患者にテイラーメイドされた価値，検査の感度・特異度，ヘパリンの効果，ヘパリンのリスクを用いる。計算によって得られる閾値には2つある。治療しないのと血管造影を行う戦略の価値が同じである確率(「治療なし/検査」の閾値)と，血管造影を行うのとヘパリンを投与する戦略の価値が等しい場合の確率(「検査/治療」の閾値)。ヘパリン治療なしかつ血管造影なし，血管造影をする，血管造影をせずにヘパリンを用いる，という3つのなかからの選択が，患者が疾患をもっているかどうかの医師によるアセスメントに基づいて行われる。肺塞栓の可能性が低い場合，治療はされず，検査もされない。可能性が高い場合は，ヘパリンが投与されて血管造影は行われない。その間では，ヘパリンを投与するかしないかは，血管造影の結果次第である。

検査の決定を正式な閾値計算で行おうと，あるいは直感的に行おうと，検査を行うかどうかを決定するのに影響する因子は，診断と治療の意思決定のモデルにおいて明らかである。

5 因果を用いた推論(因果推論)

定義

ケース ➡ 32, 34, 35

作業仮説としての診断名にたどり着くプロセスでは,現存する情報に照らし合わせた新しい情報の解釈と,すべての臨床所見の関係をアセスメントすることが必要である。このような作業を行うとき,医師は「すべての所見を結びつけよう」と繰り返し試みる。既に述べたような確率論的なアプローチは一法だが,「**まとめられた知識のルール(compiled knowledge rules)**」,別名「**カテゴリー推論(categorical reasoning)**」はまた別の方法だ(たとえば,患者に関節リウマチ,脾腫,白血球減少があれば,フェルティ(Felty)症候群である,というものである)。実際,医学における多くの推論が,臨床データの確率論とカテゴリーの類推によっている。あと,別のパワフルなアプローチがあり,これは「**因果推論(causal reasoning)**」である。因果推論は診断プロセスの一側面であり,臨床データ間の因果関係に基づいている。正常な人体の解剖学的・生理学的・生化学的メカニズムと,疾患時の病態生理学的な振る舞いにかかわるものである。正常時・異常時の病態生理学のメカニズムという基盤に加え,因果推論は常識的な因果論にも依存する。たとえば,既知の原因が結果をもたらすとか,原因と結果は時間と空間上,関係があるとか,原因とその作用はその強さや規模において似ているとかいう信念がそれである[44-46]。

ある種の臨床推論は,変数の確率論的な関係よりも,「**因果モデル(causal model)**」を用いたほうがうまく説明できる。たとえば,急性無尿を起こして1時間後の患者における正常クレアチニン値の解釈を考えてみよう。この明らかな矛盾(正常クレアチニン値と腎機能ゼロの状態)は,確率モデルではうまく説明できない。しかし,生理学的な説明はシンプルで,完全で,明らかである。クレアチニンは同じ速度で筋肉内でつくられ,腎機能がゼロになったときにもそうである。腎機能が急にゼロになってもクレアチニンは急には蓄積されず,血清レベルで気がつくような上昇もみせない。この例は,現実の因果論的・生理学的なモデルに基づいている。観察された臨床所見を推察する能力もまた,このモデルに基づく原則に依存している。そのようなモデルは,医学の世界ではあまねくあるのだが,特に,腎臓医学,心臓医学,肺医学,内分泌学において顕著である。これらの生理学的知識基盤が強固なためである。

因果推論を使用する場合は,医師は臨床所見を検討し,モデルを説明するときに役に立つなら,これを取り入れる。すべての患者に相応するモデルがつくられるが,1つのモデルが多くの患者,多くの臨床的なセッティングに応用可能であることもある。このようなモデルは,部分も,可能なバリエーションも,特定の患者における所見の性質一般も説明することのできる,コヒーレントなシステム

なのである。次の似たような問題を抱える患者にそのモデルをアプライできないとき，モデルの新しい姿が追加される必要になるかもしれないし，そのモデルのある部分は除外されねばならないこともある。

　疾患のある可能なコースや治療による修飾をシミュレーションすることで，因果モデルがどのように医師のパフォーマンスを助けるかを説明するために，そして，そのようなモデルがどのように患者に関する仮説に一貫した基準となるかを説明するために，ここに，水・電解質平衡という領域の例を挙げよう。ある患者が臨床的，そして検査において，抗利尿ホルモン不適合分泌症候群（syndrome of inappropriate secretion of antidiuretic hormone：SIADH）が疑わしく，尿中ナトリウムが高いとしよう。この所見は，考えている診断に影響を及ぼすであろうか？　確率論的なフレームワーク（たとえば，SIADHの患者の85～95％はナトリウムの排出が高まっていると言えるだろう）によって，この所見を見積もることも可能であるし，代わりに，SIADHの病態生理を理解することで，所見が診断に「合致するか」どうかを吟味することも可能である。もし，我々のSIADHのモデルが，このような患者がボリューム・オーバー（水分の過多）になっており，水分の過多はナトリウムの排出を促進し，SIADHにおけるナトリウムの排出は，典型的にはナトリウムの摂取に合致するという理解があれば（あるべきなのだが），すぐに尿のナトリウム排出高値はSIADHの診断に合致するだけでなく，その診断の信頼性を増すものであることを理解するのである。また，尿のナトリウム排出が低いとき，それを説明する立場に立つこともあろう。この場合，SIADHがあったとして，尿のナトリウムが低い場合は，患者はほとんど塩分を摂取していないのであろう，と推測するのである。

因果モデルを用いる

ケース ➡ 11, 32, 33, 35, 36

　我々はしばしば，因果モデルについて，異常所見やイベントが正常な予測を超えている場合に用いているのだ，と気づかされる。このような正常からの逸脱は，新たな情報収集や解釈が起こるコンテクストを生み出す。このような解釈のプロセスのとき，我々は因果モデルをつくり出す。それは，典型的には，刺激とそれに対する反応から成る，関係する所見の連鎖である[44,46-48]。2つ以上の変数をもつ因果仮説を生み出すとき，我々は刺激とその反応のつながりの強さを見積もる。つながりの強さは，いくつかの基準を満たしているかによって見積もられる。すべての因果の鎖は説明できるのか？　ある反応の変化は刺激の変化に密接に呼応しているのか？　反応と刺激の間の期間と規模は十分に一致しているのか？　反応と刺激の間に，時間的空間的に密接な一致があるのか（あるイベントが別のイベントに続くとき，最初のイベントが次のイベントを起こしたと受け入れるに十分な密接性があるのか）？　このような吟味が十分になされたとき，ある刺激とある反応は関係している，という自信を得るのである[48-50]。

　因果推論のアウトカムを説明するとき，我々はわざと，「自信」という考えを原因と結果の間の関係において用いる。そうするのは，因果はほとんど証明不可能だからだ。因果の要素が強くなればなるほど，その効果がその原因に帰せられるという可能性が増す。ある効果がすみやかに起こっているというだけでは，そ

の刺激が結果の原因であると言うには十分ではないのである[51]。因果について，我々の常識は正しい結論へと導かない。寒くなると上気道感染を起こすとか，嵐になると関節痛が悪化する，といった間違った考えをみると，このことは明らかである。同じように，まれな合併症を新薬の副作用であると結論づけるときも，注意が必要なのである。

　医学において，我々は，常に因果関係の正しさを吟味したり，それが間違っていると証明しようとする。実際，因果仮説を見積もるときの最後のステップは，他の可能な説明を吟味することである。ある因果仮説が一連の所見を説明するようにみえても，それは因果の鎖が正しいものであることを証明しない。他の因果の鎖をつくり，その強固さを吟味しなければ，あるモデルを受け入れたり他を棄却してはいけないのである。

診断プロセスにおいて，因果推論がフィットするのはどこなのか？

ケース ➡ 11, 33, 34

　因果推論は，診断プロセスのいくつかのステップにおいてアプライできる。プロセスの初期においては，因果推論よりも，確率論的な推論のほうが仮説生成には便利だろう。因果モデルは，生理学的機能とか機能異常，臨床イベントの原因と結果の関係についての基本的な知識に完全に依存している。したがって，疾患について特異的であるが，患者の属する集団とは関係ないのである。対照的に，確率モデルは，患者の属する特定の集団に依存している。診断仮説は疾患の有病率にものすごく依存しているため，因果推論は仮説を思いつくときには，むしろ弱いアプローチであり，確率論的推論のほうが強い。たとえば，60歳のヘビー・スモーカーが喀血しているときは，20歳の非喫煙者の同じ症状よりも肺癌をもっている可能性が高い。これは，主に疾患の有病率によるものであり，出血のメカニズムによるわけではない。にもかかわらず，因果推論は，コンテクストを形成する際には，診断プロセス初期においても有用でありうる。病態生理学的なある状態の可能性をある所見から思いついたとき，その状態は，さらなるデータ収集のコンテクストを与えることがある。咳，しゃっくり，広範な肺病変をもつ37歳男性が入院した際の身体診察で，両側女性化乳房をもつことがわかったとき，すぐに肺結節の原因として，肺細胞癌の転移を思いつく。さらに検査すると，この診断が正しいとわかる。さらに，ある可能性を思いついたとき，因果推論によって，原因が観察所見を説明できるか見積もることができる。既に述べたSIADHの例は，このような理論づけを行う戦略の相互作用を例示している。SIADHの診断をいったん思いつけば，因果モデルを使って，尿のナトリウム排出が高値，あるいは低値であることの適切さを吟味することができる。因果モデルは，ある所見がある仮説のフレームワークにフィットしないときに役に立つ。このとき，新しい仮説を生み出すきっかけとなるのだ。

　完全な，あるいはほぼ完全な因果モデルをつくるのは，仮説の見直しのプロセスに有用であることがある。仮説の見直しの一面，つまり，診断検査の解釈においては，診断検査から得られたデータを見積もるためにつくられた確率モデルの妥当性をチェックするときに，因果モデルを用いることができる。前章で述べたように，確率モデルでは，考慮に入れている疾患がそれぞれ相互排他的で，条件

つき確率がそれぞれ独立していることが必要である。因果モデルは，各パラメーター間の関係を説明し，変数間の関係の理解を促すため，確率モデルの独立しているという仮説が間違っていて，うまく構築できないモデルを修正するときに役に立つかもしれない。

　因果推論は，診断仮説が最後のチェックを行っており，「作業仮説である診断」がつくられるときに最も価値が高い〔後述の「診断の検証」の議論（6章）を参照〕。診断プロセスのこの段階においては，診断が一貫しているかを検討する。つまり，生理学的であるか。言い換えれば，因果関係が理にかなっており，適切であり，完全であるかどうかの検討である。このステップでは，患者の所見が，疑われている疾患の認識されている病態生理学的な現れに合致しているか判断することを行う[19]。因果モデルはこのプロセスに欠かせない。臨床所見と血清サイロキシン・レベルがわずかに上昇していることから甲状腺機能亢進症を疑う患者では，甲状腺刺激ホルモンの低下が診断を確認するのに重要な所見である。この場合，過剰な甲状腺ホルモンが血中にあり，下垂体機能の抑制が因果のリンクをつくっており，甲状腺機能亢進症の仮説を確認するのに役立つのである。

　因果のアプローチを適切にアプライすれば，厳密な治療の選択が可能となる。というのは，治療は，疾患状態を形成しているイベントの連鎖をひっくり返すことに基づくことが可能だからだ。たとえばもし，塩素の欠乏が持続する高炭酸ガス血症に伴う重炭酸イオンの再吸収亢進の常なる結果であることを理解しておけば，失われた塩素の貯蔵の補充が，高炭酸ガス血症を迅速にひっくり返すときはいつでも，必要なプロセスであることが明らかになる。どんな確率論的アプローチも，この治療問題については，よくて複雑・曖昧にならざるをえず，最悪の場合，おおむね不適切となるのである。

変数間の関係を説明する

ケース ➡ 11, 33, 34, 36

　因果推論の重要な強みは，ある所見の説明をする能力にある。特に，確率的関連や，既にまとめられた知識やコンセプトでは，すぐに明らかにできないような関係のときにそうである。因果モデルは，いろいろな臨床所見を1つの共通なフレームワークにまとめることができる。食事のナトリウム摂取と排出の効果は，前述のSIADHの患者における1例である。因果のアプローチは，関連する所見の一貫性をチェックすることができる。2つのよくある所見は，確率的（あるいは統計学的）関連を強固にもつかもしれないが，因果論的には噛み合わないかもしれない。因果推論は，そのような噛み合わなさをみつけだすときにも役に立つのである。

6 診断の検証

定義

ケース ➡ 37〜39, 56

予後設定や治療といったアクションの基礎となる診断(すなわち作業仮説)が受け入れられる前,その診断の妥当性の確認のためのアセスメントを行わねばならない。このアセスメントにて用いられるプロセスが,診断の検証としてここに説明される。このプロセスで,患者の所見を,疑っている診断の既知のパターンに照らし合わせて最終チェックする。既知の臨床概念と患者のプレゼンが同じであれば,通常はさらなる精査は必要なく,アクションがとられてもよくなる。ある臨床像が臨床概念の既知のパターンと異なる場合,ある判断が下されなければならない。これは概念の単なるバリエーションなのだろうか? それとも,この所見は明らかにおかしく,現行の診断仮説が疑わしくなるのだろうか? このジレンマは,現行の診断仮説が,その医師になじみのない疾患である場合に特に起こりやすい。そのような場合,教材などの疾患プレゼンの詳細なレビューが,ある臨床所見が現行の仮説に合致するかどうかの助けになるかもしれない。

妥当性の基準

ケース ➡ 12, 17, 38〜40, 43

どのような根拠が提示されたとしても,ある程度の疑念は残しておかねばならない。たとえそれが,生化学的,組織学的,画像的診断の確認であったとしてもである。いくつかの基準があって,ある診断仮説が作業仮説として十分な質をもつか決定するときに使うことができる。ある「検定」は診断の適切さを見積もる[19]。診断仮説はまだ棄却されていない仮説をすべて網羅しており,患者の所見すべて(異常であれ正常であれ)を説明できるときに,適切であると考えられる。ほかの「検定」あるいは基準は一貫性(coherency)である。患者の所見が診断仮説にみられる病態生理に合致しているとき,診断は一貫性をもっている[19]。前章で述べたように,詳細な因果モデルがとても有用なのは,診断プロセスのこのフェーズにおいてである。節約の原理(parsimony)も基準の1つである。もっとも,このアセスメントに関する特別なガイドラインは存在しない。節約した診断というのは,すべての所見を説明する,最もシンプルな説明のことである[19]。一般に,ヒトはすべての所見を説明できる単一の診断仮説を探そうとするが,時にいくつか複数の診断を用いないと,患者の所見すべてが説明できないこともある。そうしないと,臨床像が生理学的,因果的にも仮説概念に合致しているという確信が得られないのである。**反証(falsification)** も **仮説の検証** に用いられる。反証とは,科学的仮説を棄却するときによく用いられるアプローチであるが,こ

れは，ある所見が間違いなく現行の仮説とは合致せず，そのため，この仮説は棄却され，そして，新たな仮説の生成あるいは競合する仮説の見直しが行われるプロセスである。このプロセスでは，系統だった批判に耐えうる代替仮説の検討が行われ，これを作業仮説として受け入れるための一歩手前の段階となる[19]。診断の信憑性は，その疾患の「らしさ」にも依存している。すべての情報が集められた後，最も可能性の高いある1つの診断が，最も信憑性が高い。多くの方法が開発され，診断の可能性が検証に耐えたと考えられるに十分なくらい高いことを決定しようとしてきた。しかし，どの方法もまだ決定的なものではない。特別な確率値（たとえば0.95）も，スコアリング・システムも，確認のツールとしての強固な科学的基盤をもっているわけではない。スコアリング・システムとは，ある陽性所見にスコアを与え，陰性所見ではスコアを差し引いていくようなアプローチのことである。確認だけでなく，このような方法は，適切な治療の利益やリスク，不要な治療のリスクについても説明できない。

未熟な結論（早期閉鎖）

ケース ➡ 5, 8, 12, 33, 39, 53, 56

十分に検証のないまま診断を受け入れてしまうことは，「**未熟な結論（premature closure）**」として知られている[52,53]。未熟な結論は，単に仮説生成を避けるだけでは回避できない。実際のところ，医師はほとんど誰でも，診断作業の初期の段階で仮説を生成する。そのとき，手に入る手がかりはほんのわずかである。それにもかかわらず，不適切で未熟な診断仮説の受け入れは，その受け入れ前にすべてのデータを検討することに固執していれば回避できるかもしれない。前章で検討した因果推論の「検定」，つまり，妥当性（adequacy）と一貫性（coherency）は，不完全だったり間違った診断を下すことを回避するためのメカニズムである。時に，すべてのデータが集められ，検証された後も，受け入れ可能な診断名が出てこないこともある。このような場合には，さらなる精査，さらなる経過観察，あるいはその両方が必要になることもある。あるいは，時には，患者をもう一度，ていねいに診察し直すことや，臨床像や所見の重要性を再検討することが，今まで検討してこなかった仮説を生み出すこともある。ある観察者の仮説によると，熟練した医師ほど未熟な結論を下しやすいそうだ[54]。

データが出てくるにつれ，診断の見直しプロセスでは，確率論的な見直しを行わねばならない。このとき，ミスが起こることがある[6]。「**自信過剰（overconfidence）**」バイアスとは，医師が自分の診断の正しさに自信をもちすぎていることを指す[55,56]。このとき，未熟な結論が生じることがある。「**保守主義（conservatism）**」は，正式なベイズ（Bayes）の確率論的見直しにおける診断の「らしさ」を，不十分に上げ下げする傾向を言う。ほかにも間違うタイプがあり，たとえば，「**無駄なエビデンスの獲得（acquiring redundant evidence）**」とか「**確認バイアス（confirmatory bias）**」と呼ばれ，除外診断なしで，いきなり確認検査を行うことを指す。また，「**間違った解釈（incorrect interpretation）**」は，確認データに必要以上に重みをおいたり，陰性所見を否定したり無視したりすることを指す。「**ベースとなるデータの無視（base-rate neglect）**」では，検査前の疾患の「らしさ」を無視したり考慮に入れないことで，特に検査前確率がとても高かったり低

かったりするときに問題になる。「順番効果（ordering effect）」は，プレゼンされる情報が連続したときに与えてしまう影響を指す[6,56]。

一歩手前：作業仮説

ケース ➡ 9, 39, 41

作業仮説は高度に蓋然性が高く，かつ経済的でなければならない。主要な臨床所見をすべて説明でき，一貫性がなければならない。因果的にも生理学的にも，一貫性が必要である。仮説は検証に耐え，また，その検証に競合する診断仮説は耐えられない。そのような仮説は通常，妥当な予測を提供し，未来の検査結果や患者の予後が予測できる。最も妥当な診断仮説をみつける努力がすべてなされた後にも，かなりのあいまいさが残ることもある。そのようなあいまいさがあったとしても，予後設定や治療の決断がされなければならない場合もある。次章では，そのような意思決定の根拠を論じたい。

治療における意思決定

原則

我々は治療を選択する際，科学的原則によってそれを行おうと，最大限努める。治療の効果やリスクについて，「うまくいった」的な話には乗りたくない。プラセボ効果とか個々の治療に対する反応のバリエーションが，反応の解釈の目を曇らせてしまうからだ。これらの交絡因子を回避するために，我々は，主として治療法のランダム化コントロール試験を行う。適切な研究であるためには，患者は治療群にランダムに振り分けられねばならない。患者も担当医も，どちらの治療が提供されているか知ってはならない。アウトカムは重要なもの（死，身体障害など。検査結果ではなく）でなければならない。アウトカムは計量できるもので，かつ正確に定義されねばならない。データの分析は，広く受け入れられている方法を用いて行われなければならない。そのような臨床試験は面倒くさく，お金もかかり，研究デザインや施行に間違いも起こりやすい。とはいえ，コントロール試験がもたらした治療上の知見は数多く，また貴重である。しばしば，最良のランダム化コントロール試験であっても，個々の患者に治療を選択する際には，その基準の1つにしかならない。目の前の患者とランダム化試験に参加した患者は異なり，治療に対する反応も違いうる。患者は年齢，性別，人種，遺伝的背景，疾患の重症度，罹患した状況によって違いが出る。加えて，医師は，ランダム化コントロール試験が存在しないような臨床問題にもしばしば直面する。コントロール試験に参加した患者と目の前の患者特性が合致しないとき，あるいはそのような試験そのものが存在しないとき，医師の判断（judgement）がそれらを代替する。治療の判断を行うための要素は，そのようなとき非常に重要になる。そのような要素が，不確かさに直面したときの治療決定の原則を呼び起こす能力の基盤となるのだ。

不確かさがあるなかでの治療

ケース ➡ 41, 44, 48, 50, 53

治療の検討はしばしば，治療そのものの特徴に注目しがちである。治療薬や侵襲アプローチの効果やリスクである。しかし，どの治療アプローチをとるかという選択のもたらす重要な影響は，それそのものを切り出して議論できるわけではない。治療の決断は，診断が確定される前にしばしば行われなければならない。さらに，時に診断の不確かさは最後まで解消されないこともあり，そのときも治療の決断は下されなければならない。4章で述べられた原則は，診断の不確かさという状況下での意思決定に用いることができる。簡単にここで繰り返しておこう。ある疾患に対する治療の効果が低いか，治療のリスクがとても高い場合（あるい

はその両方），疾患の可能性がとても高い場合のみ，その治療は提供されるべきである。一方，もし，治療のリスクはほとんどない，あるいは治療の効果がものすごく高い場合，疾患の可能性がとても低くても治療は開始できる（図 4.10 を見よ）[57,58]。検査の，治療における意味も似たようなルールにのっとる。疾患の可能性がとても高い場合は，陰性検査結果は疾患の疑いを十分に減らし，当初の治療が必要だというアセスメントを変えはしない。もしそうなら，検査は必要ない。もし，疾患の可能性がとても低い場合，陽性検査は疾患の疑いをさして上げず，治療は必要ないという医師の気持ちを変えたりはしない。その場合，やはり検査は不要なのである。しかし，もし，検査結果が十分に疾患の可能性を変え，治療するかしないかの決断に影響を与えるのであれば，その検査は行われるべきなのだ[57,59]。

治療の選択肢の価値がほぼ等しい場合

ケース ➡ 25, 26, 46, 50, 51

残念ながら，詳細にわたって議論された検査の閾値決定が，治療するかどうかの決定に決定的な回答を与えない場合もある。疾患の可能性は閾値の上か下かにあるだけであり，治療するかどうかの価値の違いはわずかなもので，臨床的にはさして重要でないこともある[60]。治療を差し控えるか，治療するかを決定する場合，あるいは 2 つの治療法を比較する場合，医師は一方の利益と別のそれを検討する。多くの場合，利益は明らかで，決断も簡単である。しかし時に，この治療のアプローチが圧倒的に良い，とは言えないこともある。平均余命がほんの数日違うという相違は，つまりはどっちの選択も同じようなものだという意味を暗示している。2 つ以上の選択があり，価値に〔意思決定理論においては期待効用（expected utility）という言葉を使うが〕たいした違いはない。このような場合の意思決定は，「**五分五分（close call, toss-up）**」と言われる[60]。このような場合，患者の好みが意思決定に役に立つこともある。検査が選択肢にあるなら，患者の検査結果を知りたいという希望が，検査をしようという決断を促すかもしれない。五分五分な選択肢のときの主な問題は，わずかな臨床的な利益をどう判断するか，にある。治療に応じて平均余命に数年の違いが生じる場合，その意味するところは大きいだろう。これが数日，あるいは数週間の場合，医師はしばしばどちらの治療でもよいと考えてしまう。しかし，ほんの数週間の違いでも，患者によってはとても貴重な時間である。治療の意思決定のこのような性格を考えると，患者の好みは常に考慮しなければならない。特に，2 つの選択肢のアウトカムに違いが小さいときはそうである。

オプションの落としどころ

ケース ➡ 46, 47

治療の意思決定においては，選択肢の複雑なトレードオフが起こることもある。どっちが良いとは簡単には言えないのである。ある治療のリスクはすぐ起こるが，その効果は長期的なものであるとする。別の選択肢のリスクはすぐにはみられないが，長期的には好ましくないアウトカムの懸念がある。例としては，無症

候性胆石にすぐに胆嚢摘出術を行う場合と，胆摘しないで高齢時に合併症が起きて，その後，高いリスクのもとで手術をする場合の対比が挙げられよう．ある治療の即時的な効果と，患者の QOL（quality of life：生活の質）に関する長期的な治療の効果を見積もらねばならない場合もあろう．例としては，股関節変形性関節症の関節置換術のリスクと，将来の障害（morbidity）を減らすという長期の手術の利益に対比される．

定量的な治療意思決定

ケース ➡ 23, 30, 45, 47, 51

多くの治療における意思決定は，すべての診断情報が手に入り，診断に確信がもてる前に行われなければならない．多くの場合，治療選択はシンプルでわかりやすい．多くの経験があり，アプローチの価値や安全性がわかり切っているからだ．そのような場合，我々は安心して規範的な「**手順のルール（rules of procedure）**」（「第1選択肢」）を用い，意思決定を行う．毎日の臨床経験をよりどころに，このようなプラクティスに我々は自信をもっている．しかし，患者や臨床像がちょっと非典型的だったりすることもある．患者のリスクファクターや基礎疾患のために，手術の死亡率が高いこともある．診断に大きな不確かさがあることもある．代替治療法の効果がはっきりしないこともある．時に，我々はハイテク検査や新しい治療と向かい合う．十分に情報を得ていないヘルス・テクノロジーも存在する[61]．このような問題が医師の判断力に負荷を与えるとき，決断分析として知られる，治療意思決定の定量的分析が行われる．決断分析は，不確定要素があるときに，確率や「**効用（utility）**」理論を利用し，治療意思決定を行う[10,11]．このプロセスにおいては，治療のジレンマを構造化し，「**デシジョン・ツリー（decision tree）**」として示す必要がある．ここで，すべての選択肢，アウトカムがあり，それぞれのアウトカムの確率と効用（価値）が特定され，データから最良の選択を下すための計算が行われる．この意思決定プロセスでは，データが定量的に用いられ，コンピューターを用いたデシジョン・ツリーの計算が容易に行われる．分析に用いられたデータは，その決定への影響を検証される．決定の強固さはデータの制限を検証することで見積もられ，これは感受性分析と呼ばれる．感受性分析では，単一の確率，あるいは複数の確率を検定することができる．効用価値の効果も，同じように見積もることもできる．ある治療への反応の確率が高くなったり低くなったり，QOL（すなわち効用）が高くなったり低くなったりしたとき，意思決定に影響を及ぼすかもしれない．コンピューター・プログラムは，多くの確率や効用の組み合わせから膨大な計算を行うことができる．意思決定に影響を与える確率だけでなく，重要なアウトカム（効用）についても閾値を計算することができる．必要であれば，いろいろな変数における意思決定のバリエーションの影響も，同時に考慮できる．コンピューター・テクノロジーのおかげで，デシジョン・ツリーの作成と吟味はとても簡単になったが，複雑な臨床問題の意思決定分析は，経験がない場合はとても慎重に行わねばならない．そのような分析はデシジョン・ツリーの構造や，分析に用いられたデータに大きく依存するので，このような分析は専門家にお願いしたほうがよい．エキスパートであっても，意思決定分析結果が直感にそぐわない場合には，コモンセンスや臨床

的な判断を用いる。そのような場合には，分析家は前提を見直し，デシジョン・モデルの構造をチェックし，文献検索を繰り返して，自分たちの分析が理にかなっていたか考えるのである。

8 エビデンスを吟味する

はじめに

ここまでの章では，診断がつけられるまでのプロセスを検討し，検査や治療のリスクや利益のトレードオフを理解するアプローチについて述べた。しかし，プロセスだけでは，診療を行うのに十分ではない。単純な症例であってもそうである。効果的な臨床意思決定は，疾患についてのハードな事実や，検査・治療薬・デバイス・手術の特徴と合わせて考えなければならない。かつては，医師の直感や経験からの事実の思い出しに依存し，手持ちの決定をそのまま使う傾向にあった。しかし，医師間の，あるいは国際間の診療のバリエーションを減らすべく，事実主義的な新しいスタンダードが生じ，これは「エビデンス・ベイスド・メディシン」と呼ばれている。

本書の目的は，診断と治療におけるプロセスについて述べることなので，エビデンス・ベイスド・メディシンについての詳細を述べることは差し控えたい。しかし，このプロセスの初学者である学生や研修医は，事実とプロセスが交差する仕組みについて，枠組み（フレームワーク）をもっていなければならない。

エビデンス・ベイスド・メディシン

ケース ➡ 23, 48〜50

この原理の目的は，臨床意思決定における直感，整合性のない臨床経験，実験医学上の病態生理学的な理屈に取って代わるためにある[62]。エビデンス・ベイスド・メディシンを定義すると，「現存する最良のエビデンスを，良心的に，系統だてて，慎重に使用し，意思決定を行い，診療する。系統だった検索によって得られる現存する最良の外部の臨床エビデンスと，個々の臨床的専門性を統合することを意味する」[63]。エビデンス・ベイスド・メディシンを活用するには，臨床問題をきちんと定式化し，意思決定に関連するようなエビデンスを検索する。そして，エビデンスを吟味し，要約して，患者の利益のためにそのエビデンスを活用するのだ。

質問すること

臨床問題を考えるとき，意思決定に影響を与える重要な質問を定式化することから始まる。質問は，「長期抗凝固療法を1回目の肺塞栓に用いるべきか？」かもしれないし，「脊髄狭窄が起こしていると考えられる重篤な痛みに対し，背部外科手術を行うべきか？」でもよい。「肺病変に気管支鏡を用いるべきか？」かもしれない。これらの質問に答えるには，抗凝固療法のリスクや利益，脊髄手術の

アウトカム，癌の可能性や気管支鏡のリスクに関する詳細な情報が必要になる。

エビデンス・ベイスド・メディシンでは，フォアグラウンドな質問とバックグラウンドな質問を区別する。バックグラウンドな質問は，病因，症候，治療のような状態に関する一般的な知識に関するものである。たとえば，高血圧を発症するのはどんな人か，何が高血圧の症状なのか，どのように高血圧は起こるのか，といった質問である。フォアグラウンドな質問では，個々の患者を治療するために必要な特異的な知識を必要とする。たとえば，60歳で軽症の高血圧（収縮期血圧140〜179 mmHg）がある場合，アンギオテンシン変換酵素阻害薬は，βブロッカーに比べて心血管系のイベントを減らすのにより有効か，というものである（これを副作用，たとえば「糖尿病の発症」にしてもよい）。もしそうなら，どのくらい効果があるのか？ 質問の定式化には，4つのコンポーネントが必要になる。語呂合わせでしばしば，PICOと呼ばれる。

Patient（患者）：患者，あるいは集団を描写せよ。
Intervention（介入）：何をやろうとしているのか描写せよ。
Comparison（比較）：介入と比較しているものは何か描写せよ。
Outcome（アウトカム）：吟味したい効果を描写せよ。

臨床的質問にはコモンなカテゴリーがあり，それは診断，スクリーニング，病因，予後，（治療の）害（リスクや副作用），経済である。

エビデンスを検索する

初学者たる学生には驚きかもしれないが，多くのよくある臨床問題に対するエビデンスの論拠には，いくつもの欠陥があるものだ。実際，我々の知識のギャップを埋め，アップデートするために，いくつもの研究が現在も行われている。エビデンスの強さは領域によってもかなり異なる。エビデンスの分類を標準化するために，治療や戦略を裏づけるエビデンスの強さをヒエラルキーにし，エビデンス・ベイスド・メディシンの原則としてまとめている[64]。いちばん高いエビデンスのレベルは，いわゆる「Nが1のランダム化コントロール試験」である。同一の1人の人物がプラセボと介入にランダム化され，たとえば，血圧に対して見た目は同じ錠剤を飲む[65]。ランダム化コントロール試験は平均的な観察結果を示すのみで，利益を受ける患者もいれば効果のない患者もいる。Nが1の試験では，ある特定の遺伝的特徴，食事，生活習慣をもつ個人が，実際，たとえば，ある特定の降圧薬に反応するかをはっきりさせる。次に高いレベルのエビデンスは，同一の状態に対するランダム化試験のシステマティック・レビューである。そこでは，利益やリスクの再現性や，異なる集団や臨床のセッティングにおける一般化可能性も評価される。ヒエラルキーの次に来るのは，単一のランダム化試験である。その次に，観察研究のシステマティック・レビュー，単一の観察研究と続く。もちろん，観察研究のバイアスの可能性については十分に注意をしなければならない。生理学的研究や系統化されていない臨床観察は，エビデンスのいちばん低いレベルに属する。

検索は，エビデンスの最も高いレベルのものを探すところから始まる。情報化のこの時代，情報のソースになりうるものはものすごく多く，特に，インター

ネットにそれが見いだせる。専用の医学情報を提供する無料の公共ウェブサイトについて言えば，米国国立衛生研究所（National Institute of Health）の国立医学図書館（National Library of Medicine）が提供する PubMed（http://www.ncbi.nlm.nih.gov/sites/entrez?db=pubmed）がある。PubMed には，1950 年代にまでさかのぼる 1,700 万以上の文献がある。医療研究・品質調査機構のガイドライン・クリアリングハウス（Agency for Healthcare Research and Quality Guideline Clearinghouse：http://www.guideline.gov/）も特筆に値する。多くの教材が紙ベースとネット上にあり，文献検索をサポートしている[66,67]。誰もが使えるサーチ・エンジン，たとえば，Google とか Google Scholar が，エビデンスに基づく情報検索を始めるに当たり，価値あるサイトになりつつある。

エビデンスの要約と吟味

エビデンスの要約と吟味には，臨床的な専門性と疫学的知識，統計，臨床研究デザインの知識を組み合わせる。研究の要約には，研究のタイプをエビデンスのヒエラルキーに従っての分類，対象，採用・除外基準，統計学的手法，アウトカムなどが検討事項になる。吟味の基準は，典型的には，その研究に特化した一連の構造化された質問から成る。たとえば，治療に関するランダム化コントロール試験を吟味する際，その研究の妥当性を吟味するためのキークエスチョンには，以下のようなものがある：（1）患者振り分けはランダム化されているか？　（2）参加した患者すべてを対象とし，その最終的なアウトカムが特定されたか？　（3）フォローアップは十分に長く，また，完全であったか？　（4）研究者も治療の振り分けについてブラインドされていたか？　（5）患者のグループは両者，研究開始時において似ていたか？　（6）研究対象たる治療以外について，両者は同じような医療を受けたか？　研究の質を吟味するに当たっては，多くの医学誌の論文や教科書が役に立つ[64,68-71]。

エビデンスを適用させる

医学論文が，いろいろな質のエビデンスを提供する。しかし，研究者は変数を最小限にとどめておく必要があり，個々の研究におけるデータは，ある特定の患者を代表することもあれば，そうでないこともある。あるグループの患者のエビデンスを個人の患者にアプライする困難さは，ある研究のサブグループ分析が間違った結果を生みやすいことにもある。そのため，追試験や複数の比較による統計的な調整が施されねばならない[72]。さらに，いくら結果が「統計的に有意である」としても，医師は，その違いが臨床的に有意であるかどうかを吟味しなければならない。2 つの治療の小さな違いは，意思決定においてはどうという意味をもたないかもしれない（**7 章**を見よ）。最後に，すべての患者は，どんな検査や治療決定においても，リスクや価値の好みにおいてユニークである。したがって，エビデンス・ベイスド・メディシンの原則にあるのは，「エビデンスだけでは臨床意思決定には不十分である[64]」という点である。臨床推論（クリニカル・リーズニング）の最終目標は，エビデンス・ベイスドな診療を用い，最良のリサーチと臨床的な専門性，それに患者の価値を統合させ，最良のケアを提供す

ることにある。

診療ガイドライン

診療ガイドラインは，専門家集団によって出された推奨事項の集まりであり，だいたいにおいて発表された研究データに基づいている。診断がついた際に，治療意思決定をサポートするためにつくられることが多い。ガイドラインは，どちらかと言うと，一般論的になりがちで，個々の患者に推奨を当てはめることは困難な場合もある。拡大解釈が必要になることもある。ガイドラインの制作者は，系統だって厳密な方法を用いようとし，透明性と受け入れやすさを大事にする。多くのガイドラインは，利益の確かさやエビデンスの質の正確さに基づき，利益とリスクについて推奨度の強さを分類している。

9 認知面でのミス

概要

残念ながら，診断と治療選択のミスはよくあり，2000年には，医学研究所（Institute of Medicine）は，毎年10万人が何らかの医療ミスにより死亡している可能性を見積もった[73]。取り出すはずではなかった正常な腎臓を摘出した，という重大なミスから，決められた薬の投与が数分遅れた程度のたいしたことのないものもある。ミスの原因の多くは，医師やその他の医療者のコミュニケーション不足の問題，スタッフ数の不足，器具の間違い，医師のオーダーの解釈間違い，患者のとり違い，医薬品や検査の間違い，そして誤診がある。多くのミスが「構造的」で，医療システムの「継ぎはぎ」における間違い，エラー，非効率性に基づいている[73]。このようなミスについては多くの研究があり，その欠陥を修復するための多くの方法が編み出されてきた。だが，システム面での問題は本書が扱うところではない。ここでは，診断と治療において，推論の間違いがもたらしたミスについてのみ検討する。しかし，最近の研究によると，構造的問題も認知面の問題も併存する可能性はあり，そして，しばしば併存している[52,74]。

分類

ケース ➡ 16, 27, 54, 55, 57, 58

もし，疾患が正常な構造や機能の「ミス」であると考えられるならば，そして，もし，疾患がそのタイプ，病因，病態生理，疫学，予防，そして治療によって分類されるのであれば，診断ミスに関するアナロジーをここで用いてもよいだろう。それは正常な臨床推論（クリニカル・リーズニング）の失敗であり，そのようなミスは整理され，分類されるのである[52,75-77]。ミスの分類は，診断プロセスのカテゴリーに類似している。カテゴリーには，仮説生成，コンテクストの形成，仮説の見直し（情報収集と処理），そして，確認のミスがある。さらに，「無謬(むびゅう)」というカテゴリーを追加し，これは医師が回避することは期待できないものを言う（表9.1）。経験上，これらのミスははっきりとみつけることができるし，異なるタイプの複数のミスが，ある1つの診断プロセスにみられることもある。そして，多くのミスはうっかりした認知面での間違いから起こる[52]。ミスの多くの例は，Part 2の症例にて示す。

ミスのなかには，心理学的起源をもつものもある

ケース ➡ 5

診断ミスには，「構造的」でも厳密に認知的でないものもたくさんある。医師

表9.1	認知面でのミスの分類
間違った仮説生成	
間違ったコンテクスト形成	
間違った情報収集と処理	
間違った疾患有病率の見積もり	
間違った検査結果解釈	
間違った因果モデル	
臨床原則への過度な依存	
間違った確認〔未熟な結論（早期閉鎖）を含む〕	
「無謬」	

は大切な身体所見を見逃すことがあり，間違った検査結果を報告されることもあり，事実を誤って伝えられることもある。心理的要素に影響された判断のもとでミスが起こることも多々ある。そのようなミスは，「**エゴ・バイアス（ego bias）**」，「**あと知恵バイアス（hindsight bias）**」，「**医師の後悔（physician regret）**」，仕返しなど，多くの要素に帰せられる[78-80]。また，医師が診断の可能性を誇張してしまう場合にもミスは起こる。あるアウトカムが極端に好ましくないと感じられる場合などである。価値に誘導されたバイアスというミスである。ここでは，間違った情報処理により起こったミスについてのみ検討する。

認知面でのミスの性格

ケース ➡ 31, 36, 39, 54 〜 58

臨床認知の間違いが診断ミスを招くが，これはおそらくは，不十分な知識，情報処理の欠陥，あるいはその両方の結果である。医師の知識の構造や妥当性と，ミスが起こる関係についてのデータは乏しいが，認知プロセスと知識の相互作用については，ある程度研究が進んでいる。欠陥のある仮説生成の原因には，不適切な臨床情報の解釈や，適切にみつけられた情報なのにそれが正しく疾患を想起させなかったり，あるいは知識不足で疾患を考えられなかったりすることがある。臨床所見が合致しているにもかかわらず，正しい診断が除外されてしまうミスもある。このミスは，ある疾患に対する過度な期待感がもたらす。そのような場合，医師は疾患のモデルをつくり損なっているのである。ある場合は，医師は，観察された所見は疑っている疾患に合致していないのだと見抜けない（検証の失敗）。ある疾患がもつバリエーションの範囲を過大に見積もるために，このようなことが起こるのだが，これもまた，疾患モデルのつくり損ないの1例である。疾患モデルが限定的すぎるのもよくないのだが，この場合はゆるゆるすぎるのである。

検査の認知バイアス

ケース ➡ 57

問題解決では毎日やっていることだが，ヒトはヒューリスティックと呼ばれるショートカットを行う。素早い，直感的な判断はしばしば正しく，望ましい結果を生む。もちろん，多くの研究は示しているが，ヒト（医師を含む）は，このようなヒューリスティックを用いて情報処理を行ってミスすることもある[81-83]。たぶん，よく用いるヒューリスティクのなかには，「純粋培養」的に理解されているものもある。つまり，それは，心理学の研究室で検証されているのである。研究者は実験モデルにシンプルな問題を用いる傾向にあり，多くの場合，被験者は医師ではない。研究者は，これらのヒューリスティックを使うときにヒトが犯すミスをかなりはっきりと確認する。確率のアセスメントに用いる典型ヒューリスティックは，あるイベントの「らしさ」を見積もるとき，よく知られた別のイベントとものすごくよく似ているという根拠を用いて行う。もう1つ心理学の実験室でのクラシックな実験を紹介しよう。内向的で几帳面な性格を描写して，被験者に，この人はエンジニアだろうか，医師だろうか，飛行機のパイロットだろうか，それとも図書館の司書だろうかと尋ねる。被験者は，それは司書だと答えるミスを犯すが，それは描写の情報量が乏しく，信頼性を欠き，また古びたものであるときでもそうなる。リストに入った他の職業よりもずっと司書の数が少ない場合も，結果は同じである。すぐ取り出せるヒューリスティックは，あるイベントやアウトカムをすぐに思い出せる，似たようなイベントやアウトカムに基づいて評価するものをいう。そのイベントやアウトカムは，びっくりするものや印象的なものなら，とても思い出しやすいかもしれない。所見の組み合わせはすぐ頭に浮かぶからである。あるいはイベントの因果の結びつきをみると，あるアウトカムが簡単に想像できるからである。このミスを示したクラシックな研究室での実験では，被験者はリストに載っている人のうち，何人が男性で何人が女性か判断するよう問われる（実際には半数ずつである）。どちらかにより多くの有名人を混ぜてしまうと，両者は同数ではないと被験者は推定するようになる。心理学的研究がみつけたもう1つのヒューリスティックに，**アンカリング**（anchoring）というものがある。ここでは，イベントやアウトカムの「らしさ」を見積もるのに，ある出発点，あるいは初期値に依存する。別のクラシックな実験では，被験者は $8 \times 7 \times 6 \times 5 \times 4 \times 3 \times 2 \times 1$ の答えを出すよう言われる。別の被験者には $1 \times 2 \times 3 \times 4 \times 5 \times 6 \times 7 \times 8$ の答えを出すよう言う。前者の答えの中央値は2,250であり，後者では512であった。

認知バイアスの結果

ケース ➡ 16, 43, 52, 56 ～ 58

研究室での実験でみつかったのと似たような認知バイアスは，毎日の臨床推論においても起きており，臨床アウトカムに影響を及ぼしうる。実際，医師は，心理学者が述べたようなミスをたくさん犯す。数年前に行われた研究では，医師に癌の仮想的な検査を示したのだが（その検査は毎日の診療における検査と似た

ようなものだ，と医師は認めたのだが），陽性検査の解釈についてはほとんど間違っていた。医師たちは，その集団の癌の有病率を無視していたのである。**Part 2** の症例では，典型ヒューリスティック使用のミスやすぐ取り出せるヒューリスティックのミスをみつけることができた（**ケース 1**, 3, 13, 14, 54, 57 を見よ）。**アンカリング・ヒューリスティック**が原因のミスをみつけることはできなかったが，このようなミスを医師が犯すことは他の研究が示している。

　だいたいにおいて，ヒトは素晴らしい問題解決者である。この点は指摘しておきたい。そして，このような研究室での演習をリアルな世界の問題解決に適用させてよいのかについては，疑問が呈されてきた。実際，リアルな世界には冗長な情報や同じ情報の繰り返しの計測もあり，実際の問題解決のコンテクストは，人工的な研究室での実験のそれに比べるとずっと「リッチ」である。にもかかわらず，毎日の医学における意思決定にはこのような認知バイアスが存在すること，そして，そのようなミスの重大さについては，我々の症例も研究室の実験も教えてくれる[82,83]。そのような間違った推論により，重大な結果になったり重い障害に至ることがあるのだ。

認知面でのミスを避ける方法

　本書は，素晴らしい，そして間違った推論に注目する。両者への曝露により学生がミスを認識し，回避しやすくなると考えているからだ。加えて，我々は多くのよくある認知バイアスの説明も加えた。診断プロセスは，ますます自動的になってきている。知識や記憶に頼らなくて済むような方法が開発され，このようなアプローチはさらにミスを減らす。他の教育アプローチがミスを減らす可能性も示唆されている。代わりの診断仮説を定期的に徹底的に考慮すること，特定の診断カテゴリーに基づく戦略の開発，臨床情報を整理して認知作業を楽にすること，ヒトの認知プロセスをモニターすること，そして，定期的に重要な診断意思決定を実行する前に見直すこと，などがそうである[79,83]。こういったアイディアは興味深いが，ここで示された例示の方法同様，吟味は不十分である[84]。我々の考え方を変えるよう「バイアス解除」を行う利益については，悲観論も多い[85-87]。

10 認知のコンセプト

認知科学

ケース ➡ 65

　認知とは，気づきや理解のプロセスのことであるが，ヒトのすべての問題解決と意思決定に内在する基本的なものである．近年，いろいろな領域の科学者が認知プロセスを理解しようと試み，認知科学の原則にまとめ上げた．認知科学では，心を情報処理装置と考える．それは情報を受け取り，変形し，再度取り戻し，伝達する．どのように情報が貯蔵され，その情報を解釈する処理が行われるかを，認知科学の原則において学ぼうとする．本章では，情報の貯蔵や記憶の特徴，記憶に蓄えられているものを探す方法の特質，熟練の特質，そして，熟練の獲得についての理論のいくつかを簡単に説明する．

メンタル・プロセスを研究する

ケース ➡ 62, 65

　科学者も哲学者も，何百年も人の心の構造と機能を知ろうと取っ組み合ってきた．長年の間，認知に関する理論は，教養ある人々によって，自身のメンタル・プロセスを用いた個人的な，内省的な理論をもとに形成されてきたのである．しかし，近年になって，そのような内省的なアプローチから得られた理論は疑問視されるようになった．なぜなら，それらと実験による観察結果が噛み合わないからである[88,89]．内省が信頼に足ると考えられなくなったため，心の機能を理解するための異なる方法が発達してきた．特に有用と考えられているのが，問題解決の際に個人が「自分の考えを口に出し」，それを録音して文字起こししたものを詳細に分析するというやり方である．臨床問題についても同じ方法は使える（「**プロトコル分析**（protocol analysis）」とか，「**会話分析**（transcript analysis）」と呼ばれる）[18,19,36,47,61,89,90]．典型的には，ある問題が被験者に示される．被験者は，自分がその問題を解くときに何をやるか語る．これが録音され，文字起こしされる．その原稿を**エキスパート**が分析するのである．このような，いわゆる「**記述的アプローチ**（descriptive approach）」が推論の研究に用いられるが，ここには，考えながらしゃべることと，しゃべらずに考えることには大きな違いはない，という前提がある．会話分析を用いる研究者は，すべてのメンタルな戦略をこのようなテクニックで取り出すことができるわけではないことを自覚している．あるメンタルプロセスは口に出されないかもしれない．先に述べられたショートカットであるヒューリスティックがそうである[88,91]．しかし，研究者は，原稿は選択的にその「行間」を提供し，「通り過ぎた」部分にも光を当てることができると推測する[90,92-94]．研究者は，この分析によって一連の行動反応が

わかると考える。問題解決の際の被験者の心理状態や推論プロセス，そこから推測するのである。多くの場合，記録研究のデータは，コンピューターのプログラムに応用されてきた。応用されてきたということは，このような研究から得られた情報は，目の前の作業をこなすのには十分であることを証明している。もちろん，コンピューター・プログラムが心の機能の直接のモデルになる，と主張しているわけではないが。

記憶の構造

ケース ➡ 63, 64, 66

知識が貯蓄されるメカニズムについては，盛んに議論されてきた。ある仮説（「**物理記号システム仮説（physical symbol system hypothesis）**」と呼ばれる）では，情報はシンボル（記号）として貯蔵される，とされる。そのシンボルは，物，イベント，要素と要素の関係を象徴している。シンボルが存在するあり方についても盛んに議論された。その1つに，「**生成規則（production rule）**」というものがある。生成規則（別名「**条件と行動のペア（condition-action pair）**」）は，「**カテゴリー知識（categorical knowledge）**」の**集積されたもの**であり，それは「**もし – そのときは（if–then）**」の形で言及される。言及の if（もし）パートは，ある意味論的な条件（たとえば，労作時呼吸苦や起坐呼吸といった症状の集まり）を意味し，then（そのときは）パートは，if 条件が満たされると必ず行われる行動を意味する。この例での if を用いるなら，then パートは「左室不全の仮説を立てよ」かもしれない。もう1つのシンボルの形態，フレームという構造を挙げておこう。フレームとは，あることをするときの，宣言するような（事実の）リストであり，あるいは作業的な（処理する）要素のリストでもある。疾患概念のフレームには，それに見合うヒエラルキー構造が入っていることがある。そこには，疾患を定義するのに必要かつ十分な所見があり，疾患の原因たる因子があり，疾患の合併症があり，その疾患を他の疾患と区別するためのアプローチがあり，期待される所見の相対的重要性を点数化するメカニズムがある。フレームはコンピューターによる診断意思決定サポート・システムとして開発されたが，ヒトの認知の理解においてはあまり多くを与えてくれていない。

　3つめのシンボルの形態は，スクリプトと呼ばれるものである。ある経験した出来事，たとえば患者との交流，の複雑なる記述である。この仮説によると，我々の記憶には抽象的な記述や疾患モデルはないのだが，個々の特異的な「トレーニング・ケース」があり，新規の症例を見るたびに，我々は似たような例〔特例（exemplar）とも呼ばれる〕と比較するのである[95-97]。ケースに基づく推論と呼ばれる原則では，特例という考え方を推論理解のアプローチに用いている[98-101]。ケースに基づく推論では，特定の症例の蓄積が診断に重要であると考える。疾患が成り立つコンテクスト，臨床像，機能不全の説明，疾患のもたらす結果についてのケース特異的な情報をもつ知識構造を参照して，通常の診断は行われる[13,97-102]。そのような知識は因果関係と強く結びついており，イベントを一貫した物語として統合するような時間の流れにおいて構成されていく，そう考える。この物語がスクリプトの内容であるとされる。この仮説によると，診断とは，患者についての情報をみつけ，パターン認識で適切なスクリプトを探し，ス

クリプトを選択し，そして，そのスクリプトでいいかどうか確認する。スクリプトは疾患のプロトタイプかもしれないし，特例かもしれない。特例というのは個々の患者の描写のことである。プロトタイプは最も一般的な記述であり，特例は最も特異的な記述である。

　このコンセプトによると，臨床医学の知識はいろいろなレベルに存在しているのかもしれない。熟練度が増すに従って，その知識は変じていくものなのかもしれない。最初の最も初歩的なレベルにはたくさんの病態生理学的な詳細があり，これがネットワークみたいに構成されている[47]。臨床経験が増してくると，この因果モデルはもっと単純になり，圧縮され，束ねられる[47,103]。第2のレベルでは，このような束ねられた知識が一般的な診断骨格に形づくられ，疾患のカテゴリーやある疾患概念を描写する。第3のレベルには多くの特例がある。ある患者に関する実際の症例，特有のスクリプトである〔事例スクリプト（instance script）〕。この仮説では，学習は一連の一過性のステージから成る，と考える。病態生理学から始まり，これを束ねたバージョンがあり，特例という最高のレベルで終わる[13,34]。この仮説の魅力的なところは，たくさんの貯蔵された特例が，疾患の多様性を代表するだけでなく，熟練とは何かを説明しているところにある。熟練した診断パフォーマンスは，この仮説の支持者たちによると，事例のスクリプトとしての特例がたくさん集積されることによって得られるのである。おそらくは，エキスパートは，病態生理学的な知識を問題が難しかったり，他の方法でうまくいかなかったときだけ用いる（つまり，スクリプトの知識がうまく使えなかったり，そのようなスクリプトが存在しないとき）[47,103]。このコンセプトは，物理学領域の熟練に関する実験結果とも合致する。そこでは，熟練とは異なる形態の知識構造に相関する[96]。

　もし，記憶にシンボルとしての知識構造があるとしたら，スクリプトは単一のものではない。もし，特定のスクリプトが存在しないとき（たとえば，ヒトが新しい事象に遭遇するとき），おそらくはある普遍的なルールが存在し，問題を解決する。そのような問題を解くために多くの異なる知識構造にアクセスできる，と我々は考える。そのような構造には，アイテム，ゴール，テーマ，プランがある[102]。医学において，知識のある形態が疾患概念に影響を与えていて，しかもそれがスクリプトの形をとっていない可能性がある。たとえば，ルールのような（おそらくは先に述べた if-then ルールのような）。知識の形態は，疾患の有病率や検査・治療の特徴のような形で記号化されているのかもしれない。我々が，CT の効果やいろいろな薬の合併症を，特定の疾患概念やある特例に基づいて分類している，とは考えづらい。我々は，手技や治療の特徴を疾患とは別の一般化された形で貯蔵しているのだろう。さらに，ある問題解決を模索するときに，たった1つのスクリプトがアクセスされるとは考えにくい。想起とはパワフルなものである。あるコンセプトは，同領域で（あるいは別の領域ですら）の別のものを想起させる。物やイベントがその結果を想起させるように。複数の状況が想起され，目の前の問題に解決法をもたらすこともある。状況とその問題が直接関係していない場合すら，ある[102]。想起は，新しい状況を，以前に処理された状況に関係したものとして理解するために必要な基本的要素である[102]。

　最後に，脳とはパラレルなコンピューター的デバイスである，と主張する向きもある。世界はルール，フレーム，スクリプトの形をとったシンボル構造として

ではなく，ニューロンのネットワークを通じた活動が区分けされたそのパターンである，というのだ．この仮説は「**コネクショニズム（connectionism）**」とか，「**並列分散処理（parallel distributed processing）**」と呼ばれ，ニューロンの1セットが一緒に活性化され，知識がたくさんの処理ユニット（つまりはニューロン）の中で相互に結びつきながら貯蔵されたときに，意味のあるパターンがつくられると考える．このコンセプトは，巨大で高速な並行処理コンピューター（「ニューラル・ネットワーク」）がプログラムされ，視覚，パターン認識，認知情報処理のようなたくさんの機能のシミュレーションを行った研究により，その信憑性が増している[104-106]．

　情報の貯蔵や取り出しは記憶の機能に依存する．「**長期記憶（long-term memory）**」は，その能力において無限なように見える．そこでの情報は永続的であるが，取り出すのには時間がかかる[107]．作業記憶，別名「**短期記憶（short-term memory）**」は，積極的に作業中の情報だけをもつ．作業記憶はその能力に限界があることが知られている．それは5～10のアイテムしかもっておらず，その内容も，注意があるアイテムから逸らされるとすぐに変わってしまう[23,108]．しかし，作業仮説から取り出すスピードは速い．「**熟練記憶（skilled memory）**」とは長期記憶の応用型である．ここには，意味的なものの塊（チャンク）が細かい認知構造にまとめ上げられている．言い換えるならば，情報のかけらを集めて，覚えやすく目立ちやすい「チャンク」にまとめ上げ，記憶からこのようなアイテムを思い出しやすくするのである．このような形でまとめた情報においては，長期記憶が短期記憶の効果的な延長線上にあるのだ．

探索戦略

　（診断を含む）問題解決を模索するとき，問題を明示し，可能な解決を推測し，解釈しているデータを集め，その解決に向かって進んでいき，「最良の」解決や結果の「確認」について結論づけねばならない．ここでは，「**探索戦略（search strategy）**」を考えたい．

　探索戦略における議論を始めるに当たり，まず，次のシンプルな問題を考えたい．あなたは肺塞栓について書かれた300の論文の入ったファイルを眺めている．そこからある論文を取り出したいのである．他にデータへのアクセスがないと仮定しよう．最近，ファイルの中にその論文を見たことを覚えている．ただ，そのファイルは肺塞栓のフォルダーではなかった．あなたのほかには，誰もファイルにアクセスできない．どうやったら，この論文をみつけることができるだろうか？　300の論文をすべて探すというのも一案だし，思いつくままに引き出してみるというのも一手かもしれない．このような戦略は非常に非効率だし，時間もかかる．代わりに，自分が間違ったフォルダーに論文を入れてしまったのではないかと考え，肺塞栓に意味論的に関連ある別のフォルダー（たとえば，抗凝固とか術後合併症，静脈血栓症，膜性腎症といったような）を探すこともできる．後者においては，洗練された推測を行い，その後，検証をしているのだ．

　この例と診断時の問題解決に使う探索戦略がどう関係しているのだろう？　多くの医学的問題はこんなにシンプルではない．第1に，多くの場合は，ある1つの論文をみつける，みたいな単純な解決策が存在しない．第2に，多くの医

学的問題には1つ以上の解決策がある。2つの疾患が相互作用することもあり，その1つが主要な症状を示し，別のものがマイナーな症状の原因であるかもしれない。第3に，探索しようと考える症状はとても特異的であるときも，あいまいなときもある。ヘビー・スモーカーが咳と喀血を起こしているときの探索は比較的簡単である。健康な人が気分不良や疲れを訴えているときにはもっと難しいだろう。もちろん，どちらの例においても「**系統的探索(systematic search)**」を行い，個々の症状のすべての可能性について検索するのは，効率的でも効果的でもない。「システム・レビュー」により興味深く重要な手がかりが得られるだろうが，「答え」を提供する可能性は低い。

「弱い」問題解決法

徹底的な「ランダム・サーチ(random search)」は，つまらない問題以外ではほとんどうまくいかない。このような一般的な探索戦略が複雑な問題に用いられると，その組み合わせは膨大なものになってしまう[109]。それにもかかわらず，ランダム・サーチという戦略は，すべての問題解決方法が検討されねばならない場合には，標準的なやり方である。もし，どのように進んでいってよいか正確にはわからない場合には，我々はいわゆる弱い問題解決方法を用いる。これは十分に一般化可能で広く用いられている。

弱い方法でよく知られているものが2つあり，それは「**やってみて検証する戦略(generate–and–test strategy)**」と，「**手段目的分析(means–end analysis)**」である[110]。これらは主に一般的な問題で，クリアカットな解決方法があり，問題領域が小さいものに使われる。「やってみて検証する戦略」は焦点はぼやけており，系統的探索に近く，なくした論文を探すときに例えられる。やってみて検証する戦略では，選択肢から適当にある行動を選択し，それでうまくいくまでとりあえずやってみる[110,111]。そして，状況を見直すのだ(これが検証である)。本質的には，異なるアプローチを，うまくいくまで試してみるのである。この戦略は，選択肢が少なく，それぞれの選択肢が1回だけ試されるというやり方がはっきりしているときに最も有効である。

手段と目的分析では，現状(論文なくした)とゴール(論文みつかった)の違いをはっきりさせる。そして，いろいろ考えてみて，その違いを減らしたりなくしたりしようと努めるのである[110,111]。弱い方法はいろんなところで使えるが，特別役に立つということもない。それにもかかわらず，問題解決には一定の役割を演じており，特に，その問題についてよくわかっていないときにはそうである。そして，それはしばしば疲れる検索や盲目的なトライ・アンド・エラー的検索よりもずっと大きな進歩なのだ[111]。

「強い」問題解決法

方向の定まらない，一般的な，そして，領域依存的な弱い方法に比べて，強い方法は目的が明確で，方向性がしっかりしており，狭い領域で活用する。パターンを素早く認識するのが特徴であるが，問題を，意味のあるチャンク(塊)に効率よくまとめ上げることもまた特徴である。こういう方法で問題解決を行うときは，手元にあるデータに始まるときも，仮説から始まるときも，あるいはその両方のときもある。どちらのプロセス(つまり，データか仮説か)が先に行われるかは

よくわかっていない．2つの主なアプローチがあり，それは「**データから始まる戦略（data-driven strategy）**」と，「**ゴール中心の戦略（goal-directed strategy）**」である．両者はそれぞれ，「前向き作業」と「後ろ向き作業」と称されることもある（認知心理学者が使う用語については，**表10.1**を見よ）．

　データから始まる戦略（前向き作業）は，データから始め，仮説生成を目標とする．周辺の情報により作業は前進する[47,112]．このアプローチは，可能なアクションを見積もり，そのなかで最良と思われるものを選択し，アクションの結果を観察し，このようなことを繰り返して問題解決に向かう．データから始まる戦略では，問題解決はデータに始まり，そこからビルドアップしていく．そのデータを埋め込むためのシンプルな構造を探そうとする[107,113]．そのような推論の大事な原則は，すべての手に入ったデータを説明しなくてはならないことである．熟練した医師はこのアプローチをとる．データに始まり，問題を巧妙に表現し，原則をアプライして，さらなるデータを生み出す[107,113]．

　ゴール中心の推論（後ろ向き作業）は，仮説，動機，ゴールから始まる．このような仮説から得られた期待をもとに，データを集め，解決へと導く[18,19,61,107,113]．仮説演繹的な推論は一種のゴール中心の推論で，問題を小さなユニットに分割し，小さなサブ・ゴールをつくる．より小さな問題から先に解決していく[109]．多くの人の問題解決は，ゴール中心の推論を用いると考えられている．コンピューター・プログラミングもその1つである[114]．多くの人工知能プログラムはこの戦略に基づいている[109,115]．

　ある領域において用いられた推論の種類については論争がある．医学においては，診断というのはゴール中心であると述べる研究があるが，データから始まるとするものもある．その両方であるという研究もある．このような見解の不一致は，少なくとも部分的には，人為的な実験デザインにある．わずかな情報しかないとき，ゴール中心の推論のほうが大きくなるようだ[18,19,61]．臨床データが豊富なとき（我々が提示する症例もそうだが），あるいは因果的説明が強くなる場合，問題解決はだいたいにおいてデータから始まる[47,116]．データから始まる推論と

表10.1　強い問題解決方法：用語集

ゴール中心（goal directed）	データから始まる（data driven）
後ろ向き作業（working backward）	前向き作業（working forward）
トップダウンな推論（top-down reasoning）	ボトムアップな推論（bottom-up reasoning）
後ろ向きな連鎖（backward chaining）	前向き連鎖（forward chaining）
概念から始まる推論（conceptually driven reasoning）	
期待から始まるプロセス（expectation-driven processing）	
推論から始まるプロセス（inference-driven processing）	

ゴール中心の推論が組み合わされることも観察されている[116]。

　我々の推論のどのくらいがゴール中心で，どのくらいがデータに始まるかを明らかにしようと試みるのは，タマゴ－ニワトリ論争みたいなものだ。どちらが先にくるのか我々にはわからないが，推論戦略はしばしば束ねられたもので，問題解決を発見するプロセスではいつでも，データや仮説を用いる。事実，ゴール中心のプロセスは，データを吟味するために時々中断される[107]。我々になじみ深いのは，このように問題解決のために一心不乱にがんばりつつも，同時に浮かび出てきた関連するデータにも警戒しておく態度に合致する。最初は厳密なデータから始まるアプローチにみえても（たとえば，見た目の所見），それには，多くの概念的な（仮説，期待中心の）プロセスが含まれている[107,117]。実際，我々の期待は認識に大きな影響を与えている。そのコンテクストにフィットするものはよく認識できる。事実，もし，コンテクストがうまく認識できないと，大きなミスが起きてしまうことがある。通常の視覚認識や診断問題解決のときに，このようなことが起こることがあるのだ[77]。いろいろな推論戦略が用いられる状況をより明確にするような研究が，早晩この問題を明らかにすることだろう。

熟練の特徴

ケース ➡ 2, 3, 11, 66

　チェスは，エキスパートによる問題解決を探るうえでのモデルとなる。熟練したチェス・プレイヤーは，前もって先を見通していたり，たくさんの動きを検討していたり，考えるスピードが速かったりするだろう，というのが常識的な見方であろうが，研究によると，エキスパートは可能な動きに関連した盤上の位置を心の中で描いているらしい。それから，彼らは認知のユニット（チャンク）を認識し，ある形（パターン認識）を見たら，それに反応するのだ[110,118]。作業記憶は少量のアイテムにしか用いられないので（**ケース 63** を見よ），チェスのエキスパートは，一時に6か7の形をみつけて，それに基づいて次の一手を出すようである。物理学のエキスパートも，同じように問題を解くことを示す実験がある。彼らは典型的な物理学的状況や「条件」を認識し，それにある確立された物理学的原則をアプライさせる[119]。

　熟練者（エキスパート）の問題解決のやり方は，このような実験から明らかになる。分析的な思索よりも，エキスパートは自分たちの専門領域における，事前に集めておいたメンタルな作業を用いる。基本原則にのっとって問題を明示し，次の行動のために作業記憶に必要な作業を蓄える。作業は効率良い戦略のもとで構成される[110,112,120]。エキスパートは，問題に対する深い洞察力をもち，診断アプローチを巧妙な問題の明示に基づいて行う。そして，初心者に比べるとずっと抽象的なレベルで，推論を推し進めていくのだ。

　このような行動に意図的な検索を成し遂げるには，エキスパートは似たようなケースとの類似性に多くを頼る[121]。いろいろなヒューリスティックも用いるようである。ヒューリスティックは経験則（rule of thumb）であり，トリックであり，戦略であり，単純化であり，多くの問題領域で用いられる劇的に問題解決のための検索を短くするための装置であるが，その成功は保証しない[109]。一般的なヒューリスティックは，多くの問題を解くのにおそらく有用である。問題解決

にもっと多くの情報が必要になるとき(たとえば，チェス，物理学，医学のときに)，ヒューリスティックはある狭い領域で応用可能である[111]。

　初心者は雑駁な，手間のかかる検索方法を用いる。彼らはためらっており，自信がない。エキスパートはパターンを認識して，恣意的である。初心者がエキスパートの問題解決者へ進化を遂げるのには，知識も経験も必要だ。最も効率的で，洗練された問題解決には，特殊な，領域特異的な知識と経験が必要である。臨床知識が豊富なエキスパートは，しばしばまとめられたメンタルな作業(たぶん，前述の「チャンク」にした情報)を用い，問題を明示し，問題解決作業を蓄積し，蓄積された作業をまとめ上げ，効率的な戦略を用い，領域特異的なヒューリスティックを用いて探索を簡便にする。医学におけるエキスパートは，多くの「疾病スクリプト(illness script)」をもっていることが研究から示唆されている。疾病スクリプトは，個々の患者や多数の疾患プロトタイプを描写している。そこで臨床データはまとめられ，高度に集められた定型となる[122,123]。対照的に，初心者は，巧妙な因果的，病態生理学的なスクリプトを構築することが知られている。集められたスクリプトのライブラリーが豊富でないからである。医学における初心者がもし，経験を得，たくさんの集められたスクリプトを蓄えれば，エキスパートに特徴的な効率的問題解決能力を身につけることができる，と主張する向きもある。教材への目的をもった繰り返しの曝露，つまり，アクティブな学習経験が長期記憶を高めること，ひいては，そこから問題解決の能力も高まることに，疑いの余地はない[114]。即座のフィードバックは，ミスが起こったことを(答えを教えることなしに)伝える。そこで，適切なメンタルなルールや作業能力を発達させるのである。発見から学ぶというのは，意味論的な能力獲得のもう1つのメカニズムであり，これを集めてのちに活用できるようにする。「どのようにやるか」という情報は，「どうしてこれがうまくいくかという情報」よりも伝わりやすい[110]。それにもかかわらず，学習スキルという観点から言えば，正式な指導はその重要性を失いつつあり，目的をもった修練の価値が高まっているのである。古くからの格言は正しい。「継続は力なり」，なのである。

11 臨床問題解決を学ぶ

事実とプロセス

ケース ➡ 46, 60, 67, 69

　我々には，医学の知識ベースを教えることにかけては何百年もの経験がある。講義，宿題，実演，実験などが試みられ，医学の基本的原則（解剖学，生理学，分子生物学，遺伝学）を学ぶための正しい方法が模索されてきた。一種の徒弟制度において症例を何度も経験し，それは個人学習により補足されてきた。これこそが，臨床医学の知識を増やしていく通常の教育アプローチである。医学的事実を学んでいくことが，熟練したパフォーマンスを示すのに重要な要素であることに疑いの余地はない。しかし，生化学的・生理学的原則や医学的な事実は，医師の認知面におけるほんの一面を占めているにすぎない。たくさんの知識を詰め込む以上に，その知識を臨床問題の解決にアプライできねばならないのだ。この作業にはいろいろな要素が含まれる。信頼できる情報を抽出すること。一連の作業仮説を思いつくこと。患者の臨床所見を一貫したやり方でまとめ上げること。正確に一貫したやり方で，患者の問題を明示すること[8,124,125]。そのような所見を既存の疾患モデルと比較すること。検査を選択し，仮説の鑑別をすること。次のアクションに出てもいいくらい，十分な診断を確定すること。検査や治療のリスクや利益のトレードオフを考慮して，次の決定をすること。

　通常は，臨床問題解決を教えることに注意が払われることはほとんどない。学生も研修医も，このようなコンセプトは他人の振る舞いを見て学ぶものだと思われている。ほとんどの教科書は，医学的事実の概要にすぎず，多くの医学雑誌の論文は科学の進歩を報告する。どちらも，どうやってその知識を診断に組み込むか，あるいはトレードオフをどう思うかといったことは説明しない。問題解決プロセスを陳列したものもあり，個々の症状の可能な，そして広範な原因を箇条書きにしたものもある。しかし，単一の症状（頭がぼぉっとするとか）は，ものすごく多くの疾患でみられる症状であり，その疾患は，迷走神経反射のような軽度のものや生命の危機たりうる不整脈までまちまちである。詳細なリストとか，個々の症状の原因の描写などは，医学生にはほとんど役に立たないのである。

　伝統的なスタイルでプレゼンされる症例や臨床病理カンファレンス（つまり，すべての臨床データは提示され，医師は症例を論じる）にも，大きな問題がある。このような形式は，患者の病態やそのマネジメントを吟味するには効果的だが，既につくられた患者の所見の形式では，個々の所見，所見の組み合わせの重要性，情報を集める根拠や検査の選択についての議論は妨げられてしまう。こうした問題は非常に重要である。そして，そのような重要な問題を扱う過程の段階で，推論のプロセスから得られた豊富な知識は，伝統的な教育プラクティスでは失われてしまうのである。加えて，事実が得られた後（すべての情報が手に入っ

た後)の議論は「**あと知恵バイアス(retrospective bias)**」のリスクをもつ。適切な仮説，質問，検査，治療は，アウトカムが既に知られている場合は，より明確になるものなのである。

　我々は，臨床推論(クリニカル・リーズニング)を学び，そして，教える能力をどう高めていったらよいだろう。一般的な問題解決には，たとえば，問題のフレーミングという考えがあり，推測の方法があり，探索戦略があり，記憶の特徴があり，ヒューリスティックの利用があった。このような一般的問題解決の理解が深まるにつれ，臨床問題解決を教える能力も伸びてきたのである。**Part 1**で述べられる臨床推論の詳細な要素を学ぶことにより，医学における認知についての学び方や教え方も向上できるはずだ。なぜなら，そこで得られるのは，あいまいさのない認知プロセスの地図であり，問題解決方法を考察するための言葉だからである。もちろん，一般問題解決や，特異的な臨床問題解決についての我々の理解は十分ではない。それにもかかわらず，このような規範の研究により，ある種の原則は得られ，臨床的認知を教えるための助けとなるのである。

　臨床問題解決が非構造的な繰り返しのプロセスであり，推論が起こり，見直され，診断仮説の確認がそこで起こり，作業仮説が導き出されると仮定しよう。もしそうなら，そのプロセスをシミュレートすれば，それをもっと上手に教えることができるかもしれない[5,8,126]。そのようなアプローチがここで述べられる。そして，**Part 2**では，たくさんの症例にて例示される。この方法は，いろいろなセッティングで問題解決を教えるときにアプライすることができる。たとえば，研修医や学生の小グループによる臨床実習，臨床医学序論の授業，グランド・ラウンズ，専門領域内のカンファレンス，さらに，多くの聴衆を相手にしゃべるときでも，使うことは可能だ。このようなアプローチは，医学，あるいはそれ以外の領域での認知に関する実験的な研究による堅牢な根拠をもっているが，このアプローチが伝統的な方法よりも良い臨床問題解決学習法であるというデータはない。他方，このような制限は他の教育アプローチについても同じであり，方法の信頼できる評価のメカニズムはないのである。

　記憶において，どのように知識が構造化されているかの気の利かない説明[4,8,13,33,124]には要注意である。臨床問題解決やその教育について検討するとき，このような理論は役に立つことがあるが，これらは単なる理論にすぎず，事実と勘違いしてはいけないのである。

教育原則

ケース ➡ 60, 69

　いくつかの原則が我々のアプローチに有用である。第1に，患者の臨床問題をリアルにシミュレートするためには，実際に医師と患者の診療において得られるようなやり方で，時間的に順番にデータが獲得され，分析され，議論される。第2に，(伝統的なケースプレゼンのように)すべての手に入るデータを，完全なる一貫した物語のなかにつくり上げる代わりに，データは少しずつ提供され，その都度，検討される。このアプローチは，実際にデータが集められ，解釈されるやり方を真似するよう，デザインされたものである。第3に，提示された症例はリアルな，省略されていないものでなければならない。創作されたり，省略され

た症例は使ってはならない．現実には存在する不一致，間違った導き，不適切な手がかり，あいまいなデータを追体験できないからである．最後に，問題解決例としての症例選択は注意深く行い，認知コンセプトが十分な数だけカバーできるようにする．

例

ケース ➡ 69

医学生が，チューターと小グループでベッドサイド・ローテーションをしている，そういうシチュエーションを考えてみよう．症例をプレゼンする1人の学生がいるが，彼だけが患者についての情報をもっている．患者の所見すべての完全なサマリーから始める（伝統的なケースプレゼン）代わりに，学生は，患者の年齢，性別，人種，主訴のみを提示する．学生は順番に求められるたびに，その特異的な情報を提供する．カンファレンスの参加者は質問し，データを構築するが，まず，その前に質問を正当化しなくてはならない．たとえば，頭に描いている診断仮説，質問の根拠，そこに何を期待しているのか，など．

　グループ内で質問の妥当性に合意がとれたら，プレゼンテーターは答えを提示する．質問者は，次にその情報を解釈しなければならない．そして，それが最初の診断仮説にどのような影響を与えるのか説明しなければならない．質問の答えは，現行の診断を変えたり修飾したりするだろうか？　即座に何らかのアクションをとらねばならないのだろうか？　説明できていなかった所見が説明できるようになったのか？　合併症の存在をみつけ出したりしただろうか？

　質問，質問の正当化，解釈は繰り返され，すべての関連する情報が引き出されるか，すべての重要な診断・マネジメントの問題が議論され尽くすまで行われる．初期研修医や後期研修医を相手にした上級編では，指導医は病歴や身体診察を省略して，侵襲性があったり高額な検査，治療の正当性やマネジメントの選択肢についてトレードオフに注目してもよい．

　このような，うっとうしいアプローチで強調するのは，実際の患者ワークアップで行われるようなやり方で情報を吟味することである．学生は，どのように臨床所見を集め，解釈するかを学ぶ．このような事実をみつけ出す戦略を発達させる能力は，学生や研修医が学ばねばならないことである．患者は医師に「症例をプレゼン」したりしないのである．この方法で，診断プロセスの中間情報の詳細が示される．適切な指導のもとに，グループ内で，質問者の仮説の妥当性を吟味し，ある時点である情報を求める理由を議論し，ある症状，所見，検査結果についてもっと詳細を知ることの適切さを考察できる．間違った仮説が出てきたときは，指導者は，なぜそれが間違っているのか説明してもよい．ある質問が症状を特徴づけることができない場合，そして，その症状を吟味することで診断仮説がもっと洗練されたものになる場合（たとえば，胸痛），指導者はすぐにその間違いを指摘してもよい．この形式のポイントは，情報が消化されたそのときに，学生の知識の蓄積は正しく起こるということである．コンテキストを無視した形で学生が事実を集めようと，「後になって」がんばってもだめなのである．いつだって，指導者はある疾患の症状における病態生理を説明してよい．検討している診断についてコメントしてもよい．学生の診断戦略の性質について見解を述べても

よい．手持ちのデータの食い違いをみつけてもよい．ある診断原則を説明してもよい．そして，どのようにして診断仮説を用い，質問するのか，お手本を示してもよい．指導者は，高額だったりリスクの高い検査結果を求められても，診断仮説が他のデータによって十分に狭められるまではそれを拒絶してもよい．検査が，全然見当違いのときも同様である．

　もっと大きなグループを対象とした場合，このアプローチを少し変えなくてはならない．データを提供するのは1人でなくてよく，教材は「チャンク」にまとめ上げられてもよい．チャンクは，やはり時系列に沿って提供される．**Part 2**での症例も，この方法でプレゼンされている．多くの人が議論に参加するのではなく，1人の医師が自分の推論プロセスを説明してもよい．上手なファシリテーターが議論を盛り上げるのも一法だ．

ゴールが形式を決定しなくてはならない

　症例提示の構造は，教育的プラクティスのゴールによって決定されねばならない．もし，そのゴールが，参加者に病歴の重要な部分(たとえば，熱帯地方から帰国した原因不明の発熱患者など)を抽出させることならば，情報はほとんど出さずに始めるのが適切だろう(患者の年齢，性別，主訴，出身国のみ)(**ケース 2, 12, 56, 60** を見よ)．もしゴールが，検査データの重要性を熟考することであるのなら，最初にデータを示しておくべきだろう(**ケース 23, 46** を見よ)．もしゴールが，検査や治療の妥当性を吟味することなら，追加の病歴や身体所見が提示されることだろう(**ケース 11, 29, 50** を見よ)．もしゴールが，臨床的選択の難しさを吟味することならば，完全なる病歴，身体診察，検査結果，画像が提示されねばならない(**ケース 44, 49** を見よ)．

　適切なコンテクストを満たし，望ましい議論のお膳立てをするために，十分な教材が提示されねばならない．「75歳男性．発熱と皮疹」は，もし，実際の情報が「75歳男性．基礎疾患に糖尿病，乾癬．免疫抑制薬を服用している．発熱と今までにみられなかった皮疹が出現」であったのなら，不適切なプレゼンである．あまりにあいまいで焦点が絞られていないからで，詳細な議論を妨げてしまう．最後に，重要な病歴上の情報は，症例を「ミステリー」にする目的で省いてはならない．病歴から服薬歴を省いてしまい，その副作用が原因だったりするのはよろしくない．

事例から学ぶ

ケース ➡ 67〜69

　注意深く選択した例を用いることは，臨床推論の学習において重要な原則である．実例から学ぶのは，医学においては古くから行われてきた．何年も，我々は臨床的な事実を学生に教え，そのとき，似たような臨床問題の異なるたくさんの例(急性腎不全とか黄疸とか)を用いてきた．臨床概念の理解は，そのような概念の特定の事例を繰り返し経験することで豊かになるからである．**Part 2**で示される症例では，我々は似たようなパターンを踏襲する．しかし，我々は医学的事実よりも推論を強調する．たくさんの特異的な注釈つきの事例を，最良の，あるい

は間違った臨床推論において提供したい。

　概念を学ぶのに事例を用いるというのは特別な利点がある。教科書を読んで直接学ぶときには，推論はほとんど要せず，積極的な参加も必要ない。一方，事例からの発見から学ぶときは，たくさんの推論や積極的な参加を必要とする。積極的な参加，事例での発見から学ぶことは，より記憶に「くっつき」やすい。推論を通して学ぶと，説明可能な一般的なコンセプトを生成することも可能だ。それは，将来出くわすであろう，似たような，関連したコンテクストにも使えるのである。

　Part 2 での事例は慎重に選んだ。臨床教材の選択はすべての認知概念を完璧に包括するものではないが，患者の問題が，ある特定の推論の**事例**となるよう工夫した。そのような推論を読者がしてくれるとうれしい。事例の量は十分に多いと思う。そこでの推論から，多くの適切かつ関連した原則を得ることができる。しかし，最良の推論だけを取り上げることはやめておいた。そのような例から得られる推論概念は，過度の一般化を生みやすいからである。そのような過度の一般化を避けるために，ネガティブな事例も挙げた。ネガティブな事例は，間違った臨床推論の事例である。そのような反面教師は，間違いを避けるために有用である。反面教師が「ニアミス」，つまり，わずかながらに間違っている場合，特にそれは推論戦略を学ぶときに有用である。

　各症例は，臨床で用いる膨大な推論プロセスの小さな断片をカバーする。メンタル・プロセスの知識は，よく言って不完全，悪く言えば，つまずきや袋小路の連続である。我々が完全にこのような複雑なプロセスを理解している，という過信に陥ってはならない。しかし，ここで考慮する問題，原則，概念は，特にユニークなフレームワークを臨床推論の学習と教育にもたらしてくれるだろう。

臨床問題解決と問題に基づく学習

　診断問題解決と治療の意思決定を学ぶプロセスが，問題に基づく学習（problem-based learning）とは異なることを説明しておく。重要なポイントである。問題に基づく学習は，ファシリテーターの誘導とスーパービジョンに依存し，学生がまとめられた臨床問題を解くのを支援する。問題に基づく学習のゴールは，多くのスキルを提供することにある。注意深い病歴聴取，効率的な文献検索，個別学習，自らの限界を知ること，他者とコミュニケーションをとること，問題解決方法を習得すること，批判的吟味など。問題は丸ごと最初から提示されるので，詳細な解釈や臨床情報の分析は後から出てくる臨床的事実のバイアスを免れることはできない。多くの場合，学生には，ファシリテーターから認知に関するガイダンスを与えられることはない。対照的に，ここで述べられる学習プロセスは狭い領域についてであり，それは臨床認知である。診断と治療に関するプロセスの口述説明と，注意深く選抜されたたくさんの事例により，医師の認知作業は詳細に説明される。ここでのゴールはただ1つ，臨床推論の学習である。

Part 2
ベッドサイドにおける認知
　：事例集

12 イントロダクション

　Part 2 において，我々は症例を選択し，いろいろな臨床推論の姿を示そうと試みた。この Part の各章は，Part I の詳細なまとめに対応している。すべての臨床データは実際の患者のものだ。教育の観点から，臨床認知の事例の重要性を保つために，初版から多くの症例を新しくし，現行の検査や治療に合うようにした。初版同様，ほぼすべての症例は「チャンク」にまとめられている。チャンクとは意味のある情報が集められたもので，実際にデータが得られた順番のままで提示される。ある程度，その順番は実際のものと同じであり，読者も症例に立ち向かい，症例の主治医が感じたのと同じジレンマを解かねばならない。このようなジレンマの解決の背後にある推論は，実際には目に見えないので，我々はある医師（エキスパートであり，我々ではない）にこのチャンクを見せ，この医師に「思ったとおり口に出す」よう依頼し，問題解決を行ってもらった。我々はこれらの言葉を録音し，そのまま文字起こしをし，スタイルを保つために少しだけ編集した。それから文字起こしした原稿を分析し，多くの認知面での詳細をコメントした。各症例では，分析は患者のある特有の詳細に注目し，推論のコンテクストをそのまま「患者のベッドサイド」に当てはめた。

　各症例の認知面での内容は，診断プロセスや診断・治療の問題のいろいろな側面が一緒になったものであったのは驚くことではない。実際，診断問題解決と治療検査の意思決定のブレンドは，医師の毎日のプラクティスの特徴でもある。議論や原則にいちばんフィットするような形で症例は編成されている。もちろん，各症例は異なる複数のトピックに入り込んでいる。多くの症例は独立して月刊誌に掲載されたものであり，そのため，あるコンセプトは何度も議論されている。臨床認知の議論における使い方の違いはあるだろうから，この繰り返しは許していただきたい。

　Part 1 同様，なじみのない用語の定義は用語集で説明している。

　臨床推論の完全なる理論はまだ完成していないが，多くの重要な認知の原則は理解されている。Part 2 の症例は，そのような原則の貴重な例を示すものである。最後に，症例は本物の医師に議論されたために，彼らのコメントは必ずしも医師が問題を解くのに「行うべき」ものとは限らない。

13 診断仮説生成

ケース1　診断仮説の生成

52歳男性が，3か月前から徐々に進行する，右腕と右脚がコントロールできないという訴えをもっている．家族が言うには彼は酒飲みで，日に1パイント[*1]飲むという習慣を20年以上もっている．外傷歴はないが，時折，後頭部の頭痛を訴えていた．30年以上，1日1箱の喫煙がある．

> 患者は自分の体を痛め続けて幾年月．過剰なアルコール摂取と喫煙がある．両方ともいくつかの疾患の可能性を増す．アルコール過剰摂取は，肝疾患，膵疾患，感染症，高血圧を想起させる．喫煙は虚血性心疾患や肺その他，特に泌尿器系の癌を増やす．患者は，通常の52歳男性，既往歴なしの場合よりもリスクが高いというわけだ．
>
> 　患者の症状は徐々に進行している．これはキーポイントだと私は思う．私は神経内科医ではないが，中枢神経系の問題を急性と慢性に分けたいと思う．急性疾患には脳梗塞や脳出血があり，虚血の場合は梗塞と塞栓がある．慢性の問題は代謝性疾患から毒性物質，占拠性病変，あるいはその他の疾患を考える．特に占拠性病変は懸念される．症状は片側性であり，アルコール依存症の患者に起こる頭蓋内の病変ではなさそうだ．たとえば，ウェルニッケ（Wernicke）脳症とかコルサコフ（Korsakoff）症候群である．運動神経のコントロールを患者は失っているが，少なくともこれまで得られた情報では，意識に別状はない．このことは，アルコールや喫煙に関連した代謝性疾患ではなさそうだということを示唆している．手持ちの情報では，左脳，大脳皮質に占拠性病変があるのではないかと懸念する．これなら，右腕と右脚の症状は説明できる．
>
> 　私は患者を診察してみたいし，外傷歴をもっと詳しくとって，硬膜下血腫がないかどうか評価したい．

身体診察はおおむね正常だが，指示試験（past pointing）[*2]では右側の運動失調があり，急速交互運動（rapid alternating movement）は稚拙であった．バイタルサインは正常

訳者コメント

*1——英米で基準は若干異なるが，1パイント（pint）はだいたい0.5リットルくらい．
*2——指示試験とは，閉眼のままある位置を指さしてもらい，これが繰り返し正しくない位置に（どちらか左右に）ずれていることを指す．開眼時は可能で閉眼時に増悪する場合，小脳あるいは前庭神経の異常を示唆する（Bate's Guide to Physical Examination and History Taking, eighth edition より）．
　急速交互運動とは，患者に手で大腿を叩いてもらい，そのまま腕を上げる．手を裏返しにして，手の甲で同じ場所を叩く．これをできるだけ速く患者に繰り返してもらう．小脳疾患にみられることがある（同上）．

だった。呼吸音は正常。黄疸はなく，肝臓は触れない。くも状血管腫はなく，門脈圧亢進を示す所見はない。頭部外傷は明らかではない。

> アルコール性肝硬変によくある病変は認められず，アルコール性肝障害を示す所見はない。黄疸はなく，肝腫大はなく，くも状血管腫もない。頭部外傷を示す所見はない。さて，我々は原発性の神経疾患に戻って考えることとなる。指示試験で右側の運動失調があることが今やわかっている。急速交互運動は異常で，これは病歴に合致する。末梢の機能障害というより，右側の上下肢のコントロールができていないようである。にもかかわらず，私は左脳の問題にまだ興味がある。問題は局在にある。問題は小脳にあり，大脳の問題ではないのかもしれない。ロンベルグ（Romberg）試験の結果は知らされておらず，どちらに倒れたかもわからない。これまでの情報から，頭部に腫瘍性病変がないかどうか確認する必要がある。胸部レントゲン写真と頭部のCTを見たい。よくある脳腫瘍は原発性ではなく転移性である。肺がいちばん多い原発部位なのである。

ヘモグロビンは 18.1 g/dL，ヘマトクリットは 58％，白血球は 9,200 で血小板は 181,000 である。

> さて，むしろ胸部レントゲン写真を先に見ておきたい。患者には多血症がある。ヘモグロビンとヘマトクリットは上昇しているが，白血球や血小板は正常である。これは，単純に長期の喫煙による低酸素血症に合致している。なんの呼吸器症状も（我々が知る限り）ないにもかかわらず，ヘマトクリットが 58％ というのは驚きである。喫煙者にみられる低酸素血症ではこのヘマトクリットはいささか高すぎるが，数的には，これが最も多い原因であろう。この患者は脳に占拠性病変をもっているだろう（私がずっと主張しているように）が，もう少し興味深いシナリオは，患者が腎癌の転移をもっており，それでヘマトクリットが高い，というものである。腫瘍がエリスロポイエチンを産生しているのである。むろん，これは推測にすぎないが，胸部レントゲンに異常があってもなくても，腎臓に異常がないことを確認する必要があろう。腎細胞癌は肺転移することで悪名高く，脳に転移しないとは限らない。

肝機能検査は正常。腎機能も尿検査も正常。胸部レントゲン写真と血液ガスも正常であった。

> 正常な情報は有用だ。第1に，アルコールの問題の可能性はますます減っている。アルコール依存と肝硬変があれば，肝細胞癌のリスクは増し，身体所見も肝機能も正常なことがある。このことは先に言っておくべきだった。とはいっても，この患者では，それらしくない。正常な腎機能と尿検査はあまり有用ではない。腎細胞癌患者のほとんどでは尿検査は正常である。動脈血液ガスは有用だ。私は過去に，多血症が低酸素血症によって起こされた例も経験しているし，低酸素血症がなく，骨髄への刺激があった例（この場合は腫瘍関連のエリスロポイエチン産生の可能性が高いが）も経験している。動脈血液ガスが正常ということは，非常に変な多血症であることを意味している。いちばん可能性が高いの

は，腫瘍がエリスロポイエチンかエリスロポイエチン様物質を産生している場合である。エリスロポイエチン値を測定するのは興味深いが，どちらにしても患者へのアプローチは変わらない。

頭部CTでは，小脳に腫瘍が認められた。

この結果は，右側の運動失調と急速交互運動の異常を説明できる。問題は，この小脳の腫瘍だけで患者の神経学的症状と多血症を説明できるか，である。神経学的異常の説明としては十分だと思うが，ヘマトクリットの上昇を説明するのも不可能ではない。多血症を起こすような腫瘍のリストすべてが私の頭に入っているわけではないが，ある種の小脳腫瘍はエリスロポイエチンやエリスロポイエチン様物質を産生するのではないかと思う。

先に述べたように，脳腫瘍は原発性であるより転移性であることのほうが多い。腹部CTを見たい。頭部の精査よりそっちが先だ。動脈造影やMRIでもっとはっきりした診断がつくかどうか，私にはわからない。その辺をはっきりさせるには，誰かと相談する必要がある。

手術が行われ，大きな小脳血管芽細胞腫があると判明した。

分析

診断問題解決のプロセスにおける初期の認知作業は，いくつかの仮説をつくることであることに異論の余地はない。このプロセスは喚起とか，仮説生成とか，仮説形成とか呼ばれ，人工知能領域の専門用語では，トリガーすることと呼ばれる[20-22,127-132]。そのような仮説は手がかりに呼応して生成される（典型的には，患者の見た目，年齢，性別，人種，主訴）が，検査や画像所見により生成されることもある。実際，検査結果だけから仮説生成することは全く妥当なことだと我々は考える。もっとも，伝統的な教育は，検査は適切な順番で行われ，解釈されるべきだと警告を与えるのであるが（ケース14を参照）。

我々はコモンな，あるいはまれな疾患の仮説生成の事例を挙げている（ケース2, 17を参照）。我々はまた，間違った仮説生成の例も紹介しており，そのなかには予後が悪かった例もある（ケース16, 27を参照）。本症例では，診断プロセスの初期に注目したい。つまり，仮説生成の部分である。幸いにして，記憶の構成に関する研究（ケース63, 64を参照）と仮説生成の性質に関する一連の研究のおかげで，この仮説生成という初期段階を分析することができ，また，その要素を指摘することも可能だ。

この議論の前振りとして，最初に，本症例の診断における仮説生成を検討してみよう。全部で52の仮説が，論者に提示されたデータに応じて言及された（表13.1）。最初の手がかりは，患者に関する多くの情報だった。そこには7つの項目が含まれていた。すなわち，年齢，性別，進行性の症状，筋力低下の部位（右側の上下肢），アルコール依存症と喫煙という生活歴。この7つの手がかりをもとに，論者は28の仮説を生成する。その21番目（脳の占拠性病変）が最終的に正しかったとわかるのである。生成された仮説という観点から，問題解決のこの演習におけるいくつかの点が興味深い。第1に，アルコールとタバコへの依存

は仮説を想起させるパワフルな要素であるということ。およそ24の言及された仮説が，これらの使用がもとで生成された。第2に，たくさんの仮説(たぶん，

表 13.1　徐々に進行する神経学的症状の症例で順に出された仮説

主要な医学的問題	アルコール性肝疾患
肝疾患	頭部外傷
膵疾患	原発性神経疾患
感染症	左脳の問題
高血圧	大脳ではなく小脳の(腫瘤性病変)
虚血性心疾患	頭部腫瘤性病変
肺癌	原発性脳腫瘍
泌尿器系癌	転移性腫瘍
急性中枢神経系疾患	(転移性)肺(腫瘍)
脳梗塞	低酸素血症(喫煙による)
脳出血	脳占拠性病変
虚血性中枢神経系疾患	エリスロポイエチン分泌性転移性腎腫瘍
(脳内の)血栓	アルコールによる問題
(脳内の)塞栓	肝細胞癌
慢性中枢神経系疾患	腎細胞癌
代謝性疾患	低酸素血症あるいは低酸素を伴わない(多血症)
毒物	腫瘍関連エリスロポイエチン産生
占拠性病変	普通ではない多血症
いろいろな占拠性病変	エリスロポイエチン産生腫瘍
いろいろな他のもの(脳に影響するもの)	エリスロポイエチンかエリスロポイエチン様物質産生腫瘍
(脳の)占拠性病変	小脳腫瘍以外の何か
アルコール依存症に関係するいろいろな疾患	腫瘍関連多血症
ウェルニッケ脳症	小脳腫瘍
コルサコフ症候群	脳腫瘍……転移性
アルコール依存症に関連する代謝性疾患	原発性脳腫瘍
喫煙に関連する代謝性疾患	
左脳に起こった占拠性病変	
硬膜下血腫	

たくさんすぎる仮説），具体的には 16 のそれは，癌に関係していた。第 3 に，論者は 2 つの「キャッチ・オール仮説(catchall hypotheses)」を用いていた。その重要性は後になってわかる。

　本症例で生成される仮説が，論者が通常，診断問題を解くときに用いているものの正確な反映であると考えてはならない。第 1 に，症例は教育目的で議論されている。議論のいくらかは，鑑別診断を漏れなく示すために行われたものであろうし，いくらかは論者の知識をひけらかすためであるかもしれない。第 2 に，症例は，通常の形ではこの医師に示されていない。通常は患者との双方向性のやりとりから成り立つものである。情報はチャンクとしてスライドに示された。後者の問題はさしたるものではなく，プロセスの妥当性（つまり，リアルな実地臨床の場での臨床問題解決を反映しているか）を損ねるものではない。論者がコンサルタントとして働くときは，同じようなプレゼンを受けているであろうから。

　このような仮説の生成を促しているのは何であろうか？　ある手がかりは，他の手がかりよりも重要であろうか？　ヒトはたくさんのデータが集まるまで仮説生成を差し控えるのか？　それとも，ちょろっとしたデータだけで仮説を生成し，もっと多くの情報が集まってからそれを検証するのか？　既に出された仮説の妥当性を増すような所見は，その妥当性を減じるようなものよりも新しい仮説を生成するうえでのインパクトが大きいのだろうか？　新しい仮説の模索は，診断問題解決のプロセス全部にわたりコンスタントに行われているのだろうか？　仮説生成においてヒューリスティックが用いられ，妥当な診断可能性の模索が簡略化されているのだろうか？　仮説の検証の妥当性はどうだろうか？

　仮説生成に関する研究は，主に医学以外の領域で行われてきた。それは心理学の研究室に限定され，多くの場合，たった 1 つの手がかりから想起される仮説について取り扱ってきたのだが，そのような研究や理論のもたらしたものは興味深く，医学の診断プロセスにも関連ある光を照らしてくれる。ヒトへの実験に裏打ちされている仮説生成の性質に関する 1 つのモデルは，以下の要素をもっている。

- 現行の仮説になりそうなものは記憶から取り出される。仮説の検索は繰り返し，比較的ゆっくりしたペースで行われ，そのメカニズム（どうやって始まり，どのように終わるのか）はまだはっきりしていない。
- 仮説になりうる候補たちはほんのわずかな，不完全な手がかりからも想起される。仮説候補たちはデータすべてに合致するわけではない。
- 仮説候補たちがすべてのデータとは合致しないわけで，一致度のチェックが行われ，仮説でデータが説明できるかが検証される。もしそうなら，仮説は「活きている」。
- 初期の仮説候補の検索と異なり，合致しているかのチェックはハイスピードなプロセスである。たぶん，既にアクティブな記憶と関連しているからだろう。
- 仮説候補のなかには，データを説明できないものもあり，除外される。
- 活きた仮説は集められ，しばしばそこに「さしあたりの」カテゴリーも加えられる。さしあたりというのは，推論者がまだ考えていない可能性を包括するような仮説のことである。

- 仮説生成はその妥当性が低いときに頻回に起こり，高いときはあまり起こらない．
- 最後に，仮説を活性化させるモデル・プロセスは単一のデータではなく，データの集まりとリンクしている[25,26,133,134]．

　作業(つまり短期)記憶の能力には限界があり，もし単一のアイテムから生成される場合は，長期記憶から取り出せる仮説の数が過剰になってしまう[23]．単一のアイテム，たとえば，咳の原因にはものすごい数の可能性が考えられる．一方，咳，発熱，胸膜痛，血液の混じった緑がかった喀痰の場合は，出てくる仮説はわずかである．このモデルは，大学生を被験者にした実験的研究に基づいている．読者はこのような研究をさらに読み進めてもよかろう[25,26]．

　このモデルは，先に提起した疑問の多くに答えてくれる．まだわからないのは，仮説を思い起こさせる要素である．研究によると，ヒューリスティックが重要な役割を担っている[27]．手がかりの集まりが表現され(現象表現)，それは認識できるパターンのようになっている．そのパターンがパワフルな刺激となるのである[135]．そしてもう1つは，「すぐ手に入ること」．記憶からすぐに思い起こすことができる類似性である[27,28]．実際，研究によれば，医師が診断仮説を生成するときは，自分の働く医療機関でよくみられる疾患を思い出しながらそれを行うのである[29]．

　仮説生成のプロセスに関する心理学的な研究は，臨床問題解決の過去の研究結果を確認するものである．診断仮説はほんのわずかな手がかりに応じてつくられるのだ[18,19]．仮説の多くは新しいデータが手に入ると除外されるが，多くの仮説を取り出し，そのうちほんの少しを保持することが，診断のパフォーマンスを最大限にするようである．

　この議論の最初で，モデルの特徴のいくつかが既に示されている．論者は最初の7つの手がかりからたくさんの仮説を生成した．仮説のなかには，一時(ひととき)だけのものもある(脳梗塞，脳出血，虚血性心疾患)．このような一過性の仮説は，合致度のチェックを生き延びることはなく，すぐに捨てられたのだろう．対照的に，他の仮説(脳腫瘍，脳内占拠性病変)はチェックに耐え，繰り返し言及され，ずっと活きた仮説のままでいたのである．論者は2つの「さしあたりの仮説」を提示する．これは，可能性のある診断名の完全なリストをつくりたかったからだろう．ある時点では，彼は「その他いろいろなこと」を考えた．またあるときには，「小脳腫瘍以外の何か」を考えた．

　最後に我々は，どの手がかりや関係がいろいろな仮説を呼び起こしたのだろうと考える．年齢と性別にはあまり意味はない．しかし，徐々に進行する筋力低下が上下肢に起こっているのは，パワフルな手がかりだ．アルコールやタバコへの依存はこの患者では関係なかったのだが，これらもパワフルな手がかりであり，多くの仮説を呼び起こし，いろいろな診断，いろいろな関連臓器が可能性として挙げられる．ヘモグロビンとヘマトクリットの上昇もまぁ重要な手がかりで，いくつかの仮説を生成させたが，この数はもっと少なかった．論者は何度も，癌，腫瘍，占拠性病変のことを考え，所見を説明しようとした．なぜ彼がそう考えたか，彼は手がかりを残していない．我々にできるのは推測だけだ．もしかしたら，論者は癌の患者をよく診ているというだけなのかもしれない．もしかし

たら，最初の手がかりの1つ（徐々に進行性の）はとても疾患を代表するもので，それだけでとても妥当性の高い可能性とされたのかもしれない。

　仮説生成は診断推論のある一面であり，十分に研究に値する。妥当で関連性があり，適切な仮説は，次のステップに行くのに非常に重要だ。次のステップ，つまりさらに情報を集めて解釈し，適切な検査を選択することである。

ケース2　熟練者にトリガーされる仮説

24歳中国人男性。四肢に力が入らない状態が10〜12時間にわたって起こり，救急室を受診した。

　力が入らない（weakness）状態を起こす疾患は山ほどあり，これと特定することは難しい。しかし，ここでは実際の筋力低下の話をしているので，単に疲れている（fatigue）とかではないと考えておこう。2つの情報が役に立つ。筋力低下はすべての体肢に起こっていること，そしてオンセットが最近なことである。過去に似たような出来事がなかったか，筋力低下が近位優位なのか知ることは役に立つだろう。近位筋力低下はミオパチーを示唆し，遠位筋力低下はニューロパチーを示唆する。代謝性疾患やその他の全身性疾患の可能性もある。

研修医が患者の緊急性を評価しようとしている。患者はまだ待てる，少なくとももっと緊急的な他の問題が生じない限りは，と考える。研修医はいくつか検査をオーダーし，その結果を待つ。1時間後，検査結果は以下のとおり：ナトリウム 143 mEq/L，カリウム 2.0 mEq/L，クロライド 108 mEq/L，HCO_3^- 28 mEq/L，BUNは13 mg/dL，クレアチニン 0.7 mg/dL，ヘモグロビン 16.7 g/dL，ヘマトクリット 49％，白血球は9,000，赤沈は1 mm/時間。

　いちばん衝撃的なのは，カリウム 2 mEq/L である。おそろしく低い。その他の電解質，特に重炭酸イオンは正常であり，低カリウム血症は単独の問題で，酸塩基平衡の異常がもたらしたものではないことを示唆している。腎機能は正常である。貧血もない。赤沈は正常である。白血球もそうだ。低カリウム血症だけで筋力低下を起こしうる。中国人で筋力低下，低カリウムで思いつくのは，低カリウム血性周期性麻痺である。この疾患は家族性でも個発的にも起こりうる。特に中国人の場合は，甲状腺機能亢進症と関連することが知られている。典型的には，低カリウム血性周期性麻痺は，（甲状腺機能亢進症と関連していてもしていなくても）炭水化物を大量に摂取したときや過度な運動をしたときに，短期間で筋力低下を起こす。

　もちろん，低カリウム血症の原因は，ほかにもたくさんある。消化管や腎臓からカリウムを喪失するような疾患も考えねばならない。利尿薬は用いていなかったか，高血圧はなかったかを知りたい。高アルドステロン血症やクッシング（Cushing）症候群も検討すべきだ。もっとも患者にアルカレミアはなかったのだが。血圧正常であれば，バーター（Bartter）症候群が考えられるが，この疾患は恐ろしくまれであり，特に患者の年齢ではそうである。最後に，甲状腺機能亢進

症に関する情報が必要だ。

検査結果を受けて，研修医は急いで患者のもとに行く。患者が香港で生まれたことを知る。イングランドで 18 か月過ごした後，アメリカに来て 2 週間である。過去 2 年間，似たようなエピソードがあったという。いつも筋力低下が起こり，階段を上れなくなる。今の症状は過去最悪であると言う。

> 似たようなエピソードの存在はとても有用だ。筋力低下で階段が上れなくなっており，患者に近位筋力低下があったことを強く示唆している。頭の上に物を持ち上げたり，髪をといたりできないようなら，さらに近位筋力低下の確信を深めることだろう。旅行歴が重要なときもある。甲状腺機能亢進症は，患者がヨードに乏しい地域からヨードを補充している地域に移動したときに，症状が出てくることがある。甲状腺にホルモンの材料を提供するからである。しかし本症例では，旅行歴はあまり関係ないだろう。香港はヨードに乏しい地域ではなく，イングランドもそうだ。

現在の筋力低下は，米，豚肉，ビール 2 本のディナーを食べ終えて数時間後に起こった。その夜に軽度の筋力低下が発症し，次の朝にはベッドから起きることも難しくなり，歩行不能になっていた。

> 既に述べたように，炭水化物のとりすぎは，典型的な低カリウム血性周期性麻痺の増悪因子である。典型的には，症状は進行性で，24 時間くらいまでは続く。24 時間を超えることはあまりない。その夕食が患者にとって普通のものではなかったかどうかを聞くのは有用だろう。以前のエピソードでも事前にそのような食事がなかったかどうかも聞きたい。症状のピーク時にはベッドから起きることも困難で，もしかしたら患者は，救急室での精査中に回復し始めているのかもしれない。研修医は，患者の筋力低下がそれほどでもないと判断したのだから。このような場合，緊急的な治療は必要なかろう。

嘔吐や下痢はなく，下剤や利尿薬の使用もない。患者に高血圧の既往はなかった。多飲，多尿はない。筋力低下を起こすような疾患の家族歴はない。

> 重要な陰性データだ。低カリウム血症のコモンな原因を除外してくれる。この時点で，低カリウム血性周期性麻痺と考えてよいだろう。家族性周期性麻痺には 3 つのタイプがある。筋力低下が起こったときのカリウム濃度でそれは分類される。すなわち，高カリウム，カリウム正常，低カリウムである。甲状腺機能亢進症のある患者の周期性麻痺は低カリウムになるタイプで，通常，家族性はない。この患者では家族歴はなく，家族性低カリウム血性周期性麻痺ではなさそうだ。そういうわけで，甲状腺機能亢進症の症状と所見に注意しなくてはならないだろう。

システム・レビューでは，患者は不安であり，過去 6 か月で数 kg 体重が減っている。しかし，食欲は保たれている。温暖な気候が我慢できないと患者は言う（本症例は 7 月の

話）。いつも暑がりで，汗をかいている。

> この時点で，甲状腺機能亢進症が最も「らしい」診断だと言ってよいと思う。もちろん身体所見には興味がある。

患者は痩せている。体温は 36.6℃，血圧は 142/70 mmHg，脈拍数は 100/分で整，呼吸数は 20/分。目に異常所見はない。甲状腺を触れることができるが，特に大きいわけではなく，結節もない。心，肺，腹部診察は正常。筋力は著明に改善している。手の筋力は正常と考えられ，腕と脚は 5 分の 4+。深部腱反射は上下肢で低下していた。その他，神経学的所見は正常。

> 脈圧がやや上昇している。もし安静時で不安がないのなら，脈拍数の 100 というのは速い。若者の甲状腺機能亢進症では，安静時の脈拍数はいつも 90 以上である。甲状腺は通常は腫大しているが，必ずしもそうとは限らない。まだ若干の筋力低下が上下肢にある。筋力低下，特に近位の筋力低下は，甲状腺機能亢進症でとてもよくみられる。これをみつけるためには，特異的な質問とか正式な筋力検査を必要とする。深部腱反射は普通速いことが多い。ここでは，低下していると説明されているが，たぶん，持続する低カリウム血症に誘引された筋力低下のためではなかろうか。反射の際に四肢が動く度合いと，動きのタイミングには，厳密な区別をつける必要がある。反射のタイミングこそが，甲状腺機能亢進症において異常なのである。もし甲状腺機能亢進症があるなら，若者でもあり，バセドウ(Basedow)病〔グレーヴス(Graves)病〕がいちばん考えやすい診断である。眼に異常所見は認められないが，それはバセドウ病の患者中 3 分の 1 にしか認められない。甲状腺に結節は認められず，これもバセドウ病に合致する。

最初の検査結果から 2 時間後，カリウムは 3.4 mEq/L に戻った。

> 特に治療もせずに，カリウムは正常化しつつある。筋力も同時に戻ってきている。低カリウム血性周期性麻痺の典型的なプレゼンであり，診断には満足できよう。低カリウム血性周期性麻痺と甲状腺機能亢進症の結びつき，特異的な民族上の有病率についてはよく理解されていない。本疾患の低カリウム血症の原因も不明である。総体内カリウムは正常であり，低カリウム血症の原因は，細胞外から細胞内へのカリウムの顕著な移動だというのが，我々の現在理解しているところである。カルシウムの流入異常による細胞内カルシウムの異常が筋力低下の原因なのではないかという考えがあるが，詳細は不明である。

その他の検査結果が次の日に判明する。総サイロキシン 13.6 μg/dL（正常値：4.2 ～ 12），甲状腺ホルモン結合比 1.92（正常値：0.82 ～ 1.2）。フリー・サイロキシン・インデックス 26.1（正常値：5.5 ～ 11.5）。甲状腺刺激ホルモン(TSH)は，< 0.35 μU/mL であった。

> 臨床診断はこれで確認された。結合比がとても上がっており，サイロキシン結合グロブリンの血清濃度が著しく低下していることを示唆している。この所見はし

ばしば家族性であるが，時に薬剤性でも起こる。甲状腺ホルモン結合比を用いる重要性がここでわかる。サイロキシン結合グロブリン低値のヒトが甲状腺機能亢進症になると，総サイロキシン・レベルは，正確には甲状腺機能亢進症の程度を示さない。

　今や診断が下された。甲状腺機能亢進症は治療されねばならない。治療して甲状腺機能が正常になれば(euthyroid)，患者の周期性麻痺も消失するからだ。興味深いことに，βブロッカーも低カリウム血症下の麻痺発作を抑えることが報告されている。カリウム分布にβブロッカーが影響を与えるからであろう。もし，甲状腺疾患を治療しても発作が頻回に続く場合は，βブロッカーを用いるべきである。甲状腺疾患の治療の間，過度な運動や炭水化物の摂取を控えるよう患者に伝え，発作を予防しなくてはならない。

分析

　この診断問題解決のセッションは普通のものではなく，本症例の論者がやったような形で問題にアプローチする医師は少なかろう。「どうして」このセッションがヘンテコだったのか，その謎をお教えする前に，「どのように」このセッションがユニークだったかを述べることにも意味があるだろう。最初のデータのチャンクが伝えられると，医師は代謝性疾患があるのではといきなり疑い，第2のチャンクが伝えられると，彼が提示した最初の診断は正しいもの，甲状腺機能亢進症に伴う低カリウム血性周期性麻痺であった。高度に特異的な推論であり，しかもこれはまれな疾患である。この医師にとってはしかし，これこそが第1の診断であり，議論の間中，ずっと彼はこの診断に注意を払っていた。実際，彼は他のコモンな低カリウム血症の原因を簡単に捨ててしまい，執拗にこのまれな疾患である根拠を積み上げていった。学生ではほとんど，ここまで確信をもって狭く攻めることはできないだろうし，研修医でもそうできる人は多くないだろう。

　この直接的なアプローチの二側面が考慮に値する。第1に，この医師はたまたま内分泌科医であり，この症候群にとても慣れていた。ある領域の専門家がこのような振る舞いをすることは，いくつかの研究ではっきり示されている。自分自身の領域における臨床問題解決では，専門家の質問数は少なく，その領域外の専門家が同じ問題に直面したときよりも速く正しい診断にたどり着く[19]。第2に，最初の手がかりは，この医師には(比較的経験が少なく，専門性のない大多数の医師ではそうではないのだが)とても特異的であった。筋力低下だけでは非特異的だが，熟練者にとって，アジア人男性の筋力低下はまれな診断に結びつく。

　初心者がこの演習を読んで，すべての患者にまれな診断をコモンな疾患の前に前提とすべきと結論づけたりしないように，医学の格言である，「コモンなものはコモンである」点を理解しなければならない。このような高度に直接的な診断問題解決はかなりの経験，知識，そして専門性を必要とする。「蹄を聞いてもシマウマを探すな」という箴言は健全でソリッドな臨床の掟である。しかし，この例では「シマウマ探し」がうまくいったという意味において驚きなのである。

ケース3　診断の腕前

38歳男性。拡張型心筋症のために，5年前心移植を受けている。シクロスポリン毒性による腎不全がある。広範な筋肉痛と筋力低下を訴えて来院した。

> 拡張型心筋症がどうして起こったのかは知る価値がある。たとえば，アルコール依存があるのなら，それは，これから起こるイベントの解釈に有用である。筋肉の疾患に関する私の臨床経験では，医師はしばしば患者の実際の症状を伝えない。筋肉痛（myalgia）は筋肉が痛むということだ。そのことは筋力が弱まっていることを必ずしも内意しない。もちろん，横紋筋融解症があるとは限らない。重篤な筋肉痛があり，かつクレアチンキナーゼ（CK）が正常ということもある。筋力が正常なこともある。筋力低下についても同様である。これは力が落ちていることを意味しているのである。必ずしも痛みを伴うとは限らず，横紋筋融解症に合致する化学反応が起こっているとも限らない。もちろん，こういう症状や所見がオーバーラップすることはある。患者が免疫抑制状態にあることを忘れてはならない。彼の外観，過去にどのようなウイルス感染に遭い，どう反応したのかを知りたい。与えられた情報は乏しいが，たとえ心移植患者とはいえ，疫学的には，ウイルス感染が最も可能性が高い原因だ。

過去1〜2か月間，患者は椅子から立ち上がるのに困難を覚えていた。先週には2日間続く下痢があり，そのとき軽度の悪心と嘔吐があった。下痢はよくなったが，悪心と食思不振は続いている。2日間，筋力低下は増悪し，その後，広範な筋肉痛を訴えている。嚥下も若干困難だと訴えている。知覚障害はない。

> 1か月という症状の長さはとても有用な情報だ。椅子から立ち上がるのが困難というのは，本物のミオパチー，あるいは筋力低下があることを示唆している。ミオパチーでは，しばしば大きな筋肉の顕著な異常をみるものだ。骨盤帯や肩に関連した症状も珍しくない。シクロスポリン投与を受けている患者は，同時に副腎皮質ステロイドも服用している可能性がある。このことに我々は留意しなければならない。ステロイド・ミオパチーが鑑別に上がるのだ。2日間の下痢，悪心，嘔吐があり，患者はコルヒチンを服用してはいないか，と考える。私の意見では，腎不全があったり，シクロスポリン投与を受けている患者では，痛風発作の発生率がわずかに高いように思う。コルヒチン投与を受けているのなら，この患者こそ，コルヒチン・ミオパチーを起こすのに完璧なセッティングを備えている。

患者は腎不全のため，9か月間，腹膜透析を受けていた。シクロスポリンのためと思われる高血圧の既往がある。けいれんの既往があり，これは古い脳梗塞のためと考えられている。痛風，甲状腺機能低下症，慢性貧血，左股関節虚血壊死の既往があり，人工股関節置換術を受けている。使用薬は，シクロスポリン 300 mg/日，メトプロロール 50 mg1日2回，レボチロキシン 0.025 mg/日，コルヒチン 0.6 mg/日，アミトリプチリン 50 mg/日，ファモチジン 20 mg/日，ヒドロキシジン 25 mg1日2回，葉酸，マルチビタミン，

鉄剤 325 mg/日，ビタミン D_3 0.25 µg/日，炭酸カルシウム 1,300 mg1 日 3 回，エポエチン（Epogen®）4,000 単位週 2 回である。

> 腹膜透析を行っており，透析液感染のリスクがある。たいてい患者は液が濁ってきたら自分でわかるものだ。なぜ，古い脳梗塞などあるのだろう？　加速型血管障害によるものだろうか？　このような患者には確かに多い疾患だが。心筋症に関連した塞栓症でもあったのだろうか？　甲状腺疾患の病歴は興味深い。もし，レボチロキシンをとりすぎているのなら（もっともこの投与量は普通だと思うが），ミオパチーや下痢を起こすこともあるだろう。コルヒチンについては既に議論した。股関節置換術の既往は人工物感染症を考えさせる。クレアチンキナーゼ（CK）レベルは知っておきたい。

見た目はそれほどシックに見えない。血圧は 106/72 mmHg で姿勢による変化はない。脈拍数は 84/分で整。熱はない。2/6 収縮期雑音を除けば，身体所見は特に問題ない。見当識障害はなく，脳神経も正常。咽頭反射もある。筋力はどこも 4/5。手や下腿のピンによる触覚や振動覚は若干落ちている。上下肢の腱反射は認められなかった。

> ニューロパチーとミオパチーの両者を示す所見がみられる。薬剤が原因かもしれないし，移植を必要とするに至った原疾患がそうかもしれない。たとえば，アミロイドーシスのような。横紋筋融解症を示唆する所見がないかどうか知りたい。

入院時の検査結果：白血球は 4,200 でヘモグロビン 13.6 g/dL，ヘマトクリット 38 ％。ナトリウム 135 mEq/L，カリウム 2.9 mEq/L，クロライド 97 mEq/L，HCO_3^- 23 mEq/L，BUN 37 mg/dL，クレアチニン 12.0 mg/dL。赤沈は 73 mm/時間。カルシウムは 7.9 mg/dL，血清アルブミンは 1.8 g/dL。リンは 2.4 mg/dL，マグネシウム 2.8 mEq/L。ビリルビン 0.5 mg/dL，ALT 43 IU/L，AST 53 IU/L，LDH 310 IU/L，CK 693 IU/L。

> この腎疾患には可逆的なところがないと考える。通常なら，閉塞機転がないかどうかを確認するところだ。カリウムは 2.9 mEq/L であり興味深い。重篤な低カリウム血症も筋力低下と関連しているからである。もっとも，これが筋融解を起こすことはないが。この患者には，軽度の横紋筋融解症と軽度のミオパチーがある。まずやるべきは，コルヒチンをやめることである。今思いついたのだが，鉛中毒の可能性もわずかながらある。腎不全および痛風を起こしうるのだ。この時点で筋生検を行ってもよいが，私だったら，まずコルヒチンをやめて，様子をみる。

血清カリウムは正常値まで補充された。症状や身体所見に変化はない。上部消化管造影試験では，食道蠕動の低下と，嚥下時に少しバリウムが気管に垂れ込むのが認められた。主治医と感染症コンサルタントは，患者にある種の多発筋炎かミオパチーがあると考えた。神経内科コンサルタントは，まず考えるべきはギラン・バレー（Guillain–Barré）症候群であると考えた。

多発筋炎とコルヒチン中毒を区別するのは困難で，筋生検を必要とする。食道病変もあるようだ。食道にはたくさんの横紋筋があるので驚くことではない。混合性結合組織病や皮膚硬化症も考える。それが心疾患の原因である可能性もある。繰り返すが，私の考える可能性は既に述べたとおりだ。ギラン・バレー症候群はない，と私は思う。

電気性理学的検査が行われ，これは，急性筋炎と慢性的な軸索ニューロパチーの混在に合致する結果が示された。

ニューロパチーは薬剤性かもしれないし，長期にわたる腎疾患のためかもしれない。筋炎はコルヒチンのためかもしれないし，ステロイドが原因かもしれない。あるいは多発筋炎のような炎症性ミオパチーかもしれない。しつこいようだが，コルヒチンが原因だと思う。

左大腿部の筋生検は急性空胞性ミオパチーで，コルヒチンによるミオパチーに合致した。コルヒチンは中止された。患者の筋痛と筋力低下は徐々に改善した。

興味深い。最後に私がコルヒチン・ミオパチーの症例に出くわしたとき，初期診断は多発筋炎だったのだ。

分析

主治医が正しい診断にたどり着くのに何日もかかった。最後までワークアップをやり抜き，筋生検までやって初めて正しい診断にたどり着いたのである。これとは対照的に，論者は同じ臨床情報をもらっておきながら，コルヒチン毒性の可能性について，患者がその薬を飲んでいることを知らないうちから指摘していた。そうではないという意見が多いなかで，彼はピタリと正解を出したのである。侵襲的な検査をしなくてもよいと論者は考えた。ただ薬をやめて，痛みと筋力低下が消えるか確認するほうを選択したのである。どうやってこんなことができたのだろう？

　論者は一般内科医である。移植患者や慢性腎不全患者を定期的に診ている専門家ではない。しかし，コンサルタントとして似たような症例は診たことがあると説明している。そうはいっても，彼のパフォーマンスは素晴らしい。何が彼に手がかりを与えたのだろう？　筋痛と筋力低下，下痢のパターンを彼が認識したのだろうか？　彼は単にラッキーだったのだろうか？　似たような症例の経験があったから，診断を思いついたのだろうか？　彼の診断に対する確信をみていると，診断とは瞬時に行うパターン認識であるという考えを例示しているように思える。パターン認識は知識と経験に裏打ちされている[40,126,136]。言い換えるならば，もし，疾患概念を知っていたり経験があれば，それを認識できるということである。逆に，もし，その概念を知らず，あるいは経験がなければ，認識もできないということである。

　物理学領域における認知科学の研究では，問題解決テクニックとしてのパターン認識にいろいろな側面を見いだしている[137]。このような研究では，知識は長期記憶のなかに，「条件と行動のペア（condition–action pairs）」として蓄えられ

ている。ある条件は認識されるパターンである。行動とは，その条件を満たした後に起こる何か，たとえば，概念とか行為といったものである。このコンセプトでは，条件が認知されたりみつけられたとき，行動が吟味され，遂行されるのである。この理論によると，このような条件のリストによって記憶はアクセスされるのである。このような条件と行動のペアによって，医学における即座の認識も起こっているのかもしれない。発熱患者，脾臓なしとくれば，すぐに莢膜を有する細菌による感染を想起させる。低ナトリウム血症，BUNは8とくれば，すぐに抗利尿ホルモン不適合分泌症候群(syndrome of inappropriate antidiuretic hormone secretion：SIADH)を想起させる。胸痛が「鷲づかみにされるよう」に起これば，すぐに冠動脈疾患を考える。筋痛と筋力低下，腎不全では，「コルヒチンについて尋ねよ」をトリガーすべきなのかもしれない。

一方，以下のような可能性はどうだろうか。論者は確かに，患者がたくさんの医学的問題を抱えていることを理解していた。多くの薬剤が投与されているであろうことも認識していた。たぶん，彼は「因果のカスケード」を通して，「多くの疾患」から「多くの薬」をトリガーしたのだろう。それは次に，「薬剤による合併症」をトリガーする。カスケードはまた，「腎不全」から「薬剤はうまく排出されない」というトリガーだったのかもしれない。そこからまた，「コルヒチンはミオパチーを起こしうる薬剤の1つだ」がトリガーされる。このような推論は即時的なものではあるが，ピンポーン，これで正解は出てきたのである。

あるいは，もっとピンポイントに注目した(そして正確な)アプローチが，論者によってとられていたのかもしれない。2章や9章で議論したような，ヒューリスティック(ショートカット)のどれかを用いたのかもしれない。ここで用いられるショートカットは，おそらく「すぐ取り出せるヒューリスティック(availability heuristic)」であろう。つまり，ある疾患概念への親和性が高い場合，ある所見のパターンは思い出しやすい状態になっているのである。特に，驚きを含んだ疾患概念に使われることが多い[27,28]。この心の動きは，特殊な形のパターン認識と言えるかもしれない。このような経験則の使用はとても正確なこともあるが，そして，本症例でもそうだったが，有病率を考慮に入れていないために，正しいときよりも間違っていることのほうが多いこともある。ミオパチーのある患者のなかで，コルヒチン中毒がいちばん可能性の高い疾患ということはないのである。

パターン認識は知識や経験に裏打ちされているが，すべての臨床問題解決の十全な基盤となるものではない。仮説や推論もまた，とても重要な側面で，科学的方法の確立された部分でもある。我々は，医師の，時に非常に高名な医師の意見に与しないことを望むものである。彼らの臨床認知の概念は，個人的な心の働き方に関する理論に基づいている[40,138,139]。長年の間，認知心理学とコンピューター・サイエンスの専門家たちは，個人的な心の動き方に関する理論に懐疑的であるよう我々に助言してきた。

デカルト(Descartes)以来，現代の学者たちは広範な理論を構築し，心がどのように働くか知ろうとしているが，ヒトの問題解決に関する研究では，そのような理論はしばしば貧弱だったり，おおむね不正確だったりする。ある現代のエキスパートはそのような理論を批判してこう言った。「我々はしばしば作話する。我々はしばしばつまらないウソをつく。我々はしばしば単に暗闇の中にい

る。我々は全然わかっていない[140]」。

我々も他の人も，臨床認知の理解のために行われる実験的アプローチ，それは疾患メカニズムについて多くの理解を提供してくれた実験的アプローチになぞらえることができるが，どんな直感的アプローチよりも正確で豊かな理解を提供してくれる[18,19,116,141]。そのような実験的研究は十分に進歩しておらず，臨床問題解決のどの部分がパターン認識に依存し，どのくらい仮説生成と検証に頼っているかを教えてくれないが，研究によって診断行動のいくつかの特徴は示された。第1に，エキスパートは狭い部分に注目したアプローチをとる傾向にあり，これは「鎖でつなげる」ルールによって特徴づけられている[19,116]。第2に，仮説生成が診断に用いられることが研究で示されている。もっとも，それがどのくらい，誰によって，どのような状況下で，この代替のアプローチが用いられるのかはまだわかっていない。仮説生成と推論は，医学の診断やマネジメントの意思決定において重要であり，単純なロジックや計算における問題解決と同じくらいそうである[30]。診断プロセスを知識と経験だけに帰属させると，診断プロセスを理解することも教えることもできなくなる。詳細なプロセスを実験によって説明することには，以下の利点がある。診断プロセスへの理解は深まり，議論のための形がつくられ，教育のための言葉が生み出されるのだ。

ケース4　即行にして正確な解決

38歳男性。12年間の潰瘍性大腸炎の既往がある。血性下痢と腹痛にて市中病院に入院した。便からはカンピロバクター(*Campylobacter*)が検出された。エリスロマイシンで10日間治療されたが，下痢は増悪した。シグモイドスコピー（S状結腸内視鏡検査）では，広範な発赤とモロモロした粘膜を示し，生検では潰瘍性大腸炎に合致していた。ステロイドによる治療が開始された。腹痛と下痢は継続した。腹部単純レントゲン写真では，横行結腸の拡大，エアー・フルイド・レベル(air-fluid level)を確認した。白血球は14,600で，多核球は58％，杆状球は6％である。

　　ここでは，診断のついている患者の議論である。患者は長期にわたって潰瘍性大腸炎を患っており，カンピロバクター感染を合併した。これは，本物の感染症だったのだと私は思う。なぜなら，成人においては，カンピロバクターは単なる常在菌ではないからだ。血性下痢と腹痛は感染と関連しているようにみえるが，適切な抗菌薬による治療で改善はみられなかった。

　　病因について考えてみると，第1の疑問は，カンピロバクターによりどうにかして潰瘍性大腸炎が増悪したのか，大腸炎だけで腸の拡張が起こったのか，である。第3の可能性は抗菌薬関連腸炎，たとえば，クロストリジウム・ディフィシル(*Clostridium difficile*)の異常増殖によるものである。患者が服用したエリスロマイシンは，このような腸炎を起こすことがある。*C. difficile*の便中検査を行い，この可能性を除外しておきたい。

　　中毒性巨大結腸(toxic megacolon)の可能性はどうだろうか？　もしそうなら，どうしたらよいだろう？　第1に，患者の状態を知る必要がある。診察時にどのくらい腹部に圧痛があり，どのくらい膨満があるだろうか？　腸雑音は存在するだろうか？　発熱は？　杆状球や多核球は？　もう一度，シグモイドスコピー

図 13.1 ● 腹部単純レントゲン写真（ケース 4）

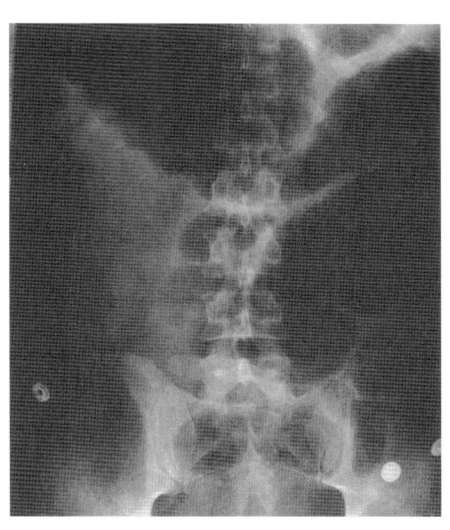

をやるのも良いアイディアだと思う。そこで偽膜性腸炎を探すのである。

中心静脈栄養が始められ，絶食となった。鋭い左上腹部痛が出現し，これは肩に放散している。meperidine で治療された。

  左上腹部痛の説明がうまくできない。通常は，腸管炎症ではこのような部位に痛みは起こらない。しかし，痛みのパターンは心配だ。腸の微小穿孔が脾弯曲部に起こっているのかもしれない。単に，横行結腸にたくさんのガスと水分があるだけなのかもしれないが，中毒性巨大結腸では穿孔が強く懸念される。もう一度，腹部単純写真を撮りたいものだ。

腹部単純写真を繰り返すと(図 13.1)，中毒性巨大結腸に合致するものだった。患者はタフツ・メディカルセンター(Tufts Medical Center)に搬送された。入院時，発熱はなくバイタルサインは正常だった。腹部は膨満しており，広範な圧痛があった。腸音は聴取しなかった。反跳痛は認められなかった。直腸診では，液状の茶色便が認められ，便潜血は陽性であった。局在する痛みはなかった。シグモイドスコピーが繰り返されたが，所見に変化はなかった。

  さて，ひとまずカンピロバクターは忘れておこう。中毒性巨大結腸をもつ患者なのである。この時点でのゴールは患者の命を救うことだ。巨大結腸が発症すると，穿孔，汎腹膜炎，そして死に至ることもある。最大限の集中治療が必要になる。24～48時間で改善が得られなければ，手術が必要になる。すぐに良くならなければ，手術が必要になろう，というのが私の見解だ。すぐにやるべきは，微小穿孔の可能性に対して抗菌薬を投与し，輸液で細胞外液を補充し，アルブミンを入れ，ステロイドを続ける。

  手術を検討することと関連して，長期の腸炎という病歴もまた，このオプ

ションを後押しする．12年も潰瘍性大腸炎を患っている患者は，大腸切除術を検討する際，他の要素ももっているものだ．第1に，悪性変性（malignant degeneration）の可能性がある．これは，腸炎を10年以上もつ患者では，毎年2％くらいの割合で起こる．患者の病状については情報がないが，ステロイド投与で症状が増悪していることを考えると，大腸切除術は患者の健康を回復させ，腸穿孔による死亡や発癌リスクの不安を回避するかもしれない．

大腸はかなり拡張しており，横隔膜下にエアーはない．拡張がすぐに治まらなければ，私なら外科医に手術を検討してもらうだろう．家族や患者にも十分そのように説明するであろう．

単純写真では，上行結腸，横行結腸が拡張し，「とても大きな」瘤のような拡張が脾弯曲部に認められ，あちこちにエアー・フルイド・レベルもあった．血圧は115/75 mmHg，脈拍数は100/分，体温は38℃．白血球は7,200で多核球は60％，杆状球は19％．緊急大腸全摘術が推奨された．

このような患者を実際，診察しない限り，この患者のマネジメントに賛成したり反対したり，賛意の程度を見積もるのはとても難しい．ここでは，手術をすべきか否か，である．「教科書的」には，すぐに大腸切除というのが安全な決断である．手術しなければ死亡するリスクのほうがとても高いからである．

患者を診察する際，重要な手がかりはどんなことであろう．第1に，患者はとてもシックに見えるか否か？　汗をかいたり，顔面蒼白だったりするか？　腹部をどのくらい痛がっているか？　診察時にどのくらい腹部に抵抗があったか？　腸音はありやなしや？　ステロイド治療は腹部診察の所見をマスクしてしまう可能性があるから，その点も留意しなくてはならない．慢性飢餓の徴候はあるか？　その場合は，長期にわたり消耗させるような疾患があったのだろう．この患者の性格はどうだろう．大腸全摘術という提案にどう反応するだろうか？　これまでに行った検査で，期待しないような異常値がみつからない場合は，現段階では，外科医の推奨である緊急大腸全摘術に反論することはできないだろう．潰瘍性大腸炎に合併する中毒性巨大結腸は外科的疾患だと認識すべきで，内科的治療で48時間以内に改善がなければ，手術が必要なのである．

入院時の *C. difficile* 検査は陽性とわかった．経口バンコマイシン（500 mg 1日4回）にて治療され，注意深くフォローされた．2日後，腹痛は軽減し，患者は無熱のままだった．白血球の左方移動も減少した．1週間後，下痢は減少し，腹部単純写真も正常化を示す所見となった．便潜血も陰性に転じた．患者は3週間の入院の後，退院した．

本症例は重要な臨床的ポイントを示している．第1に，潰瘍性大腸炎と診断されている患者での極端な大腸拡張がある場合，可逆性の疾患を常に探さねばならないということである．*C. difficile* 腸炎については既に言及したが，この診断が正しいことが後でわかった．実際，最初からこの疾患の可能性を十分に考えておけば，バンコマイシンによる治療ももっと早く始められていたことだろう．第2に，この症例でわかったのは，中毒性巨大結腸の患者はしばしば外科手術ぎりぎりの瀬戸際にあり，ある「ソフトな」所見，たとえば，患者の見た目とか腹部所

見の有無が，大腸切除の選択を決めるということである。大腸全摘術は患者の問題を取り除くが，手術のリスクや術後の合併症の可能性はある。できれば，これらは避けたいところなのだ。

第3に，注意深い人なら，中毒性巨大結腸の患者では，C.difficile 検査が陽性であってもそこで止まってはならない。穿孔のリスクはあり，緊急手術を要することがあるからだ。

分析

本症例では，我々は仮説生成を観察できる。特に，最初に正しい診断を考慮したときの医師の反応に注目したい。実際，彼は C. difficile 腸炎を最初から鑑別の可能性として挙げていた。どのように仮説生成が行われたのか，我々にはわからない。しかし，そのプロセスを察することはできる。

まず，この診断は血性下痢の一般的な鑑別診断として普通に出てきた，という可能性である。第2に，もっと魅力的な考えであるが，診断は手がかりのパターンによってトリガーされたというものである。たとえば，抗菌薬治療歴のある患者の下痢は，C. difficle 腸炎を想起させる。このパターンは，病態生理学的な結びつき（抗菌薬が正常細菌叢を抑制し，腸にいつもいる C. difficile が増殖し，下痢を起こさせる）に一時は基づいていたが，経験ある医師であればもはや，そのような「第1原則」にまで戻る必要はない。彼は生理学を内面化してしまっているのである。

別の可能性。トリガーのプロセスが単純な臨床ヒューリスティックに基づいている（つまりはルール），というものだ。もし，患者が下痢をしており，抗菌薬で治療されていれば，C. difficile 腸炎の可能性が湧き上がる（もし，これがコンピューター・プログラムにおける言及に似ていると感じるならば，それは偶然ではない。コンピューター・プログラムのなかには，医学診断を行うようデザインされたものもある。そのときの言及はこれとよく似ている）。仮説生成の背後にある行動の別の説明もありうるだろうが，この重要なプロセスの研究はあまり進んでいない。

この診断・患者マネジメントの問題解決演習での第2の興味深い特徴は，患者の状態を全部説明してしまうような言及である。つまり，中毒性巨大結腸だ。データが提供されるずっと前に，この可能性は提示されていた。そして，それを診断とマネジメントの見積もりに用いていたのである。中毒性巨大結腸は単一の組織病理学的な概念ではなく，むしろ臨床的概念である。中毒性巨大結腸がメインな問題であると考える。医師はその疾患と患者の所見が合致するかどうか吟味する。治療のオプションを見積もる。「中毒性巨大結腸」は，この問題を考えるうえでのコンテクストとなるのだ。

最後に，診断プロセスの面白い特徴が，ここで容易にみつけられる。1つは，治療が診断のための検査として用いられる例がここで明示されている。輸液，抗菌薬，ステロイドで48時間治療し，その間，患者の容態がどう変化するか医師は見守った。患者が良くなれば手術は延長もしくは中止，そうでなければ，即座に大腸切除術が行われる。この検査は，他のすべての検査同様，間違うこともある。患者は最初良くなるものの，のちに再発し，手術が必要になることもある（偽陽性），あるいは，患者は最初よくならず，開腹されるのだが，実は手術は必

要なかったという場合である（偽陰性）。まぁしかし，往々にして，治療に対する反応というのは良い検査であることが多い。

中毒性巨大結腸患者の臨床アセスメントは，このコメントの最後のトピックだ。医師は，患者の見た目がアセスメントに重要であると主張する。多くの臨床的判断は，「全体的なインプレッション」とか，ある種ミステリアスで理解不能な「直感」に基づくという概念と同様にみえる。しかし，医師の説明は，それとは異なるものを示している。短い言葉で，（すべてではないにしても）多くの議論を展開するが，医師はこのアセスメントの要素を明確に説明する。身体診察とか心理学的な要素も説明される。このような経験から，少なくとも教育的な目的のためには，どのように臨床決断を行うのかについて，できるだけはっきりと説明されるべきだ，と我々は考えるのである。

ケース 5　遅れても，ないよりまし

43歳の女性。長期にわたる間欠的な呼吸苦，頭がぼんやりした感覚，体中に感じるちくちく感を訴えている。またもや意識消失のエピソードがあり，フォローアップのため神経内科外来を受診した。

長期の突発性の呼吸苦で思いつくのは，慢性の不安障害や不整脈だ。頭がぼんやりした感覚やちくちく感ではてんかんを考えるが，不整脈や不安（これはおそらく過換気に関連していると思われるが）の可能性もある。

意識消失は，この病歴に異なる側面を与えている。どんな意識消失だったのだろう。突然発症だったのか？　他の症状を伴っていたのか？　意識消失時に外傷は伴ったのか？　このような情報が有用だと私は考える。心臓性失神発作では，防御反射がない。したがって，鼻に皮下出血があったり，すり傷がある場合，その失神は心原性である疑いが増す。迷走神経反射による失神では，しばしばゆっくり地面に倒れ込む。意識消失に姿勢が関連していないかも知りたい。

患者は同じような症状で何度も受診している。最初の出産で生んだ娘は，生後7か月のとき，幼児期運動神経疾患（Werdnig–Hoffmann syndrome）で亡くなった。そのすぐ後に，症状がみられるようになった。16年前のことである。初診時，患者は自分がナーバスになっていると自覚していた。その後，「気が遠くなる」と称される発作は繰り返し起こり，それは過換気症候群によるものと説明された。ある神経内科医は症状を再現しようとし，自主的に過換気を行ってもらったが，症状を再現することはできなかった。

少なくとも1人の神経内科医が自主的な過換気で症状を再現できなかったというのは気になる。すべての症状を不安に帰するのは簡単である。しかし，実際に意識消失があり，それが新規発症であるのなら，器質的疾患を見逃しているのではないか，確認が必要になる。

問題は，私だったらそのときどうしたか，である。私なら，もう少し心疾患の精査をしたかもしれない。身体所見を知りたい。たとえば，心雑音があるか，とか。弁膜疾患とか肥大型心筋症はないだろうか？　左房粘液腫がないかどうかも確認したい。そのイベントがモニターできたらと思う。律動障害がないかどうか

を確認するためである。頻脈や徐脈。このような若い女性で何か不整脈を1つ挙げろと言われれば，それは徐脈であろう。基礎心疾患のない上室性頻脈は通常，若い患者で意識消失を起こしたりはしないからだ。姿勢反射をみて，自律神経失調と起立性低血圧がないかも確認したい。

9年前，最初に彼女が意識消失を起こした後，脳波にて両側の非同期性スパイク巣を認めた。家族歴では，いとこにてんかんがあることがわかった。注意深い神経学的精査を行ったが，どこにも異常はなかった。MRIは正常であった。側頭葉のけいれんと診断が変えられ，フェニトインが開始された。すぐにフェノバルビタールとプリミドンが追加された。発作の回数も重症度も軽減しなかったからである。

    側頭葉けいれんでは，脳波でかなりはっきりした特異的所見がある。私の記憶が確かならば，この患者の所見はクラシックなものではない。病歴上最も重要なのは，彼女がいろいろな抗けいれん薬で治療されているのによくならなかったことである。治療薬に反応しないということは，側頭葉てんかんの可能性を減じる。彼女は単なる不安な患者なのか。いずれにしても投薬継続は正当化されまい。

いつもの発作（呼吸苦，頭がぼんやりした感覚，体中のちくちく感）は9年前に再発し，月1回はそういう発作が起こった。そのままの症状が3年前まで継続した。その間，3回の脳波が行われ，それらは非特異的な所見しか示さなかった。3年前に行った脳波は正常であった。その時点で抗けいれん薬は中止された。そのとき意識消失はみられなくなっていたし，新たに彼女を診察した神経内科医は，てんかんの診断に疑いを抱いたからである。彼女の症状を説明するような代替の診断名は与えられなかった。

    特に追加すべきアイディアはないが，てんかんという診断名が除外されたことは良いことだ。これらの薬が中止された後，症状がどうなったか知りたい。発症頻度に変化は生じたのか，それともやはり月1回の発作が起こったのか？

さて，現在である。抗けいれん薬が中止されてから3年が経過している。彼女は神経内科医の外来を再び訪れる。意識を失って倒れたのだ。頭部に外傷も起こしている。この6か月というもの，呼吸苦や頭がぼんやりする感覚，ちくちく感はその頻度を増している。診察所見やルーチンの検査は正常。脳波，心電図も正常。ホルター（Holter）心電図を24時間つけ（その間，彼女は症状を示さなかったが），異常は認められなかった。それ以上の精査は行われていない。

    診察と検査所見は特にぱっとしない。行った検査はいずれも感度が低く，あまり当てにならない。間欠的なエピソードの場合，ルーチンの心電図はそれほどのことを教えてくれない。心電図は所詮，患者のリズムを15秒だけ示したサンプルにすぎないのだ。1回きりの24時間ホルター心電図は，心原性の可能性をほんの少ししか減らしてくれない。しかも，その間，患者には症状がなかった。これはサンプリングの問題なのである。ホルターでのモニターを何度か行う必要があるだろう。また，別のイベントが観察されるかもしれない。繰り返しモニターをして彼女が症状を起こしたとき，トレースに異常を見いだすことができるかもし

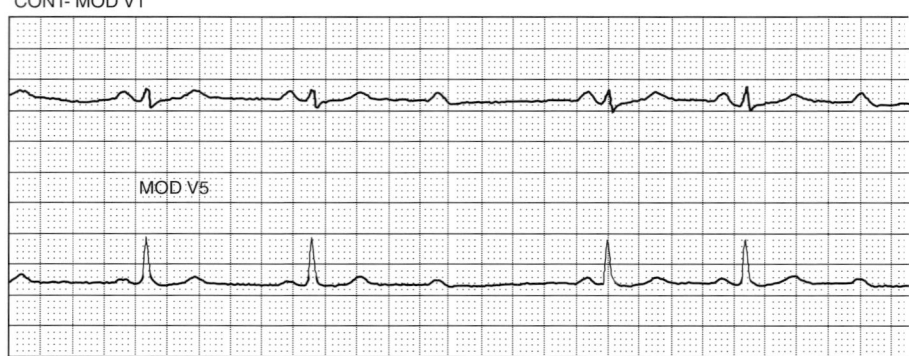

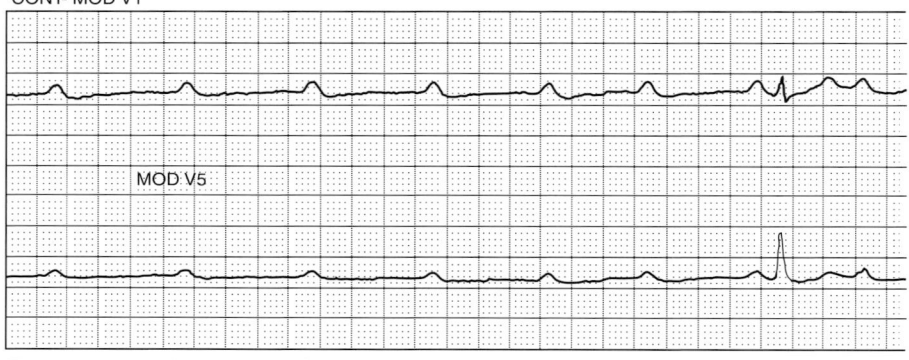

図13.2 ● ホルター心電図モニター（ケース 5）

れない。

2週間後，毎日1〜2回のいつもの発作が起こるようになるが，意識消失はない。患者は神経内科外来に戻ってくる。神経内科医はもう一度ホルターをオーダーする。その間，何度か典型的な症状が起こったが，意識消失はない。図13.2に検査の一部を示す。

> 症状が増えたのは患者にとっては不快なことであろうが，我々にとっては診断的見地から素晴らしい前進である。症状の頻度が高ければ，イベント中に心電図や脳波をとりやすくなるからだ。このトレースがちょうどその好例だ。基本となるのは正常な洞調律であるが，1列目も2列目でも，QRSを伴わないP波がすぐにみられるようになっている。その前でのP–R間隔に変わりはない。これは，おそらくモビッツ（Mobitz）のⅡ型房室ブロックであろう。P波は適切な時間に起こっており，QRSへの伝導が全くみられない。このトレースの10〜15秒の部分の房室ブロック中，心室エスケープが全く起こっていない。患者には間欠的な完全房室ブロックがあるのだ。これが症状の原因であろう。

患者は入院し，DDDペースメーカーが埋め込まれた。間欠的な症状は消失した。意識消

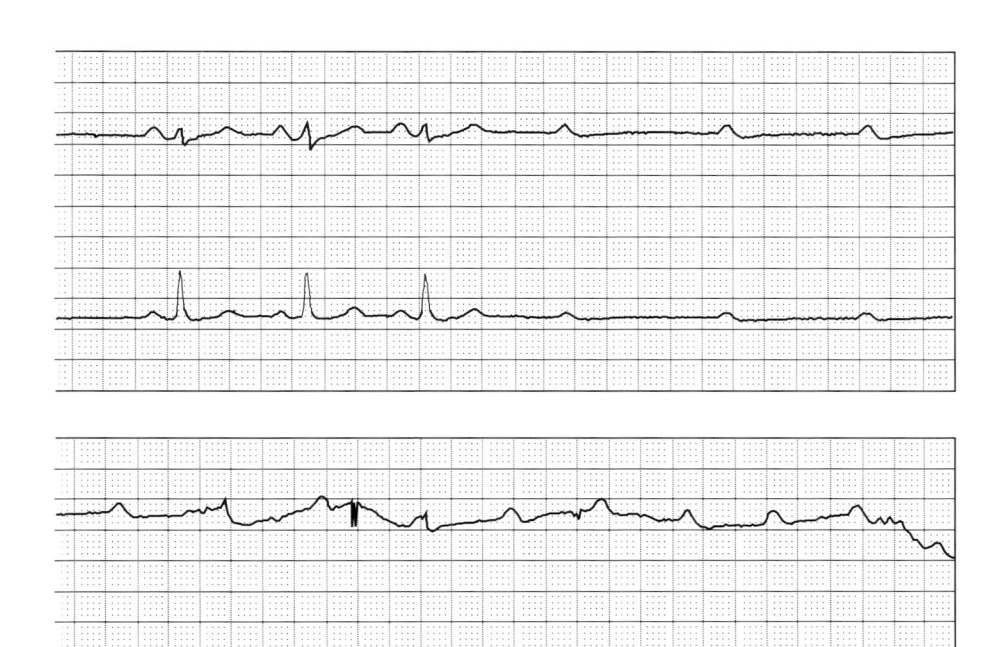

失も起こらなくなった。モニターしている間，何度か心ブロックは再発したが，ペースメーカーがそれを代償し，症状の再発は認められなかった。

　　彼女の年齢を考えると，DDD の使用は正当化されるだろう。患者は若く，アクティブであり，DDD ペースメーカーによる追加の心房の「キック」が利益をもたらすと主治医は考えたのであろう。挑発的なコメントをここでしてみよう。リズムの乱れがあると証明される前に，この患者にペースメーカーをエンピリックに埋め込むという考えは論外だろうか？　一見すると，このような考えは馬鹿げているだろうが，私の見解ではそんなに論外というほどでもない。患者に永久ペースメーカーを推奨するとき，患者に不整脈があることに我々はどこまで確信をもっていればよいのだろう，というもっと重要な命題がここに立ち現れるのである。常識的には，我々は埋め込み前に，ペースメーカーによって治療できるリズムの異常を完璧にみつけなければいけない。しかし，意思決定分析の研究によると，そのような適応はそこまで厳密である必要はない。ペースメーカーによる治療がとても安全だからである [142]。実際，ペースメーカーに反応する異常の中等度の疑いがあれば，それで十分な適応になると研究は示しているのである。本症例では，不整脈の疑いはとても低く，患者は 15 年間，そのような疾患を想定

されていなかった．正しい診断に到達するまでに，死んだりしなかったのはラッキーだった．

分析

後から考えてみると，多くの優れた医師がこの患者を診たにもかかわらず，16年も診断を見逃し続けたというのは彼らの落ち度である．対照的に，論者は心原性の疾患の可能性を，いくつかのデータだけで挙げてみせた．この差は，ケース・プレゼンにおける後ろ向きアプローチということですぐに説明できる．本症例のように，しばしば患者の疾患の新しい症状は主訴として描写される．それが注目の対象となり（そうあるべきである），さらに質問が行われる．論者は，患者が意識消失のために来院したことを知っている．何年もこの患者を診ていた医師たちは，彼女のあいまいな，間欠的な訴え（呼吸苦，頭がぼんやりした感覚，体中のちくちく感）を相手にしている．後からみれば，正しい答えは簡単に思える．前向きには，そうではないのだ[143-145]．

　実際，本症例におけるいちばんの難しさは，正しい診断を疑うところにある．症状は心ブロックを想起させるようなものではなく，むしろあいまいであった．不安とかけいれんに，この症状の原因を帰してしまったのである．この失敗，何年も正しい診断が「トリガーされなかった」ことはおそらく，主治医の落ち度とは呼びにくいだろう．診断の可能性を想起し損なうことは，次の質問や検査をし損なうことにつながる．診断仮説を思いつかなければ，検査はできない．アルバート・アインシュタイン（Albert Einstein）は，このことをうまく表現している．**「我々が何を観察できるのかは，理論が決定する」**．

　本演習では，論者の推論プロセスを追いかけるのが特に面白かった．彼は熟練した意思決定分析者であり，この領域に専門的知見があるのはそのコメントから明らかである．問題を解決するのに数字はほとんど用いていないが，彼がどのようにいろいろな診断について考えているのかは，この領域になじみのない医師にもわかるように説明されている．あちこちで，確率論的なコメントを用いている（「心原性である疑いは増す」，「治療薬に反応しないということは，側頭葉てんかんの可能性を減じる」，「行った検査はいずれも感度が低く」，「患者に不整脈があることに我々はどこまで確信をもっていればよいのだろう」）．ある問題をみるときの決まったやり方ももっている．決断分析データに基づいて，彼はペースメーカーが過小に用いられている可能性を指摘する[142]．その際に，彼は診断の不確かさ（ペースメーカーに反応する疾患を患者がもつ可能性はどのくらいか）と可能性のある利益（発作の消失），可能性のあるコスト（金銭的コストとリスク）を統合する．このような臨床的考察において，伝統的な暗黙的アプローチにより考察された場合をある極端とし，正式な定量的意思決定分析を逆の極端とした場合，論者のアプローチはこの両極端の中間，どちらかというと定量的なアプローチに傾いているやり方である．多くの人にとっては，伝統的暗黙的なアプローチに比べ，リアルな進歩を感じさせるやり方である．

　本症例を用意したのは，診断とマネジメントの多くの失敗から始まった例を描写し，「診断仮説をトリガーする」ことについて語り，定量的な考察者の行いを観察したかったからだけではない．患者の経過にも驚いたからである．彼女の問題が不安や過換気，てんかんであり，心疾患が全然考慮されず，精査されなかっ

た。これは楽観にすぎる。最終的には，新たな神経内科医が初期の診断に満足できず，心疾患を疑い，2つの偽陰性（心電図と第1のホルター）にもかかわらず，この診断にこだわり続けた。幸いにも，そのために不整脈の診断がついたのである。

ケース6　ミスした後で，ヒット

38歳ベトナム人のパン屋。倦怠感があり，腕や脚が硬くなり，頭がぼんやりするというので来院した。この1年間，症状が悪くなってきている。

> 患者はベトナム人であり，アメリカに何年住んでいるのかが問題となる。このバックグラウンドを，少なくとも疫学的観点から考慮すべきか？　第2に，これは慢性の症状で，プレゼンテーションには特に特徴がない。倦怠感，硬直のような症状，これはうまく説明されていない……そして頭がぼんやりする感じ，まぁ，これが何を意味していようが。とにかく，それが1年にわたり進行している。

診察時の所見は異常なし。何度か血液検査を行っている。ヘマトクリット33％，平均赤血球容積（MCV）89，白血球4,600，分画は正常。ビリルビンは0.2 mg/dL，ALP 33 IU/L，AST 108 IU/L，ALT 53 IU/L，LDH 245 IU/L。クレアチニンは2.2 mg/dLで，コレステロールが332 mg/dL。A型肝炎IgGは陽性，IgMは陰性。B型肝炎表面抗原および抗体は陰性。鉄剤を処方され，内科クリニックに紹介となった。

> ヘマトクリット33％は低い。MCV 89は正常範囲内だ。ASTとALTは軽度上昇している。クレアチニンは2.2と上昇しており，コレステロールは332とこれも高い。A型肝炎に曝露した既往があり，IgGが陽性，IgMが陰性である。過去に曝露したのだろう。B型肝炎表面抗原と抗体は両方陰性で，過去にB型肝炎ウイルスに曝露されていないことを示唆している。薬草を摂取していないかどうかが気になる。さらに病歴を得て，慢性の疲労感，筋肉の硬直，軽度貧血を説明できるようにしたい。どれもこれといって特徴がない。腎不全があり，これは貧血に合致する。つまり，腎不全が軽度の貧血の原因かもしれないということだ。肝臓には，アクティブなおそらくは炎症があり，トランスアミラーゼのみが上昇している。A型肝炎もB型肝炎もおそらくは除外してよいだろう。さて，パン屋でパンを焼く以外，この男性は何をしているのだろう。毒になりうる何かを飲んでいないか，アルコールの摂取はどうか，腎不全を起こすような物質はどうか，知りたい。

通訳を介して，患者が階段を3段上るだけで呼吸苦が起こり，長期の便秘があり，時に腰痛があることを知る。ベトナムからアメリカに10年前にやってきたとき，ツ反（ツベルクリン反応）は陽性だった。ある1種類の薬剤で治療を受けたようだが，どのくらい飲んだかは覚えていない。フォローアップの胸部レントゲン写真は正常だったそうだ。酒は飲まず，タバコも吸わない。

職業のバックグラウンドが得られ，少なくとも毒性物質1つ，つまりエタノールは，肝障害の原因としては除外された。結核流行地からやってきたという点は重要だ。ツ反陽性についてどうも治療は受けているようである。この場合，結核の再活性は疑わねばならない。それならば，肝障害について，あるいは慢性の症状や軽度貧血についてすら，説明はできると思う。しかし，今まで得た情報からは，クレアチニン上昇を結核に帰することは（腎結核でもなければ）難しく，よくわからない。

診察時，血圧は110/70 mmHgで姿勢による変化はない。脈拍数は臥位で60/分，座位で72/分である。甲状腺腫大はない。心尖部に1/6の収縮期駆出雑音がある。腹部所見は特になし。神経学的診察も正常で，筋力も問題ない。直腸診では黒色便があり，潜血も陽性（1+）。

便潜血検査はわずかに陽性なのに黒色便というのはおかしい。いずれにしても，これが原因で貧血の可能性がある。

追加検査：ヘモグロビン12.7 g/dL，ヘマトクリット38％，MCV 98。直接クームス（Coombs）は陰性。ハプトグロブリンは39 mg/dL，血清鉄は56 μg/dL，トランスフェリンは313 mg/dL，白血球は4,700，血小板は172,000。赤沈は14 mm/時間，クレアチニンは1.4 mg/dL。尿検査は正常。ビリルビンは0.9 mg/dL，ALP 43 IU/L，AST 71 IU/L，ALT 94 IU/L，LDH 263 IU/L，コレステロール371 mg/dL，中性脂肪90 mg/dL。電解質，カルシウム，リン，アルブミン，尿酸はすべて正常。胸部レントゲン写真では，右肋骨横隔膜角がやや鈍になっている。便潜血をリピートしたが，陰性だった。

所見は軽度貧血を裏打ちするものだ。肝機能も再び軽度肝細胞炎症を示唆しているが，たいした値ではない。フォローアップの便検査では潜血は陰性だった。貧血を説明するような消化管出血は間欠的なものなのかもしれない。コレステロール上昇について少し考えてみたい。これは原発的なものかもしれないし，倦怠感，活動性の減少，エネルギーの減少を説明するものによる二次性のものかもしれない。甲状腺機能に興味がある。

高コレステロール血症のために，甲状腺機能低下症が疑われた。追加の検査結果：フリー・サイロキシン・インデックスは1.4，TSHは238.3 μU/mL，抗甲状腺抗体は1：100，抗ミクロゾーム抗体は1：25,600。甲状腺補充療法が始まった。

これで，慢性倦怠感，硬直という患者の症状は，ある程度説明できただろう。患者には甲状腺機能低下症があり，抗甲状腺抗体や抗ミクロゾーム抗体が上昇している。問題は，これが孤発の甲状腺炎なのか，もっといろいろな自己免疫疾患があるのか，あるいは血管炎があるのか？，である。

2か月後，倦怠感以外の患者の症状は消失した。フォローアップの検査では，フリー・サイロキシン・インデックスは9.6となり，TSHは1.1 μU/mLであった。クレアチニンも

0.9 mg/dL まで下がり，AST，ALT，LDH も正常化した。コレステロールは 132 mg/dL であった。

　　甲状腺補充療法は効いているようだ。倦怠感は持続しているが，これはあいまいな症状でうまく説明しにくい。患者には，甲状腺機能低下症のわずかな症状があったのだろう。それはたぶん，炎症性甲状腺炎だったのだろう。

分析

　　医師の議論のなかで，たった 2 つの点に注目したい。すなわち，最初の血清コレステロール（332 mg/dL）が明らかになったときと，2 回目がわかったとき（371 mg/dL）である。最初の検査異常は，主治医がスクリーニング目的で行った検査の一部として現れた。論者はコレステロールが高いと指摘したが，もし，彼のコメントが彼の思考プロセスをそのまま声にしたものであるのなら，彼はこのとき，コレステロール高値についてさしたる（もしあれば，の話だが）注意を払わなかった。むしろ，肝機能に注目したのである。

　　どうして，彼はコレステロールを無視したのだろう。可能性の 1 つは，作業記憶の限界である。彼は新しい情報をたくさん仕入れており，短期記憶の容量の限界のために，これを全部記憶にとどめられなかったのかもしれない（ケース 63 参照）。第 2 の可能性としては，情報をどのように貯蔵しておくかによる。認知科学者と人工知能コンピューター専門家のなかには，我々は集められた情報を「条件と行動のペア」とか「手順のルール」として貯蔵しているのではないか，と提唱している者もいる[21,107]。

　　このルールは，if（ある観察がなされた）と then（あるアクションが続く）の形式をとる。実際，毎日の臨床推論の多くは，このような既に束ねられた「**ルールに基づく〔決定された（決定論的），あるいはカテゴリーの〕推論〔rule-based (deterministic or categorical) reasoning〕**」である[103]。このような仮定に基づけば，論者は以下のようなルール（あるいはそれに似た何か）を記憶にとどめていたわけではない，と推測できる。(1) **もし（if）**，ある成人の血清コレステロール値が高ければ，**そのときは（then）**，甲状腺機能低下症を考える，(2) **もし（if）**，ある患者が最近東アジアから来た移民で，かつ血清コレステロール値が低くない場合，**そのときは（then）**，その矛盾を説明できるような疾患を模索する，(3) **もし（if）**，ある患者に全身倦怠感と血清コレステロール値の上昇があれば，**そのときは（then）**，甲状腺機能低下症の可能性を検討する。

　　もちろん，最初にコレステロール高値が観察されたとき，甲状腺機能低下症という診断を検討し損ねた説明はほかにもある。医師はルールを記憶にとどめていたかもしれないが，通常ならトリガーするような情報がなかった，というものである。

　　最初の血清コレステロール値をみて，甲状腺機能低下症の可能性を認識できなかった原因が何であれ，論者は 2 回目にはその組み合わせに気がついた。しかも，そのときには興味深いやり方で気がついた。一貫し，適切かつ経済的な診断（**6 章参照**）にたどり着くことに失敗した後，彼は検査を再吟味したのである。彼は貧血に言及し，間欠的な出血をその原因として可能性を挙げる。その後，肝機能異常についてコメントする。次に，コレステロール値が高いことを確かめ，そ

のときはそれについての説明はない。さらに，血清コレステロール高値と患者の主訴 —— 全身倦怠感とを結びつける。甲状腺疾患の診断がトリガーされる。論者は甲状腺機能検査を要求する。

　最初に当て損なった論者が，2度目にうまくいったのはなぜか？　我々にできるのは推測しかない。たぶん，彼は診断仮説である甲状腺機能低下症を長期記憶から取り出し，その仮説を手元のデータと引き合わせ，そこに矛盾がないことに気がついたのだろう（ケース1参照）。なぜそうなったか？　2度目の血清コレステロール値が明らかになったときには，論者は既に多くの診断仮説を立てていた。どれもしっくりこなかった。ぴったりした診断仮説を立てられなかったので，論者は1つひとつの検査をもう一度注意深くみつめ直したのだ。遂に，論者は降参する直前になって，所見に対してより分析的になった。その注意深い分析的アプローチが功を奏したのだ。このような説明は理屈に合っているが，ほかの説明が成り立たないわけでもない。

　優れた医師のなかには，次のように考える者もいる。診断が非常に難しいとき，「最初からやり直す」とうまくいくことがある，と。カルテを全部読み直し，病歴をとり直し，いくつかの（時にはすべての）検査をやり直す。本症例では，2度目のトライは，2度目の，さらに高くなった血清コレステロール値によって報われたのである。

ケース7　診断プロセスにおけるコンテクストの重要性

72歳の女性が腹痛，嘔吐，吐血にて入院した。

これは高齢者の急性疾患である。最初に2つの点に注目したい。まず，失血の度合いをすぐにチェックしたい。必要なら，患者を安定させねばならないという懸念があるからだ。次に，患者が受診したときのシチュエーションをもっと知りたい。腹痛，嘔吐，吐血と聞いて，多くのことが頭に浮かぶ。血液の性状や既往歴を知れば，出血源に関する手がかりも得られよう。

入院1週間前から，悪心と嘔吐があった。入院3日前，中腹部から下腹部にかけての腹痛が出現した。そして，入院直前になって血を吐いたのである。痛みを和らげるための制酸薬は服用していない。入院3日前から排便はない。

まだ患者の既往歴を聞かされていないが，現病歴についての時間的経緯はだいたいつかめた。有用な情報だが十分とは言えない。説明がまだ特異的ではないのだ。もし，私が患者を診察していたのなら，患者に痛みの部位をもう少し詳しく言うよう伝えるだろう。「下腹部痛とはどこのことですか？　中腹部とはどの辺のことですか？」。私にわかっているのは，これが上腹部痛，心窩部痛ではなさそうだということだ。我々は増悪・寛解因子についてまだ知らされていない。患者は痛みを有しており，それは十二指腸より遠位部の問題なのかもしれない。患者が入院したのは，（1週間経過してはいるが）急性の吐血という問題である。便秘があるが，この情報はあまり有用ではない。というわけで，私の懸念は最初に戻る。血液の性状，特徴，量はいかようか？　消化管における出血源を特定しな

ければならない。
　　　そうすれば，診断の形をつくる(frame the diagnosis)のにとても役に立つ。72歳で下腹部痛があれば，たとえそれが吐血を伴うにせよ，血管の問題も考慮したい。動脈腸管瘻孔や腸管の虚血性疾患である。28歳の患者が似たような症状であっても，そういった疾患は考慮しない。もっと病歴が必要だ。

椎体圧迫骨折のため，アスピリンを飲んでいた。患者は3年前にも上部消化管出血のために入院している。アスピリンが原因と考えられた。過去数週間，腰痛がひどくなってきたため，イブプロフェンをいつも以上に飲むようになった。ビールも1日4本飲んでいた。骨粗しょう症のためにカルシウムも服用している(1日1,500 mg)。

　　さて，やっと私は過去に似たようなエピソードがあったことを知った。それは上部消化管出血だった。吐血は，出血源が消化管の上のほうであることを示唆している。最初のエピソードはアスピリンのせいと考えられた。「考えられた」という単語は気にかかる。どのくらい診断に確信があったのだろうか。内視鏡で胃炎が認められたのだろうか？　ほかに出血源がみつからなかったのだろうか？　今の段階では，これがアスピリンによる胃炎だったと仮定しておこう。
　　胃腸管粘膜に毒性のある3つの物質を患者は飲んでいた。非ステロイド系抗炎症薬は，胃腸管粘膜バリアーを侵し，出血を促す。たくさんのアルコールも飲んでおり，胃炎を助長しうる。最後に，患者はカルシウム・サプリメントを飲んでいる。外因性カルシウムが胃酸分泌を助長するという明快なエビデンスがある。このようなコンビネーションが胃を刺激しているかもしれない。
　　上部消化管出血があるので，アルコールや薬物が原因ではないかと思っていたら実は違っていた，なんていう経験をたいがいの医師はもっているだろう。胃炎という診断には満足できないし，きちんと出血源を確認したい。

入院当日，患者は側臥位になって寝ていた。中等度の腹痛に苦しんでいた。血圧と脈拍数は臥位で130/70 mmHg，116/分で，立位では110/60 mmHgと132/分であった。呼吸数は30/分だった。体温は37℃。腹部診察では，中等度の膨満，腸音の消失，広範な圧痛が認められた。腹部は軟で，筋性防御も反跳痛もなかった。直腸診では圧痛を認めなかった。直腸に便はなかった。

　　患者は明らかにシックである。起立性低血圧があり，立位で頻脈は増悪している。腹部は膨満しており，腸音は消失し，広範な圧痛がある。しかし，その他の急性腹膜炎の所見はみられない。
　　いやらしい所見だ。かなりの出血があり，腹部の症状に伴い，かなりの脱水がある。それはそれとして，その原因はじっくり考える必要もある。この時点では，少なくとも，内臓破裂や腹膜炎を示唆する所見はない。だから，このまま出血の原因を精査すべきだろう。腹膜にフリー・エアーがあるとかいう，緊急で何かをしなければならない，という状態ではない。

初診時検査結果：ヘモグロビンは13 g/dL，ヘマトクリットは44％，白血球は9,700で多核球が31％，杆状球が56％，リンパ球が7％，単球が4％，後骨髄球が2％であ

る。赤沈は 20 mm/時間である。アミラーゼは 33 U/L，カルシウムは 11.1 mg/dL，クレアチニンは 1.9 mg/dL，BUN 35 mg/dL である。血清電解質（mEq/L）：ナトリウムが 131，カリウム 4.0，クロライド 82，HCO_3^- 28。腹部単純写真では，非特異的なガスのパターンで，腸管拡張はない。フリー・エアーもない。経鼻チューブから 200 mL の空気を注入した後，左側臥位にて撮影した単純写真では，やはりフリー・エアーは認められない。経鼻チューブから，コーヒー残渣様物質が引けた。それはグアヤック試験陽性であった。

> 出血はあるが貧血はない。ヘモコンセントレーション（血液濃縮）があるのかもしれない。外液を補充したら，貧血が確認されるだろう。白血球はそんなに高くないが，左方移動は著しい。杆状球が 56％もある。急性のストレスにより，白血球が血管周辺から移動したせいかもしれない。この所見をとやかく言うつもりはない。腹痛と出血があるにもかかわらず，血清アミラーゼ値は正常だった。アミラーゼ正常というのは，膵炎を除外するのには，ある程度信頼できる。血清アミラーゼが膵臓の状態と呼応しない場合も時にはあるが，このくらい腎機能が悪ければ，患者のアミラーゼはずっと高いはずだ。血清カルシウムはわずかに上昇している。カルシウム・サプリメントも服用しており，既に述べたとおり，胃酸分泌は亢進されているかもしれない。加えて，副甲状腺機能亢進症があって血清カルシウムが高値になるとき，胃潰瘍が起こったり，場合によっては胃炎になることもある。血清カルシウムが原因を示唆しているのかもしれない。
> 　出血源についても，わずかながら情報が得られた。コーヒー残渣は，酸と血液が混じったものだと我々は考える。腸管穿孔がないか精査したことも伝えられているが，エアー注入が役に立つとは私には思えない。私はまだ上部消化管に着目している。高カルシウムと消化管疾患の関連を考えている。患者が胃に障害を起こすものをいくつか飲んでいたとしても，だ。

病歴と所見は非ステロイド性抗炎症薬による胃炎に合致すると考えられた。点滴で輸液が開始された。入院 2 日目，経鼻チューブからは大量のグアヤック試験陽性の物質が引ける。発熱はない。腹部診察所見に変化はない。腸音はいまだ聞かれず，排便もない。腹部単純写真も変化がない。再検された血液検査では，ヘモグロビンは 9.8 g/dL，ヘマトクリットは 38％，白血球は 9,800 で多核球は 10％，杆状球は 83％，リンパ球は 7％である。AST が 116 IU/L である以外，肝機能は正常。血清アミラーゼも再検されたが，35 IU/L であった。カルシウムは 9.6 mg/dL であった。HIDA スキャンは正常であった。クリンダマイシンとゲンタマイシンによる治療が開始された。

> 先に述べたとおり，他の疾患をしっかり除外しない限り，何かを摂取したから上部消化管出血が起こったという話に私は不満である。主治医も同様の懸念を抱いたのだろう。出血は続き，発熱はない。腹部所見にも変化はない。腹膜刺激所見はなく，腹部単純写真でも，フリー・エアーは認められない。しかし，非常に「静かな」腹部である。白血球はそんなに増えていないが，恐ろしく左方移動が進んでいる。入院 2 日目で杆状球が 83％というのは，出血によるストレスだろうと流してしまうには多すぎる。
> 　主治医も明らかに，患者が腹部に何かをもっているに違いないと懸念している

のだろう。汚染された腹膜を懸念して抗菌薬を開始している。私の意見では，この抗菌薬の組み合わせ，特にゲンタマイシンは妥当とは言えない。クレアチニンが上昇しているからだ。腹腔汚染に対するエンピリックな抗菌薬はよく用いられるが，このような治療を開始する前に，私ならもっと情報を集めただろう。腸管穿孔による腹腔汚染があれば，もっと所見があるはずだ。腹膜刺激症状とか，フリー・エアーとか，局在化された圧痛などが。いずれもこの患者にはみられない。静かな腹部，無動性イレウス，局在化できない症状。すごい左方移動以外に，感染症を疑う所見はない。腹腔内感染があるという感じは全くない。

上部消化管内視鏡では，軽度の胃炎が認められた。大量の茶色の液体のため，うまく検査できなかった。十二指腸は見えなかった。

複数の物質などによる胃炎というのが，もともとの疑いだったが，内視鏡では胃壁の近位からの出血を認めなかった。出血は胃の遠位部からなのだろう。胃炎という診断は正しくないのだろう。出血源をもっと探さねばならない。腹膜刺激症状はないので，血管病変を考えたい。腸管と血管が交通している患者では，しょっちゅう，ものすごい出血があるものだ。時に，そのような患者で繰り返す小出血を瘻孔から起こすことがある。出血源を突き止めたい気持ちは高まる一方だ。

入院2日目，および3日目。患者に発熱はない。腹部の圧痛はずいぶんよくなった。3日目，腹部単純写真に変化はない。ヘモグロビンは10.2 g/dL，ヘマトクリットは29%，白血球は9,200で多核球が73%，杆状球が15%，リンパ球が9%，単球が3%であった。患者は改善しているが，腸音はいまだ聞こえず，ガスも排便もない。

症状も検査値も改善している。圧痛はよくなっており，白血球の左方移動も改善している（まだなくなってはいないが）。この時点で腹部感染症があるという証拠はない。まだ閉塞の症状はあり，腸音は聞かれず，イレウスがある。ガスは出ない。改善こそしているが，出血源がわかっていないので，懸念は今なお残る。発熱もないのに，抗菌薬が症状をよくしたという仮説には納得いかない。腹膜刺激症状はなく，腹腔汚染の証拠もない左方移動。何が患者の腹部に起こっているのだろう。いずれにしても，感染はないと思う。

入院4日目，上部内視鏡が再検された。所見は前と同じである。手技時に患者に誤嚥はなかったが，その晩，膿性喀痰を伴う咳嗽が出現した。

思うに，問題は今もって出血源である。内視鏡を繰り返すのは妥当であった。結果は前回の検査を確認するのみで，新しい知見は得られていない。誤嚥はなかったと伝えられるが，膿性喀痰と咳嗽が出現している。明らかな誤嚥がなかったとしても，喉頭蓋を伝わる管があれば，誰だって誤嚥する。このようなセッティングで咳嗽がみられれば，第1に誤嚥を，第2に腹腔と横隔膜上にある胸腔との交通を考える。この時点では，腹部と胸膜の交通を強く考えたいとは思わず，まずは誤嚥と考えたい。胸部レントゲン写真を撮りたい。

胸部レントゲン写真では，左横隔膜下にエアーを認めた。横隔膜下のガスは移動性だが，腸管内のものとは考えられなかった。CTが撮られ，この所見を確認した。

　　　　　ようやく腸管穿孔の証拠を得た。

その夜，患者に開腹手術が施された。前幽門管に3mmの潰瘍穿孔が認められた。腹腔内全体に膿性物質が認められた。大網縫着術が行われた。入院は長引いたが，患者は回復し，退院した。

　　　　　幽門部に潰瘍があり穿孔していた。内視鏡ではみつからなかったのだ。患者に発熱がなかったのは驚きだ。イレウスと杆状球のある左方移動だけが腹膜炎に合致する手がかりだったのだ。それ以外には，腸管穿孔に伴う二次性腹膜炎の重要な症状と所見，たとえば反跳痛はみられなかった。抗炎症薬を飲んでいたせいだろうか。この患者ではアグレッシブなエンピリック抗菌薬は有用だったかもしれないが，それが臨床像をマスクし，正しい診断の確定に遅れが生じたのかもしれない。

分析[*3]

　　　　　我々は意図的にこの症例を選択した。潰瘍の穿孔は何日も見逃され，それは関係

訳者コメント

*3――本書は翻訳本であり，原著者の見解に（注釈を超えて）訳者が口を挟むのは，本来適切ではない。が，そのルールを犯しても，ちょっとコメントしておきたい。ヒューリスティックやルールに例外があるように，翻訳にもたまにはちょっとした例外を設けても，そんなに罰は当たるまい。

この症例分析には，いくつもの奇異な点がある。まず，分析では，「後からみてみると，このイベントは明らかだったようにみえる。腹痛，持続するイレウス，分画における杆状球の多さすべてが，この解釈に合致している」と述べられるが，まさに「後づけの説明ではなかろうか。確かに，陽性所見は合致しているが，陰性所見が合致しない。この患者が「明らか」に穿孔していると，ベッドサイドで断言できる医師が何人いるだろう。また，「患者には腹痛があり，入院前3日間も排便がなかったため，そのような（診断と噛み合わない）情報が得られた瞬間，コンテクストは単なる上部消化管出血を離れるべきであった」とあるが，腹痛があって（非特異的な）排便がないという情報だけで，消化管出血は除外されるべきであろうか。それこそ，誤ったヒューリスティック，誤ったコンテクストの形成ではなかろうか。

実際，主治医は穿孔を疑い，腹部単純写真，側臥位の写真（エアーの注入までして！）も撮っている。それも，繰り返している。これは，主治医が単なる消化管出血に満足せず，精査を進めたゆえである。論者につ

いても同様だ。彼らは穿孔を断定できなかったが，断定できないときの臨床的知恵も備えていた。患者を絶食にし，注意深く経過観察したのである。確かに胸部レントゲン写真でフリー・エアーがみつかったのは「ラッキー」だったのだが。

さらに，日本の医師という立場で言うならば，ここまで話を引っ張っておいて，なんでCT撮らなかったの？，という単純な疑問も湧く。穿孔を疑って単純写真を撮っているのである。その感度が低いことはよく知られている。訳者も単純写真でみつからなかったわずかなフリー・エアーを，CTでみつけて安堵した（してぞっとした）経験がある。1枚の単純CTは侵襲性は低い（少なくとも，分析者が提唱する造影検査よりは低い）。確かに，アメリカでは日本よりCTの検査料は高額だが，それにしても，穿孔の合併症の治療にかかるコストを考えればたいしたものではない。主治医も論者も分析者も「さっさとCT撮ればよかったのに」と考えなかったのは，あまりにも机上の臨床推論戦略にこだわりすぎ（言い換えれば，臨床の経験則を無視しすぎ）なのではないだろうか。

開腹手術は侵襲性が高く，無熱で圧痛もない患者にいきなり行うのはためらわれよう。急性腹症（acute abdomen）は，ピンポイントで診断名を挙げる必要はない。急性腹症と認識できればよい（あとはやることが同じだから）というのも，偉大なる臨床的な箴言なのである。

ない理由で撮られた胸部レントゲン写真から偶然発見された。何がまずかったのだろうか？　少なくとも，後からみてみると，このイベントは明らかだったようにみえる。腹痛，持続するイレウス，分画における杆状球の多さすべてが，この解釈に合致している。にもかかわらず，主治医も論者も消化管出血に意識を固定してしまい，穿孔の可能性については無視するか過小評価してしまった。腹痛，イレウス，杆状球をどうして無視してしまったのだろう？　彼らはどうしてしつこく間違った小道を歩んだのだろう？　消化管内視鏡などしないで，造影検査をすればよかったのに。

　本分析では，ある特定のミスである，間違った問題のフレーム化（incorrect framing of the problem：別名「問題空間（problem space）」の間違った同定ともいうが）について語ろう。もう少し専門用語を避けるならば，我々はミスを「一歩目から間違えて，最後まで間違い続ける」という常識的なコンセプトで，表現してもよかろう。

　「問題のフレーム化（framing a problem）」とは何であろうか？　なぜそれが重要なのだろう？　問題のフレーム化では，問題が解決されるであろうコンテクストを選択する。ヒトが簡単な問題を解くことに関する研究では，このコンテクスト，つまり問題の認知的に表し示すことが，問題解決プロセスにおいてとても重要な要素なのである。この表し示したものを，「問題空間」と呼ぶのである[30,31,146]。「問題空間」をさしあたり，「主体が作業を行う環境を示したもの。その環境下で異なる問題や，その問題に使える行動の制限が考慮される」[30]と定義しておけば有用だろう。正しい問題空間をみつけることは，いつも明らかでシンプルというわけではない。しかし，これが重要なスタート地点なのである[75,124,147]。実際，ある研究では，問題空間の正しい同定こそが，被験者がのちに問題に正しく対応するための主要な要素であると示している[32]。

　医師の臨床問題解決に関する研究でも，問題空間，すなわちコンテクストは，ほんの2～3の手がかりから選択されるという[18,19]。疾患概念，症候群，一般的な診断カテゴリー（たとえば急性炎症性疾患）などから，それは成り立つ。コンテクストは，予見の基盤となる。その疾患があるとき，認められるべき所見，あってはならない所見の集まりを構成して，それを予期するのである。おそらく，コンテクストは，診断の確認および否定においても，それらの所見の重要性を重みづけする。このようなコンテクストの特徴を用いて，さらに追加する質問や検査が決定され，その疾患は確認されたり否定されたりする。本症例では，最初のコンテクストは上部消化管出血であった。急性出血があり，既往歴があることから，これは適切なものだった。患者には腹痛があり，入院前3日間も排便がなかったため，そのような（診断と噛み合わない）情報が得られた瞬間，コンテクストは単なる上部消化管出血を離れるべきであった。

　論者のロジックを追体験するのは興味深いことだ。彼は患者の所見を説明しようとする。何度か，彼は穿孔を懸念する。彼は「そうすれば，診断の形をつくる（frame the diagnosis）のにとても役に立つ」とすら言っていた。しかし，彼の穿孔への懸念は減じてしまう。83％もの杆状球があるが，腹部単純写真で何もわからなかったとき，彼は言う。「『静かな腹部』しか得られなかった」と。そして，「主治医も，明らかに，患者が腹部に何かをもっているに違いないと懸念しているのだろう」と認める。のちに，彼は再び穿孔を懸念するが，否定する（「す

ごい左方移動以外に，感染症を疑う所見はない」）。そして消化管出血に注目し続けるのだ。彼は言う。「腹腔内感染があるという感じは全くない」と。

　しかし，主治医も論者もその点で非難されるべきではないだろう。自然は，残念ながら，我々が繰り返す経験から得られたルールに従うとは限らない。そのような役に立つルールの1つに，「出血する潰瘍には痛みは伴わない。痛みを伴う潰瘍に出血はない」[148)]というものがある。このヒューリスティックは役に立ち，上部消化管出血の患者を精査するときの有用な導きとなる。しかし，これは絶対的なルールではない。単なるヒューリスティックにすぎないのだ。ヒューリスティックとは，だいたいにおいてうまくいくルールにすぎないのだ。本症例では，ヒューリスティックは間違っていた。患者には潰瘍があり出血していたが，それが痛みを伴っていた。同様に，腹腔汚染を示唆するようなクラシックな全身所見や腹部所見が，すべてみられたわけではなかった，というのもヒューリスティックの裏切りである。残念ながら，我々の診る多くの患者では，「クラシックな」所見が認められない。このようなバリエーションがあることもあって，ヒトが問題を解決する価値があるのであり，すべての医学的問題解決をコンピューター・プログラムに転換することが難しくなるのである。

ケース 8　マスクをされた襲撃者[†]

61歳男性。関節リウマチの既往がある。3週間の右腰痛があり，リウマチ科医を受診した。

　最初に懸念されるのは，右腰痛が関節リウマチに関係しているか否か，である。過去にも似たような既往がないか，最近の外傷がないか知りたい。副腎皮質ステロイドで治療されていたなら，股関節の無腐性壊死や，感染を考える。

痛みはきつく，右外側腸骨稜に限局している。時に陰嚢に放散する。時々，右側臥位になると痛みは増強するが，重い物を持ったり歩行では増強しない。外傷歴はない。他の関節痛や，消化管，泌尿器系，全身の症状はない。

　陰嚢に放散する痛みは，後腹膜や腹腔内の病変を示唆することがある。右外側腸骨稜に限局する痛みというのは，あまり重要でないかもしれない。重い物を持ったり歩いたりしても痛みが増強しない，さらに右側臥位になると痛みが増強している。関連痛を示唆している。外傷歴はなく，骨折は考えにくい。他の関節に所見はなく，関節リウマチの増悪や敗血症は考えにくい。腎結石も，泌尿器系の所見がなく可能性が低い。服薬歴はまだ聞いていないが，副腎皮質ステロイドや他の免疫抑制薬は飲んでいるかもしれない。

患者は，関節リウマチと診断されて3年になる。間欠的な滑液包炎が両手，両手首，両

[†] 本症例はもともと，Pauker SG, Kopelman RI. *N Engl J Med* 1994；330：1596-1598. に収載のもの。http://content.nejm.org/cgi/content/extract/330/22/1596 にて閲覧できる。マサチューセッツ医学協会（Massachusetts Medical Society）の許可を得て再掲。

肘，両肩，両膝，両足首にある。prednisone と hydroxychloroquine で症状は改善する。既往歴には，僧帽弁置換術，冠動脈バイパス術，肥大型心筋症のために中隔心筋切除術，胆嚢摘出術，胃潰瘍による消化管出血がある。服薬は prednisone 5 mg/日，hydroxychloroquine 200 mg 1 日 2 回，チモロール 10 mg 1 日 2 回，硝酸イソソルビド 20 mg 1 日 4 回，ジゴキシン 0.25 mg/日，ニトログリセリン，ワルファリンである。

> ワルファリンを除けば，現行の症状と直接結びつくものをみつけ出せない。抗凝固療法を受けている患者では，後腹膜に出血し，血液が腰筋に流れ込むと腰痛が起こり，陰嚢に放散することもある。消化管出血の既往があり，かつ長期の抗凝固療法を受けている患者のケアは恐ろしく難しいし，ややこしい。prednisone は感染性の合併症の懸念を考えさせるが，全身の症状がないので，私の鑑別診断リストとのなかでは下のほうである。

右腸骨稜上部にピンポイントの圧痛があり，そこを覆う皮膚に何かが充填しているような印象がある。股関節の可動域は保たれている。最初は軽度の右下腹部の圧痛が認められたのだが，この所見に再現性はなかった。腹部に腫瘤はなく，腹膜刺激症状もない。そのほか，診察上特記する所見はない。骨盤部のレントゲン写真は正常。主治医は，痛みの原因がはっきりしないままで，痛み止めと局所を温めるよう勧めた。

> 右腸骨稜にピンポイントの痛みがあり，そこに何かが充填している感じがある。これを無視したり軽視してはならない。また，股関節の可動域は保たれており，これは安心材料である。化膿性関節炎や骨折の可能性は下がる。腹部腫瘤や腹膜刺激症状がないからといって，後腹膜の病変が除外できるわけではない。psoas（腰筋）サインや obturator（閉鎖筋）サインがあれば，そこに大量の出血があると考える。

1 週間後，痛みに変わりはない。骨スキャンが行われ，「右の骨盤と右下腿にわずかな取り込みがあるが，その重要性は確かでない」と報告される。2 週間後，痛みは夜間にとても強く，患者は時に椅子の上で眠らなくてはならなくなる。診察上，右腸骨稜に強い圧痛があり，そこには硬化，熱感，発赤が認められる。右下腹部にも軽度圧痛がある。直腸診は正常である。前立腺右葉は左葉よりも大きいが，結節は触れない。白血球は 6,000 で分画は正常である。赤沈は 43 mm/時間である。肝機能は正常。主治医はオキシコドン・アセトアミノフェンの合剤を処方し，prednisone の量を増やし，予約した CT を撮るまで待つよう指示した。CT は 3 週間後に予定された。

> 私は後腹膜出血の可能性を懸念しているので，もっとアグレッシブに精査すべきで，患者をこんなふうにフォローすべきではないと思う。1 週間後に痛みが変わらないのには驚かないが，悪化していないことは安心材料である。骨スキャンの結果は有用ではなかった。痛みがとても強くなり，椅子の上で眠らなければならなかったというのは興味深い。右脚股関節の伸展で痛みが悪化することを示唆している。psoas サインでは，股関節を伸展したときに不快感が生じるもので，後腹膜血腫や虫垂の炎症があるときにみられる。患者は股間節を屈曲させたままにしておくと楽になるようなので，おそらく，腰筋や閉鎖筋に病変があるのだろ

う。腸骨稜の所見を考えると，この疾患は進行しているように思える。
　炎症性疾患，感染症もこのような所見を示すことがあるが，全体像は感染症らしくはない。患者はどんどん悪くなっていないし，発熱のような全身症状がないからである。白血球数も感染症の可能性を減じている。赤沈はあまり有用ではなく，それは特に関節リウマチの患者であればそうである。感染症は鑑別リストにとどめておくが，炎症はらしくない。軽度の右下腹部痛は非特異的だが，腹腔内の疾患を示唆する。
　腹部 CT を待つのに 3 週間は長すぎる。

腹部 CT は，虫垂穿孔の疑いがきわめて強いという結果だった。瘻孔が腹壁前外側部に伸びていた。診察時，患者は無熱。右腸骨稜の充填様の所見は持続している。右下腹部にはほとんど圧痛はないが，そこに皮下の握雪感が認められた。手術時に，盲腸後虫垂膿瘍が認められ，切除された。術後に原因不明のヘマトクリットの減少が起こり，その後，狭心症が発症した。術後 16 日後，腹痛も腰痛も消え，患者は退院した。

　後ろ向きに考えても，この所見は驚きだ。虫垂炎は慢性でありうるが，まれな非典型的なプレゼンテーションである。患者には幸いなことに，診断は間に合った。

分析

　患者の主訴（いくつかの言葉）をぱっと見て，臨床医が所見を解釈するためのコンテクストが形成される [1]（この番号は元論文の引用文献番号である）。そのようなコンテクストはとても狭い。もし広すぎると，経験ある医師でも，大量の関係ない情報を処理して，一貫した臨床像を形づくるのが困難になってしまう。今や情報は等しくすぐに手に入るのだが，熟練した医師は新米医師と異なり，関連する手がかりと目くらましとを区別するスキルに長けている。そのスキルを使うときは，診断のアイテムを少なく限定しなければならない。しかし，すべての問題解決戦略同様，そのような狭く攻める方法が間違いのもとになることもある。時に，医師は重要な診断の可能性を未熟なままで中断してしまう [2,3]。ある 1 つの仮説だけがとても魅力的だからである。あまりに狭い攻め方をしてしまうと，医師は重要な手がかりを関係ないと判断したり，あるいは間違って解釈する。
　2 つの異なる認知の動きを観察した。虫垂炎患者を診察したリウマチ科医のそれと，本症例の論者である一般内科医である。両者とも，非典型的な虫垂破裂・膿瘍を見逃した。すんでのところで悲劇になるところだったのである。興味深いことに，どちらの医師もその臨床推論（クリニカル・リーズニング）で，未熟な結論は下していない [2]。また，どちらも代替の仮説に夢中になってしまったわけでもない。両者とも患者が重篤な疾患をもってはいないかと懸念したが，所見をうまくフィットさせることができなかったのだ。ではなぜ，2 人の医師は右下腹部のあいまいな痛みを過小評価してしまったのだろう。なぜ，感染の全身所見がないという情報を過度に信頼してしまったのだろう。副腎皮質ステロイドを内服していると知っているのに，である。
　新規の腰痛，ぱっとしないレントゲン写真，骨の圧痛，腹部所見はなし。リウマチ科医はおそらく，この患者を長く診ており，膠原病という観点からこの問題をとらえたのではなかろうか。骨折や化膿性関節炎を除外した後は，患者の病態

はたいしたことはないと主治医は考えたようである．それは彼のとった行動から推察できる．症状は持続していたのに，対症療法と副腎皮質ステロイドのわずかな増量のみを行っていた．画像検査は数週間後に予定されていた．それまでに症状がよくならないときのため，念のためオーダーされたのだ．

論者はすぐにステロイド治療の合併症の可能性に注目した[4-6]が，ステロイドによる合併症により注目し，ステロイドがマスクするかもしれない状態にはあまり注目しなかった．副腎皮質ステロイドは，結核のような慢性感染症をマスクすることがある．ステロイドは新しい感染症を起こしやすくする．炎症はマスクされ，急性腹症が認識しにくくなる．患者が服用していた薬剤が明らかにされたとき，論者は脱線し，もう1つの医原性の合併症，抗凝固療法の合併症に注意をそらされてしまった．

後腹膜出血の可能性を考えた後，論者はステロイド治療の合併症を脇にやってしまったようにみえる．これは驚くべきことではなく，ヒトは，たくさんのアイテムを同時に作業仮説のなかで扱うことができないからである[2]．臨床所見やある特定の仮説が意味をもつ「チャンク」の形をとったとき（これをいわゆる作業仮説と呼ぶが），熟練した医師は作業記憶を拡張させ，患者のプレゼンテーションを驚くほど詳細に思い出すことができる．他方，仮説が1つもないときには，一見するとつながらない所見が，思考から（しばしば不適切に）落とされてしまうのである．論者は，診断リストに医原性の疾患を残しているようにみえたが，2つの異なる薬剤による合併症を同時に頭に思い浮かべることができなかったのである．

患者の臨床経過は，破裂した虫垂にしては典型的ではない．ひょっとしたら，長期のステロイド治療でマスクされたためかもしれないし，盲腸の後ろという部位のせいかもしれない．腹膜炎や敗血症の所見はなかった．発熱も白血球増多もなかった．虫垂は早期に既に破裂しており，局在化して虫垂周囲膿瘍をゆっくり形づくっていったのだろう．後ろ向きにみると，患者の痛みのひどさやその持続，陰嚢への放散，右下腹部の不快感から，虫垂炎をもっと早く疑っておくべきであっただろうし，CTももっと早く撮っておくべきであっただろう．

腹痛はどんなささいなものであれ，ステロイドを内服している場合は無視してはならない[7]．簡単なルール「ステロイドを内服している患者が診断のつかない訴えをもっている場合，検査を行う閾値は下げなければならない」は，医師の診断の焦点をあまり狭くせず，網を広く放って画像検査を行うことが重要な戦略かもしれないという意味である．しかし，虫垂炎を考慮したとき，適切な画像検査を選択するのはとても難しい．その診断は，主に病歴と腹部診察によってなされるからである．多くの画像は，症状が進行しないと異常所見を捉えない．それは，診断に最適な時間よりもずっと遅くになる[7-9]．最近の小さな研究によると，graded-compression abdominal ultrasonography*4 が有用かもしれないと報告されているが，その検査でも，穿孔した虫垂に関しては感度が低かった[10]．

訳者コメント

＊4──腹部超音波検査において，横走査で上行結腸を同定した後，そのまま尾側に移動し，回盲弁が同定できたら，そのまま尾側で盲端に終わる消化管構造を同定しようとする手技．

20年前，我々にはわずかな診断のツールしかなく，所見や症状に乏しい患者の虫垂穿孔の診断は死後，剖検でつくことがほとんどだった。しかし，現在では画像検査が発達し，このわかりにくい診断をほとんど偶然につけることが可能である。ここでも，主治医はのちに撮られたCTが膿瘍を検知し，正しい診断に偶然突き当たった。副腎皮質ステロイドが症状をマスクしている可能性にもっと重きをおいていれば，もっと早くCTを撮っていたのに，と考えたかもしれない。

ケース9　ひどく，注意散漫

28歳男性，既往歴なし。8月に6週間の間欠的発熱，盗汗，気分不良，全身の筋肉痛にて来院した。

　6週間というのが額面どおりの数字なのであれば，古典的な不明熱の患者の条件を満たす，その発熱が記録されていればよいのだが。過去の情報，たとえば，旅行歴や感染性のある物質への曝露情報が欲しい。

6週間前，地元の診療所を受診している。数日間の発熱，気分不良，盗汗，全身の筋肉痛，咽頭痛，空咳があったのだ。5日分の抗菌薬が処方された。症状もよくなった。3週間後，列車に乗っているときにひどい背部痛が背中の真ん中から下部にかけて感じられるようになった。それから数日というもの，痛みはだんだん強くなり，両側腹部や腹部に放散するようになった。両側大腿前部の表面に「ちくちくする」感じもするようになった。次の1週間，痛みはとても強くなり，睡眠もとれなくなった。

　このようなコモンなプレゼンテーションでは，1年のいつに起こったかにもよるが，多くの可能性を提示してくれる。マイコプラズマやレンサ球菌の咽頭感染症，インフルエンザも比較的軽い問題ではあるが，可能性はある。5日間の抗菌薬で症状がなくなったというのは，細菌感染を示唆しているのかもしれない。呼吸器症状と次に起こった背部痛は，必ずしもくっつけなくてもよいだろう。痛みは持続痛であるのか，咳をしたときやバルサルバ(Valsalva)手技を行ったときに増悪するのか知りたい。背部痛に関して言うと，解剖学的に考えるのがよい。基礎疾患があり，細菌血症が起こり，それが胸椎や腰椎にくっついて，たとえば，硬膜外膿瘍を起こしてはいないだろうか。これは恐ろしい疾患で，しかも見逃されやすい。もし，症状に関連がなければ，患者に外傷があって，もともとあった胸椎や腰椎の異常を増悪させたのかもしれない。両側大腿表面のちくちく感は，病変部位のマーカーなのかもしれない，だいたいL3あたりか。感覚異常があるので，原発性の神経疾患の可能性がある。腰部に腫瘤性病変があるのかもしれない。腫瘍やリンパ腫の可能性を考えたい。リンパ腫は，発熱，気分不良，筋肉痛という観点からは興味深い可能性だ。ライム(Lyme)病も検討したい。ちくちく感，発熱，気分不良，盗汗，全身の症状は合致する。もっとも，痛みの程度はちょっと非典型的だと思うが。

それから3週間後，患者は，またも発熱，盗汗，気分不良を訴えるようになった。食欲は落ち，体重は約5kg（10ポンド）減った。筋肉痛は持続した。頭部全体の頭痛，目の奥

の痛み，軽度の羞明も認められるようになった．首が張る感じがして，あごがけいれんするような痛みを覚えた．体温は 38 〜 38.5℃の間であった．消化器症状はなく，関節痛，皮疹，湿性咳嗽はなかった．イブプロフェンやアスピリンを飲んだが，症状は改善しなかった．

> こうしてみると，もう少しライム病を検討したくなる．広範な頭痛，けいれんするようなあごの痛み，首の硬さ，目の奥の痛みは，その診断に合致する．とはいえ，ライム病が古典的な不明熱の原因になることは少ない．血管炎もこんな感じのプレゼンとなることがある．傍髄膜巣があり，それが下に流れているのでなければ，硬膜外膿瘍は少し考えにくい．もしそうなら，もっと神経所見があるはずだ．痛みと発熱の程度は，原発性神経疾患である多発性硬化症のような疾患の可能性を小さくする．心内膜炎も検討が必要だ．多くの疾患を模倣するからだ．側腹部，腹部の痛みがあり，腹腔内の疾患も考えるが，頭痛や目の後ろの痛み，羞明と結びつけることができない．

既往歴はぱっとしない．自営業でボストンで倉庫を改造し，ウインドサーフィン・ショップを経営している．背部の外傷の既往はない．地元，ボストンのチャールズ・リバーからマーサズ・バインヤードにかけてウィンドサーフィンをしている．ヘテロセクシャルで，保険会社が行う 6 か月前の検査でヒト免疫不全ウイルス（human immunodeficiency virus：HIV）陰性だった．健康な金魚をペットとして飼っている．過去 1 年間，米国北東部の外に行ったのは，ジョージア州だけだ．

> 私が思うに，ウインドサーファーで，気がつかないうちに背中にいろいろけがをしているんじゃないだろうか．そのような外傷に細菌がくっついたのだろうか？ ビブリオ（Vibrio）のような変わった細菌にさらされるような気候の場所には行っていない．アエロモナス（Aeromonas[*5]）のような変わったグラム陰性菌に曝露され，これが皮膚から入っていった可能性はある．熱帯魚ファンなら，非典型的抗酸菌感染，特に，マイコバクテリウム・マリナム（Mycobacterium marinum）を考える．結節性の蜂窩織炎を起こす．ジョージア州への旅行では，真菌への曝露を考えなければならないが，所見は真菌感染とは合わない．マーサズ・バインヤードやボストン地域は，ライム病のリスクが高い．バベシア症や野兎病は考えにくい．サイトメガロウイルス（cytomegalovirus：CMV）やエプスタイン–バーウイルス（Epstein–Barr virus：EBV）のようなウイルス感染症も長く続く熱の原因となることがあり，神経症状も起こす．そして，不明熱の患者では，常に結核を考えなければならない．

診察時，患者はつらそうであるが重篤感はなかった．血圧は 110/72 mmHg，脈拍数は 88/分，呼吸数は 14/分，口内体温は 38.3℃．皮膚所見はない．前頸部に 1 つ，小さなリンパ節を触れ，腋窩にも小さなリンパ節を触知する．首は軟らかく，咬筋に軽度圧痛があ

訳者コメント

*5 — Aerophilus と原著にはあったが，文脈から Aeromonas の誤記と考える．

る。肺の聴診は正常。心音も正常。腹部では両外側に圧痛があるが，臓器は触れない。直腸診は正常で，便潜血も陰性。四肢も異常なし。背部では，下部胸椎から上部腰椎，側腹部にかけて広範な圧痛がある。神経学的診察は正常。

> 彼の症状をかんがみるに，本当に神経学的診察は正常だったのだろうか。背部痛は運動で増悪したのか，感覚障害は本当になかったのかどうか知りたい。このような所見は微細にしか出ないこともある。ここで述べられた所見は，背部に何か起こっていることを示唆している。硬膜外膿瘍や骨髄炎などだ。リンパ節腫脹はこのような診断に合致しない。全身症状の反映だろうか。リンパ節腫脹は，EBVやCMV感染に合致する。

白血球は9,200で多核球は85%，リンパ球は10%，単球は4%，好酸球は1%であった。ヘマトクリットは39%。尿検査は正常。赤沈は53 mm/時間。アルブミンは3.2 g/L。糖，電解質，BUN，クレアチニン，肝機能，CKはみな正常。胸部レントゲン写真は正常。腹部単純写真では，わずかな肝腫大が示唆された。患者は入院となり，「不明熱」の精査となった。

> 残念ながら，検査はあまり役に立たなかった。尿には赤血球もなく，沈渣の異常もない。もしあれば，心内膜炎を考えるところだ。肝機能は正常で，肝膿瘍の可能性が下がる。貧血はない。非典型的なリンパ球はなく，EBV感染は考えにくい。後腹膜リンパ腫の可能性はあるが，咬筋のひきつりが説明できない。血液培養をとり，背部と腹部をCTかMRIで評価したい。不明熱と彼の症状のパターンというコンテクストを考えると，感染症は20〜25%くらい，心内膜炎と結核が最も考えやすい。固形腫瘍，リンパ腫，血管炎も考慮しなければならない。

入院後数日間，背部痛はずっとひどく，経口オピオイドも効果がない。側腹部と腹部の圧痛，発熱は継続している。血液，尿培養は陰性。咽頭培養では，C群β溶血性レンサ球菌（C群溶連菌）が検出された。ツ反は陰性。腰椎・仙骨，仙腸関節のレントゲン写真は正常。A,B,C型肝炎血清学的検査，CMVタイター，モノスポット・テストは陰性。血液のギムザ染色ではバベシア原虫を認めない。腹部超音波も正常。

> 咽頭のC群溶連菌があるかないかは関係ない。モノスポット・テストは伝染性単核球症に特に感度が高いわけではない。およそ半数のみが陽性になる。初期のCMV血清学的検査はCMV感染を除外しない。しかし，今となっては，もし患者に感染があれば，検査は陽性になっているだろう。超音波ではなく，CTやMRIが必要だ。アルドラーゼかCKを見て，筋炎の有無を確認したい。この病歴では，ライム病の血清学的検査を行いたい。これが陽性なら，中期から晩期の疾患となろう。神経内科コンサルトをお願いして，感覚異常を評価し，わずかな局在所見を除外しておきたい。心エコーもオーダーしよう。培養陰性心内膜炎は，現在の培養技術では昔よりずっと少なくなっているが。

次の3日間，背部痛はよくなってきたが，側腹部の痛み，腹部の圧痛，発熱は持続している。ヘマトクリットは34%まで下がり，網状赤血球数は少ない。溶血の精査は陰性。

腹部 CT では，リンパ節腫脹も臓器腫大も認めなかった。抗核抗体（ANA）は 1：160 で，非特異的パターンだった。ASO 抗体は正常。CD4 絶対値は 471 だが，T 細胞の割合は正常だった。心エコーでは弁膜に異常はなかった。骨髄吸引では，反応性過形成はあったがリンパ腫は認めなかった。EBV IgM は陰性で，EBV IgG は陽性。赤沈は 75 mm/時間のまま。退院時，これという診断はつけられなかった。外来でガリウム・スキャンが予定された。

> 軽度陽性 ANA は非特異的で役に立たない。一般的に，未知の疾患に対する CD4 値をスクリーニングとして用いても役に立たない。多くの感染症や炎症性疾患のとき，CD4 値がどのように推移するのかはよくわかっていない。ただ，細菌感染のあるときリンパ球は低くなりがちで，そのとき CD4 値も低いという知識があるだけだ。CD4 値は CMV，EBV，その他のウイルス感染でも下がり，HIV 感染にみえることがある。ガリウム・スキャンが役に立つとは思えない。何をスキャンが示そうとも，その後，何か別の検査をしなければならないだろう。この症例の鑑別診断はそういうものだと思う。腰椎穿刺は理にかなった検査だ。ワークアップは広範囲にわたる。

24 時間後，患者は救急室に戻ってくる。「歪んだ笑顔」を浮かべている。閉眼することができない。診察では，右のベル（Bell）麻痺が認められる。腰椎穿刺では，白血球 260，リンパ球が 70％，単球が 28％，多核球が 2％である。蛋白は 282 mg/dL，糖は 58 mg/dL。グラム染色は陰性だった。

> こういった所見はライム病に合致する。腰椎穿刺はもっと早くやっておけばよかったかもしれない。また，この結果は梅毒やサルコイドーシスにも合致する。正常の胸部レントゲン写真はサルコイドーシスには合わないが，慢性髄膜炎の可能性もある。

前回の入院で提出されたライム病の血清学的検査が報告された。IgM が有意に上昇，IgG もわずかに上昇していた。髄液は，ボレリア・ブルグドルフェリ（*Borrelia burgdorferi*）の IgG IgM, IgA 抗体を有していた。患者はセフトリアキソンで治療された。4 週間後，症状は完全によくなり，6 か月後も特に合併症はなかった。

> 抗体検査のときは，検査室の正確さについては注意しておくべきだ。ライム病における検査は，その信頼度にいろいろ幅があるからだ。とはいえ，これはライム病の典型的所見ではない。患者は長期の治療が必要になるだろう。症状はよくなるが，アグレッシブに治療しても再発することも多い。本疾患の最適な治療法についてはまだよくわかっていないというのが私の見解だ。

分析

論者に同情したい。彼は「ワークアップは広範囲にわたる」と優しく穏やかに述べた。実際，そうであった。主治医は何か月も診断できず，混乱し，教科書にあるすべての検査を行った。そのなかには原因をみつけだせそうにないものもあった。あと知恵のバイアスを用いると，このワークアップは古典的な過剰検査であ

る。もし，全国規模の見積もりが正しいのなら，検査の 30％は不要なのだ。この患者の評価も，随分と過剰な検査に貢献している。前向きにワークアップを評価しても，検査は照準を欠いており，論者はその理由をずばり言い当てている。論者は初期にライム病の可能性を言及しているが，注意深い神経学的診察によって評価されていないことに不満だった。もし，論者が主治医であれば，もっと少ない検査でライム病という診断にもっと早くたどり着いたであろう。患者の苦しみは少なくて済み，ケアのコストもずっと少なくて済んだだろう。本症例では熟練度を全く欠いていた。

にもかかわらず，本症例は，時にイライラするような，医師がしばしば泳がねばならない不確定さの海なのである。毎日，患者の問題の原因をみつけようともがくのだが，患者が理解してくれないときもあるし，「すぐに答えを出し」，正しい治療を提供するよう要求される。医学の都市伝説では，「答え」を出す診断の洞察は早期に出ており，病歴聴取，身体診察，いくつかの気の利いた検査を行ったときに診断を思いつかなければ，後になるまで（場合によっては永遠に）ずっと診断はつかないというものである。本症例もその 1 例である。多くの診断が考慮され，多くは検査結果を見た後，除外されたが，何週間も診断はみつからなかった。このような診断の遅れは医療ミスと考えられなければならない。幸いにも，患者は長期にわたる合併症に苦しむ必要はなかった。

多くの要素が診断に遅れをもたらす。このことについての研究が包括的に行われているわけではないが，いくつかの要素はわかっている：（1）医師が間違った仮説を抱いたとき。それは間違ったデータや，正確なデータの間違った解釈に基づいている。（2）仮説が正しくない。そして間違い続けている。患者のプレゼンがとても非典型的だからである。（3）医師の仮説は正しいが，検査の選択が間違っている。（4）仮説や検査の選択は問題ないが，検査結果がミスリーディングだったり，露骨に間違っている。このため，医師は正しいパスを外れてしまい，何日も間違え続けてしまう。（5）仮説と検査の選択は問題ないが，検査結果が何日も返ってこない。（6）患者はまったくもってあいまいな疾患をもっており，我々のなかのベストな医師ですら，膨大な，あるいはユニークな検査をしないと正しい診断がつかない。

患者のプレゼンはライム病に典型的でなかった点は，指摘しておくべきだろう。ダニ咬傷の既往はなく，皮疹もない。神経学的症状は通常より早く出現している。しかし，非典型的なプレゼンは，こんなに長く診断に時間がかかることの言い訳にはならない。疾患がクラシックな教科書的な症状で出現しないことは珍しくはない。多様なプレゼンはむしろ普通で，それは我々が信じている以上にそうである。多様なプレゼンをしやすい疾患に関しては，そのことをきちんと認識しておくのが医師の務めである。梅毒は「巨大な模倣者」と考えられてきた。今や SLE やライム病がその名称をいただいているのである。

多くのミスが本症例ではみつかっている。正しい診断が何か月もトリガーされず，診察もおそらくは不完全であった。検査は適当にオーダーされた。多くの検査は無駄だった。最終的にライム病の抗体がオーダーされた。歪んだ笑顔がみられなければ，これとて見逃されていたかもしれないのだ。

14 診断仮説の見直し

ケース 10　鑑別診断は何か？

34歳の炭鉱夫。ウエストバージニア州出身で生来健康。入院4週間前から発熱（40℃），ひどい盗汗，体中の筋肉痛，関節痛，鼻閉感を訴えている。5日間経口マクロライド系抗菌薬を服用したが，よくならない。

> この男性の職業が手がかりを与えているかもしれない。何週間も熱が出ており，今のところ，何かに曝露されたか，特定することはできない。古い炭鉱にいて，齧歯類がたくさんいたのなら，レプトスピラ症の可能性を考える。急性発症の発熱・盗汗では，急性ウイルス性疾患や細菌血症も考えられる。体中の筋肉痛と関節痛があるが，診断的な価値は小さい。いろいろな疾患で，このような症状はみられるからだ。何か他覚的所見（腱滑膜炎など）があれば，播種性淋菌（*Neisseria gonorrhoeae*）感染などは興味深い鑑別である。鼻閉感はウイルス性呼吸器感染を思わせるが，体温が40℃というのはちと高すぎる。冬季に起きた疾患だろうか。それなら，インフルエンザAウイルス（influenza A virus）があり，このくらいの高体温になることはある。というわけで，今のところは，原因のわからない発熱性疾患という感じだ。

入院2週間前から，乾性咳嗽と胸膜痛がある。胸部レントゲン写真では，広範な小結節陰影と両側肺門部リンパ節腫脹がある。診察時，わずかに肝腫大があり，脾臓末端を触れることができた。抗菌薬は継続されたが，発熱や他の症状は持続する。気管支鏡は正常で，経気管支生検では診断つかずであった。

> 胸膜痛があるので，非典型肺炎を考える。しかし，胸部レントゲン写真では小結節陰影があり，特に両側肺門部リンパ節腫脹がある。肺門部リンパ節腫脹は呼吸器感染症や全身疾患においてかなり特別なものであり，サルコイドーシスなどを考えさせる。急性発症かつ肺門部リンパ節腫脹と発熱を来すことがある。典型的には，そのような患者にはブドウ膜耳下腺熱症候群（uveoparotid fever syndrome）があり，ブドウ膜炎，耳下腺腫脹，発熱，胸部小結節がある。炭鉱夫なので珪肺の可能性はどうだろう。そして，結節陰影の説明としては粟粒結核はどうだろうか？
> 他の感染症も縦隔リンパ節腫脹を起こす。たとえば，ウサギを飼っていれば野兎病を考える。わずかな肝腫大，脾臓の触知もこれに合致する。既に述べた感染症のなかで，野兎病も粟粒結核もマクロライドに反応しない。耳下腺は腫れていただろうか。シェーグレン（Sjögren）症候群があり，耳下腺が腫脹し，呼吸器にも病変をもっていたのだろうか。関節についての所見も知りたい。たとえば，も

し，肋骨肋軟骨結合部に圧痛があれば，そして，鼻閉が軟骨の構造によるものならば，多発性軟骨炎のような疾患を考えてもよいだろう。まぁ，その可能性については今の段階ではあまり強く考えていないが。気管支鏡が正常だったのは驚くべきことではない。画像での異常は末梢の小結節だけだったのだから。説明のつかない全身性疾患，肺門部リンパ節腫脹を伴っている。この時点で，白血球数を知りたい。いろいろな全身性感染症を分類することが可能だからだ。血液培養の結果ももちろん知りたい。

肝生検では，非乾酪性肉芽腫が認められた。結核菌は塗抹検査で認められなかった。肉芽腫性肝炎として，経口 prednisone 30 mg/日にて治療された。4 日経っても症状は改善せず，患者は入院した。

もし，我々が非乾酪性肉芽腫を鑑別診断のスタート地点とするなら，最初に考えねばならないのは感染症だ。どんな感染症が非乾酪性肉芽腫を起こすだろう？　治療的観点から言うならば，いちばん心配なのは結核だ。しかし，肉芽腫は乾酪性ではなかった。粟粒結核では，肝肉芽腫は乾酪性ではない。しかし本症例では，結核菌は塗抹検査でみつからなかった。

　他の感染症はどうだろう。多くの真菌感染症は肝病変を来し，非乾酪性肉芽腫を起こす。疫学が重要である。インディアナ州ブルーミントン(Bloomington)出身ならば，ヒストプラズマ症を考える。ミシシッピデルタの出身なら，ブラストミセス症を考える。サンウォーキン渓谷(San Joaquin valley)出身なら，コクシジオイド症を考える。患者はウエストバージニア州出身である。ここでどんな感染症が流行しているのか，私は知らない。クリプトコッカス(*Cryptococcus*)感染症は存在するだろう（アメリカの他のどの地域にもいるだろう）。組織標本を PAS (periodic acid–Schiff) 染色したい。

　他の細菌も非乾酪性肉芽腫を起こす。最近，イタリアやポルトガルに行き，低温殺菌されていないチーズやミルクを飲んだのなら，ブルセラ症を考える。野兎病も肝臓に非乾酪性肉芽腫を起こす。二期梅毒も起こす。患者によっては，ウイルス性肝炎のような症状でプレゼンして，実は二期の梅毒だったということもある。皮疹があれば，診断に有用だろう。

　ウイルス感染も検討したい。単核球症も非乾酪性肉芽腫を肝臓に起こす。また，非感染症，たとえばサルコイドーシスも考えたい。古い製造工場で働いていて，蛍光塗料にある原料に曝露されていたのなら，ベリリウム中毒も考えたい。幸い，アメリカでは，この問題はなくなっているが。

　prednisone で治療するのをどう考えよう。このような戦略だと，さらに鑑別診断は広がってしまう。肝臓の悪性疾患で非乾酪性肉芽腫が起こることもある。ホジキン(Hodgikin)病では，リード・ステンベルグ(Reed–Sternberg)細胞が結核巨細胞に似て見えることがある。まれな治療可能な肉芽腫性肝炎の可能性も考えたい。この疾患は副腎皮質ステロイド反応性であり，検討する価値はある。

この時点でさらに病歴をとると，過去 4 週間，患者の食欲は重度に低下し，軽度労作時呼吸苦があった。ドライアイとドライマウスがあった。体重は 9 kg（20 ポンド）落ちていた。15 年間 1 日 1 箱の喫煙歴があるが，ほとんど酒を飲まない。他の薬物も使用しない。

農場に独居で住んでおり，ニワトリとブタを飼っている。ベトナムに従軍していた。患者の父は珪肺を患っていた。兄に糖尿病がある。

　重篤な食思不振と体重減少があり，思っていたより重篤な疾患を考えるべきかもしれない。結核とかホジキン病とか。ドライアイやドライマウスはシェーグレン症候群による乾性角結膜炎（keratoconjunctivitis sicca）を想起させる。この疾患は，ほかにもいろいろな全身症状を起こすし，発熱もみられる。最後には，耳下腺や舌下腺の萎縮とリンパ球浸潤が起こる。耳下腺が腫れたり縮んだりすることもある。唾液や涙を分泌する能力があるか確認したい。関節所見は同じだ。
　ニワトリへの曝露で何か疾患を考えるか？　サルモネラ（Salmonella）はニワトリから感染するが，農家の人もサルモネラ症には普通ならない。ニューカッスル（Newcastle）病のようなウイルス性疾患はどうだろうか。この疾患は目に症状が起こることが多く，短期的な疾患である。ブタへの曝露はブルセラ症を考えさせる。ブタ流産菌（Brucella suis）はブタから感染するのだ。ベトナムへの従軍歴があるので，類鼻疽菌（Burkholderia pseudomallei）感染などを考える。これは1960年代，ベトナムにいた軍人で問題になった。全身感染症状と局在化する肺病変があり，肺病変は結核に見間違えやすい。アメリカに帰還して10年くらい経ってから，この感染の再発が，たとえば重篤なインフルエンザとか熱傷とか，糖尿病性ケトアシドーシスといった他のイベントに呼応して起きている。この可能性を考えるには，時間が経ちすぎている。最後に，今日の患者なら誰でも，性感染症，特にヒト免疫不全ウイルス（human immunodeficiency virus：HIV）感染の可能性を考えたい。ただ，どうも患者はハイリスク・グループには入らないようにみえる。

身体所見。痩せていて，体調が悪そうな白人である。体温は37℃，呼吸数は18/分，脈拍数は90/分。血圧は120/70 mmHg，体重は51.6 kg。皮膚，HEENT[*1]頭部，目，耳，鼻，咽頭），胸部，心臓の診察はすべて正常。肝臓は12 cmのスパンで触知しないが，脾臓の先端は触知する。リンパ節を触れない。胸部写真では多数の肺結節があり，最大にして5 mmの直径。両側肺門部リンパ節腫脹がある。白血球は5,100で，多核球が30％，杆状球が3％，リンパ球が45％，単球が12％，好酸球が9％，好塩基球が1％。ヘマトクリットは37％で，平均赤血球容積（MCV）は92，血小板は362,000。ALP，LDH，AST，ALTは正常。血清カルシウム，24時間尿中カルシウム，血清総蛋白は正常。アンギオテンシン変換酵素（ACE）は133（正常44〜125）。

　胸部写真は粟粒パターンに合致し，真菌や抗酸菌感染症を考える。相対的顆粒球減少症があり，これは，脾機能亢進症や早期のリンパ増殖性疾患（B細胞）に合致するかもしれない。血小板数は脾機能亢進症に合致しないが，急性反応の一環として理解できる。サルコイドーシスであれば，高カルシウム血症や高グロブリン

訳者コメント

[*1] — head, eye, ear, nose, throat を HEENT とアメリカ人医師は略す。実際に，耳とかの診察は端折っていることも多いので，自分以外の医師の記載には要注意だが。

血症を期待するが，こういう所見はみられない。ACEレベルはやや高い。もし，この診断を追求するのなら，アネルギーがないかどうかは確認したい。

ツベルクリン反応（ツ反）は陰性。喀痰検査は抗酸菌染色陰性。悪性疾患はない。培養では，カンジダ・トロピカリス（*Candida tropicalis*）が検出された。呼吸機能検査では，軽度の拘束性肺疾患を示した。

> ツ反は陰性で，結核がないことを示唆している。もし，患者に免疫抑制があれば話は別だが。*C. tropicalis* は最近の抗菌薬治療によるものだろう。今のところ，サルコイドーシスが一押しの診断だ。軽度ACE上昇はこれによるものだろうか？ ACEレベルはサルコイドーシス以外の肺疾患でも上昇する。多くの肉芽腫性疾患がそうである。サルコイドーシスは強く疑うが，残念ながら，サルコイドーシスの組織学的診断は非特異的である。時に，肝臓以外の臓器にある硬い肉芽腫があれば，診断にたどり着くこともある。硬い肉芽腫とはつまり，非乾酪性肉芽腫で，周囲を厚い線維芽細胞が覆っている。縦隔や肺門部リンパ節生検でみつかるかもしれない。この時点で，もっと組織が必要だ。

prednisone とマクロライドは入院時に中止された。患者に発熱はないが，他の症状は持続している。眼科コンサルトがかけられたが，眼サルコイドーシスの所見はなかった。しかし，わずかに涙分泌が減少していた。気管支鏡は正常で，気管支肺胞洗浄ではリンパ球がわずかに増加していた。気管支鏡下生検では診断つかずだった。入院6日目，開胸手術と肺生検および左肺門部リンパ節生検が行われた。肺生検では，非乾酪性肉芽腫と巨細胞が認められた。銀染色では，小さなイースト様の微生物が認められた。

> 気管支肺胞洗浄でみられたリンパ球は，サルコイドーシスに合致する。肺生検結果はサルコイドーシスに合致するが，銀染色の微生物はカンジダとか，もし小さければヒストプラズマ（*Histoplasma*）かもしれない。微生物が発芽しているかどうかは重要だ。

肺生検時の微生物はヒストプラズマと考えられた。元の肝生検からも似たような微生物が検出された。血液，骨髄培養ではヒストプラズマ陰性。播種性ヒストプラズマ症の診断が下され，抗真菌薬が提供された。治療の後，臨床的には改善し，体重も元に戻った。

> アメリカでは，*H. capsulatum* が真菌血症を起こすことがある。特殊な血液培養技術で検出できることもある。骨髄にみつかることもあるが，本症例ではみつからなかった。持続する症状，肝生検からの微生物の検出で，播種性ヒストプラズマ症の診断と抗真菌薬での治療に私も賛成だ。

分析

本症例では，ある1つのコンセプトについて考えてみたい。それは鑑別診断だ。この言葉を我々は毎日用いる。研修医にそれを教える。しかし，よくよく検討してみると，不正確なことも多い。実際，経験ある医師の雑談から察するに，普遍的に通用する鑑別診断の定義は存在せず，この言葉を我々は異なるいろいろな意

味に用いているのである。鑑別診断の異なる使われ方のあれこれをみる前に，診断プロセスを見直しておこう。まずは仮説の喚起，言い換えれば生成から始まる。次々と新しい情報が寄せられ，ある仮説は見直される（特定化される），ある仮説は削除される，新しい仮説が追加される。このプロセスは診断仮説がもはや次のステップに，検査とか治療にいってもよいと十分に考えられるまで行われる[18,19,103]。

　もし，我々がこのような構造を受け入れるのなら，時間の批判に耐えた鑑別診断のコンセプトはどこに入っているのだろう？　もっと正確に言うのなら，そもそも鑑別診断とは何だろう？　どのように定義され，その目的は何なのか？　辞書の定義を引くよりも，どのようにそのコンセプトが受け入れられたのかを説明したほうが理解が早いかもしれない。ある仮説によると，鑑別診断とは包括的でおそらくは徹底的な診断仮説のリストであり，一連の臨床所見を説明できるものである[41,42,149]。仮説は診断プロセスにおいて，いつでも集めることができるが，そんなに早い時期ではない（つまり，2〜3の症状がわかった程度ではダメだ）。あまり早いと，仮説の数が手に負えないほど多くなってしまう。リストはアプライできるすべての思いついた診断を含んでいる。その「らしさ」の度合いは関係ない[149]。まれな疾患をリストに入れておくことで，その見逃しがないことが保証される。そのようなリストはなんとなく診断過程でつくられるが，長いリストは束ねられてすべての可能性をカバーしている[41,150]。たとえば，女性化乳房，低カリウム血症，不明熱の鑑別診断をアイテム化して，リスト化することは簡単である[149,150]。多くの場合，そのようなリストには秩序がなく，確率や臨床的重要性に応じたランクづけがされていない。その代わり，それらは通常，あるヒエラルキーの構造（たとえば，病態生理のようなもの）に従って，順序だてられている[42,150]。リストのヒエラルキー構造が何であれ，どんな鑑別診断の形であれ，リストがさらなる診断の見直しの基点となる。ある診断を「証明し」，別の診断を除外するのだ[41]。

　第2の鑑別診断のコンセプトは，ある症状，診察所見，検査値の異常など関連する臨床所見に呼応して診断を形成していく，というものだ[149]。もし，患者のプレゼンが腹痛，発熱，肝腫大であれば，その臨床属性に対して可能性のある原因のまとまりがつくられる。このようなまとまりの統合を行い，医師はある疾患概念や症候群を提示することが期待できるのだ。

　第3の鑑別診断コンセプトは，一連の臨床所見を説明するであろう，可能性のあるすべての診断から成る。最初のコンセプトとだいたい同じだ。しかし，このリストは，所見に応じた疾患の「らしさ」の順番に並べられているところが違う。このリストはベイズ（Bayes）の分析に用いることができる。なぜなら，原則的にそのリストは正しい診断を含んでいるはずで，確率に応じて順序だてられているからである。

　第4のコンセプトは，鑑別診断は仮説の小さな集まりから成り，既に他の疾患は除外されてしまっているとする[42]。小さな集まりは分析の最後の結果であり，患者の臨床所見すべての解釈でもある。この短いリストをもとに，これらを弁別するような検査を医師は提案しなければならない[42,151]。このようなやり方で，リストができるずっと前に，多くのまれな，あるいはコモンな診断仮説は既に除外されている。

どのようなアプローチをとるのであれ，仮説をさらに見直していくためには確率論的コンセプトに基づくことが可能である。「正しい」診断がリストに残っている限り，そしてリストが確率に従って並べられている限り，正しい診断はベイズの分析に従って，最も「らしい」診断として浮かび上がってくるのである。

鑑別診断のこのような異なるコンセプトたちは，現代の認知コンセプトにおいて役に立つのだろうか？　10 章では，我々は，作業記憶の能力には限界があると述べた。推測するに，通常，ある時点で同時に頭に浮かべることができるのは，5～9 つのアイテムだけである[23]。我々はもちろん，15～20 の疾患概念を頭に思い浮かべることは可能だが，そんなにたくさんの数を効率よく，実際に操ることなど可能であろうか？　いろいろな研究によると，ある一時点で活発に扱うことのできる仮説の数は限定されている[18,103]。大きなリストにはならないのだ。診断プロセスは進んでいく。仮説生成，除外，見直しといった具合にどんどん進んでいく。仮説のリストが次のアセスメントの段階までに巨大に広がっていくようなものではないのだ[103,131]。

研究によればまた，鑑別診断は 3 つの要素に従ってダイナミックに運動する。とても「らしい」，あるいは除外できるような仮説をみつけようという意志。患者の健康に大きな害を及ぼしうる診断をみつけたいという意志。そして，情報収集と解釈を効率よくやりたいという意志，である。このような構成を我々が受け入れるのなら，ある過激な(第 5 番目の)見解を述べることも可能だろう。つまり，鑑別診断とは進化していく一連の診断仮説である，と。この鑑別診断のコンセプトによると，仮説のリストなどはありはしない。その代わり，フレキシブルで，猫の目のように変わる仮説のセットによって診断は支配され，その仮説は確率論的推論によって，因果推論によって，そして患者への気持ちによって突き動かされる[18,103]。

明らかに，鑑別診断とは何かという問題は，人それぞれである。ある主張によると，このようなコンセプトを編み上げようなんて思わないほうがよい。いずれにしても，この言葉は理解可能なのだから。いや，と我々は主張する。診断プロセスのすべての部分について，その価値と効用については厳密であるべきだ，と。鑑別診断について，我々は 5 つの形を概説した：(1) 網羅的，完全なリスト。確率論的秩序はない。(2) 各重要な臨床属性に対する診断仮説の一連。(3) 確率論的に順序だてられたリスト。ベイズの分析に用いられるものと同様。(4) 診断の短いリスト。大量の臨床データが既に消化された後に残されたもの。(5) どんどん進化する連続的な診断仮説のリスト。それぞれにメリットがあり，それについては簡単にここで説明することにしよう。

網羅的，完全なリストには利点がある。そうしなければ見逃してしまうような仮説について，考える機会を与えてくれるのだ。しかし，覚えるのはたいへんだし，さらに見直しをするのもたいへんだ。確率論的に順序だてられたリストもやはり冗長である。しかし，この場合は，さらに情報を解釈するためのテンプレートがある。短いリストは主に，似たような疾患概念の最後の弁別に用いられる。たいへん重要な役割を担っている。進化する連続的なコンセプトは，もう少しリアリスティックな診断プロセスのモデルである。

本症例の議論の冒頭部。ここで，論者の鑑別診断に関する考えを直接みることができる。議論が進むにつれ，仮説のセットは変化していく。新しい仮説が付け

加えられ，あるものは二度と言及されることなく，またあるものは何度も口に出される。言及されるだけでなく，詳細にわたり検討されるものもある。しかし，変化していくプロセスに埋め込まれているのは，伝統的な「リスト」である。論者が非乾酪性肉芽腫が肝臓にみつけられたことを知ったとき，彼は診断仮説のリストをつくり出した（ヒストプラズマ症，ブラストミセス症，コクシジオイド症，などなど）。この順番は非公式なやり方で，疾患の有病率に基づいていた（第3のコンセプト）。その後，元のリストが「答え」を出せないために，彼は進化するモードに戻ってくる。注意すべきは，正しい答えが最初のリストにあったことだ。

言うまでもないが，ここでの議論は医師の鑑別診断の1例にすぎない。しかし，この症例が明示しているのは，かなりファジーで不完全な我々の鑑別診断の性質なのである。ある認知心理学の専門家は，よくある，しかしファジーなコンセプトをものにするニーズについてこう語る。

> コンセプトがファジーになるほど，使いやすい。よく使われる言葉は，その言葉がニーズを満たしている証拠なのである。言葉は明確に表現され，細分化され，関連するコンセプトとの結びつきが明確になるほどニーズを満たす[152]。

我々は鑑別診断におけるおのおののコンセプトが，日々の診断作業においてどの位置を占めているのか決定せねばならない。

ケース 11　順序だったアプローチ

64歳男性。心臓カテーテルにて確認された弁膜疾患と冠動脈疾患の既往があり，徐々に治療抵抗性を示す心不全のために入院した。大動脈と僧帽弁置換が予定された。アルコールと喫煙の過剰があり，慢性肺疾患がある。服薬しているのは，ジゴキシン，利尿薬，ヒドララジン，ニトロである。入院時，中等度から重症の呼吸苦がみられた。体温は36.5℃。血圧は 180/70 mmHg，脈拍数は 60/分（不整）で，脈を触れると容易に血管がつぶれる感じがした。呼吸数は 24/分。両側肩甲骨中部までにラ音を聴取し，右肺に打診で濁音が聞こえた。心臓診察では，右室隆起，3/6 拡張期雑音を上方胸骨右縁に聴取し，心尖部に放散していた。心尖部では，軽度の収縮期雑音を聴取した。S_3，S_4 は聴取しなかった。肝臓は中等度に肥大していたが，浮腫はない。

> 明らかに心不全だ。弁膜疾患もある。心臓外科手術が検討されているなかで，入院時に重要な問題を考慮しなければならない。まず，心不全が基礎疾患の自然経過として起こっているかどうかである。次いで，心不全に寄与している別の問題がないのかどうかを考える。たとえば，甲状腺クリーゼ（特に心房細動があれば），心内膜炎（特に弁膜疾患があることを考えると），多発性肺塞栓，無分別な大食，服薬コンプライアンスの悪化など。心房細動だと私は思っているので，心室リズムのコントロールが悪いのではないかとも懸念する。安静時に脈拍数は低いが，少し運動するとそれが増加して，十分な心拍出量を維持できなくなっているのかもしれない。
>
> 第2に，弁置換術のリスクをアセスメントしなくてはならない。事前に内科的治療を最適化するのも大切だ。弁置換の後にも，心筋が十分に強靭で心拍出が

適切に行われているかどうかもチェックする必要がある。容量負荷が大きすぎたり、虚血があったり、あるいはアルコール摂取過多による二次性心筋症になっていないかも確認しておく必要がある。

術前の心臓の状態が最適であることを確認するため、以下のことをやったほうがよい：電解質のチェック；できるだけ利尿薬を増やすこと；心負荷をできるだけ減らすこと。ヒドララジンとニトロの組み合わせは前負荷、後負荷を減らすためのものだろう。しかし、私なら、むしろ血管拡張のための治療に ACE 阻害薬を用いたい。最後に、ニコチン依存があるので、気管支拡張薬が必要かも確認したい。要するに、内科的治療を最大限に用いて手術に臨むべきなのである。

検査結果：ヘマトクリットは 38％、白血球は 6,100 で多核球が 79％、リンパ球が 13％、単球が 7％、好酸球が 1％。赤沈は 68 mm/時間、電解質は正常。クレアチニンは 1.5 mg/dL、BUN は 27 mg/dL である。便潜血は陰性。尿検査：比重 1.021、蛋白なし；赤血球、白血球、円柱はみられない。肝機能は正常。心電図では、心房細動で心室レートは 52、QRS 間隔は 0.08、虚血とジギタリスの作用に合致する ST–T 変化がある。胸部レントゲン写真：心拡大、やや多量の右胸水、血管再分布とカーリー(Kerley)B ライン。

ほとんどの検査は身体診察上の心不全を裏打ちしている。さらに考慮すべきは赤沈が 68 であることだろう。合併症のない心不全でこの数字は異常である。事実、心不全患者はむしろ赤沈は低いことが多い。心リズムは興味深い。心房細動をもつ患者の安静時のレートとしてはやや低い。ジギタリス中毒を示唆するようなレートの抑制やその他の心電図所見がないかどうか確認したい。

私なら、もう一度心電図を撮って患者の心臓を再評価したい。ラインから血液培養をとっておきたい。これは赤沈が高いためである。

経静脈の利尿薬が投与され、ヒドララジンの量が増えた。体重は減少し、胸部所見も改善した。呼吸苦は消失したが、入院 24 時間後に 38℃の発熱が生じる。診察上、特に変化なし。白血球も同数。

発熱について言えば、最初に思いつくのは心内膜炎だ。血液培養はやはりとったほうがよい。ほかに考えるべきは多発性肺塞栓で、進行した心不全患者では珍しくない。肺塞栓でも呼吸症状なく、発熱だけでプレゼンすることはある。もっとコモンな発熱の原因も考えたい。胸部レントゲン写真を繰り返し、可能なら、喀痰検査をしてオーバーラップしている肺炎を除外したい。尿検査も必要だ。最後に、薬剤熱やヒドララジンによるループス様症候群になっていないか検討したい。

レジデントはインターンに、複数セットの血液培養をとり、尿、胸水の培養も同様に検査するよう言う。翌朝、指導医はこのような検査のアプローチはちょっとやりすぎなんじゃないかと言った。

心内膜炎を考えるのなら、複数セットの血液培養は必要だ。培養陽性の心内膜炎

をもつ患者の多くは，持続して培養陽性になる。患者によっては，陽性になるまで何度も培養をとる必要もあるが，これはむしろ例外的だ。感染の重篤度や治療の重要性を考えると，心内膜炎がリアルな可能性であるなら，血液培養は4～5セットはとりたいというのが私のスタンスだ。尿培養の必要性は尿沈渣の結果にも依存する。沈渣が正常で，グラム染色が陰性なら，尿培養が陽性になる確率も低いだろう。胸水をとり培養に出すのには，私は賛成だ。

12時間後，すべての血液培養ボトルからグラム陽性双球菌が検出されたと報告される。心エコーでは，弁に疣贅(ゆうぜい)は認められなかった。アンピシリンとゲンタマイシンの治療が開始された。

疣贅がなくても，心内膜炎の診断を除外する必要はない。以前，そのような疣贅の予後的な意味について熱心な議論がされたものだ。心エコーで見える疣贅は，見えない場合よりも予後は悪いようである。しかし，疣贅の欠如が心内膜炎を除外するものではない。アンピシリンとゲンタマイシンの組み合わせに異存はない。このまま感受性検査の結果を待てばよい。これは耐性菌である腸球菌(*Enterococcus*)にも効果があるので，抗菌薬の選択としてはリーズナブルだ。

次の日，培養はストレプトコッカス・ボビス(*Streptococcus bovis*)であると判明した。他の培養は陰性。

S. bovis は興味深い菌だ。この菌は消化管の腺腫や悪性疾患と関係しており，*S. bovis* 心内膜炎があれば，必ず悪性疾患の精査をしなくてはならない。

レジデントは翌日，大腸内視鏡をオーダーする。指導医は，内視鏡は患者にリスクがあり，便潜血は繰り返し陰性だったと指摘する。

ここでの指導医は正しくないと私は思う。*S. bovis* 心内膜炎があれば，消化管の精査を行うべきだ。ただし，手技に伴うリスクの可能性については，指導医は正しいと私は思う。心疾患をもつ患者は検査中に不整脈を起こすかもしれない。また，理論的には，手技によって菌血症を起こす可能性もある。しかし，アンピシリンとゲンタマイシンは既に用いられており，検査による後者のリスクは低い。心血管系の状態が安定さえしていれば，検査を受けるべきなのだ。

大腸内視鏡では，遠位S状結腸に2 cmの非閉塞性病変がみつかった。生検では絨毛腺腫とわかり，悪性疾患はなかった。

大腸病変の外科的処置を行う前に，上部消化管も精査して，病変がないことを確認すべきだと思う。心臓手術と腸の手術のどちらが先に行われるべきかについては，心内膜炎が治療され，内科的治療が最適化された後の心機能によるだろう。

分析

この問題解決プロセスでは，秩序だった順番の診断アプローチの例を挙げた。論

者は，最適な医学的環境に患者がないことをすぐさま見抜き，なぜそうなのか知ろうとする。最初は，心機能が悪くなる，いろいろな原因を考える。心内膜炎（これが正解なのだが）も含まれていた。次に，データのチャンクを受け取り，彼は高い赤沈に注目する。心不全の患者には非典型的である。そして，血液培養が必要だと述べるのである。明らかに，この時点で心内膜炎がもっとも「らしい」診断となっている。患者が発熱した（そんなに高熱ではなかったが）と聞き，心内膜炎への興味は持続する。論者はしかし，注意深く他の可能性も考える。肺炎とか薬物反応である。別の医師（症例内の主治医＝指導医）はそんなにたくさん検査する必要があるのか疑問視しており，そのようなコメントを出していた。しかし，それでも論者の心は動かされず，血液や他の培養は適切だと考えた。血液培養は陽性だったが，心エコーでは疣贅は認められなかった。それでも，論者は心を動かされることなく，心内膜炎を疑ったのである。

　秩序だったプロセスは続く。論者は，血液から S. bovis が検出されたと知る。S. bovis 心内膜炎は腸管病変と強い関連があると知っていたので，すぐに精査を推奨する。

　初期の診断仮説を要約すると，「心不全を増悪させる何か」であった。この仮説はさらに特定化され，「心内膜炎」となり，さらにその仮説を精緻なものにしようと努めたのだった。その結果，弁の特殊な細菌，さらに腸管の腫瘍の発見に至ったのである。方向がしっかり定まったこのアプローチは，多くの知識や経験を基盤としている。

　チェスの実験によると，問題解決プロセスにおいて知識は重要とされる。新米のプレイヤーとチェスの名人がチェス盤を見せられる。そこには，ランダムな形でいろいろなコマが並んでいる。両者とも盤上のコマの位置については，その記憶できる量は同じくらいである。しかし，両者が，実際のゲームに使われるようにコマが並べられたチェス盤を見せられると，名人はコマの位置を新米よりもよく記憶できるのである。おそらくは，コマの位置は既知の戦略を表象しており，それを名人はすぐに認識したのであろう[118,153]。チェスと実地臨床でのこのような側面の関連性は明らかであろう。

ケース12　弱い推論：薬物反応による診断[†]

40歳ハイチ人女性。喫煙歴なし。仕事中に呼吸苦に陥り，救急車で搬送されてきた。

　最初に考えるのは，通常の呼吸苦の原因である。肺炎，心不全，肺塞栓など。

入院2日前，胸部圧迫感，湿性咳嗽，黄色痰，呼吸苦に気がついた。症状は進行し，もはや話すこともできなくなった。救急室で酸素を投与されている間，患者は苦しみながらも話すことができた。過去に似たような症状，胸痛，喘息の既往はないと彼女は言う。咽頭に塊があり，飲み込むのが時に困難であるそうだ。2週間前，かかりつけ医が彼女に甲

[†] 本症例はもともと，Pauker SG, Kopelman RI. *N Engl J Med* 1993 ; 328 : 336-339. に掲載のもの。http://content.nejm.org/cgi/content/extract/328/5/336. にて閲覧できる。マサチューセッツ医学協会（Massachusetts Medical Socoiety）の許可を得て再掲。

状腺が大きいが甲状腺機能は正常だと言った。それ以外は健康だった、と彼女は言う。

> 慢性疾患を示唆するものは何もない。胸部圧迫感や呼吸苦は下気道の問題を想起させるが、のどの塊感は、もし、ストライダー（喘鳴：stridor）が存在していれば、呼吸苦の原因を上気道に特定する。嚥下困難は食道の異常を示唆し、誤嚥や甲状腺の肥大を思いつく。両者とも急性発症に合致しないが。ウイルス性甲状腺炎や心筋炎が症状を嚙み合わせるかもしれないが、甲状腺肥大と呼吸苦は完全に無関係かもしれない。

女性は背筋をぴんと伸ばして座っている。空気が足りないという面持ちで、明らかな呼吸苦にある。血圧は 120/80 mmHg, 脈拍は 120/分、呼吸は努力様で、40/分である。体温は 36.9℃。ストライダーは聴取しない。軽度の甲状腺肥大がある。低音のざらつくようなラ音や気管支呼吸音が肺全体に聞こえる。クラックルやウィーズ（喘鳴：wheeze）は聞こえない。血栓性静脈炎の所見はない。その他の診察所見はぱっとしない。

> ラ音, 気管支呼吸音の両者は大気道の下気道疾患を示唆する。ストライダーはなく、甲状腺肥大は呼吸苦とは関係ないと思う。診察所見は心臓が問題の源という印象を与えない。

検査結果：ヘマトクリット 32%, ヘモグロビン 10.7 g/dL, 白血球 8,000 で, 多核球が 82%, リンパ球が 11%, 単球が 7%。BUN 7 mg/dL, クレアチニン 0.6 mg/dL, ナトリウム 138 mEq/L, カリウム 3.2 mEq/L, クロライド 103 mEq/L, HCO_3^- 22 mEq/L。心電図は正常で急性変化は認めない。胸部レントゲン写真は正常で、浸潤影はない。患者は 10 L 酸素をマスクから吸入しており、動脈血液ガスは pH 7.39, PO_2 63 mmHg, $PaCO_2$ 38 mmHg である。

> やや低いヘマトクリット値の原因はいろいろ考えられる。呼吸苦があり、重症低酸素症にもかかわらず、$PaCO_2$ が 38 mmHg というのは驚きだ。この呼吸数なら、もっと二酸化炭素を飛ばしているはずだ。肺胞過換気の要素はあるかもしれない。肺炎や上気道閉塞を示すものはない。喘息はウィーズがなくてもひどいエアー・トラッピングを起こすことがある。気道疾患があるのだろうと思う。もしかしたら、胸部レントゲン写真が正常だったのは脱水のためかもしれない。感染症があるのかもしれない。それならウイルス性だろうか。白血球数は細菌性を示唆しない。レジオネラ（Legionella）なら可能かもしれない。最後に、血栓塞栓性疾患も、明らかな血栓性静脈炎はないけれども検討したい。低酸素血症はひどく、肺胞動脈較差はとても大きい。肺塞栓をリストのトップに挙げたい。

呼吸苦は進行性に増悪していたため、気管内挿管が救急室で施された。直接喉頭鏡では、病変はみつからなかった。分泌物のグラム染色では、いくらかの多核好中球とグラム陽性双球菌が認められた。肺換気血流スキャンが救急室から集中治療室へ向かう途中で行われたが、肺塞栓の可能性は低いとのことだった。体温は 39.7℃に上昇する。セフトリアキソンとエリスロマイシンが点滴で始められた。

呼吸疲労のために挿管されたのだろうと思う。上気道は閉塞していなかったはずだ。肺胞動脈較差は大きく、もし肺塞栓があるのなら、スキャンは異常に出ていたと思う。グラム染色が双球菌による肺炎を示唆している。早期急性呼吸促迫症候群すら考えられ、ただ、レントゲンにまだ写っていないだけなのかもしれない。抗菌薬の選択には賛成だ。セフトリアキソンは広域をカバーし、エリスロマイシンはレジオネラをカバーしてくれるだろう。

その後 18 時間、患者は改善してきた。体温は 37.8 度まで下がった。40%の酸素で動脈血液ガスは以下のとおり：pH 7.40, PaO_2 189 mmHg, $PaCO_2$ 38 mmHg。呼吸機能は正常のようだ。吸気圧は −24 cmH_2O, 肺活量は 0.63 L である。患者は抜管されたが、1 時間で咳嗽困難と分泌物の喀出ができなくなり、再挿管となってしまった。深呼吸時に横隔膜が奇妙に動くことに気がついた。

横隔膜の奇妙な動きは、横隔神経を侵す縦隔腫瘤のせいかもしれない。再挿管の後、私なら CT を撮る。吸気圧の減少は異常な横隔膜の運動に合致する。この所見を説明するような神経疾患を示唆するデータはまだもっていない。

2 時間後、患者は両側眼瞼下垂を起こし、前のめりにうなだれた。この所見は神経筋疾患を示唆したために、研修医が患者の妹に筋力低下のエピソードがなかったかと問い正した。妹が言うには、5 年前に患者は両腕の筋力低下を起こし、嚥下困難があり、咳払いができなくなり、ストローで液体を飲んでいた。その後数年、筋力低下はよくなったり悪くなったりだった。時々、彼女は赤ん坊を抱き上げることができなかった。

カリウムが 3.2 mEq/L であり、低カリウム血症性周期性麻痺を想起させる。しかし、これが診断かというと私には疑わしく思える。この時点で、神経筋疾患に急性のイベント、たとえば筋無力症クリーゼのような、がオーバーラップしているようだ。嚥下困難もあり、重症筋無力症、多発性硬化症、あるいは筋無力性側索硬化症をも考える。良くなったり悪くなったりというプレゼンは、もちろん重症筋無力症でもありうる。

神経内科医は、四肢筋力に中等度の低下があると指摘する。近位筋優位の筋力低下だ。繰り返し検査すると、すべての筋群に疲労が観察された。反射は正常だった。

甲状腺が大きく、縦隔腫瘤が横隔神経を侵していると疑われている。イートン–ランバート（Eaton–Lambert）症候群を考える。でも、私には、これは重症筋無力症に思える。

エドロホニウム検査は陽性で、筋電図は重症筋無力症に合致した。抗アセチルコリン受容体抗体は陽性。エリスロマイシンは中止されたが、セフトリアキソンはウイルス性気管支炎の二次性細菌感染を疑い継続された。ネオスチグミン、prednisone、血漿交換療法で治療された。胸腺切除術が行われたが、胸腺腫は認められなかった。治療にて症状は改善したが、彼女は後に、自分が症状を無視しており、それは治療による欠勤で職を失うことを恐れていたからだと述懐した。救急室で不安な思いでいるとき、過去の筋力低下のエピ

ソードは伝えなくてよかろうと考えたのだ。数か月後，患者の筋力は正常で，ステロイドのテイパリングが予定されている。

分析

百聞は一見にしかずというが，医師はずっと前から身体診察（たとえレントゲン写真に補完されていたとしても）よりもずっと，詳細な病歴のほうが診断推論におけるコンテクストを形成するのに優れていると知っていた。我々は，学生にまず病歴をとりなさいと教える。主訴に始まり，現病歴へと進んでいく。コンサルタントとして，我々は粘り強く患者に何が起こったのか再現してもらい，時に診断をはっきりさせるようなニュアンスを得ようとする。しかし，緊急時には，迅速で効果的な治療が必要だ。呼吸不全，循環不全，不整脈，出血，代謝の極端な異常のような事態に患者が陥っているとき，その状況を即座に安定させねばならない。たとえ診断がはっきりしていないときでも，だ。急性呼吸不全は特に問題で，効果的な治療である挿管はコミュニケーションを阻害し，追加の病歴聴取を困難にし，時にほとんど不可能にするからだ。

本症例の女性の場合，最近の呼吸苦と嚥下困難について，主治医も論者も肺実質や上気道の疾患に固執してしまった。よく考えたら噛み合わないところがあったにもかかわらず，である。患者は1分間に40回も呼吸していたが，その$PaCO_2$はほとんど正常だった[1]（この番号は元論文の引用文献番号である）。胸部レントゲン写真で肺野に異常はなく，心拡大もなかったのに，その低酸素血症はひどいものだった。明らかな血栓性静脈炎はなかったが，肺胞動脈圧較差は強く，肺塞栓を示唆するものだった。しかし，肺スキャンで「確率低し」と読まれたときに，その診断は棄却された。発熱があり，正常レントゲン像を受けて，早期の肺感染症が低酸素血症の原因だと説明されている。

発熱と肺炎球菌（Streptococcus pneumoniae）感染に合致するグラム染色を受け，広域抗菌薬治療は適切に思える。短期間，セフトリアキソンとエリスロマイシンを使用するリスクなど小さいからだ。抗菌薬で患者の症状はよくなり，重症肺炎の早期という仮の診断は正しいようにみえた。急転直下に悪化していた患者の症状も好転し，定石的な早期の抜管が行われた。主治医はいくらか低い吸気圧や肺活量については説明できないようだった。呼吸不全は再発する。何かがおかしい。論者は，横隔膜の奇妙な運動は全身性の神経筋疾患や横隔神経の局所的な問題ではないかと言及している。どちらも吸気圧の低下や再挿管の必要性をうまく説明する。過去の筋力低下のエピソードや驚きのベッドサイド所見（眼瞼下垂と異常姿勢）がなければ，論者はもっと「らしい」原因である横隔神経系疾患を追究すべく，CTを求めたことだろう。

ベッドサイド所見は全身性の神経筋疾患を示唆した。フォーカスを当てた病歴聴取により，研修医が重症筋無力症の臨床像を認識したのだ[2,3]。そして，これは神経学的検査にて確認された。もはや無視できないような危険信号を察知するまで，過去に似たようなエピソードはなかったという彼女の言葉をどうして疑えよう。臨床像はあちこち合致しなかったのだから，もしかしたら，研修医は患者や家族の所に行って，もっと詳細な病歴を聴取すべきだったかもしれない。しかし，挿管や言語の壁が高いハードルになったのである。

救急室を訪れた入院後24時間以内に，患者の筋力低下はアップダウンの連続

であった。最初は呼吸サポートのために挿管を必要とし，その後，抜管できるようになり，最後は再挿管を必要とした。診断が明らかになったとき，両側の眼瞼下垂，倒れ掛かるような姿勢，奇妙な横隔膜の動きは神経筋疾患を示唆するものであり，救急室での患者のプレゼンとは異なるものだった。最初から研修医がこのような典型的な所見をみていれば，診断的コンテクストは全然違ったものだっただろう。もっと早く確定診断にたどり着いていたはずだ。

　重症筋無力症は，どの教科書の呼吸不全の章にも記載されている[4]。多くの医師は，きりきりと絞り上げられれば鑑別診断にこの疾患を加えることができるだろう。しかし，肺炎，閉塞性・実質性肺疾患，心不全，肺塞栓ですら，重症筋無力症による呼吸不全よりもずっと多い。神経筋疾患の既往があると知られていない患者なら，なおさらのことだ。何か特別なプレゼンテーションでも加わっていない限り，この疾患が鑑別の上のほうに上がることはまずない。後になって考えれば，患者の臨床像にはいくつかの手がかりはあった（嚥下困難，予期せぬ正常な$PaCO_2$，レントゲン写真正常なのに低酸素血症，肺スキャンでは肺塞栓の可能性低し，吸気圧の低さ，そして突然の再挿管）。しかし，どれも主治医の直感に訴えるほどに特異的なものではなかった。そして，そのまま神経筋疾患のこてこての所見がみられるようになったのである。

　早期の噛み合わない部分の1つひとつが非特異的で，神経筋疾患を強く示唆するものはなかった。では，そのパーツを集めた集合体も，やはり十分ではなかったのはなぜだろう。その理由は臨床推論（クリニカル・リーズニング）の加算的な性格にある。最初のプレゼンに基づいて，医師は一連の診断仮説を立てる。広範なカテゴリー（気道の閉塞のような）なこともあれば，ピンポイントに狭いこと（レジオネラ肺炎のような）もある。新しい臨床データが提示されるたびに，医師は自分の見積もりを手直しし，その仮説の「らしさ」を修正する。新しい所見はカテゴリー化され，それぞれの仮説に合致するかしないか検討される。時に，特別な新所見が新しい仮説を頭に思い浮かばせることもある。たとえば，この患者における正常レントゲン写真と重篤な低酸素血症は肺塞栓を想起させ，眼瞼下垂は重症筋無力症を想起させる。しかし時に我々は，とても非特異的な不一致を「後で」考えようと決め，そのようにリストにとどめておくのである。

　多くの医師は，診断のフォーカスを狭く絞ろうとする。特異的な手がかりを用い，ある仮説と別の仮説を峻別しようとする。経験ある医師であっても，すべての現存する仮説を捨て去り，ふりだしに戻るのはうんざりすることであり，通常，我々はそういうのは嫌だと思う。我らが作業記憶は大きくないため，ほとんど単純すぎる症例の描写ですら，孤立した所見の集まりとして扱うのは難しいのである。その制限を補填するようにして，我々は素早く仮説をつくる。これが推論のコンテクストとなり，患者の所見を思い出すフォーマットとなる。このような推論のコンテクストにおいて，診断の地平である枠線をぼんやりさせることはできても，このようなアプローチそのものを我々は捨て去ってしまうことはできない。我々の作業記憶はかくも小さいものだからだ。新しい仮説を考えるのを止め，未熟な段階で「閉じてしまう」ことが危険なことは承知している[5]。我々は診断を注意深く確認しようとし，時に直感を用い，時に教科書や総説論文を読んで我々の視野を広げようとする。症例がうまく噛み合わない場合，我々は同僚に相談する。彼らは時にもっと専門的な知識を提供してくれる。しかし，それ以上

に，彼らは新鮮なものの見方，つまり新しい診断コンテクストを提供してくれるのだ．時に，同僚に相談するために症例をまとめたり，所見と鑑別診断のリストをつくるだけで，患者を異なる視点からみることができるときもある．あるいは，必要なのは所見を異なる順番にみることだけだったりもする．

どうして，患者の筋力低下は入院後1日でこんなにドラマチックに進行したのだろう？　アミノグリコシドにも，筋弛緩薬にも，殺虫剤にも，汚染された食物にも，その他神経筋伝達を阻害するような物質にも曝露されていない．筋無力症クリーゼでも感染症でも発熱は起こりうる．感染のストレスがあると，重症筋無力症はしばしば増悪する[3]．コンサルタントの神経内科医はうまい説明をしている．点滴エリスロマイシンが小児や[6]成人の重症筋無力症[7,8]を増悪させたり，発症させたという報告があることを思い出したのだ．わりと最近のこの観察は，標準的な薬理学的文献には反映されていない[9-11]．

挿管だけが医原性のリスクなだけではない．エンピリックな相対的には安全な抗菌薬治療も，ほとんどの医師が気づかないやり方で筋無力症を増悪させていた．しかし，注意深い推論と，患者の進行する筋力低下についてのコンサルテーションのおかげで，予期せぬ薬物反応が皮肉にも正しい診断に導いたのである．

ケース13　診断のオプションを絞り込む

37歳郵便配達人にて退役軍人．11時間続く臍周囲の腹痛，悪心，嘔吐，水様性下痢のために救急室を受診した．

> 突然発症の臍周囲の腹痛，悪心，嘔吐，水様性下痢で思いつくのは胃腸炎である．ウイルス性，細菌性，原虫性などがある．とてもシックに見え，腹痛がひどく，輸液が必要だというのでなければ，私だったら徹底的なワークアップは行わないだろう．しかし，いくつかの検査は役に立とう．私は下痢患者は便検査をすべきだという信念の持ち主である．外観と顕微鏡的検査にて血便，多核白血球，寄生虫の有無を調べる．便中に多核球があれば，大腸や，時に下部回腸の炎症性疾患を示唆する．原因にはいろいろある．炎症性腸疾患，原虫感染症，クロストリジウム・ディフィシル（*Clostridium difficile*）腸炎，赤痢菌（*Shigella*）・サルモネラ（*Salmonella*）・カンピロバクター（*Campylobacter*）などによる感染症．もちろん，ヘマトクリットや白血球数もみておきたい．

既往にサラセミアマイナーと長期のうつ病がある．いろいろな筋骨格系の訴えで，何度も病院で診てもらっている．入院2年前，やはり悪心，嘔吐，下痢のエピソードがあったが，そのとき，腹痛や発熱はなかった．治療なしで症状は治まった．

> この情報をどうとったらよいだろうか．1回の悪心，嘔吐，下痢のエピソードが1年前にあったとしても，それが何か私に影響を与えることはない．下痢性疾患のリスクファクターがあるのだろうか？　最近の旅行歴は？　異常な食物への曝露は？　HIV感染は？　服薬は？　繰り返すが，私はこのコモンな症状に対し，どのようにワークアップするかは，患者の重症度によると思う．

消化器症状が発症する日の晩，患者は賞味期限が微妙な何かのハンバーガーを食べた。午前1時に目が覚めたとき，痛みは強いがけいれん性ではなかった。放散痛もなかった。吐物にも便にも明らかな血液はなかった。救急室で待っている間に患者は悪寒を感じる。症状が起こる前数日の間，特に薬は飲んでいない。カメもそれ以外のペットも飼っていない。

> 汚染の可能性のある食事をとっているので，細菌性下痢症は考える。毒素を産生している細菌かもしれない。このような下痢を起す細菌は，クロストリジウムとブドウ球菌(staphylococci)である。

診察時，患者は赤ん坊のように丸まっている。血圧は120/84 mmHg，脈拍数は100/分，呼吸数は18/分，体温は40℃である。腹部診察では，腸音は正常で下腹部に広範な圧痛はあるが反跳痛はない。腫瘤も臓器も触知しない。便潜血は陰性。その他の診察所見は特に問題なし。

> 体温がとても高く，何かの細菌性胃腸炎を考えさせる。便の性状を知りたいものだ。熱が高いので，血液培養をとり，サルモネラなどが生えないかを考える。

初診時の検査結果：ヘマトクリットが43%，白血球が16,300で，多核球が74%，杆状球が6%，リンパ球が8%，単球が11%，好塩基球が1%。アミラーゼは85 IU/L，クレアチニンは1.1 mg/dL，BUNは15 mg/dL。電解質(mEq/L)：ナトリウム 141，カリウム 4.4，クロライド 105，HCO_3^- 23。4セットの血液培養がとられた。

> 白血球に左方移動があり，感染症を示唆する。下痢は，特に電解質異常やボリュームの問題を起こしていない。血液培養の結果は知りたい。

胸部レントゲン写真は正常。腹部単純写真でも異常を認めなかった。大腸全体にガスを認めた。ウイルス性胃腸炎と炎症性腸疾患が暫定的な診断となった。輸液にて治療されたが，入院翌日までに嘔吐は止まった。発熱，下痢，広範な腹痛は持続したが，診察上，腹部は軟で筋性防御や反跳痛はなかった。腸音は減弱するときもあれば，亢進するときもあった。

> この症例について，特に異常なところは今のところないと思う。輸液で治療され，嘔吐は止まったが，他の症状は続いている。症状を見守りたい。体温や白血球数を観察し，繰り返し腹部を診察する。血液培養の結果が出たらすぐにそれを確認する。

入院2日目。血液培養すべてで大腸菌(*Escherichia coli*)を検出。尿は無菌だった。感染症コンサルタントが呼ばれ，胆道系の疾患や病原性毒素産生大腸菌感染症ではないかと彼は懸念する。抗菌薬が開始された。

> 大腸菌菌血症という発見があり，私は自分の鑑別診断を見直す必要を感じている。胆道系疾患は考えなければならないだろう。もっとも，若い患者の胆道系疾

患では，それを示唆するプレゼンがあるものだが．私は病原性毒素産生大腸菌が菌血症を起こすという臨床概念になじみがない．ほかにも考えるところがある．盲腸後虫垂炎や虫垂破裂である．どちらも刺激するような下痢と細菌血症を起こしうる．あと，薬物中毒者で，別の理由で細菌血症になり，偶然下痢していたというのも考えられる．憩室疾患も考えるべきだが，ちょっと若い．

ビリルビンは 3.3 mg/dL，AST 40 IU/L，ALT 20 IU/L，ALP は 98 IU/L である．胆道系の超音波では，胆管拡張は認められなかった．胆嚢も膵臓も正常に見えた．

> ALP はわずかに上昇しているだけで，閉塞に一致しない．ビリルビンは上昇しており，他の肝機能検査が正常なのを考えると，ジルベール（Gilbert）症候群やわずかな溶血を考える．このようなビリルビンへの私のアプローチは，直接と間接ビリルビンを分けてみることである．高ビリルビン血症が重要な問題とは考えにくい．胆道系や肝疾患の可能性は小さいのだから．

その後 2 日間，患者は改善してきた．下痢は治まり，嘔吐は再発しなかった．体温は正常化し，食欲も戻ってきた．腹痛も治まってきたが，圧痛は持続している．インターンは痛みが正中わずかに右に局在化していると考えた．患者はよくなっているが，消化器内科医はさらに精査したほうがよいと考える．

> 私も賛成だ．穿孔による敗血症を検討するならば，下部回腸炎を除外することはできない．もっとも穿孔による細菌血症なら，通常は小腸ではなく大腸からなのであるが．

入院 5 日目の朝，腹痛が再発する．meperidine が使用される．ソシアルワーカーは，患者が怒っており，全然よくなっていないと感じていると気づく．腹部 CT は急性虫垂炎に合致していた．患者は手術を受けた．盲腸後虫垂炎であった．その後，患者は回復した．

> ポイントとしては，下痢の鑑別診断として，虫垂炎はリストに挙げねばならぬということだ．盲腸後虫垂炎は刺激性の下痢を起こしうるからだ．そのため，虫垂炎としては非典型的なプレゼンとなる．非典型的な症状だけでなく，診察所見もまた，ミスリーディングとなりうる．腹部所見は，右下腹部，マクバーニー（McBurney）ポイントに限局されないのである．最も重要なことは，盲腸後虫垂炎は見逃したくない疾患だということである．実際的な観点から言うと，血液培養をとる以外に，どこまで精査を進めるべきだっただろうか？ 下痢をしている患者すべてから，CT を撮るわけにもいくまい．
> この疾患に関する私の経験を語ると，インターンになって 2 週間後のことを思い出す．ある外科医が 4 日間，体温が華氏 103 〜 104 度（39.4 〜 40.0℃）の若者の件で議論していた[*2]．私は医学校を卒業したばかりだったが，素人っぽく

訳者コメント

*2——原著では，103℃,104℃となっていたが，摂氏と華氏の混同であろう．

盲腸後虫垂炎を提案したのである。皆はバカにしたのだが，手術の日，私を皆が手術室に迎えたのだった。私が提唱した診断こそが正しかったからだ。ここで得られる教訓は，発熱，下痢，腹痛が3〜4日続く場合，この診断が検討されねばならない，ということだ。また，このようなときに大腸菌菌血症が起こっていれば，問うべきことは以下のとおり：腸管が破れたのはどこで，そのため下痢が起きているのだろうか？　私にすぐに思い浮かぶのは，虫垂と憩室なのである。

分析

この問題解決のセッションでは，いくつかの特徴が興味深く考慮に値する：(1) 論者による「症例の組み立て(case building)」のプロセス，(2) 患者の「ゲシュタルト像」(gestalt picture)がもつ診断価値，(3) 変化していく疾患の診断へのアプローチ，(4) 臨床問題解決におけるヒューリスティックの使用，である。

病歴聴取のプロセスは，非構造化された問題解決作業である。そこで診断仮説を生成し，検証し，弱い仮説を排除し，生き残った仮説を見直し，一貫した診断にまで編み上げていく。最初の診断仮説はきわめて重要である。これがコンテクストを形成し，それを基盤にデータは収集される。実のところ，データの収集は予測によって導かれるのである。そして，その予測は初期の仮説に基づいている。その仮説診断の主要な臨床像があるかないかを予測していくのである。このようなコンセプトが難解でわかりにくいと感じたのなら，本症例の論者のアプローチを読むとよい。そこに，明確にこのアプローチが示されている。

論者の主訴に対する印象は胃腸炎であった。しかし，すぐに自分のコメントを言い直し，もし患者がシックであれば，徹底的なワークアップを行うと説明する。この言葉こそが，彼の真の仮説であろうと我々は解釈する。患者には深刻な胃消化管疾患の可能性があるが，まだ確定できてない，と。情報が集まるにつれ，彼は自分の仮説の正しさに確信を深めていく（つまり，患者が細菌感染を有するという可能性は高まっていく）。高熱があると知り，論者は血液培養の結果を求める。この要求は「天から降ってわいたように」出たのではない。おそらくは，腸管穿孔があれば血液培養は陽性になるだろう，という予測に基づいていたのだろう。また，これは新しい潜在下の仮説にも突き動かされたのだろう。最初の症状を起こしたものが，敗血症も起こしているという仮説である。

論者は敗血症を疑い，そのインプレッションは信憑度を増していく。論者は繰り返し血液培養結果を求め，腸管穿孔のために起こった敗血症の疑いは，腹部を何度も診察したいという彼のコメントから明らかだ。腸管破裂の疑いは，血液培養が陽性であった時点でさらに高まる。感染症コンサルタントの間違ったコメントを聞いても，患者の症状がいったん改善したことにも説得されない。論者の確信がわかる。最後に，CTが「動かぬ証拠」をみつけだす。虫垂が問題の根源であるという「2番目の」証拠である。仮説の生成，予測，データの収集，仮説の見直しという問題解決のプロセスは，非常にわかりやすい。

このセッションで興味深かった第2の点は，患者がどれくらい「シック」かというジェネラルなインプレッションに，論者が重きをおいている点である。このコンセプトを我々は既に，患者のゲシュタルト像として説明した。症例によっては，ゲシュタルト像は部分に分解することもできる。患者の振る舞いとか，発汗，蒼白の有無なのである。それが問題の根っこをつかむのに役に立つことがあ

る(**ケース4**を参照)。ある医師が用いる任意の患者の「ゲシュタルト像」から手がかりが得られるかどうか。これは今後の研究のテーマである。

　このセッションのもう1つの特徴を述べておきたい。それは，診断概念が時間的に変化していく性質である。多くの疾患概念は相対的にはスタティックで動かない。疾患もその臨床像も，時間が経過してもずっと同じ状態でいる。慢性腎不全，慢性の高血圧症，安定狭心症などがこのような例だ。こんなとき，診断のプロセスもやはりスタティックである。患者のアセスメントを何度も繰り返して行う必要は，そこにはない。しかし，どんどん動いている疾患はスタティックではなく，その臨床像も急に変わったりする。そのような疾患(不安定狭心症，敗血症性ショック，急性心外膜炎など)では，患者の状態は何度も繰り返して見直されなければならない。診断も，臨床像が変化するに従って見直す必要がある。診断のスタティックなアプローチをこういうときとってはならない。本症例も同じである。医師は診察を繰り返し，アセスメントを繰り返し，診断を見直し続け，今現在の治療のアプローチを見直し続ける。

　最後に，本症例でわかったのは，過去の経験が現在の問題解決に重要であるという点である。我々は，疾患概念について読むとき，自分の経験というコンテクストに照らし合わせてそれを読む。ある症例の典型的な，そして非典型的な臨床像を思い出す。本症例では，論者は明らかに，盲腸後虫垂炎の臨床像になじみが深かった。特に，医者になったばかりのときの，似たような患者に大きく影響されていた。論者はよくあるヒューリスティック(問題解決のときに使えるツールの1つ)を使ったのである。認知心理学者によると，これは「すぐ取り出せるヒューリスティック(availability heuristic)」である[27,28]。イベントを思い出すときは，特に記憶に印象的なものほど取り出しやすい，というコンセプトにこのヒューリスティックは基づいている。時に，これが間違いのもととなることもある。はっきりと思い出せるものが目の前の問題に関係しているという保証はないからだ。とはいえ，本症例のように，このアプローチはドラマチックに「効く」こともある。

ケース14　百聞は一見にしかず

53歳男性のフローシート(図14.1)が，集中治療室の机に残されている。これを見てどう思うか？

　これは，通常，我々が臨床情報をみるのとは違うね。まぁ，データを見て何を読み取れるかやってみよう(図14.1)。このイベントは10日間の間に起こった。2月2日から11日までだ(date)。最初にページの上のほうから見てみよう。時間経過を見て，何が変化したか解釈するのだ。ヘマトクリット(hematocrit：Hct)は低いが，それなりに安定している。白血球(white blood count：WBC)は上昇しており，22,000〜29,000の間を推移している。最初に，セフォキシチン(cefoxitin)とゲンタマイシン(gentamicin)を投与されたが，2月4日に，クリンダマイシン(clindamycin)，アンピシリン(ampicillin)，ゲンタマイシンに変更されている。2月4日，患者の血圧が低下した(hypotensive episode)。

　患者の体重(weight)はひどく増えている。およそ79kgから2月5日までに

		2/2	2/3		2/5		2/7		2/9		2/11			
Hgb/Hct		32	31		28		29		25		30			
WBC ×1000		29	22		29		27		23		22			
GENTAMICIN		×	×	×	×	×	×	×	×	×	×			
CEFOXITIN					×	×	×	×	×	×	×			
CLINDAMYCIN					×	×	×	×	×	×	×			
WEIGHT (KG)		79.6	79.2		85.6		86.1		86.7		87.7			
U Na							4		6					
U sp. GR.		1.016			1.025						1.025			
ART. pH			7.42		7.46		7.43		7.45		7.40			
Pa O₂			64		62		66		58		78			
Pa CO₂			34		29		28		32		36			
Sodium	135-145 mEq/l	147	144		147		145		145		146			
Potassium	3.5-5.0 mEq/l	5.0	4.4		3.9		3.3		3.4		3.5			
Chloride	97-107 mEq/l	116	114		108		107		107		106			
Total CO₂	22-33 mEq/l	21	22		21		22		24		24			
Anion Gap (Δ) Na-(Cl+CO₂)	6-12 mEq/l													
Urea N (BUN)	8-20 mg/dl	31	32		45		60		77		94			
Creatinine	0.6-1.2 mg/dl	1.0	1.0		1.9		2.6		2.8		3.7			
Total Protein	6-8 g/dl	6.3												
Albumin	3.5-5.0 g/dl	2.8			2.4		2.4							
Calcium	8.5-10.5 mg/dl	8.9			8.1		7.7		8.0		8.0			
Phosphorus	2.5-4.5 mg/dl	2.5			3.8		5.3		6.1		6.7			
Uric Acid	2.0-7.5 mg/dl													
Total Bilirubin	0.1-1.0 mg/dl		7.5		6.1		6.4		6.3		6.1			
Alkaline Phosphatase	to 90 u/l	129			134									
SGPT (ALT)	to 30 u/l	27			28									
CPK (CK)	to 120 u/l													
SGOT (AST)	to 40 u/l	115			80									
LDH	to 225 u/l													
P.T.		14.6	14.5		15.6		15.2				14.3			
P.T.T.		45.2	39.4		44.0		58.6				39.4			
Amylase	to 110 u/l	82			57									

Patient: H.R.S., 53 ♂

(Arrow spanning 2/5 – 2/11 columns labeled "HYPOTENSIVE EPISODE")

図14.1 ● 患者データのフローシート（ケース14）

　85 kgに，そして2月11日までには87 kgまで増加している。多くの水貯留があったのだろう。2月2日の尿比重（urine specific gravity：Usp GR.）は1.016だったが，のちにこれが1.025と増加し，その結果が2回出ている。

　最初の動脈血液pH（arterial pH：ART pH）は7.42，PaO_2は64 mmHg，$PaCO_2$は34 mmHgであった。PaO_2はいくらか変化した。最低で58まで下がり，78

にまで増加している。$PaCO_2$ も最初から低かったが，その後も比較的低いままである。pH は最も高かった 7.46 から少し下がり 7.40 になった。それにつれて徐々に $PaCO_2$ も増加している。血清ナトリウム(sodium)は上昇しており，そのままやや高めのままだった。血清カリウム(potassium)は 5 mEq/L に始まり，3.3 〜 3.5 くらいまで下がっている。血清クロライド(chloride)は最初は高かったが，のちに下がった。HCO_3^-(total CO_2)はずっと低いままである。BUN(urea N)は最初 31 〜 32 mg/dL で，そのときのクレアチニン(creatinine)は 1 であった。2 月 5 日，クレアチニンは 1.9 mg/dL まで上昇し，その後は上がったままだ。BUN は 94 mg/dL まで上昇している。患者のアルブミン(albumin)は低く，血清カルシウム(calcium)はそのアルブミンに照らし合わせるとだいたい正常だ。血清リン(phosphorus)はどんどん上昇している。総ビリルビン(total bilirubin)はかなり高く，アルカリホスファターゼ(alkaline phosphatase)はわずかに上昇している。ALT(SGPT)は正常，AST(SGOT)は上昇している。しかし，プロトロンビン時間(prothrombin time：PT)，部分トロンボプラスチン時間(partial thromboplastin time：PTT)は両方延長している。

　さて，データの雰囲気はつかめた。考えをまとめてみようか。この 53 歳男性に低血圧のエピソードが起きている。何かの感染症がありそうなのは明らかだ。後でこの問題をもう一度振り返ることにしよう。ビリルビンが高く，アルブミンが低い。プロトロンビン時間は延びており，肝疾患があるのはほぼ間違いない。$PaCO_2$ は低く，わずかに pH が高い。過呼吸があるのだろう。過呼吸は肝疾患によるものかもしれないし，ある程度の肝障害によるものかもしれない。エンドトキシン血症でも呼吸を刺激するので，敗血症に関係しているのかもしれない。

　白血球が高いのは感染のせいだろう。問題は，どんな感染症だろうか。肝疾患を既往にもち，現在敗血症がある。もちろん，胆道系や消化管の感染症は心配である。尿路も感染部位としてはよくあるが，これを示唆したり否定するようなデータには乏しい。患者に肝硬変と腹水があると仮定するならば，特発性細菌性腹膜炎(spontaneous bacterial peritonitis)かもしれない。クリンダマイシンを主治医が使っており，壊死した腸管や腸内細菌による敗血症を考えていた可能性がある。

　次に腎機能を考えてみよう。ゲンタマイシンが数日にわたって投与されている。低血圧のエピソードもある。その後，急性腎不全が起こっている。ゲンタマイシンが原因かもしれないし，低血圧かもしれない。我々の知らされていない，その他の要素によるかもしれない。所見は急性尿細管壊死(acute tubular necrosis)にも合致するが，尿中ナトリウム(urine sodium：UNa)濃度はとても低く，比重は高いままだった。尿比重測定は尿浸透圧とともに測定されていると推測されるから，尿はだいぶ濃縮していたのであろう。我々は，尿が濃縮していると思い込まないようにしないといけない。実際には造影剤を投与されていたりすると，比重は上がるからだ。ここでは，患者に濃縮尿があったと仮定しておこう。臨床像は，進行性の塩分と水分の貯留に合致する。濃縮尿があり，尿にナトリウムがないのは単純に体液貯留の徴候だ。同時に尿量も減っているのではと懸念するが，それを示すデータは与えられていない。すべての所見に合致する疾患は肝腎症候群(hepatorenal syndrome)である。これが腎不全の原因だろう。与えられるデータでできる限りやってみたらこんな感じだ。

症例のサマリー

患者は，長期のアルコール依存症とその結果としての肝硬変を患っていた。腹水があり，食道静脈瘤があった。上部消化管出血のために入院した。入院時には，慢性肝疾患の所見以外に右上葉の肺炎がみつかった。フローシートに載っているように抗菌薬で治療された。また，振戦せん妄(delirium tremens)の予防のために，ベンゾジアゼピンが投与された。尿や腹水を含む入院時の培養はすべて陰性であった。2月4日までに患者は改善したが，フローシートにあるように血圧が下がった。低血圧に呼吸停止が伴っており，蘇生が行われた。予期せぬ低血圧と白血球増多のために，2月4日に抗菌薬は変更された。その後の培養はすべて陰性であった。低血圧の後，尿量はどんどん低下していった。バイタルを安定させようと主治医は努めたが，クレアチニンはどんどん上昇していく。肝腎症候群が疑われた。サポーティブケアが継続されたが，入院20日目に心停止し，そのまま患者は死亡した。

また別の数字たち

66歳女性が介護施設から救急室に搬送された。昏迷状態であり，頻呼吸があった。発熱はなく，血圧は160/90 mmHgであった。主治医は採血したが，大量出血の患者が来院したのでそちらのケアに回った。この患者の所に主治医が戻ったとき，検査結果が次のとおりであった。クレアチニン 1.5 mg/dL，電解質(mEq/L)：ナトリウム 140，カリウム 4.1，クロライド 106，HCO_3^- 10。pH 7.54，$PaCO_2$ 12 mmHg。研修医はすぐに診断を下し，治療を始めた。

与えられた数字は限られている。患者には混合酸塩基平衡異常がある。異常値からみていこう。HCO_3^-は10 mEq/Lである。明らかに代謝性アシドーシスがある。呼吸性アルカローシスではHCO_3^-がこんなに低くなることはありえない。アニオンギャップを計算すると24 mEq/Lである。14 mEq/Lの上昇だ。クレアチニンも少し上昇しており，この所見は有機酸血症を意味している。

同時に，$PaCO_2$はHCO_3^-が10 mEq/Lの患者にしては低すぎる。もし，代謝性アシドーシスだけなら，それは22〜24 mmHgくらいのはずだ。そして，血中pHはアルカレミアを示している。つまり，独立した呼吸刺激があり，呼吸性アルカローシスを起こしているのだ。まとめると，「アニオンギャップ代謝性アシドーシス」と同時に呼吸性アルカローシスがある。何がこんな異常を起こすだろうか？ サリチル酸中毒や乳酸アシドーシスを起こす敗血症がトップ2である。もちろん，その他の複雑な混合性酸塩基平衡異常の可能性もある。

最初にすることは，薬の瓶が住まいに残っていないかどうかを調べることである。血圧は正常で敗血症の可能性は下がる。もっとも，その後，いつ血圧が下がってもいいのだけれど。

私なら，サリチル酸と乳酸レベルをすぐに測るだろう。

症例のサマリー

サリチル酸濃度は82 mg/dLであった。輸液，マンニトール，尿の注意深いアル

カリ化が行われた。患者の指は変形を起こしていなかったが，関節痛のために大量のアスピリンを服用していたのだった。患者は完全に回復した。

分析

教育者のなかには，この演習のフォーマットに異を唱える向きもあるかもしれない。両方の症例では，断片的な臨床データしか与えられないまま，論者に検査データを検討する経過を「考えを口に出して」もらった。データの出され方は通常のやり方からはずいぶん外れていた。診断評価は，主訴に始まり，階段を上るように現病歴，システム・レビュー，社会歴，家族歴，身体診察という順番をたどるべきだと信じる人には特にヘンテコだっただろう。我々は主訴すら提示しなかった。最初（ケース14）の症例では，臨床情報で提供されたのは，年齢と性別，入院3日目に低血圧のエピソードがあり，いろいろな抗菌薬が投与されたというメモだけだった。手がかりはわずかしかなかったが，論者は100くらいの検査結果を解釈し，正しい診断にたどり着いた。肝腎症候群だったのだ。第2の症例では，たった14のデータ（年齢，性別，住居環境，2つの症状，2つの診察所見，7つの検査結果）で，論者はたった1つの診断仮説にまで絞り込んだのだ。

このヘンテコな臨床教材のプレゼンに，多大な懸念が必要であろうか？　学生や研修医に患者評価のアプローチを教えるのに障害となろうか？　彼らは「数だけ見て患者なんて見なくていいや」と考えるだろうか？

診断問題解決の階段を上るようなアプローチを教えても，優れた医師が実際に何をやっているかはわからない。臨床問題解決の研究によると，医師はしばしば病歴聴取のときに省略を行い，「順番どおりでなく」いきなりデータを示されても全然気にしないことがわかっている。さらに，今，我々の所や他の場所でうまくいっている教育方法は昔と全然違い，データの羅列をプレゼンして行っている。消化器内科カンファレンスではレントゲン写真が最初に提示され，循環器内科カンファレンスでは心エコーがいきなりくる。腎臓内科カンファレンスでは電解質をまず出される。それぞれの症例では，医師が検査結果を解釈した後に病歴が開示される。

たぶん，我々は学生に「私の言ったとおりにしろ」と言うのをやめるべきなのだろう。「私のやるようにしなさい」と言うべきなのだろう[1]。系統的な病歴聴取と診断模索のアプローチを教えてはいけない，という意味ではない。ただ，なぜ我々が学生にある部分「ルーチン」を踏襲したほうがよいと言うのか説明すべきなのだ。病歴聴取，身体診察，検査から得られたデータは異なっており，情報において別物であると主張するのではなく，どこから得られた情報も等しくデータを提供するにすぎず，基本的にはリスクもないと認めるべきなのだ。検査結果から始めるか，臨床情報から始めるかなんて関係ない。少なくとも，診断仮説生成と検証という観点からはそうである。

このようなやり方で診断問題解決のアプローチをとろうと考える。どんな情報でも，手に入れば我々の論考に加えていくやり方である。その場合，ルーチンに行われてきた病歴聴取や身体診察の必要性について学生にどう言えばいいのだろう？　こんなふうに言うべきだろう。あるときは，基本となる情報を得るのが目的である（神経学的症状のない患者の神経学的診察）し，あるときは，合併症を予防するためである（薬物アレルギー歴の聴取），あるときは，頻度は低いが危険の

高い疾患をスクリーンするためである（乳癌スクリーニングのための触診）。また，あるときは，リスクファクターをみつけるためである（糖尿病や心疾患の家族歴）し，あるときは，患者に影響しうる心理学的な因子に医師が気がつくため（社会歴）である。実際，伝統的なルーチンの病歴聴取における質問の多くを問う厳密な理由はよくわかっていない。

　重要なのは，データが解釈される順番は重要ではないという点である。リスクを冒さずに得られた情報であれば，病歴，身体診察，検査結果のどれでも手に入る順番に解釈すればよい。したがって，検査結果もそこにあれば手に入れ，解釈すべきである。たとえ診察をまだしていないとしても，そうである。もし，検査値により事前に患者に高カルシウム血症があると知っていれば，筋力低下と関節痛の患者にずっと意味のある質問をし，より特異的な診察をするであろう。そういうわけで，我々は，医師が検査結果を解釈するのは正しいと考え，医師の反応を学生に示すことも正しいと考える。学生はすべての質問をし，それから完全な診察をし，その後で検査について考えなさいというルールに従うよう，ただそれだけを教えられていたとしても，このようなやり方は正しいと考えるのだ。もちろん，この見解に賛成しない医師もいるだろうが[154]。

　最初の症例（ケース14）における論者の興味深いアプローチでわかったことは，検査結果の解釈だけでも，ものすごい価値があるということだ。この医師はかなりの時間を使ってデータを説明した。彼はある値が高いか低いか特定し，時間経過に従ってそれがどのように推移したかを確認した。当初，論者は診断仮説をほとんど提示しなかった。しかし，ひとたび検査値とそのトレンドをまとめ上げると，短いがたいへん素晴らしい鑑別診断を並べ上げた。論者は，肝機能検査結果から，患者に肝疾患があると推測し，この仮説を酸塩基の分析から補強した。感染症を考え，敗血症の原因となる部位を列記した。急性腎不全があることに注目し，尿細管壊死の可能性を少し考えてみたが，比重が高いことと尿中ナトリウムが低いことに気がつき，（正しい）肝腎症候群という診断にたどり着いたのだ。彼はこれを，標準的な臨床データがほとんどないことを知ったうえでやり遂げたのである。

　アスピリン中毒の症例では，論者は「診断のルール」というか，アルゴリズムに従っているように思える。まず，低いHCO_3^-に照準を合わせ，代謝性アシドーシスがあるに違いないとにらむ。次に，アニオンギャップが開いており，腎不全では説明できないことを知り，この疾患は有機酸血症を併せもつに違いないと考える。次に，アシドーシスだけでは説明できない過呼吸の存在に気がつく。ここで，混在性酸塩基平衡異常を診断するのである。これを起こしうる疾患は少ないことも彼は指摘する。これは，アルゴリズムに従った分析だろうか？　あるいは簡便化されたものだろうか？　論者はどちらも熟練した腎臓内科医である。だから，この領域において，こんなに素早くエキスパートらしい問題解決能力をもっていたのだろう。アスピリン中毒の症例における論者は，彼の推論を順番に述べているように思える。しかし，彼がどうやって問題を解決したのかについての理論が正しいかどうかはわからない。他のどの専門家よりも，腎臓内科医は毎日たくさんの数字を扱っている。彼らは熟練したチェスのプレイヤーのように，典型的なパターンを認識しているように見える。患者の生化学検査の典型的なパターンが典型的なヒューリスティックを呼び起こした可能性はあり，もしかしたら，

順番に推論プロセスをたどったのではないかもしれない。説明されたよりはずっと簡略されたプロセスをとり，単に「どうもサリチル酸中毒にみえるねぇ。たぶんそうなんじゃないの」という感じだったかもしれない[135]。

患者を無視して検査ばかり見ていてよいのだろうか？ もちろん，そんなことはありえない。時に「数字」を厳密に分析し，それを診断の手がかりにすることが適切なだけである。それが完全なる病歴聴取と診察をまだしていないときでもよいのか？ 当然，よい。

ケース 15　情報収集戦略

注意：この演習における我々の目的は，診断問題解決における無視されてきた側面を扱うものである。つまり，診断のジレンマに陥ったときにどのようにデータを集めたらよいか，その戦略を考えるものである。病に罹った医師から一般内科医が病歴を聴取する。第 1 に，個々の質問や質問の順序が妥当かどうか我々は分析する。その次に，情報収集の実験的アプローチについてのいくつかの研究を見直すことにする[*3]。

- **患者**　私は 34 歳の医師です。5 日間の発熱，悪寒，筋肉痛，臍周囲の痙性疼痛があり，その後 3 日間，ひどい水様性下痢が起こったため受診しました。ボストンで 2 年半レジデントをやっています。発症から 2 週間半前になりますが，テキサスの学会に行っています。
- **論者 1**　テキサスにいるときや，そこから帰ったときは元気だったのですか？
- **患者**　はい。
- **論者 2**　テキサスから帰った後，普段は何をしていましたか？ 何か曝露でも？
- **患者**　その間，患者は診療していませんでした。実験室にいて，主に白血球の研究をしていました。
- **論者 3**　動物への曝露は？
- **患者**　ありません。
- **論者**　言うまでもなく，感染源への曝露が心配だ。もちろん，ほかにも考えなければならないことはたくさんある。患者はこれまで元気だったようだ。どこかに行って腸管病原性微生物に接触していないか，業務上での曝露はないか，実験室ではどうか，彼のプライベート・ライフではどうか，考える。明らかに，下痢の前に発熱が起こっている。発熱とともに腹痛が起きている。
- **論者 4**　下痢が発症したときは血便でしたか？ それとも水様性？
- **患者**　水様性でした。血液はありません。ひどいときには 1 日 16 ～ 17 回起こりました。
- **論者**　このようなとき考えるのは，毒素による下痢症や，侵襲性で粘液をつ

訳者コメント

*3——以下，論者の質問の順番に番号を打ってある。論者 3 というのは論者が 3 番目に行った質問のこと。

くるような下痢だ。
●論者5● 発症の後,何か医薬品を服用しましたか？
●患者● 結核曝露があり,ツ反は陽性でした。イソニアチドとピリドキシンを3か月飲んでいました。
〔●論者 既往歴についてはもっと知りたい。〕
●論者6● 炎症性腸疾患,潰瘍性疾患,胆道系疾患,あるいはこれに類する問題は過去にありましたか？
●患者● いや全然。ボストンに来る前は,1年間,カンボジア・タイ国境地域の難民キャンプで働いていました。
●論者7● そのとき,何かに罹患しましたか？
●患者● デング熱になりました。マラリアには罹患していません。もっとも予防薬を飲んでいましたが。
〔●論者 下痢は長く続いている。診察所見を見たい。〕
●論者8● バイタルサインはどうでしたか？ 起立性低血圧はありませんでしたか？ 皮疹やリンパ節腫脹は？ 心雑音はありますか？ 腹部診察所見はどうでした？ 直腸診は？
●患者●：私は見た目は元気だったようです。血圧は120/80 mmHgで起立性変化はありません。脈拍数は70/分,体温は37.5℃でした。皮疹やリンパ節腫脹,心雑音はありませんでした。腹部所見では圧痛はなく,腸音も正常でした。直腸診は正常で,便潜血陰性でした。便はやや緑がかっていました。
〔●論者 患者には発熱と下痢があるが,元気そうだ。頻回に水様便があるのに脱水がないのは驚きだ。思うに,何かの感染性微生物への曝露があったように思う。〕
●論者9● 誰かが便を観察しましたか？ ルーチンの検査はどうでした？
●患者● そのときは便検査はしませんでしたが,培養には出されました。検査結果では,白血球が7,000で多核球が66％,杆状球が12％でした。ヘマトクリットや肝機能は正常でした。電解質や尿検査も正常でした。
〔●論者 データはあまり役に立たない。役に立つものがあるとすれば,慢性疾患を示唆するものは何もないということくらいだ。電解質喪失もたいしたことはないらしい。便に何が見いだされるかは知りたい。〕
●論者10● 寄生虫検査はしましたか？
●患者● 寄生虫は見えませんでした。その後3日間で症状は改善し,いくらか下痢もよくなりました。その時点では,便培養でサルモネラとか赤痢菌は検出されませんでした。
●論者11● 他の微生物は検索されましたか？ たとえば,*Clostridium difficile*はどうでしょう？ エルシニア(*Yersinia*)の培養は？
●患者● 私を診てくれた先生は,カンピロバクター(*Campylobacter*)とかサルモネラを懸念していました。最初の便培養はサルモネラ陰性でしたが。
●論者● なぜ水様性下痢が起きているのか,ここで少し考えてみる必要がある。腸管に侵入するような微生物は存在するか？ 粘膜細胞を壊し,液体漏出を起こしているのか？ あまりそんな感じはしない。毒素が腸管を侵しているのか？ 腸液分泌を促進することで水様性下痢の原因となる。便検査や培養ではみつかっていない微生物が,水様性下痢を起しているのだろうか？ 上部消化管吸

引液からでないとみつからない微生物もある。内因性の下痢はどうだろう。血管活性腸ポリペプチド産生腫瘍を考えるような理由はないんじゃないだろうか。さらに，確かに症状は似ているものの，いきなり炎症性腸疾患を発症するいわれもない。

●**論者 12** ● 学会に行った他の人で似たような症状の方はいませんか？ 便培養の結果でほかにわかっていることはありますか？ トキシン（毒素）の検索は？

●**患者** ● 私の知る限り，他に同症状の方はいないようです。トキシンの検索は行っていません。サルモネラと赤痢菌の培養はこの時点では陰性です。カンピロバクター培養からは陽性結果の報告はありません。

●**論者** ● カンピロバクターを考えるのなら，マクロライド系抗菌薬の投与を考える。有症期間を短くするかもしれないというエビデンスがあるからだ。とはいえ，通常はこの感染は自然に軽快するものだ。問題は，自然に治らない微生物は何かということだ。メキシコ湾で取れたシーフード由来の微生物はどうだろう？ この地域ではビブリオ（*Vibrio*）感染の報告がある。

●**論者 13** ● テキサス滞在中にシーフードは食べましたか？

●**患者** ● いえ，通常のもの以外は何も食べていません。発症 8 日目に，また症状がぶり返しました。熱は 38.5℃ まで上がり，悪寒，筋肉痛，臍周囲の痛み，下痢が再発しました。また先生に診てもらいました。体温が高い以外は診察所見は以前と同じでした。白血球数も変化なしです。他の検査を挙げるとすれば，ややASTが高くなっていたくらいでした。再診日は発症 10 日目です。このとき，腹部所見で臍周囲の圧痛があり，右下腹部に放散していました。このときまだ，サルモネラ，赤痢菌，カンピロバクターは生えていません。ビブリオや *Yersinia* の培養も送られました。白血球は 10 日目で 10,000 で，多核球が 70％，杆状球が 8％です。

●**論者** ● 成人における発熱，腹部の圧痛，便培養陰性。内因性の炎症も検討しなくてはならない。もちろん，虫垂炎の可能性も考える。

●**論者 14** ● 虫垂切除を受けたことは？ 右下腹部の診察所見はどうでした？

●**患者** ● 手術歴はありません。右下腹部触診時，わずかに圧痛がありましたが，どちらかというと，臍周囲の痛みの放散という感じでした。直腸診はやはり陰性でした。

●**論者** ● 盲腸後虫垂炎はまだ除外できない。外科医はこの患者を診察しただろうか。虫垂炎は鑑別に入れておこう。他の感染症もやはり考えておかねば。そもそも，なんで培養が陽性にならないんだろう。

●**論者 15** ● で，その後どうなりました？

●**患者** ● 発症 11 日後，カンピロバクターをカバーするためにマクロライドが処方されました。次の日，起立性低血圧が発症，発症 12 日目に入院となりました。そのときまでには下痢は改善し，1 日 6 回にまで減っていました。点滴で輸液され，抗菌薬は継続となりました。

●**論者 16** ● そのとき，診察所見，特に腹部はどうでした？

●**患者** ● 入院時，体温は 37.8℃ でした。右下腹部に圧痛がありました。白血球には変化なし。赤沈は 40 mm/時間でした。

●**論者** ● 通常の感染にしては重篤すぎるし，長すぎる。右下腹部に痛みが限局するのも気に入らない。ツ反が陽性だったと聞いている。結核の可能性を検討す

べきかもしれない．他の部位には結核を示唆する所見はないのだけれど．この時点では，むしろ虫垂炎を考えたい．

● **患者** ● 同日，10日前に提出した便培養から腸炎エルシニア（*Yersinia enterocolitica*）が検出された．血清学的にも凝集反応は *Yersinia* 陽性であった．培養結果を受けてマクロライドは中止され，ドキシサイクリンが10日間の予定で投与された．3日後，腹部症状は改善し，のちに正常化した．

分析

背後にある理屈と質問の順序

論者は16の質問（や複数の質問の組み合わせ）を行った．各質問に番号を打っているので読者の理解は高まるだろう．主な仮説は論者の2番目の質問から推測されるのだが，感染性下痢である．この仮説（正しい仮説）に関連した質問が早期にはほとんどを占め（質問2, 3），のちにもそれがみられている（質問9〜13）．感染性下痢という仮説を強固にするような質問が，質問の目的と言えそうである．早期の質問や，のちに行われた2つの質問（質問12, 13）は病歴に関連している．つまり，いろいろな曝露についてである．感染性疾患の可能性を高める可能性があるからである．ところが，後の質問（質問9〜12）は検査結果に関してであり，感染性疾患とそうでないものを峻別するために行われている．

このスクリプトを熟読するだけで，感染性下痢に関する一連の質問のなかで論者が迷っているのがわかる．彼の興味関心はしばしばメイントピックである主要な仮説から外れている．どうして話がそれるのだろう？　いくつもの仮説が考えられる：（1）他の仮説を検討する質問に変更するのは，ケース・プレゼン方法における単なるアーチファクトなのかもしれない．（2）話題の変換は，論者がみつけた新しいデータの意味を考えたいという願いが関係しているのかもしれない．（3）論者は単純に「時間稼ぎをしている」だけなのかもしれない．一時的な困難に阻まれ，有用な質問を思いつくときを稼ぐ必要があるのだ．（4）たぶん，論者は伝統に縛られてしまい，期待される順番で質問しているだけなのかもしれない（最初に病歴の質問，それから身体診察の質問，みたいに）．

1つの推論の流れを追究し損ねた理由は，ほかにもあるかもしれない．再発性の疾患という可能性を論者は捨て切れないようだった．質問6, 7では，その考えに立ち戻り，さらに情報を集めようとしている．また，感染についての質問を中断し，患者がどのくらいシックだったかを吟味しようとしている．身体診察からのデータを受け取った後に，「元気そうだ」と結論づけている．後者のやり方はよく知られたものだ[19]．

これ以外に，1つの推論の流れを追究し損ねた理由や，情報収集戦略に手がかりを与えるような質問はあるだろうか？　たぶん，それはある．我々が思うに，「感染性下痢」仮説から話がそれてしまうのは，競合する診断仮説を素早く除外（ルールアウト）したりルールインするためであろう．質問4, 5, 14を考えてみよう．これらの質問に対して，異なる回答は論者の診断仮説を極端に変えてしまう．このような質問は「局部攻撃」に例えられよう．素早く簡潔な方法で，目の前の戦地にある，重要かもしれない仮説をなぎ払うのである．このような質問（質問14）を1つでも吟味することにはとても意味がある．論者は虫垂切除術に

ついて質問した。同時に，論者は右下腹部の診察所見も問うた。これは虫垂炎という仮説（もし虫垂があればの話だが）を確認したり，除外したりするためである。

どんな診断に関してでも，質問には複数の複合的なゴールがある。このスクリプトでは，主に，診断のジレンマに関連した情報収集に重きをおいた質問を集めようと我々は試みた。主要な戦略としての主要仮説が導く推論の連続だけでなく，一見気まぐれに挿入される質問が，第1の仮説以外のたくさんの仮説に対して行われていた。次に，このような発見と実験的研究における情報収集の関係について検討してみよう。

情報収集に関するコメント

患者にほんの数回質問をするだけで，診断がついてしまうように見える医師がいる。たくさん質問をしないと同じ結論にたどり着けない医師もいる。診断における情報収集や推論が効率的であることは，1つの認知スキルであり，これは大切なスキルである。ただ，このスキルについて我々の理解は十分ではない。効率的なダイアグノスティシャンは，どのように質問を選択し，適切なときにそれを尋ねるのだろう。もしこれがわかれば，我々はもっと効率的になれるだろうし，この方法を学生にだって教えられるはずだ。

診断プロセス初期において，患者は主訴を口にする。医師の目の前にあるのはたくさんの，よくわからない鑑別診断の羅列である。主訴の原因を見いだすために，何百だって質問を思いつくだろう。診断プロセスの早期においては，診断の不確かさ（つまり，混乱とかエントロピー）は高い。事実，すべての診断の可能性が等しいとき，その不確かさはピークにある。しかし，診断仮説は単一の概念ではない。どちらかというと，スナップショットというよりは映画みたいなものだ。情報が要求され，獲得され，消化されるたびに進化していく確率のパターンである。

30歳男性のひどい胸痛を例にとろう。最初は，冠動脈疾患の可能性はとても低く，非心臓性の胸痛の可能性が高い。そう，それぞれ1％と99％としておこうか。若い時期に起こる心筋梗塞の家族歴があった場合，この可能性は40％と60％になるかもしれない。過去にきちんと診断された心筋梗塞の既往があれば，見直された可能性は70％と30％くらいになろうか。新しい情報に呼応する可能性の見直しは，ベイズ（Bayes）のルールを用いて可能になる[155-157]。ベイズのルールは有用だが，与えられた情報の意味を検証するにすぎない。ベイズのルールはたくさんある質問のなかで，どれを尋ねればよいのかを教えてくれないし，つまりは，たくさんあるどの情報から集めるべきかを教えてくれないのである。

ある時点である質問を選択する目的は，診断のあいまいさを減らし，一貫性があり，かつ適切な作業仮説にもっていくためである[158]。質問の選択については，2つのアプローチを考えよう。第1は，シグナル理論と意思決定理論に基づく規範的アプローチであり，もう1つは，医学における臨床問題解決の研究[18,157]や，心理学における社会情報収集の研究[35,37,38]において用いられる記述的，実験的アプローチである。

規範的アプローチ（prescriptive approach）

規範的アプローチを用いたコンピューター・ソフトでは，ある臨床症候群（急性腎不全）患者にみられる属性すべてが同定され，この属性を検証するときなされうる質問すべて，つまり，急性腎不全の特定の原因を診断するような質問すべてが模索される[159]。どの質問が最良のものかは，ベイズのルールを使ったコンピューター・プログラムを用いて，すべての質問に対する可能な質問がもたらす事後確率の計算によって確定される。このプロセスにより，診断確率のたくさんの組み合わせがつくられる。それぞれの確率は，診断のあいまいさにおける数値化された指標となる。決断分析がその後行われ，たくさんある質問のなかからベストなものが選択される。各質問に対して陽性（あるいは陰性）の答えをコンピューターに入力し，その答えによって得られたあいまいさの減少が「効用」として用いられる。それぞれの質問に対する期待効用の計算により，ベストな質問をみつけるのだ。この複雑な計算をまとめると，ベストな質問は最も陽性（あるいは陰性）になりやすい質問の組み合わせであり，診断のあいまいさをいちばん減らすやり方である。この規範的モデルには，たくさんの仮説が前提となっており，あまり臨床問題の解決には使われていない。

記述的アプローチ（descriptive approach）

記述的アプローチは，問題解決者を観察し，彼らの選択する質問に注目する。臨床問題解決プロセスにおけるかつての研究では，情報収集のプロセスに使われるいくつかの戦術をみつけることができた[157]。既に確認戦略（confirmation strategy）については述べた。これは，医師が患者の特徴を疾患のモデルと照らし合わせて仮説を確認しようとする方法である。また，消去法戦略（elimination strategy）についても述べた。これは，質問が競合する仮説を除外するように仕向けられているものだ。

　心理学の研究は，このような情報収集プロセスについて深く取り組んでいる。研究は主に，あるパーソナリティーをもつ傾向をみつけるためにデザインされたものであるが，これらの研究にある本質的なものは，診断の問題にも十分適応可能である。これらの研究によると，情報収集には2つの戦略があるという：「仮説確認戦略（hypothesis confirming strategy）」，「区別戦略（diagnosing strategy）」[*4]である[35,37,38]。仮説確認戦略では，検討中の仮説のみに焦点を絞る。この戦略では（これは前述の「確認」戦略に似ているのだが），ある作業仮説でありそうな情報を探し求める。検討中の仮説にまつわる質問をしたとき，陽性の反応は仮説の「らしさ」を増す。心理学者によっては，このような確認戦略は理にかなっており，効率もよいと主張する向きもある。これらの研究者は，仮説を棄却するような証拠を集め，否定的根拠を蓄積するよりは（前述の「消去法」戦略），ヒトは陽性の確認情報を好んで求めるものであると主張する。陽性の確

訳者コメント

*4——我々医師にとって，diagnose は診断する，の意であるが，ここでは，使われ方から「区別する」と訳した。辞書によると，diagnose の語源はギリシア語であり，もともと distinguish という意味なのだそうだ。

認情報のほうがヒトにとってなじみは深く，棄却するようなデータよりも重みがあるというのだ。

区別戦略は，情報収集におけるもう1つのアプローチである。ここでは，データの特徴から，ある仮説と代替の仮説を鑑別しやすいものを集める。この戦略を用いると，ヒトは，複数の仮説を区別するのに最も有用な情報を集めることができる。現行の仮説や代替の仮説を確認するかどうかは関係ない。区別戦略は，ベイズのルールに基づく数学的定式化であるが，ある質問の価値は，その質問に対する応答を得る確率（既に述べた急性腎不全の診断時の記述式アプローチに似ている）や，吟味している属性の条件つき確率に相関する。研究によれば，ヒトが何かを区別する際には，仮説確認戦略よりも区別戦略を用いることのほうがずっと多いらしい[35,38]。加えて，これらの研究の示すところによると，ヒトは，仮説を有効に区別するデータを要求するだけでなく，最もきちんと仮説を区別できるような質問を選択するようなのである。

社会において，ヒトが，確率モデルを応用させて，合理的な推論戦略を選択しているという所見は興味深いものである。医師が区別戦略を用いているかどうかは不明であるが，そのようなアプローチは，仮説確認戦略に比べると情報収集においてバイアスを生みにくいだろう。仮説確認か区別戦略のどちらが医師の診断に用いられているかどうかについて，ほとんどデータはない。この後，出てくる症例では，どうも両方の戦略が同じ診断に用いられているようである。両方が（あるいはそれ以外の戦略も）診断プロセスに用いられており，それは求める情報の種類によるのだろう。おそらく区別，確認，消去法戦略は，次の質問を模索する際の，たくさんあるうちの一戦略にすぎないのだろう。

ケース16　サットン（Sutton）の法則の致命的な欠点

35歳女性。3日間続く右季肋部痛と水様性下痢にて入院した。

> 鑑別診断の長いリストが頭に浮かぶ。第1に，感染性下痢のすべて，特に，細菌性なら右季肋部痛と水様性下痢の原因になるだろう。第2に，炎症性腸疾患。潰瘍性大腸炎や，あるいはもっと水様性下痢に関連するクローン（Crohn）病である。胆嚢疾患もこんな感じでプレゼンすることがある。細菌性感染症以外では，寄生虫感染も考えたい。ランブル鞭毛虫症など。旅行歴を知っておきたい。

入院1か月前まで患者は健康であった。その後，食思不振が起こり，2〜3kg（5ポンド）体重が落ちた。吸気にて痛みは増悪し，右肩に放散した。座位にて前傾すると，痛みは消失する。悪心があり，盗汗がある。下痢はしぶり腹を伴わず，出血もない。嘔吐もない。

> 食思不振と体重減少は非特異的な症状であろう。吸気時に痛みが増し，右肩に放散するという痛みのパターンは，右横隔膜の下にある病変を思わせる。横隔膜の下にあるスペースかもしれないし，肝内かもしれない。主訴が下痢と右季肋部痛，肩に放散する場合，そして，患者に寄生虫疾患が多い地域への旅行歴がある場合は，最初に考えるのはアメーバ肝膿瘍である。もし，過去にも似たような腹痛があれば，胆道系疾患や急性虫垂炎の既往がないか考える。それが右胸膜下膿

瘍の原因になるかもしれないからだ。盗汗があるのは，感染症のせいかもしれない。それは肝周囲にあるのかもしれない。下痢は単に随伴する症状というだけなのかもしれない。

心外膜炎の可能性も考えたい。横隔膜下の炎症は心外膜に至る可能性があるからだ。もっとも，心外膜炎が食思不振，盗汗，下痢を伴うことはひょっとしたらあるかもしれないけれど，私のリストでは下のほうだろう。また，膵炎の可能性もある。私は胆道系疾患に言及したとき，この疾患をもっと早く挙げておくべきであった。もう少し病歴が必要だし，身体診察上の所見も知りたい。

患者はポルトガルに1か月滞在していた。それは帰国して後のことであったが，3か月前，彼女と一緒に旅していた何人かが，発熱，悪心，水様性下痢を発症した。数日で，特に治療することなく症状はよくなった。過去に特に既往歴はない。服薬はない。薬物使用もなければ酒も飲まない。肝炎ウイルスへの曝露歴はない。友人や家族に，最近体調の悪い者はいない。

患者は生来健康なので，ポルトガルの「旅行で」得られたタイプの下痢なんじゃないかと考える。ポルトガルで感染する微生物について私は知らないが，サルモネラやアメーバも含まれるだろう。他の下痢原性微生物がいるのは間違いないだろう。多くの場合，旅行者下痢症は古典的な細菌や原虫によって起こる。ウイルスが原因となることもある。あちこちの国への旅行者のうち，最高80％の人が重篤な下痢を発症する。思うに，患者は細菌や寄生虫による下痢症になり，その後，その合併症を来したのではなかろうか。

診察所見：患者は痩せており，非常につらそうである。血圧は110/70 mmHg，脈拍数は80/分，呼吸数は16/分，体温は37℃である。黄疸はない。胸部診察では異常は認められない。腹部診察では，右季肋部に著明な筋性防御を認める。反跳痛はない。腫瘤は触れず，腸音は正常。直腸診，内診も正常であった。

再び，所見の焦点は右季肋部に当てられる。既に述べた疾患のいくつかは，いまだ心配の種だ。総胆管に石を伴う胆道系疾患，急性膵炎，肝内感染，もし赤痢アメーバがあれば，アメーバ肝膿瘍。肝胆道系とは別の部位，右季肋部に膿瘍があり，それは過去の腸管穿孔の合併症なのかもしれない。もちろん，ポルトガルで発症した下痢やその他の症状は炎症性腸疾患からきているのかもしれないし，ひょっとすると虫垂炎だって除外はできない。

もう1つ確認すべきは肺であろう。少なくとも，診察時は胸水やコンソリデーションを示す所見はなかった。しかし，手術を準備してから，レントゲンで右下葉に（腹部に症状を起こしている）肺炎をみつけるなんてみっともないこと，このうえない。この時点で，検査結果が欲しい。血算や便の顕微鏡的所見などだ。

検査では，ヘモグロビンは11 g/dL，ヘマトクリットは33％，白血球は11,500で，多核球が81％，杆状球が13％，単球が5％，非定型リンパ球が1％である。赤沈は44 mm/時間。便潜血は陰性で，便のスメアに多核球は認めなかった。電解質，BUN，クレアチニン，肝機能，アミラーゼは正常。尿検査では，比重が1.026，pH 5.0，ケトン

3+。沈渣では，高倍率(high-power field：hpf)で2〜5白血球，2〜5赤血球。胸部レントゲン写真と腹部単純写真は正常。

> ヘモグロビンとヘマトクリットはわずかに低く，白血球が高い。左方移動もある。非定型リンパ球が1％あるが，特に，これという説明はできない。赤沈は高く，炎症があることを示唆している。左方移動は化膿性感染の可能性を示唆している。尿検査はあまり役に立たない。2〜5の白血球と2〜5の赤血球の組み合わせは，おそらく異常ととるべきであろう。この検査結果は確認しておきたい。もし，検体がうまくとれた中間尿であれば，腎臓や膀胱に何か起きていないか確認したい。腹部に炎症があり，これが膀胱にまで及んでいるのかもしれない。わずかな尿沈渣の異常は，膀胱の外にある感染でも起こりうる。たとえば，虫垂炎だ。アミラーゼは正常で，膵炎の可能性は小さくなった。
>
> 胆道や横隔膜下，その周辺に膿が溜まっているのではないかと考えているので，そこを検査してしまうべきだと思う。いちばん直接的な方法は，もし，身体診察とルーチンのレントゲンがはっきりしない場合だが，CTを撮ることである。超音波よりも，腹腔内膿瘍をみつけるには効果的であろう。もしCTがなければ，超音波が次善の策となる。興味深いことに，超音波とCTを両方やっても，診断学的には付け加える新たな情報は得られない。この場合，ガリウム・スキャンの価値は小さい。偽陽性や偽陰性の可能性が高いからだ。

初期診断は急性胆嚢炎や腸管感染症であった。HIDAスキャンや，便のランブル鞭毛虫(*Giardia lamblia*)，*Yersinia*，赤痢アメーバ(*Entamoeba histolytica*)，赤痢菌，サルモネラ，カンピロバクターの検査がオーダーされた。

> HIDAスキャンのよいところは，数時間で可能なことだ。胆嚢の機能がこれでわかる。もし陰性であっても，やはりCTは必要だ。HIDAスキャンが陽性であれば，胆嚢炎を考えるが，非典型的なプレゼンなので，解剖学的にさらに精査をしたいと私なら考えるだろう。特に，肝内や肝上部に液体貯留がないかどうか知りたい。結局，その場合もCTが必要となろう。便スメアの鏡検が何かを教えてくれることがある。スメアが陰性であれば，おそらくアメーバ症は除外できるだろう。*Yersinia*，サルモネラ，赤痢菌，カンピロバクターについては，培養を少なくとも24〜48時間は待たねばならないだろう。この時点で，私なら血液培養もとるだろう。

HIDAスキャンはできなかった。代わりに，放射線科医が右季肋部の超音波検査を行った。胆嚢は正常だったが，肝右葉に多発する低エコー領域を認めた。そのいくつかはお互い交通しているようだった。横隔膜下に液体は認められなかった。この所見を受けて診断は見直され，肝メタ(肝転移)あるいは肝膿瘍と考えられた。超音波技師と穿刺吸引が可能かどうか討議することになった。

> この時点で，もう少し病歴が欲しい。エキノコッカス症が流行している地域にいなかったかどうか知りたい。ロッキー山脈，ギリシャ，トルコなどだ。この寄生虫がポルトガルにいるのか，私は知らない。レントゲンを見直して，肝臓に石灰

化がないかどうかも確認したい。エキノコッカスの囊胞に針を突き立て，中の液が漏れるのは避けておきたいところだ。

もし可能なら，吸引したいと思うだろう。経皮的吸引を行うベストの部位は，肝表面の病変である。しかし，実際にやるかどうかは，手技を行う超音波技師とよくよく相談してからとなろう。

これまで健康だった女性が，超音波で肝臓内に多発する欠損像を示している。どこかに癌があるという徴候はない。内診は正常であり，泌尿生殖器系の症状はなかったと聞いている。しからば，私の関心は肝臓に絞り，感染症，特にアメーバ肝膿瘍を探すだろう。患者はアメーバ肝膿瘍の流行地域のどこかに行ったかもしれないのだ。肝臓の化膿性疾患を示唆するいくつかの症状があった。多発小病変をみつけた今，アメーバ症の可能性は小さくなり，化膿性感染の可能性のほうが上に立つ。

次の朝，腹痛はましになっている。下痢も再発していない。ヘマトクリットの再検は27％，白血球は7,100で，多核球が80％，杆状球が1％，リンパ球が14％，単球が5％である。尿検査を再検したが，これは正常であった。

ヘマトクリットが33％から27％に落ちており，これは輸液のせいかもしれない。しかし，出血や溶血がないかどうかは確認したい。白血球は7,100に下がっている。左方移動はまだあるが，前日ほどではない。

肝病変が何かを知らねばならない。吸引その他の検査をしたい。**サットンの法則**によると，患者には欠損像があり，そこに症状のすべてが詰まっている。感染症が強く疑われる。検体をとり，病変が何か確認すべきだ。その後，病変特異的な治療を始めればよい。

入院2日目，造影CTとテクネシウム・スキャンで，単一の大病変（9 × 12 cm）を肝右葉に認めた。これは海綿状血管腫に一致した。病変内に凝結塊を認めた。便培養はすべて陰性。

海綿状血管腫が出血したのか。これで痛みを説明できるし，ヘマトクリットが下がったのもわかる。しかし，血管腫内の出血が下痢を起こす原因がわからない。

何も追加では行われなかった。下痢は止まり，患者は回復した。病変部の性質はていねいに説明され，それを説明するブレスレットが彼女に手渡された。退院2か月後，彼女に症状はない。ヘモグロビンとヘマトクリットは正常化した。

下痢の説明は，まだない。

分析

先の例で用いられた戦略（ケース2を参照）と，この問題解決演習で用いられたそれとを比較してみると面白い。両症例とも，患者ははっきりしない疾患を抱えていた。先の症例では，患者は若い中国人の男性であり，筋力低下を訴えていた。ほんのいくつかの所見が説明されただけで，論者である内分泌内科医はすぐ

に甲状腺機能亢進症に伴う周期性麻痺と結論づけた。そして，それは正しい診断だったのである。その後，論者はセッションの残りを診断の確認に費やしたのだった。アジア人男性の筋力低下がパターンを示し，内分泌内科医はそのパターンをすぐに認識したのだった。

今回の症例では，論者はそのような方向が定められたアプローチをとらなかった。むしろ，彼は間違った病因カテゴリーを選択し（感染症），セッションの残りをあれやこれやの感染症の名前を挙げて費やした。正しい診断に至ることは遂になかった。彼には良い仲間もいた。主治医もまた混乱していたが，偶然正しい診断にぶち当たったのである。

正しい診断は論者に言及されることは遂になかったが，彼の提示した広範な診断仮説から得られる教訓は多い。彼が用いた方法は，たいていの診断問題解決の特徴的なアプローチだからだ。すなわち，複数の競合する仮説の検討である。NewellとSimonの研究によると，ヒトがチェス，覆面算[*5]，ロジックの簡単な問題を解決する際，また，医学の問題解決に関する研究でも同様の結果が出ているが，その問題解決プロセスは科学的探究を行うときのそれと同じように行われることが示されている[18,19,30,160]。最初のアプローチは，カール・ポパー（Karl Popper）[*6]の言葉で言い換えるならば，単に事実を積み重ねた後に理論を構築するのではなく，目の前の事実ではわかりえない，ある推測からスタートし，その後その予感を証明したり，否定したりするのだ[161]。

実際，論者は，本症例のデータが示されるたびに，気ままに推測や直感を重ねていった。彼の示した競合する仮説を数え上げ，大ざっぱなものからピンポイントに病名を言及したものまでランクづけすることも可能である。表 14.1 に示したように，彼は 30 以上の診断仮説を提示し，そのうち，いくらかは繰り返し言及した。少なくとも仮説は 7 つのカテゴリーに区別することができる。大ざっぱなものもあればピンポイントに言及したものもある。

特異性の低い順番に（ざっと決めた基準ではあるが）並べたカテゴリーとその例

- 一般的な診断カテゴリー（炎症）
- 疾病部位のみを考えた診断（肝臓にある貯留物，腎臓にある何か）
- ある臓器における分類されていない疾患（胆嚢の疾患，胆管の疾患）
- ある臓器の疾患の一種（クローン病，膵炎）
- 一般的な病因仮説（感染性下痢症，肝膿瘍）
- 特異的な病因仮説（アメーバ肝膿瘍，サルモネラ腸炎）

そして最期に，

- 最もピンポイントで原因を言い当てているであろう診断（過去の虫垂炎が原因の横隔膜下膿瘍，横隔膜下の炎症による心外膜炎）

論者はたくさんの競合する仮説を提示し，新たな情報がわかるたびに，その心

訳者コメント

*5——覆面算（cryptarithmetic）は，0〜9の数字が，それぞれに対応する別の記号に置き換えられた計算式を与えられ，どの記号が何の数字に対応しているかを推理し，完全な計算式を導き出すパズルである〔参照：ウィキペディア—覆面算（http://ja.wikipedia.org/wiki/覆面算）閲覧日：2011年1月11日〕。

*6——カール・ポパーはオーストリア生まれの哲学者（1902〜1994年）。反証主義で有名。

表 14.1　35 歳女性の右季肋部痛と下痢に関して提示された診断仮説

一般的な仮説	炎症
「部位による」仮説	横隔膜下の何か
	腎臓内の何か
	肝臓内の貯留物
	肝臓周囲の貯留物
疾患臓器	胆嚢の疾患
	胆道系疾患
臓器に基づく疾患分類	炎症性腸疾患
	クローン病
	潰瘍性大腸炎
	心外膜炎
	膵炎
	胆道感染
	胆嚢炎
一般的な病因学的仮説	感染性下痢症
	横隔膜下膿瘍
	旅行者下痢症
	肝膿瘍
	肺炎
	化膿性感染
	膀胱の炎症
	胆道系の膿瘍
	癌
特異的な病因学的仮説	ランブル鞭毛虫症
	アメーバ肝膿瘍
	サルモネラ下痢症
	アメーバ症
	Yersinia による下痢症
	エキノコッカス症
	ウイルス性下痢症
	寄生虫による下痢
	細菌性下痢
因果的仮説	虫垂炎によって起こった横隔膜下膿瘍
	横隔膜下の炎症による心外膜炎

はあちこちと揺れ動く．遂に，彼は肝臓内の占拠性病変に行き着く．これは，かなり特異的な概念だ．この時点で，彼はサットンの法則を思い出す．我々の考えでは，彼の考えはこの法則のひどい間違いを例示したものである．

ウィリー・サットン（Willie Sutton）は，彼の「法則」の話を聞いたことのない読者のために説明しておくが，悪名高き銀行強盗であった．彼は，なぜ銀行を襲うのかと問われてこう答えた．「そこに金があるからさ」．多くの人が，サットンの法則を医学的なコンテクストで引用したがる．もし，患者にびまん性の肺疾患があれば，肺生検をしろ．もし肝疾患があれば，肝生検をしろ．要するに，「金があるところを掘れ」ということだ．

確かに，このような臨床の格言に従うのが正しいときもある．しかし，我々は診断の戦略として，吟味なしにこの言葉を用いることには反対だ．医師は，時にサットンの法則を，経験の足りない医師を説得する道具として用いる．役に立たない検査をするくらいなら，「金のあるところを掘れ」と言い，そのほうが早く診断がつくというのである．残念ながら，そのような議論は，検査が病変を発見した「後で」行われるのが常なのである．要するに，サットンの法則は，あと知恵バイアスによる交絡がかなりあるのである．他のケースでこれは論じた（ケース 5 と 46 を参照）．実際，たとえ後ろ向き（あと知恵）であってもこの法則が成り立つかどうか，我々は懐疑的である．

前向きにサットンの法則が成り立ちにくいのはなぜだろうか？　このコンセプトが前提しているのは，診断上のジレンマの答えはあらかじめ決められている，というものである．たとえば，もし，右季肋部の膿瘍があることに確信があるのなら，それを追っかけるがよかろう．残念ながら，診断を追究するプロセスは構造化されておらず，多くの診断の可能性があるために，我々はしばしば「どこに金があるのか」正確には知らないのである．典型的には，上手に勘を働かせることもあれば，勘が働かないこともある．しょっぱなから間違うこともあれば，もう一度振り出しからやり直すこともあり，時には本症例のように，偶然診断できてラッキーだった（患者にとっても），ということもある．自信をもって「金のあるところを掘れ」と言ったとき，そして，そこに「金が」なかったとき，間違いがはっきりすることもある．患者は，間違ったアプローチのために手痛い損失を被るのである．ここで述べられた症例に，その間違いは明確に示されている．サットンの法則に則ると，ひどい目に遭うこともあるのだ．血管腫を針で刺してしまったら，命にかかわる出血を起こしかねない．本症例はこの古い臨床のことわざを信じる人にとっては，肝を冷やすようなものだろう．

サットンの法則がいつも間違っているわけではない．本書の 2 例で，これがうまくいった症例を紹介している（ケース 24 と 45 を参照）．1 つめの症例では，ある特定の診断（肺塞栓）の可能性がとても高かった．主治医は正確性を欠くがリスクの小さい検査（心電図と血液ガス）を選択し，より正確な肺スキャンをスキップすることを提案した．時には，サットンの法則を安全に運用できるのである．少なくとも，それを運用するリスクはほとんどない．「銀行に金がある」ことに自信があれば，である．

ケース 17　真っ赤なニシン（red herrings）を無視するには

70歳男性。4週間の間欠的な熱にて来院。

> 第1に，ワークアップが既に行われているのかを知りたい。そうすれば，不明熱（fever of unknown origin）というカテゴリーに当てはまるかどうか確認できる。若い患者では，不明熱の原因の多くは感染症，腫瘍，血管炎であり，だいたいこの順番で多い。高齢者では，悪性疾患のほうが多い。巨細胞血管炎は，高齢者の発熱では常に考える必要がある。

患者は，週末のオレゴン海岸ツアーから帰ってきたばかりである。滞在中，路上の売店で生のオイスターを買い，十分に調理したうえでこれを食べている。2日後，間欠的な発熱を起こし，最高華氏102度（39℃）にまで至った。食思不振と軽度の悪心も伴った。症状は治まらず，来院となったわけである。

> オイスター（カキ）といえば，ビブリオ・バルニフィカス（*Vibrio vulnificus*）やリステリア（*Listeria*）のような細菌感染症を考える。ウイルス性肝炎も考慮しよう。オイスターを摂取後，わりとすぐに熱が出ているので，ウイルス性肝炎らしくない。もちろん，オイスターは全然関係ないのかもしれない。

腹痛はなく，便通も正常。頭痛，あごの痛み，皮疹，関節痛，その他の症状はない。発症後2〜3 kg（6ポンド）の体重減少がある。2年前，冠動脈バイパス手術を受けている。心房細動と心不全がある（現在は安定）。痛風と甲状腺機能低下症もある。服薬は，ヒドロクロロチアジド，カプトプリル，レボチロキシン，アロプリノール，ワルファリンである。

> 体重減少は気になる。頭痛やあごの痛みはなく，側頭動脈炎らしくはない。もっとも，クラシックな症状がない場合もあるが。典型的なバイパス手術をして正中にて胸骨切離を行っていたのなら，慢性不顕性感染がそこに起こっているかもしれない。原因菌としては，マイコバクテリウム・ケロナエ（*Mycobacterium chelonae*）などを考える。心房細動があり，多発塞栓の可能性も考える。痛風も発熱を起こすが，通常は急性の炎症性関節症状も伴う。薬剤なら何でも発熱を起こす。この場合，アロプリノールは特に発熱を起こすので有名だ。オイスターは実は軟体動物における真っ赤なニシンに当たるのかもしれない。現行の症状に関係ないのかもしれない。

患者は妻と農場に住んでいた。最近，一頭の豚を屠殺し，これを家族の食用に用いた（こういうことを彼は年1回するのだ）。たくさんの水分をとっている。メキシコに18か月前に旅行し，6か月前にハワイに行った。1日2杯のビールを飲み，これは発症日まで続いた。喫煙はあるが，何十年と吸っているわけではない。妻は元気。

> 農場に住む人には，ブルセラ症，Q熱，破傷風のリスクがある。豚の屠殺は旋毛

虫感染の可能性を想起させる。患者と妻がオイスターにちゃんと火を通したのなら，豚を調理するのもきちんと火を通したのではないだろうか。井戸水には，いろいろなトキシンが混入されている可能性がある。水銀，セレニウムなどがそうであるが，発熱というのは重金属中毒の症状としては一般的ではない。メキシコに旅行するのはサルモネラやマラリアのリスクであるが，18か月のインターバルというのもかなり変だ。ハワイで流行する疾患については知識がない。あまりビールには興味がないようで，肝臓は丈夫そうだ。禁煙しているが，肺や膀胱癌のリスクは高いだろう。妻も元気で一緒にオイスターを食べたのなら，この食べ物由来の症状である可能性は低くなる。

診察所見：高齢の男性である。特に苦痛に苦しんでいる様子もない。バイタルサインは正常。熱もない。四肢に 2〜3 の斑状出血が認められる。HEENT（頭部，目，耳，鼻，咽頭）の診察は正常。リンパ節腫脹はない。左下葉にわずかなラ音を聴取する。心音は不規則に不整（irregularly irregular）で，2/6 の収縮期駆出性雑音を心尖部に聴取する。臓器腫大は認められず，腹部に圧痛もない。末梢浮腫もない。

今は無熱で，「シック」には見えない。斑状出血はワルファリンによるものだろう。側頭動脈の圧痛などはなかったものと想定する。眼底所見も正常だったのだろう，たぶん。リンパ節腫脹がないのは重要である。リンパ腫は鑑別に入るからだ。ラ音は慢性的な肺疾患なのかもしれないし，新しいものかもしれない。心房細動があるが，心不全という感じではない。心雑音は心内膜炎を考えさせる。長期スモーカーのこれらの症状と所見から，肺癌プラス閉塞後肺炎は考えてもよいかもしれない。その場合，その他の病歴上の情報は無関係ということになる。

初診時，白血球は 24,000 で好酸球は 50％であった。

絶対的好酸球増多症がある。好酸球増多症の鑑別リストは長い。今回みたいに極端に高くない場合は，非特異的なこともある。このくらいすごい好酸球増多症に出くわした場合，私は「虫」，ウィーズ（喘鳴），変な病気という 3 つのフレーズをいつも思い出すことにしている。侵襲的な寄生虫血症なら，この好酸球を説明できる。アレルギー反応が，極端な好酸球増多症を起こすこともある。いろいろな薬を飲んでおり，アロプリノールはそのなかでも特に，くさい。いろいろな腫瘍が好酸球増多症を起こす。リンパ腫や肺癌もその 1 つだ。血管炎，特に，チャーグ-ストラウス（Churg-Strauss）症候群も可能だろう。好酸球性肺炎（eosinophilic pneumonia）のどれかかもしれないし，好酸球増多症候群（hypereosinophilic syndrome）があり，心臓，肺，その他の組織に浸潤があるのかもしれない。好酸球性筋膜炎（eosinophilic fasciitis）が，L-トリプトファン摂取によって起こることもある。腸管内寄生虫感染や隔絶された寄生虫感染（たとえばアメーバ性膿瘍）では，好酸球増多症は起こらない[*7]が，ここで屠殺された

訳者コメント

[*7] ─ 余計なお世話だが，腸管内蠕虫症で好酸球増多が起きることはあるので，このコメントは間違い。

豚のことを思い出す。旋毛虫症を考える。しかし，旋毛虫症は通常，筋肉痛，眼瞼腫脹，線状出血（splinter hemorrhage）を起こす。患者にはそのいずれも見当たらない。

カプトプリル，アロプリノール，ワルファリン，ヒドロクロロチアジドは中止されたが，発熱は持続している。1週間後，患者は入院することになった。身体所見は変化なし。検査所見：白血球 17,800 で，好中球が 35％，リンパ球が 13％，好酸球が 52％。ヘモグロビンは 14.6 g/dL。血小板は 280,000。電解質は正常。BUN は 77 mg/dL，クレアチニンは 1.9 mg/dL。尿検査は正常。総ビリルビンは 0.8 mg/dL。ALP は 211 IU/L（正常値：32〜110），ALT 130 IU/L（正常値：6〜42），AST 95 IU/L（正常値：11〜39）。LDH 440 IU/L（正常値：100〜240）。アルブミンは 3.6 g/L。胸部レントゲン写真は正常。

　　　薬が中止となり，これは薬物反応による好酸球増多症を考えてのことだろうが，このアイディアはうまくいかなかったようだ。臨床的には変化がなく，発熱と好酸球増多症は続いている。貧血はない。BUN とクレアチニンは高いが，尿検査は正常である。腎前性高窒素血症があるのかもしれない。ALP が高値で軽度のトランスアミラーゼ上昇があり，肝疾患を示唆している。しかし，ウイルス性肝炎では通常，好酸球増多症は起こらない。心不全でうっ血肝になっているのかもしれない。肝腫瘍があるのだろうか？ 消化管からのメタかもしれないし，胸部レントゲン写真に写っていない肺腫瘍からの転移かもしれない。中血管，大血管の血管炎，たとえば，結節性多発動脈炎でも，肝機能異常や好酸球増多症を起こしうる。あるいは，好酸球増多症候群があり，肝浸潤を伴っているのかもしれない。血管炎や，悪性疾患のように振る舞う特発性好酸球性症候群が，鑑別の上のほうにあるように思い始めた。リンパ腫の可能性も捨て切れない。固形腫瘍も可能性はある。寄生虫血症の可能性は臨床的に小さいだろう。旋毛虫症はらしくないが，糞線虫症はわずかながら可能性がある。

便の検鏡では，わずかに *Blastocystis hominis* を発見したのみであった。3 セットの血液培養は陰性。腹部造影 CT は正常。心エコーでは，びまん性の壁運動の低下があり，駆出率は 20％ であった。中等度の僧帽弁閉鎖不全があり，下壁と後壁の運動はなかった。旋毛虫（*Trichinella*）抗体は陰性。

　　　B. hominis は，比較的無害な共生微生物である。血液培養は陰性で，細菌血症の可能性は下がる。心エコーの異常は浸潤性心疾患を考えさせる。旋毛虫抗体検査は比較的良い検査で，旋毛虫症は否定してよいだろう。まだ言及していなかった疾患で思いついたのはアジソン（Addison）病であるが，この場合の好酸球増多はそんなに高くならない。この時点で，原発性好酸球増多症候群を考え，心筋生検を検討する。心エコーの異常が冠動脈疾患に関係しているのかは私にはわからない。ステロイドをエンピリックに使うという考えもあろうが，私なら，心臓をもう少し精査するであろう。

骨髄生検で，未分化大細胞リンパ腫（anaplastic large-cell lymphoma）を認めた。化学療法が始められた。

リンパ腫が好酸球遊走因子を産生していたのだろう。

分析

内科医は，診断のチャレンジを愛する。本症例の診断問題解決における最初のコンテクストは「不明熱」であった。内科医は誰もが不明熱を愛する。この診断から，可能性のある原因の長いリストがつくられる。極端なまでに詳細な病歴がとられる。徹底的な旅行歴，曝露歴，薬歴などである。この患者の病歴は，間違ったところに誘導しかれないようなヘンテコな情報に満ちていた。生オイスターへの曝露，井戸水，豚の屠殺，メキシコやハワイへの旅行。好酸球増多症がみつかったとき，鑑別診断は狭められ，焦点は「虫，ウィーズ（喘鳴），変な病気」に絞られた。ここで，医師の仕事は不明熱と「虫，ウィーズ（喘鳴），変な病気」のかぶさるところを探すことである。論者はリンパ腫を何度か口にし，好酸球増多症候群は悪性疾患のように振る舞うとも口にしたが，最終的には，論者はリンパ腫という最終診断には至らなかった。

論者が，いくつかの重要な所見を見逃してしまったことがその説明になるかもしれない。心機能低下，腎不全（尿沈渣は異常なし），ALP 高値（腫瘍の肝浸潤による可能性がある）。すべての所見を頭に入れておくのは容易ではない。作業仮説には制限があるのだ。そのため，診断が難しいときはデータに立ち返り，すべての関連した陽性所見，陰性所見を見直し，それを要約するのが役に立つ。本症例でリストをつくるなら，体重減少，発熱，重篤な好酸球増多，肝浸潤に合致する所見，もしかしたらの腎浸潤と心浸潤である。このように考えれば，リンパ腫±好酸球増多症候群の診断が突出するはずだ。

ここでの真っ赤なニシンが間違った手がかりを意味するのはなぜだろう？　薫製のニシンを別名真っ赤なニシン（red herrings）と呼ぶが，強いにおいが出るのが特徴である。19 世紀のイングランドでは，悪徳な猟師は時にこの臭い魚を馬の背に乗せ，他の猟師たちをだまし，彼らが連れている猟犬に間違った道を通らせたのである。自然が別に悪徳というわけではないが，しばしば間違った陽性所見を手がかりとして示し，我々の診断への道を誤らせる。4 章では，どうやって真っ赤なニシンたる間違った手がかりを認識し，それと対峙するかを述べている。

ケース 18　区別：似た者同士の問題

53 歳男性。急性心筋梗塞後に持続する胸痛が起こっており，治療のために後方機関に転送された。転院 10 時間後にひどい腹痛と背部痛を発症した。

最初に懸念するのは血圧が下がっていないかである。小腸に虚血が起こっている可能性がある。身体所見で，粥状動脈硬化の合併症たる腹部大動脈瘤の所見がないか気になる。入院時の血圧を知りたい。胸痛がある状況での血行動態を示すデータも欲しい。診察上，腹部所見はどうだったのか。経鼻チューブから何が引けるか，便潜血は陽性かを知りたい。大ざっぱに言うと，私の懸念は次の 2 つである。虚血性腸疾患と腹部大動脈瘤の破裂やリークである。どちらも，急性心筋梗塞に関係していたり，あるいは偶然併発することもある。

3日前，患者は別の病院に胸痛と発作性心房細動のために入院した。非Q波心筋梗塞であるとわかった。糖尿病と再発する深部静脈血栓，肺塞栓の既往がある。入院時の投薬内容は，インスリン，ヘパリン，経静脈ニトログリセリン，フロセミド，ジルチアゼムであった。診察時，患者は苦しんでおらず，血圧は130/80 mmHg，脈拍数は72/分で不規則に不整である。体温は36.7℃。あとは両下肺野にラ音を聴取するほかは異常なし。入院時の検査所見：白血球は10,300，ヘマトクリットは36％，電解質は正常。クレアチニンは1.4 mg/dL，ビリルビンは0.8 mg/dL，ALPは86 IU/L，AST 18 IU/L，ALT 76 IU/L，アミラーゼ139 IU/L，国際標準化比（INR）は1.7，部分トロンボプラスチン時間は67.4秒，血小板は147,000。胸部レントゲン写真では，軽度血管再分布が認められた。

> 心筋梗塞は非貫壁性である。肺塞栓の既往があるが，現在の問題にはあまり有用な情報ではないと思う。発作性心房細動の既往がある。塞栓のイベントを考えさせる。初期の診察時所見では，両下肺野のラ音と心房細動くらいしかなかったという。腹部にどのような所見があったのか，腸音があったのか，便潜血はどうだったのか，特異的な情報は与えられていない。私はここで，初期の腹部診察所見は正常であったと仮定しておこう。
> 　まだ私は，大動脈瘤を示す所見がないかどうか気にしている。動脈瘤をもつにはやや若いが，彼は既に重篤な血管病変を抱えている。血管の石灰化はないか，大動脈は触れるかどうかくらいは知りたい。これまで与えられた情報からは，消化管への虚血や塞栓性疾患を考えたい。背部痛は具体的にどこにあるか知りたいし，腹部の訴えとどう関連するのかも知りたい。

入院後，胸痛はすぐに消失したが，数時間後に強くて鈍い，持続する上腹部痛に取って代わられた。この痛みは早晩，鋭い痛みに転じた。痛みは帯のように上腹部に分布し，背部に放散する。げっぷがたくさん出ると患者は言うが，悪心，嘔吐，発熱，悪寒はない。診察上，発熱はなく，右季肋部に圧痛があり，筋性防御がある。腸音は低下している。マーフィー（Murphy）サインは陽性。肋骨脊柱角圧痛はない。検査所見は変化なし。便潜血は陰性。右季肋部の超音波では，胆石と胆囊壁の肥厚が認められた。胆道や膵臓は正常に見える。

> さて，我々はものすごく難しい状況にいる。患者の所見は急性腹症に合致する。右季肋部の超音波では，胆石と胆囊壁の肥厚がみられる。患者は数日前に急性心筋梗塞になったばかりだ。このような患者を手術するには，かなりの死亡の危険がある。この患者はとりあえず経過観察すべきだろう。腹部所見を注意深く24時間観察するだろう。白血球や肝機能，アミラーゼをフォローするだろう。このようなとき，腎結石もよく見逃す。尿の赤血球も確認しておきたい。
> 　ほかにできるとすれば，急性塞栓性のイベントの評価である。心エコーを行い，左房のサイズを見ておきたい。左房が大きければ，凝血塊が出来やすく，塞栓につながる，というデータがあったように思う。患者はほんの少し前に心筋梗塞になったので，左室も見て，運動性低下の領域や心室内血栓の有無も確認しておきたい。これが，もう1つの塞栓の源である。それ以上は特に何もせず，24時間，密に患者をフォローしたい。

急性胆嚢炎だろうということで，経静脈輸液，鎮痛薬，アンピシリン・スルバクタムで治療された。転送後3日目に心カテーテルが行われ，右冠動脈が閉塞していることがわかったが，ほかに特に異常はなかった。駆出率は40％であった。心カテーテルをやった日の夜も腹痛は持続した。そして，初めて発熱した（40℃）。診察所見は変化なし。白血球は12,000でわずかに左方移動があった。肝機能は変化なし。HIDAスキャンが行われ，これは正常だった。抗菌薬は広域のものに修正され，ヘパリンが中止された。

うーん，困った。暫定的な診断である急性胆嚢炎は急性心筋梗塞が起きたときに外科的侵襲を必要とする場合，予後は悪い。心カテーテルは興味深く，一枝病変しかないのに駆出率はかなり悪かった。心室にも心房にも血栓はなかったのだろう。患者は継続してフォローしたい。胆嚢や膵臓も心配である。血清アミラーゼに変化はなかったかも知りたい。先にコメントしておくべきであったが，アルコール摂取歴を確認したい。この場合，急性膵炎の可能性が高まるであろう。投薬歴はあまり診断には役に立たない。

翌日，腹痛と腹部所見は持続している。試験的開腹が行われた。非閉塞性血管虚血が，小腸遠位3分の1にて診断された。穿孔や腹膜炎はなかった。術後腹部動脈造影は正常であった。その後数日，発熱（38〜39℃）と腹痛は持続している。白血球は12,000〜13,000であり，INRは1.8，部分トロンボプラスチン時間は41.6秒，血小板は56,000，トロンビン時間は正常。フィブリン分解物は上昇していた。検査値には変化なし。多数の部位（血液含む）からとった培養は陰性。血圧は下がり，昇圧薬を必要とする。発熱，腹痛，低血圧の原因は不明なままである。

私だったら，開腹術までやったかどうかはわからない。もちろん，この決定は患者を実際に診て，痛みを評価した主治医の裁量に任される。この時点で，低血圧をさらに検討したい。低血圧は心原性ではないだろう。心筋梗塞になったとはいえ，駆出率は40％あり，ほかに異常がなければ，こんなに血圧が下がったりはしないだろう。仮に心原性低血圧があったとして（私はそうは思わないが），発熱や腹痛の説明にはならない。さらに，血液量減少性ショック（hypovolemic shock）を示す根拠はどこにもない。これもまた，発熱と腹痛は説明できない。

敗血症性ショックが，いちばん「らしい」低血圧，発熱，腹痛，血小板減少，フィブリン分解物の上昇の原因だろう。どこの感染かははっきりしない。小腸の血管性疾患が推測される。穿孔は認められなかったが，その後，穿孔したのかもしれない。胆嚢が感染源かもしれないが，試験開腹のときにそれという報告はなかった。たぶん正常だったのだろう。膵臓も検討したいが，これも開腹時に調べたのだろう。

術後の発熱患者では，よくある感染症は検討されねばならない。肺炎，留置している血管内カテーテルに関連した敗血症，尿路感染症。フォーリー（Foley）カテーテルは当然入っているだろう。どんな感染症も見逃さないよう，詳細なワークアップを行いたい。尿検査，尿や血液の培養，腎不全はないか（低血圧が継続しているので）も確認したい。まず，そもそも開腹術が必要だったかどうかまだ懸念は残っている。後になって考えてみると，これは役に立たなかったばかりか，ハイリスクの患者にとっては有害ですらありえたのだ。

入院8日目に開腹術が繰り返された。腹痛と圧痛が持続したためである。局在する，蓋がかぶせられた回腸穿孔がみつけられた。閉鎖的回腸造瘻術と胆嚢摘出術が行われた。胆嚢に炎症は認められなかった。術後，患者の状態は改善しない。体温は39.3℃で昇圧薬は切れない。心拍出量は10 L/分である。体血管抵抗(systemic vascular resistance)は低い(432)。白血球は8,500で，血小板は36,000である。INRは正常。抗菌薬は嫌気性菌カバーを広げている。エンピリックに経静脈的ヒドロコルチゾンが開始された。

> 胆嚢炎はなかったようだが，これを早期に治療するのは適切だったのだろう。患者は敗血症のようである。2回の開腹術にもかかわらずよくならない。感染症の可能性があった唯一の部位は回腸であるが，局在化され，蓋のある穿孔に帰するのはちょっと心配だ。本物の膿瘍がどこかにあるのではないか？　もしあるのなら，どのくらい大きいのだろうか？　ドレナージは必要だろうか？　また，小さな穿孔は臨床的に関係ないのではないか？　この時点で，診断がついたとは考えられない。経静脈的ヒドロコルチゾンが，グラム陰性菌による敗血症(これに対して効果があるというエビデンスはほとんどないが)か，可能性はかなり低いが副腎不全に対して投与された。副腎不全を疑わせるような情報は何も聞いていない。私には診断がわからない。腹部診察を繰り返し，何が起こるか観察したい。

その後24時間，患者の血圧は昇圧薬でコントロールが容易になってきた。体血管抵抗は増し，体温も低下してきた。2回目の手術の前に〔そのとき，患者はセプティック(敗血症)に見えたが〕採血された血漿コルチゾール値は0.6 μg/dLであった。

> 低血圧があり，敗血症らしいことを考えると，このコルチゾール値は異常に低い。副腎不全はいまだもって私には驚きである。しかし，患者の複雑な経過の多くは，相対的，そして，絶対的副腎不全で説明できる。私は電解質についてコメントするのを忘れていた。副腎不全は，今日ではとても事前確率が低く，私は(そうすべきであったのに)考えてもみなかった。先に低血圧の原因のリストアップをしたとき，そのリストにすら入っていなかったのである。

CTでは，両側副腎出血に合致した所見であった。後になってみると，患者の腹痛，発熱，低血圧は急性副腎出血によるものであったのだろう。出血は抗凝固療法が原因であったのだろう。患者の入院は長引いた。入院後2か月経って退院し，コルチゾールと鉱質コルチコイドを補充されている。内分泌内科医に2か月後にフォローされた。症状は順調に改善していた。

> やれやれ，私は完全に間違っていた。もし，あと3時間考える時間をもらえたとしても，痛みと低血圧の原因として両側副腎出血を思いつかなかっただろう。後になって考えてみれば，もし，役に立ちそうなら電解質を見てみたい。抗凝固療法による両側副腎出血，さらに副腎不全のリスクは恐ろしく低いに違いない。

分析

患者の症状はずっと原因が不明で，主治医も論者も，低血圧が副腎出血から起こっていると推測するのに恐ろしく難渋した。これほど診断が困難だったのには

さしたる驚きはない。ステロイドで治療でもされていない限り、副腎不全はまれであり、抗凝固療法の合併症としての副腎出血は、ケースレポートが書けるくらいである。

　本症例で興味深かったのは、ほとんど注意を払われなかった、ある臨床的な難問である。つまり、ある臨床概念と別のそれがとても似ているということである。ここで提示された症例では、主治医も論者も、適切に患者の敗血症の可能性に注目した。確かに、病院内での低血圧では、敗血症のほうが急性副腎出血よりずっと可能性が高い。実際、主治医も論者も敗血症の治療に賛成している。我々が考えるに、他の多くの疾患も似たような振る舞いをするであろう。持続する低血圧の長い鑑別診断リストと長らく取っ組み合ったレジデントでなければ、正しい診断はずっとつかないままであっただろう。

　疾患を「似たもの」と間違えてしまうミスについて深く取り上げたい。つまり、臨床像のよく似た疾患群である。議論を明確にするために、よく似ているんだけど予後や治療への反応は異なる疾患を考えてみよう。2つの疾患概念の区別は重要なのである。

　どのくらい頻回に、我々は2つの似たものの間で混乱するのだろう？　どんなミスの性質があるのだろうか？　この問題を扱う効果的なメカニズムがあるだろうか？　似た者同士のカタログは存在しないが、その多くは頭に浮かぶ。収縮性心外膜炎は収縮性心筋症に似ている。利尿薬乱用はバーター(Bartter)症候群に似ている。外部からのインスリン投与はインスリノーマに似ている。アテローム塞栓は血管炎に似ている。このような例の多くについて、両者を区別するための方法を開発するのに相当のエネルギーが注がれたのである。

　これは当然といえば当然だが、ベイズのルールや人工知能／エキスパート・システム・アプローチなどに基づいた診断コンピューター・プログラムも、同じようなミスを犯すだろうことが予想される。ある症例で、急性腎不全診断のための確率論的コンピューター・プログラムは、強皮症と悪性腎硬化症の区別ができなかった [159]。あるいは、浮腫の原因をみつけるためにデザインされた人工知能コンピューター・プログラムは、収縮性心外膜炎と重症心不全を間違えたのである [162]。

　ある2つの疾患があり、両者がよく似ている。臨床的にも、よくある検査結果も似ている。どうやって両者を区別すればよいのか、また、どういうときにその区別をするのが重要なのか？　診断プロセスに努める医師の会話分析が、似たような所見の症候群を扱う際の区別戦略をみつけている [19]。第1に、両者を区別できる可能性のあるわずかな違いのある臨床所見を注意して探さなければならない。第2に、両者の有病率の違いについてよく注意しなければならない。ガチョウは白鳥よりもよりコモンであり(少なくともアメリカでは)、もし、ある生き物がそれらによく似ているのなら、それは白鳥ではなくてガチョウの可能性が高い。

　しかし、ある疾患が別の疾患よりずっとコモンであることは(たとえば、利尿薬乱用vsバーター症候群)、実際にそのコモンな疾患をもっているという保証にはならない。有病率だけでは適切な区別基準とならないので、「ルーチン」以外の検査も必要かもしれない。興味深いことに、そのような検査を行うガイドラインは、両者への治療の特徴にも、両者への検査の特徴にも等しく関連していた。

確かに，検査の確度とリスクは，それを用いる決定をするうえで重要な要素である。治療をした効果と治療しない結果は等しく重要である。もし，検査がとても感度が高く，とても特異度が高く，しかしある程度のリスクがある場合，我々はその検査を行うかもしれない。その検査で正しい診断がみつかれば，（1）高度に効果的な治療を提供できるし，（2）非常にリスクの高い治療を避け，（3）治療できる疾患を治療する機会を逃さないようにできる。したがって，さらに検査をする際の確度とリスク（あるいはコストも）と，治療の効果について，まれなものについてもコモンなものについても，両方考慮に入れなければならない。

実際面とすれば，我々は患者に心カテーテルを行い，収縮性心外膜炎と収縮性心筋症の区別をしたいと思うかもしれない。心カテーテルや心外膜除去術には大きなリスクがあるが，収縮性心外膜炎がある際の手術の利益もまた大きいのである。そのような可逆性の疾患を治療する機会を失ってしまう損失は大きすぎる。似た者同士を区別するために必要な診断手技についてはいろいろ考えられてきたが，我々が比較的無視してきたのは，より難しいタスク，つまり侵襲性のある検査のリスクと確度のトレードオフや，代替となる治療のリスクと利益のトレードオフである。

最後に，似た者同士をみつけるプロセスはかなり進歩している。我々の経験を事例に照らし合わせるよりも，医療領域それぞれにおいてリストを束ねたほうがよい。少なくとも，このような「束ねる」作業によって，我々が治療できるある疾患を見逃すことに警告を与えることができる。急性副腎不全の場合のステロイド補充などは，まさにその1例なのである。

ケース19　部位，部位，部位

生来健康な5歳半の男の子。突然，気分不良，頭痛，腹痛，呼吸苦を訴え出した。それは4月の終わり，マサチューセッツで起こった。

かなり非特異的な症状だ。ほとんど5月とはいえ，インフルエンザ様疾患はこれらの症状すべてを説明できる。RSウイルス（respiratoy syncytial virus）も似たような症状を小児に来す。病歴についてもっと知りたい。家庭や学校におけるシックコンタクトだ。旅行歴は？　ダニはもう出ているだろうか？

患者はサッカーをしていたが，その後，両親に，呼吸苦と疲労感を訴えた。おなかの調子が悪いとも言った。特徴つけがたい頭痛があり，おなかと両脚が痛いという。家に着いたとき，口腔内体温は39℃であった。咳，悪心，嘔吐，下痢はない。既往歴はぱっとしない。予防接種は予定どおり接種している。服薬はない。家族に同じ症状のものはいない。

まだ非特異的だ。5歳の子どもの頭痛はそんなに多くない。このような重篤になりうるコンテクストで考えるのは，早期細菌性髄膜炎である。小児においては，それは髄膜炎菌（meningococcus），インフルエンザ菌（*Haemophilus influenzae*），そして，比較的少ないが肺炎球菌（pneumococcus）を意味する。フォーカス不明の細菌血症でも頭痛の原因となる。サッカーチームにいたということは，他の小児と接触があったということだ。患者が髄膜炎菌やインフルエンザ菌の予防接種

を受けていたかどうかは知っておきたい。ただ「予防接種は予定どおり」というだけではその確認にはならない。

両親は実は（2人とも）内科医なのだが，最初はウイルス感染だと考えた。ところが，父親が思い出したのだが，10日前にテネシー州のスモーキー山脈に旅行していたとき，母親が子どもの髪の毛から血で腹が膨らんでいないダニをつまみだしたのだった。2人ともノースカロライナ（North Carolina）の医学校に通っており，ロッキー山脈紅斑熱で死ぬか生きるかの重症患者を診てきたので，心配になったというわけだ。

> ダニの種類を知りたい。イヌダニはロッキー山脈紅斑熱のベクターとなりうる。もちろん，ノースカロライナではロッキー山脈紅斑熱は多い。テネシーについては私はよく知らない。理にかなった考えではある。潜伏期もちょうどよい。発熱，頭痛，皮疹の三徴。本疾患の3分の2でこれが認められる。患者にはその一部が認められる。もちろん，身体診察所見を知りたい。とてもシックに見えるのか？ 皮疹はあるのか？ 診断は簡単ではない。血清学的検査は時間がかかり，急には診断できない。もし，この診断を正しいと思うなら，すぐに治療すべきだ。通常の治療はドキシサイクリンである。小児では，歯への毒性があるため，問題のあるところだ。

子どもは小児科医に診てもらった。疲労感があり，無口である。診察上，異常所見は認められない。皮疹もない。白血球は10,800であり，分画は正常。ヘマトクリット，血小板，電解質，肝機能もすべて正常。

> 皮疹もなく，血小板も正常だ。ロッキー山脈紅斑熱にはあまり合わない。ここでのプレゼンは，だいたいにおいて非特異的だ。シカダニであるなら，ライム（Lyme）病やエーリキア症も考えるが，テネシーにおけるライム病の頻度については調べる必要がある。バベシア症もシカダニによって伝播するが，ここでもやはり，地域における流行は確認する必要がある。検査は正常で，エーリキアとかバベシアにはあまり合わない。これらの診断は一応，頭の片隅においておきたい。節足動物関連ではない疾患も，もちろん考えておく。

2人の感染症コンサルタントはこの時点で，ロッキー山脈紅斑熱は除外できないという点で同意した。テトラサイクリンは，この年齢では禁忌であり，経口クロラムフェニコール5～7日間の治療が推奨された。

> ロッキー山脈紅斑熱が理にかなった診断であるのなら，治療されるべきだ。この点に異存はない。しかし，もっとワークアップはしておきたい。血液培養，胸部レントゲン写真，尿検査などである。血液スメアを見て，バベシア（*Babesia*）やエーリキア（*Ehrlichia*）を探すことも可能だ。ライム血清も送ることは可能である。まぁ，たとえライム病だったとしても，血清陽転化するには早すぎるかもしれないが。

経口クロラムフェニコール液をつくることのできる薬局をみつけるのには45分を要した。

両親が処方を受け取るとき，薬剤師は，過去3年間で2度目のクロラムフェニコール処方だと告げた。前のときは，獣医が鳥に飲ませるのに使ったのだった。実際，製薬メーカーも経口液をつくるのをやめてしまったのだと告げた。両親はどうしたらよいのか，考え直すことにした。

> さて，両親はどうしたいのか？　患者を診察して，どんな具合なのか確認したい。髄膜炎を除外したわけではない。髄膜炎初期には髄膜刺激症状がない可能性もある。もちろん，早期には髄液はむちゃくちゃに異常とならないかもしれない。次に何をするのがよいのか，もっとデータが必要だ。

父親の勤務する病院にいる小児感染症コンサルタントをポケベルで呼び出すと，彼は絶対に経口クロラムフェニコールは使わないと述べた。経口薬は，特に毒性が強いことが知られているからだ。彼は，もし，本当にロッキー山脈紅斑熱があると思うのなら，入院して点滴薬を使うべきだと言った。テトラサイクリンを使わないことには賛成だった。両親は，最初の小児科医と感染症コンサルタントに相談し，抗菌薬は使わず，子どもを注意深く観察することにした。

> これはジレンマである。ワークアップが十分にされていないことに不満を感じる。私も既知の情報に基づき，ロッキー山脈紅斑熱をエンピリックに治療したいと考えるかもしれない。髄膜炎も治療するかもしれない。

その後24時間，患者はアセトアミノフェンで熱を下げられている限り，わりと元気だった。新たな症状は発現していない。あるとき，発症後24時間で腋窩体温は40℃だった。経過観察は続けられた。

> 少なくとも，安定しているのはよいことだ。ウイルス性疾患は除外できていない。サイトメガロウイルス(cytomegalovirus)やエプスタイン‒バーウイルス(Epstein–Barr virus)の感染症だったのかもしれない。

さらに24時間後。熱も下がってきた。発症後48時間で服用したアセトアミノフェンが最後となった。母親がスモーキー山脈の公園管理者に電話をしたが，近年，そこではロッキー山脈紅斑熱の報告はないとのことだった。子どもは自然によくなり，おそらくはウイルス感染症だったのだろうという結論になった。両親は考える。医学的知識があるのはよかったのか，災厄だったのだろうか，と。

> 患者はよくなった。両親は正しく，ウイルス感染症の何かがあったのだろう。正確な病原体名は決してわかることはないのだろう。両親は介入したのか？　もちろん。私は今も思うのだが，もっとアグレッシブなワークアップをしておくべきだったと思う。エンピリック治療も考慮すべきだったとも思う。点滴クロラムフェニコールは軽々しく扱うべきではないが，ロッキー山脈紅斑熱だってそうなのだから。

分析

マサチューセッツの(あるいはアメリカのどこでもよいのだが)5歳の子どもがおなかを痛がり，発熱して，ぐったりしている。自然軽快するウイルス感染症である。しかし，多くの親は子どもが病気になると，最悪の事態におびえる。医師は特に，本症例のように，子どもがひどい病気をもっているのではないかと心配しがちである。もちろん，客観的にみると，両親だけでなく，多くのコンサルタントたちもそれを理解したのだろう。有病率から考えて，ウイルス性疾患のほうが圧倒的に「らしく」，にもかかわらず彼らはまれな(しかし致死的な)疾患のほうに流れていったのである。

「ロッキー山脈紅斑熱という落とし穴」にはまった理由は2つの想起からである。頭にダニをみつけたことと，忘れ難いこの疾患に罹患した患者の記憶である。記憶は強い感情的経験を伴うと思い出しやすい。重症患者の記憶がこの診断を呼び起こすのは驚くことではない。アメリカにおける有病率が低いとしてでも，だ〔米国疾病対策センター(Centers for Disease Control：CDC)によると，年間250〜1,200例のみである〕[163]。さらに興味深いことに，コンサルタントたちも同じ領域の落とし穴にはまってしまった。入院や毒性のある点滴治療まで考えてしまった。両親もコンサルタントたちも，ヘンテコな疫学的幻影にとらえられてしまったかのようである。幸いにも，母親はクールな頭を保ち，テネシーにおけるロッキー山脈紅斑熱の頻度をチェックした。答えはゼロだった。母親が問題を解決したのだ。

このような経験を我々は軽めに議論したが，疾患頻度を見積もるのは診断戦略における大原則であることは申し添えておきたい。世界を旅行する頻度は増しており，自国以外の感染症の頻度について注意深くなければならない。外国人が発熱にて来院したとき，出身国の疾患について考えなければならない。アメリカ国民が外国に行ったときも同じである。旅行者の発熱は，マラリアかもしれないし，デング熱かもしれない。(疫学的に)もっとひどいものかもしれない。

国内における地域も重要である。コネティカット(Connecticut)はライム病で悪名高い。マーサズ・ビニヤード(Martha's Vineyard)はバベシア症，カリフォルニア州サンウォーキン渓谷はコクシジオイド症，ノースカロライナやオクラホマ(Oklahoma)ではロッキー山脈紅斑熱である(ほとんどがこの2つの州でみられるが，面白いことに，ロッキー山脈のある州ではほとんどみられない)。しかし，コモンなものはいつだってコモンである。そのことを覚えておくと役に立つ。

15 診断検査の活用と解釈

ケース 20　陰性検査結果の解釈

72歳の女性。僧帽弁逸脱の既往あり。3週間，ほぼ毎日の発熱，盗汗にて来院。

> この患者のように3週間の熱がある場合，急性感染らしくない。肺炎や尿路感染（urinary tract infection：UTI）はもっと早く出てくる。私だったら，もっと慢性の感染とか悪性疾患を彼女の熱の原因として考える。僧帽弁逸脱という病歴だけではパッとせず，心内膜炎のリスクになるような重篤な僧帽弁逆流症でも伴っていない限り，この時点では，特に重要とは思わない。

5月4日に，かかりつけ医のルーチンの診察が行われた。5月9日，「腸感冒」が起こり，2日間の下痢としぶり腹がみられ，自然に治癒した。その後すぐに，毎夜の発熱，顔面紅潮，ひどい盗汗，両側前頭部の頭痛がみられるようになった。5月22日，かかりつけ医を受診。そこでの検査では，白血球 6,000，ヘマトクリット 30%，血小板 405,000，赤沈は 115 mm/時間であった。2セットの血液培養は陰性。患者は歯肉膿瘍を懸念して，歯科医も受診した。そこでは，予防的セファレキシンを投与された。膿瘍は認められなかった。

> 最近の下痢の既往があるので，長く続く消化管感染症，たとえば，サルモネラ（*Salmonella*）などを考える。サルモネラは感染性動脈瘤の原因となるので，私としては，ある種の血管内感染を持続する発熱の原因として考えたい。赤沈はすごい上昇の仕方だ。特に，この疾患に特徴的ということはないが，100以上になると，心内膜炎，骨髄炎，結核，腎炎，特定の癌などを考える。軽度の貧血以外は，血算（complete blood count：CBC）はあまり助けにならない。分画では，リンパ腫を特に示唆するものではない。このときには，リンパ球優位になることがある。血小板が高いのは炎症によるものだろう。血液培養は，細菌血症をみつけるには良い手段である。適切に採血され，培養されたときは特に有用だ。培養陰性の場合，培養の難しい菌（fastidious organism）によるものかもしれない。それは，HACEKオーガニズムと呼ばれるヘモフィルス（*Haemophilus*）属，アクチノバチルス・アクチノミセテムコミタンス（*Actinobacillus actinomycetemcomitans*），カーディオバクテリウム・ホミニス（*Cardiobacterium hominis*），エイケネラ・コローデンス（*Eikenella corrodens*），そして，キンゲラ・キンガエ（*Kingella kingae*）かもしれない。サルモネラがあれば，比較的血液培養は陽性になりやすい。歯科医受診はいつだって興味深い。ただ，ここでは，彼女の受診は発熱の後である。血液培養は歯科医に抗菌薬を処方される前にとられたので，抗菌薬の中途半端な使用による培養陰性の心内膜炎の可能性は，まぁ除外してよいだろう。

僧帽弁逸脱は昔からのもので，僧帽弁閉鎖不全による心雑音を伴うものである。何十年も前に右眼球摘出の既往があり，これは悪性黒色腫による。発症時に服薬している薬はない。最近の旅行歴やおかしな曝露歴はない。

> 雑音が既知である僧帽弁逸脱は少し厄介である。最近のガイドラインでは削除されたが，雑音を伴う僧帽弁逸脱は予防的抗菌薬の適応と考えられてきた。今でも，多くの医師はこのような場合に予防投与を行っている。薬剤熱は，我々の知らない薬，たとえば薬草とかを患者が服用しているのでなければ，たぶんないだろう。旅行関連の感染を示唆するデータはない。

5月24日，病院の外来受診。全身の筋肉痛，活力の低下，悪心が軽度あるという。診察上，患者に苦痛はなく，口内体温は38℃である。血圧は正常。側頭動脈の圧痛はない。呼吸音は正常。収縮時のクリックと雑音は変化なし。点状出血は認めない。リンパ節腫脹もなし。再検した検査では，白血球は8,200，分画は正常，ヘマトクリットは32％，赤沈は121 mm/時間である。1年前はヘマトクリットは40％で，赤沈は17 mm/時間だった。肝機能は正常。このときのアセスメントでは，細菌性心内膜炎，巨細胞動脈炎，リウマチ性多発筋痛症（polymyalgia rheumatica：PMR）が鑑別に挙がった。

> 全身の筋肉痛には特異性がないが，殿部や肩甲骨に特化していれば，PMRを疑うだろう。側頭部位の頭痛では側頭動脈炎を考えるが，側頭動脈の圧痛はなかった。しかし，この疾患で圧痛がないこともあることは知っておいてよい。我々は，この時点で発熱の存在を確認したが，受診日数が足りないために，古典的不明熱の基準は満たしていない。感染性心内膜炎を示唆する皮膚所見はないが，これらの感度は低い。
> 　この時点で，私なら血液培養を繰り返し，心エコーをオーダーするだろう。経食道エコーのほうが経胸壁エコーよりも感度が高いが，多くの医師は後者から始める。侵襲性が小さいからだ。もし，心内膜炎のワークアップで陰性なら，私なら，側頭動脈生検を行うだろう。圧痛がないので，もしかしたら，両側の生検が必要になるかもしれない。

5月24日。経胸壁エコーでは，軽度の僧帽弁逸脱が認められた。前僧帽弁尖に小さなエコー濃度が認められた。報告では，「臨床的に心内膜炎が疑わしいなら，経食道エコーを勧める」とある。

> 僧帽弁尖の小さな所見は精査に値する。私も経食道エコーに賛成だ。

5月25日，経食道エコーでは，心内膜炎に合致する所見は認められなかった。この時点での診断はPMRで，prednisone 1日10 mgの治療が始められた。

> 経食道エコーが陰性なので，心内膜炎は除外されたようにみえる。しかし，その他の血管内の感染部位，たとえば，感染性動脈瘤の可能性はいまだに残る。この時点でのステロイド治療の開始は理にかなっていると思う。というのは，側頭動脈炎，そして，それによる失明の可能性があるからだ。10 mgという投与量は，

側頭動脈炎では低すぎるが，PMR では適切だ．側頭動脈生検は必要だと思う．まだ，基礎疾患としての悪性疾患の可能性は否定できていないので，さらに CT などで精査をするのがよいと思う．主治医は PMR に注目しているようだが，他の診断についてもまだ考慮すべきだと思う．

5月31日，患者は発熱，筋肉痛，そして頭痛が治まらないと訴えている．2 セットの血液培養が追加された．胸部レントゲン写真は正常だった．側頭動脈生検の予定が立てられた．

血液培養には賛成する．微生物学検査室が長期にわたって培養を継続し，培養されにくい fastidious organisms を探せるようにしていることを確認しておきたい．ツベルクリン反応（ツ反）を行うかというと疑問だ．胸部レントゲン写真は正常で，結核の可能性はきわめて低い．胸部のリンパ腫の可能性も同様に低い．

6月1日，眼底検査を行い，右側頭動脈 0.5 cm の生検が行われた．眼底検査は正常で，生検でも巨細胞動脈炎の所見は認められなかった．その日，血液培養の 1 つのボトルからグラム陽性球菌が検出されたと報告があった．患者は入院し，さらに精査が続けられた．

右側頭動脈生検は側頭動脈炎を除外しない．陰性であっても，サンプリング・エラーの可能性がある．血液培養陽性なので，さらに心内膜炎の可能性が上がる．培養はコンタミネーション（コンタミ）である可能性もあるが，これは培養された菌による．もし，微生物が嫌気性菌ならば，歯牙感染の播種を考える．先に考えたサルモネラはグラム陰性菌だから，これはらしくない．

主治医は，血液培養結果はおそらくコンタミネーションであろうと考え，抗菌薬は投与しなかった．主治医とリウマチ科のコンサルタントは，まだ側頭動脈炎を懸念している．60 mg/日の prednisone が開始され，さらなる側頭動脈生検が依頼された．

血液培養を繰り返しとり，先の血液培養がコンタミであることを確認すべきだ．リウマチ科医が一側の側頭動脈生検では動脈炎を除外しないという見解には賛成する．

左側頭動脈 1.3 cm の断片では，内弾性板の破綻と新生内膜の線維化が認められた．巨細胞は認められなかったが，病変は治癒した動脈炎に合致すると考えられた．prednisone は継続された．最終的に，血液培養結果はコアグラーゼ陰性ブドウ球菌（*Staphylococcus*）であった．

生検結果からは側頭動脈炎の診断でよいだろう．高用量 prednisone による治療も適切だ．

患者は治療に反応を示した．症状はすべて消失した．1 か月後，ステロイドは漸減され，ヘマトクリットは 40％で赤沈は 7 mm/時間となった．

この経過は側頭動脈炎の診断に合致する。慢性感染症では，このようなステロイドへの反応を示さない。リンパ腫のような悪性疾患では，ステロイドに反応を示すかもしれないが，この患者は側頭動脈炎でよいだろう。

分析

　本症例では，検査結果の解釈について再び注目したい。コメントを始める前に，ある診断名が主治医の頭にずっとあり，「ゴールド・スタンダード」の診断検査が疾患の特徴的な所見を示さなかった後も，この診断にこだわり続けた。この方向性をもったアプローチは，臨床の力量を見事に示すものである[19,36]。

　この症例を陰性検査結果の解釈における原則を示すために用いている。他の症例では，有病率（ある患者の事前確率）の重要性を論じる。疾患の有病率が低いとき，陽性検査結果を過剰評価してしまう落とし穴について述べた。症例の1つにおいては，褐色細胞腫の事前確率がとても低いのに，バニリルマンデル酸（vanilylmandelic acid：VMA）排泄の上昇が認められ，褐色細胞腫の可能性が吟味された。尿中 VMA 高値は，最終的に偽陽性であると判明した（**症例 23** を参照）。

　このスクリプトを選んだのは，最初の生検のとき陽性であればきわめて重要で意味ある所見であっただろうに，それが陰性だったためである。陰性検査の後の検査後確率は，検査の感度に依存している。定義からして，感度が高ければ，偽陰性率は下がる[155,156]。

　主治医も論者も，側頭動脈生検の感度について特に言及していなかったが，陰性検査は無視し，さらなる生検を推奨した。その検査の感度が高くないことを暗に示していたのである。感度が高いのなら，ある疾患をもっていると強く疑われているときの陰性結果により，患者の症状の原因として動脈炎はほぼ除外となるからである。側頭動脈炎が重症であったとしても，動脈の炎症はとびとびになり，ランダムな生検では病変部を見逃し，陰性結果は偽陰性である可能性があるのだ。もう少し突っ込んだ議論をしよう。この患者における側頭動脈炎の事前確率を約 0.65，側頭動脈生検の感度を 0.75，偽陰性率を 0.25 と仮定しよう。特異度が 0.99 と仮定すれば，偽陽性率は 0.01 となる。生検が陰性であっても側頭動脈炎の可能性はまだ 0.3 であり，さらなる精査を必要とする。治療されないと失明のリスクがあり，副腎皮質ステロイドによる治療が可能なのだから。

　組織学的な評価は通常，感度が高いのだが，ある病変の一部だけがサンプルとなったり，組織学的変化が均等に分布していなかったり，あるいはサンプルの分析が不完全だったり暫定的なものである場合，感度は低下し，偽陰性が増加する。本症例では，主治医も論者も，生検所見が中等度の感度しかもたないと考え，自分の確信の強さに従って決断し，さらなる生検を考えたのである。

　どうして，患者が側頭動脈炎をもつという確信がそんなに強かったのだろう？所見の集まり，つまり，発熱，頭痛，筋肉痛，とても高い赤沈，高齢の女性……が側頭動脈炎の特徴的なパターンであったためだ，と我々は推測する。確かに，スクリプトで述べられた他の疾患も，これらすべての症状を起こすことはあるが，心内膜炎やサルモネラ感染症の可能性が小さくなるにつれ，側頭動脈炎の可能性はだんだん高まっていった。それに，医師はいつも治る病気を探しているものだ。

「今回の教訓」。ある疾患の疑いが強い場合，検査の感度が陰性結果のインパクトを決定する。検査の感度がとても高ければ，陰性結果で疾患を除外でき，その疾患の治療は避けられる。検査の感度があまり高くないのなら，陰性検査はその疾患の疑いをわずかに下げるにすぎない。治療計画も変更なく進められることがある。検査前確率が高くも低くもない場合や，疾患の検査前確率が治療の閾値確率に近い場合，検査の陰性結果が患者のマネジメントに影響を与える[58,59]。そのような場合，陰性結果は，治療を差し控えることが最良の判断であるというのに十分な根拠となる。

ケース 21　診断と，おいしい話の落とし穴

喫煙，高血圧，バセドウ（Basedow）病〔グレーヴズ（Graves）病〕，慢性腰痛のある54歳男性が，喀血にて救急室に来院した。

> 喫煙者の喀血では癌を考える。高血圧も重症心疾患を伴えば，喀血に関係している。バセドウ病を喀血の原因として関連づけることは私にはできない。慢性腰痛でも悪性疾患を考える。アメリカにおける喀血の最大の原因はおそらく気管支炎であり，時にこれは気管支拡張症を伴っている。

朝，目が覚めて咳をし出すまで患者は元気だった。咳で鮮血が1クォーターコイン[*1]ほど出ており，喀痰に混じっていた。1日中，同様の症状があったので，救急室に来たというわけだ。上気道炎や鼻の外傷，発熱，悪寒，盗汗はない。シックコンタクトもない。最後に気管支炎になったのは6か月前だという。

> 喫煙のため，毎日咳をしていただろうか。あるいは，何か肺塞栓のような急性疾患が起きて咳と喀血が起こったのだろうか。もしかしたら，誤嚥があって，それが肺化膿症となり，肺の血管を破壊したのかもしれない。鮮血は鼻から肺胞までいろいろな所から出てくることがある。解剖学的なそれぞれの部位で，それぞれの鑑別疾患がある。喀血は誤嚥を伴えば，消化管出血から起こることもある。もっとも，その場合は鮮血にはならないだろうが。今の時点では，出血は大量ではないが，これが増えないかどうか心配ではある。凝固異常や全身の出血性疾患はないだろうか。僧帽弁狭窄症はないだろうか。これは古典的な喀血の原因である。病歴的には，結核のような感染症らしくはない。過去の気管支炎の既往から，気管支拡張症も考える。これは周期的な喀血を起こすことがある。グッドパスチャー（Goodpasture）症候群やウェゲナー（Wegener）肉芽腫症も，まれではあるが喀血の原因となる。

慢性の腰痛のため，患者は4回の椎弓切除術を施行されている。慢性のくも膜炎と脊髄狭窄症があったためである。このため，彼は身体障害者認定を受けている。30年間，日

> **訳者コメント**
> [*1]──25セント玉だから，だいたい500円玉くらい。

に1～2箱の喫煙歴がある。かつて鉛入りの塗料をはがす仕事をしていた。バセドウ病については最近，^{131}Iによるアブレーションを行っている。入院時の服薬は，アテノロール，ヒドロクロロチアジド，ラニチジンと，毎日1錠のアスピリンであった。

> ヘビー・スモーカーなので，口咽頭から肺までのあれやこれやの腫瘍を考える。身体障害者というのは個人的には興味深い。どうも，仕事をしていない人のほうが，職がある人よりも病気に罹りやすいような気がするからだ。鉛塗料と喀血はつながらないように思える。医薬品による喀血はないと思うが，アスピリンで血小板機能が落ちて，出血時に増悪させていることはあろう。

身体所見では，全身状態はよい。バイタルサインは正常。HEENT[*2]（頭部，目，耳，鼻，咽頭）は特に問題なし。リンパ節腫脹なし。両側呼吸音低下が認められるが，ウィーズ（喘鳴；wheezes），ラ音（rhonchi），水泡音（rales）はなし。心音は正常。その他，特に所見なし。電解質や肝機能は正常。白血球は9,200でヘマトクリットは36％，平均赤血球容積（MCV）は77。血小板は267,000。心電図には急性変化なし。動脈血液ガスの結果は以下のとおり：pH 7.47, PaO_2 72 mmHg, $PaCO_2$ 42 mmHg。

> 全身状態はよく，大量喀血は起きていないようだ。頭部や頸部にも明らかな出血源はなさそうだ。点状出血や斑状出血もない。呼吸音低下があり，慢性閉塞性肺疾患があるのかもしれない。喘鳴，ラ音，水泡音はないが，これは診断上有用な情報ではない。心音は正常とされているが，オープニング・スナップはよく聞き逃してしまう。貧血がある。これは重要な所見である。通常，このくらいのスモーカーならヘマトクリットは50％とか55％くらいあるものだから。MCVはわずかに低く，鉄欠乏を考える。鉛中毒すら考えてよいかもしれない。低酸素血症があり，ヘマトクリットは本来もっと高いはずなのに，という私の見解を強固にしている。

胸部レントゲン写真では，右上葉のブラとエアー・フルイド・レベル（air fluid level）を認めた。

> これが新しい所見かどうかが問題だ。膿瘍と血管の破綻という可能性はある。これは腫瘍かもしれない。上葉の空洞性病変では，常に結核を考える。この時点で患者を隔離し，結核を除外すべきだろう。アスペルギルス（Aspergillus）感染やアクチノマイコーシス（放線菌症）も考えたい。肺に起こる血管炎，たとえば，ウェゲナー肉芽腫症も考えたい。この時点で，医師によっては，気管支鏡や経皮的アスピレーションも可能ならばやるかもしれない。

入院初日の夜，細菌感染を考えてセフトリアキソンが投与された。喀痰が採取され，抗酸

訳者コメント

＊2 — head, eye, ear, nose, throatをHEENTとアメリカ人医師は略す。実際に，耳とかの診察は端折っていることも多いので，自分以外の医師の記載には要注意だが。

菌染色がオーダーされた。胸部 CT では，右肺尖部に壁の薄いブラとエアー・フルイド・レベルが認められた。ブラの隣には 4 cm 大の腫瘍が認められ，気管分岐部から 4 cm の所に位置していた。右上葉の散発性の病変があり，閉塞後肺炎が示唆された。小さな縦隔リンパ節が認められた。この時点での診断は気管支原性癌であった。

> 腫瘍が最も「らしい」診断だろう。貧血も腫瘍によるものかもしれないし，転移を示唆している可能性もある。生検が必要だろう。

抗酸菌染色は陰性。気管支鏡では，右上葉に出血とわずかな分泌物が認められた。生検では，悪性疾患は認められなかった。ルーチンの培養は陰性。抗酸菌や真菌塗抹も陰性であった。

> 癌がまだ否定されたわけではない。悪性疾患や慢性感染症の可能性はまだある。サルコイドーシスはまず否定的だ。主治医チームの研修医と指導医はサンプリング・エラーを考え，悪性疾患が最も「らしい」診断だと考えるべきだ。

CT ガイド下での針生検が行われた。合併症として気胸が起きたので，ハイムリッヒ(Heimlich)バルブが挿入された。針吸引では，線維組織，骨格筋，わずかな組織球のみが認められた。針生検は繰り返されたが，診断に十分な組織が得られなかった。

> 患者は，かわいそうに医原性の疾患に罹ってしまった。さて，どのようにして診断をつけようか。線維組織は単なる瘢痕を意味しているかもしれない。ゴム腫に伴う反応性の過形成があるのだろうか？ 骨格筋と線維組織があるので，過誤腫も考える。組織球の存在は，いわゆる悪性ヒスチオサイトーシス X (malignant histiocytosis X)を考えさせる。この疾患の予後はとても悪いことがある。骨髄を調べ，赤血球の貪食を確認すれば診断できるかもしれない。私なら，この時点でいったん立ち止まり，どうしようかと考え直すだろう。

患者には，セフトリアキソンが続けられている。腫瘍カンファレンスで，この症例は呈示された。チームは右肺上葉切除術を行うことに決定したが，その前に心臓ワークアップを行うことにした。呼吸機能検査は正常であった。

> 心臓のワークアップが行われる。右肺上葉切除術に耐えられるか確認したいのである。今までみつかっていなかった僧帽弁狭窄症がみつかるであろうか？ 呼吸機能検査が正常だったのは，喫煙歴から考えて驚きだった。

心エコーは正常。ドブタミン・ストレス・テストでは，予測心拍数の 67％に達したときに，患者は胸部圧迫感を感じた。スキャニングでは，中等度の可逆的な下壁血流欠損がある程度の面積で認められた。

> ワークアップは終わらない。こんなことで，患者は利益は得られるのだろうか？ 合併症の後に，また合併症である。次は心カテーテル（心カテ）を受けるのだろうか？ ここでひとまず待つ，という選択肢もあろう。もし，肺に悪性疾患があ

り，また，縦隔に転移があるのならば，治癒の可能性は大きくない。リンパ腫ならば治癒の可能性もあるが。細菌感染に対して治療が施され，結核の可能性が模索された。患者が元気ならば，治療を続け，何が患者に起こっているのか時間に教えてもらうのも一手であろう。

心カテーテルでは，左前下降枝に20％，第1鈍縁枝に60～70％の病変が認められた。内科的治療が推奨された。

この手技では，合併症は起こらなかったようだ。幸運にも，彼の心疾患は重篤なものではなかった。

1週間後，右上葉の楔状切除が行われた。尖部下に，瘢痕化と気腫性ブラ（7×7×3 cm）が認められ，血塊が混じっていた。悪性疾患は認められなかった。術後の経過は良好である。

結局，これだけの検査，手技に費用もかけて，良性疾患しかなかったのである。この患者の経過は思わしいものではなかった。大事なことは，コストを切り詰めるという意味だけではなく，良質の医療を提供するという意味においても，検査結果がどうなるかでなく，検査の結果がどのように患者に益するかを問うことである。検査結果はすぐに知らねばならないことだったのか？ すぐ知ることに意味があるとすれば，治療や患者の状態に違いをもたらすときである。時には，不治の病であっても，知ることが患者に利益をもたらすこともある。しかし，診断をすぐに知る必要もない人も多く，そういう場合は，時間が答えを教えてくれるまで待つというのも一手なのだ。

分析

過剰な診断検査がもたらす負け戦の典型例である。診断の効率性やコストの観点からは，本症例においては無駄が多かったと結論づけざるをえまい。結果的に良性疾患だったわけだが，その結論に至るまでに気管支鏡，気管支鏡下生検，胸部CT，2回にわたるCTガイド下生検，心エコー，ストレス・テスト，心カテーテル，果ては肺の楔状切除まで行われたのである。診療費は膨大なものとなったであろう。幸いにも，患者が苦しんだのは（重篤にはなりえたものの），1回の合併症だけであった。検査を行う決断への不満から，論者のいらだちが目に見えるようである。

　後になってみるともちろん，すべての検査は無駄に思える。しかし，後ろ向きに振り返ってみてもやはり，どこでこの検査の連鎖を止めるべきであったかは判然としない。診断にまつわる問題は後ろ向きには現れない。だから，本書の症例のほぼすべてにおいて，そのストーリーは主治医と同じように順番に展開されているのだ。検査の連鎖はどこで短縮したりストップさせることができたのであろうか？ 検査なんて全然しなくてよかったというのも難しいだろう。患者は比較的若く，初期には出血は中程度であったが，致死的になる可能性だってあったのだ。最初の気管支鏡が何も示さなかった時点で検査をストップさせるべきであったか？ 検査が原因を明らかにすると考えられた以上，答えはノーであろう。

CTガイド下生検についても，同じロジックが適用されよう。検査が確定診断に至ると医師が判断した以上，生検を繰り返すのも理にかなっている。心臓ワークアップはなしにできたであろうか？　これにはいろいろ意見もあろうが，やろうとしていた外科手術と，高血圧や喫煙という患者リスクを考えると，少なくともワークアップをしたいという気持ちはわかる。論者が問うた最も重要な問いを最後に検討しよう。治療できる疾患がみつかるとしたら，それはいったい何であっただろう？　作業仮説は肺癌であり，もし，これが唯一の考えられる疾患であれば，最初から検査なんて無駄だったのだということもできよう。このような癌では治療しても生命予後やQOL (quality of life：生活の質)はさして向上するまい。しかし，ここに我々すべてが陥る罠がある。もし，肺癌でなかったとしたら，そして治療可能な感染症やリンパ腫であったとしたら？　このようなロジックで，我々はいわゆる「快楽の奈落に落ちる」のである。論者にしても，検査を繰り返すことが正しいとは思えなかった。検査をやめ，患者の経過を観察し，「何が患者に起きているのか時間に教えてもらう」のがよいのではと考えたのである。

　54歳男性で治療ができるかもしれない病変をもつ場合，多くの医師はあきらめるのをためらう。長期の良いアウトカムというわずかな可能性にかけて，彼らは時にいきすぎてしまうこともあろう。これらすべての検査のコストについて，我々の医療システムは検査のオーダーに歯止めというものをもたないのである。このような制限がないので，本症例のような場合は決断が難しくなってしまう。患者が高齢でより重篤な場合には，肺癌の可能性が高かっただろうし，検査を一切しないというのも正しい決断であっただろう。彼はそうではなかったのである。

ケース22　ポニー探し

62歳の男性が，4～6か月続く進行性の意識障害，情緒不安定状態，歩行障害，視力障害にて入院した。

　これらの症状を見ると，私は中枢神経系(central nervous system：CNS)疾患を考える。できれば，可逆性の中枢神経系疾患を考えたい。非閉塞性水頭症はどうか？　歩行障害があるが，尿失禁はない。しかし，この診断名は心にとどめておこう。残念ながら，正常圧水頭症は小腸塞栓にある種似ており，診断が確定するときには治療するには遅すぎることが多い。本症例では，広範囲にわたる中枢神経系疾患を考える。腫瘍，変性疾患，炎症性疾患。4～6か月という経過は炎症にしてはちょっと長い。多発梗塞性認知症のような血管性疾患は，この症例に合うだろう。視力障害についてはよくわからない。

既往歴に，6年間に及ぶインスリン依存性糖尿病がある。薬局では医薬品を買っておらず，違法薬物の使用もない。週末にはアルコールを飲む。ホモセクシャルな性交渉はない。家族歴は特にない。入院時の治療薬は，NPHインスリン，フロセミド，カリウムであった。車いすに座っており，前屈みになっている。言葉は通じず，しょっちゅう泣

き出す。バイタルサインは正常である。視力は両側 7/200 である[*3]。網膜症はない。その他の診察所見は，がに股歩行(wide-based gait)と方向転換時の運動失調(ataxia)である。開眼時も閉眼時も立位のふらつきがある。筋力，腱反射は正常。バビンスキー(Babinski)反射は認められない。微細運動は末梢の振せんのために障害されている。

> 過去4～6か月の間に，正常な活動レベルから車椅子生活になったことがわかる。進行性の，重篤な神経疾患があり，それは情緒不安定やあれこれの神経学的異常所見を伴っている。この中枢神経系の症状を糖尿病の合併症とみなすことは困難である。この場合，通常は脳神経に異常をもたらすのである。糖尿病性網膜症を示唆する所見もない。生検以外では(ちゃんと探した場合は，であるが)，網膜症は微小血管障害を示すいちばんの所見である。急性進行性の中枢神経系の障害こそがこの問題の本体であり，積極的な精査が必要である。もう一度，可逆的な疾患を考え，意識障害の内科的な原因精査のときに使うスクリーニング検査を列挙してみよう。ビタミン B_{12} 欠乏は常に考えるが，視力低下はちょっと非典型的だ。甲状腺機能低下症，さらには粘液水腫による認知機能低下はどうだろう？ 所見には矛盾するものも，しないものもある。視力低下が，ここでも合わないように思う。
>
> 電解質異常はどうだろう？ うーん，これも違うな。悪性新生物？ 梅毒のような中枢神経を侵す感染症？ ひょっとしたら。ループス？ これは違うだろう。ループスの可能性はあるが，男性だし，プレゼンテーションが合わない。ループスの患者が CNS ループスを発症するときは，突然発症で高次皮質機能が障害される。というわけで，ビタミン B_{12} 欠乏は興味深い鑑別である。繰り返しになるが，それでも所見に合わないところがある。情緒不安定や視力障害である。血算(CBC)をみておくのはよいだろうし，末梢血のスメアや甲状腺機能はみておいたほうがよいだろう。

検査所見は以下のとおり：ヘモグロビンは 14.4 g/dL，ヘマトクリットは 41%，白血球は 7,500 で分画は正常。血液スメアも正常。空腹時血糖は 131 mg/dL，BUN は 24 mg/dL。その他，電解質，肝機能，甲状腺機能，髄液検査，血清学的検査，動脈血液ガス，胸部レントゲン写真，頭部 CT と MRI はすべて正常。

> ヘモグロビンとヘマトクリットは正常で，分画も正常。MCV の上昇やスメア上の過分葉多核白血球，大赤血球症も認められない。おそらくビタミン B_{12} 欠乏は除外してもよかろう。血糖もよくコントロールされている。尿毒症もない。これも可逆性の意識障害の原因だ。他の検査も正常で，私が考慮した診断も多くは除外されている。
>
> アルツハイマー(Alzheimer)病は除外診断である。歩行障害があるのでそれだけでは説明できないが，その他の中枢神経系の変性疾患なら考えてもよいだろ

訳者コメント

[*3] — 20/20 が，日本の視力では 1.0，20/40 が 0.5，20/80 が 0.25，20/160 が 0.125 であり，7/200 はそれ以下で光覚弁がないという意味らしい。

う。MRI が正常というのは気に入らない。これはどういうことだろう。白質異常を考えていたのに，何も異常が示されなかったのだ。神経内科コンサルトを考えてもよいかもしれない。運動障害を伴う非可逆性，特発性の認知症を考慮すべきかもしれないが，診断名をピンポイントで挙げることが私にはできない。

追加検査の結果：ビタミン B_{12} レベルは 67 mg/L（正常値は＞190 mg/L）で，葉酸レベルは 15.6 mg/L（正常値：2～16 mg/L）。ホモシステインとメチルマロン酸レベルがそれぞれ上昇していた。

この患者のプレゼンで，理にかなったアプローチをとるのは難しい。ビタミン B_{12} レベルを測らずに診断ができただろうか。ビタミン B_{12} 欠乏で血液学的異常がないというのは驚きだ。ビタミン B_{12} を補充したらどうなったか知りたいものである。

アウトカム：2 か月のビタミン B_{12} 治療の後，患者の意識状態は正常化，普通に歩行している。4 か月後，情緒不安定もほぼ消失した。視力は回復し，車の運転もできるようになった。

分析

芸術，文学，音楽の世界は，社会に特別な意味や価値を提供することで存続する。よくある格言，いやジョークにだって同じことが言えるだろう。一見すると，ここに取り上げた臨床的ジレンマは，ジョークと呼ぶにはあまりに悲劇的だが，ここでのアナロジーは適切なように思える。何十年も活きているジョークでは，1 人の男の子が何時間も苦労して，肥やしの山をうきうきしながら掘り続けている。膝まで肥やしにまみれて，なんでそんなに肥やしを掘るのが楽しいの？，と聞かれて男の子は答える。「こんなに肥やしがあるんだ。近くにポニー（子馬）がいるに違いない」。アナロジーがわからなかった読者諸兄のために説明すると，これは，確率の低い事象（コバラミン反応性認知症，つまり，肥やしの山に隠れているポニーをみつけること）と，非常に価値の高い事象（認知症の治癒，つまりポニーをみつけること）の組み合わせなのである。

この症例では，神経精神症状の可逆的な原因を探るためにどこまで検査するか，が問題である。さらに言うならば，ヘモグロビンが正常で赤血球の形態も正常な場合，コバラミン（ビタミン B_{12}）欠乏のワークアップを行うか，ということである。本症例の患者から学ぶことができる，少なくとも 1 つの回答はこうである。コバラミン欠乏は可逆性の認知症を起こし，かつヘモグロビン濃度や赤血球形態の明らかな異常を起こさないことが少なくとも 1 例においてはある，ということだ。似たような報告で，このような臨床的な現象が起こることを確認できる。頻度については不明だが[164]。

では，原因不明の神経精神症状のある患者すべてに，コバラミン欠乏のワークアップを行うべきか？ もっと言うならば，原因不明の神経精神症状を有する患者すべてに，エンピリックにコバラミン投与を行うべきであろうか？ よく定義された原則が検査を決定する。検査の正確性は重要なポイントだ。検査の特異度がものすごく高い場合（つまり疾患をもたない場合は，ほぼ全例検査が正常にな

る場合）を除けば，有病率の低い人たちに対するこういった検査は，多くの偽陽性という結果に陥るだろう．検査の特異度がものすごく高くない場合でも，有病率が高ければ役に立つだろう．検査のコストやリスクも重要なポイントだし，他の確認検査の有無も重要だ．

コバラミン・レベルの検査においては，リスクは問題ではない．コストも意思決定的には問題ではないと考えよう．検査の確度，コスト，リスク，確認検査の有無という検査における要素のほかにも重要なのは，治療に関する点である．ここでは，ものすごく価値の高い報酬（肥やしの中のポニー）を考えている．コバラミン欠乏は認知症のまれな原因であり，コバラミン欠乏かつ赤血球形態が正常なのもまれであるから，我々は可能性の低い事象を扱っている．ということは，検査がほぼ完璧でなければ，このような検査はすべきでないと主張することだって可能だろう．

しかし今回は，検査はやはり行われるべきであったと確信させるような事例であった．第1に，陽性検査は常に真陽性とは限らないが，関連検査（血清メチルマロン酸と総ホモシステイン値およびコバラミン治療によるこれらの値の反応）が偽陽性の可能性を除外するのに役に立つだろう．第2に，可逆性の認知症を診断し，効果的かつ安全なコバラミン治療が神経学的異常を正常化してくれるという巨大な利益を考えると，ある程度の偽陽性くらいは許容してもよいのではないかと考える．というわけで，新規の認知症やその他の神経精神症状のある患者すべてに，コバラミンの検査を行うというのも正しかろう．

本症例を論じた一般内科医に惜しみない賞賛を送りたい．彼は，コバラミン欠乏の可能性を二度も挙げたが，ヘモグロビンと血液スメアが正常であるという根拠でこれを棄却した．コバラミン・レベルやその他の関連検査を要求したりはしなかったが，コバラミン欠乏による認知症の可能性については十分に考慮したのだ．このスクリプトを読んだすべての読者同様，彼も本症例から重要な教訓を得たのは間違いない．

最後に，新規の認知症やその他の神経精神症状のある患者すべてに，コバラミン治療を行うべきであろうか？　検査は端折ってもよいのではないか？　治療閾値は低いのだから，検査なしで治療してもよいのではないか？　コバラミンは安価でその毒性もほとんどないのだから，このようなアプローチも批判しにくい．

ケース23　蹄の解釈：ベイズ（Bayes）は haze（かすみ）を晴らせるか？[†]

長いこと，軽度ではあるが不安定な高血圧をもつ59歳の男性．主治医は，薬物療法にもかかわらず，血圧が高いままなのが心配になってきた．時に血圧は 180/120 mmHg まで上昇する．尿中バニリルマンデル酸（VMA）を測定すると，20.9 mg/日と，正常上限の2倍の値である．主治医は驚く．

> VMA はカテコラミン代謝の最終産物であり，その排出は褐色細胞腫の患者の大部分で上昇する．高血圧患者の24時間尿を採取し VMA を計測する際，（特

[†] 本症例はもともと，Pauker SG, Kopelman RI. *N Engl J Med* 1992 ; 327 : 1009-1013. に収載のもの．マサチューセッツ医学協会（Massachusetts Medical Socoiety）の許可を得て再掲．

に，患者がストレス下にあるときはそうだが)しばしば正常上限以上の値となる。こういう患者を精査すると，多くの場合，褐色細胞腫はない。加えて，入院患者で尿のカテコラミンやメタネフリンを調べると，いくらか上昇していることがある。入院患者は通常の状態にないからである。とはいえ，尿のVMAが20.9 mg/日というのはとても異常である。

このような高値の場合，患者に褐色細胞腫があると疑う理由は十分だ。問題は，次に何をするかである。VMAを繰り返すのも一法だし，尿のカテコラミンやメタネフリンを検査してもよい。あるいはクロニジン抑制試験もできる。ちょっと亜流ではあるが，理にはかなっていると思う。腹部CTをとりあえず撮るというのはどうだろう。腫瘍はまれとはいえ，VMAがこんなに高い場合の褐色細胞腫の可能性は高くて40%くらいだろう。もちろん，ラボエラーの可能性も念頭におかねばならない。

高血圧と軽度の骨関節症のほか，患者は健康である。ストレスは高く，強迫観念にとりつかれていると自己評価している。自宅にて定期的に血圧は測定している。内服薬は，エナラプリル，ジルチアゼム，ニフェジピンである。それぞれの薬を服薬すると血圧は下がり，その後，徐々に血圧は治療前の値に戻る。この数か月というもの，患者は軽度で広範囲な頭痛を訴えているが，発汗過剰や動悸はない。診察所見は以下のとおり：筋肉隆々とした強靭な男性で，血圧は162/90 mmHg，脈拍は82/分である。眼底は正常。頸動脈，胸部/腹部大動脈にbruitは聴取しない。心音は正常で雑音はない。腎臓は触れない。四肢の脈拍はよく触れる。浮腫はない。

所見のすべては不安と本態性高血圧で説明できるが，褐色細胞腫の懸念は残る。VMA排出を増やすようなものを飲んでいないかを考える。もっとも，ほとんどの検査室では，VMAは現在とても特異的で，薬剤，バナナなどでは増えないことは認めざるをえないが。

検査結果は以下のとおり：BUN 13 mg/dL，クレアチニン 1.1 mg/dL，ナトリウム 141 mEq/L，カリウム 4.6 mEq/L，クロライド 104 mEq/L，HCO_3^- 30 mEq/L，カルシウム 9.2 mg/dL，リン(P) 3.1 mg/dL，糖 96 mg/dL。24時間のカテコラミン(51 pg)とメタネフリン(220 pg)の排出は正常。主治医は高血圧がひどいので褐色細胞腫を懸念する。カテコラミンとメタネフリン排出値が正常にもかかわらず，phenoxybenzamine 20 mg/日を投与する。

主治医同様，我々も問題を認識する：VMAは高い。カテコラミンとメタネフリン排出は正常である。褐色細胞腫の患者で，このような検査結果となることがある。尿にみられるのはVMAとカテコラミンの混在であり，それは腫瘍によるカテコラミン代謝の程度に依存するからだ。もし，カテコラミンからVMAやメタネフリンへの変換速度が比較的遅ければ，ノルエピネフリンとエピネフリンという2つのカテコラミンが腫瘍から放出されるだろう。その場合，褐色細胞腫の診断が，初期になされることが多い。カテコラミンは重篤な高血圧やその他の症状を示しやすいからである。変換速度が比較的速い場合，腫瘍の主な産生物は不活な代謝産物である。この場合，初期に褐色細胞腫が診断されないこともあり，

腫瘍は大きくなる。尿中カテコラミンは低く，VMAはとても高い可能性がある。
　この患者ではしかし，食い違っているところが2箇所ある。高血圧と正常カテコラミン排出が1点，代謝産物の排出で多いのと正常なのがあるのがもう1点である。VMA検査が不可解となる。彼の内服している薬がVMAを異常に高める可能性はあるか？　検査室は信用できるか？　私なら，先に進む前に検査を繰り返す。褐色細胞腫の確信がもてないこの時点で，phenoxybenzamineを始めるのはどうかと思う。phenoxybenzamineは長期作動型のαブロッカーだが，褐色細胞腫による高血圧にはきわめて効果的である。しかし，診断に確信がもてない状態で，私だったら用いないだろう。

phenoxybenzamineを内服し，患者の血圧は自宅にて130/90 mmHgくらいである。しかし，数日後，再診時に診察室で測定すると，それは142/103 mmHgであった。このとき，患者は兄と父が「副腎腫瘍」をもっていたと告げる。

　この話はあっちに行ったりこっちに行ったりだ。初期段階のデータでは，褐色細胞腫っぽくはなかったが，phenoxybenzamineに対する反応と家族歴がそれを支持している。家族性褐色細胞腫の可能性が出てきた。

腹部CTは正常で，正常な副腎が認められた。

　褐色細胞腫の90〜95％が副腎にある。CTが注意深く行われ，読影されたのなら，褐色細胞腫の可能性はがくりと落ちる。もちろん，副腎に小さな腫瘍があるとか，胸部や膀胱，傍神経節といった副腎以外の部位に褐色細胞腫が存在する可能性はある。褐色細胞腫の可能性は低い。でも，「どのくらい低いか」が問題である。私なら専門家にCTを読影してもらうだろう。

よくわからなくなってきたので，患者は内分泌専門医に紹介される。内分泌専門医は注意深く質問を重ね，兄にも父にも褐色細胞腫はなかったことを明らかにする。よく聞くと，患者は朝最初の排尿を2日連続でバッグに入れていた。検体の総クレアチニン量は3.3 gで，患者の体重は102 kgであった。24時間尿検査を繰り返すと，カテコラミン分画は正常であった(エピネフリン＜5 pg，ノルエピネフリン41 pg，ドーパミン327 pg)。そのときの総クレアチニン量は2.3 gであった。尿のカテコラミンは褐色細胞腫における最良のスクリーニング検査であり，疾患をあまり疑っていない今の段階では，これ以上の精査は不要であると内分泌専門医は考える。尿のVMAは繰り返されなかった。
　患者の血圧は不安定で，治療への反応も一貫していないことから，内分泌専門医は「白衣高血圧」の可能性が高いと考える。行動変容療法が提案される。患者は喜び，主治医の元へと帰ってきた。

　合致しなかった検査結果，CT陰性，正確な家族歴，これらを合わせると，褐色細胞腫の可能性はとても小さくなる。上手な病歴聴取が大切というわけだ！VMA排出異常値も家族歴「もどき」も，事前にみつけることができたはずで，こんなにお金やら何やらを費やす必要はなかったのである。

患者の血圧は相変わらず不安定である。1年後の段階で看護師が測定すると140/80〜140/85 mmHgの間を推移しており，医師が測定すると150/100 mmHgまで上がる。追加の薬剤は投与されていない。

分析

高血圧はどこにでもある疾患で，市民の15〜40%という有病率をもつ[165]。可逆性の原因がみつかるのは，高血圧患者100人中1〜2人にすぎないが，高血圧患者10,000分の14という有病率にすぎない褐色細胞腫[166]をみつければ，致死的になりうるこの状態を治癒に至らしめ，医師が「大穴を当てる」知的スリルを与えてくれる。ほとんどのプライマリケア医にとって，褐色細胞腫を診るのは生涯で1〜2回というところだろう。降圧薬が効きづらかったり，副作用が生じたとき，我々はしばしば二次性高血圧を探しに行く。この20年で，ワークアップはより選択的になり，スクリーニングを行うのは若年者や重症例，コントロール不良例，症状や所見，検査にて二次性高血圧が疑われる場合に限定している[167]。頭痛，発汗，頻脈の三徴は褐色細胞腫の90%に認められ，通常の高血圧患者の6%にしか認められない[168]。

　褐色細胞腫の最適なスクリーニング法には専門家間でも異論があるようだが，不安定な血圧が種々の薬剤でうまくコントロールできていない場合，精査を開始するのは正当なことだろう。ここでは，蓄尿によるVMAを検査しており，正常上限の2倍以上の値であった。尿中VMAは薬剤や食事により偽陽性になることは少なく，その点，尿中カテコラミン値とは異なるが，完璧な検査というものは存在しない。異常値が出た場合は，それがものすごく異常だとしても，その意味というものをよく考えてみる必要がある。完全とはいえない診断検査（あるいはどんな臨床上の情報）の解釈は，検査の特徴（感度，特異度）と検査結果が出る前の事前確率に依存している。コントロール不良の高血圧はあるが，体重減少や突然の発汗，動悸のない患者の褐色細胞腫の確率は正確にはわからないため，医師はしばしば直感的な見積もりを行う。しかし，我々が褐色細胞腫のような疾患の可能性を判断するために用いるヒューリスティックス（経験則）では，かなりな過剰評価になることもある。それは，腫瘍の際立った特徴，治療の重要性，診断をつけるという知的な魅力がそうさせるのである。VMA排出のかなりな上昇においても確認は必要で，他の多くの疾患も褐色細胞腫に似たプレゼンをするのである。

　比較的予想を外れた検査結果（だが緊急事態というほどでもない）が返ってきたとき，医師にはいくつか確認するための戦略が残されている。検査を繰り返すこともできるし（この症例でも議論された），補助的，確認的検査もできるだろう。治療をすることも可能だし，それは診断的であったり，診断かつ治療的であったりする。どの戦略を選ぶかは緊急性，リスク，コスト，医師の好み（スタイル）にすら依存する。ほとんどの科学的営為において，計測は繰り返され，測定された反応は平均と分散が計算される。しかし，個々の患者においては，医師はしばしば単一の測定値を用いなくてはならず，そのときしばしば，高価でリスクすらある検査や治療をオーダーすることになる。生命に危機を及ぼす緊急事態は別にして，異常値が出た場合，いつ検査は繰り返されるべきで，いつ他の診断/治療の経路をたどるべきだろうか？　その答えは，異常検査結果をもつ患者に提供でき

る代替案や，リスクとコストに依存するだろう。尿中VMAを単に繰り返したら，似たような値になることが多いだろう。もっとも，異常の度合いは少なくなっており，それは，平均値への回帰(regression towards the mean)という現象によって起こっているかもしれないが[169]。結果が正常になることもあろう。この場合は，最初の異常値がラボエラーであったことを示唆している。繰り返したVMAが正常値で，疾患の頻度が低い場合でも，医師は「完璧を期すために」さらに3度目の検査をしたいと思うかもしれない。一方，褐色細胞腫の有無にリンクした確認検査があり，初期のVMA値にそれがリンクしていない場合(たとえば腹部CTスキャン)，それがVMA値の価値に多くの情報を与えることもある。診断戦略の選択は難しい。確認検査は，えてして元の検査を繰り返すよりも高額で，リスクが高いからである。ここでは，確認のための尿生化学検査は比較的リスクは小さく，VMAを繰り返すのとコストもそんなに変わりなかった。どちらもせいぜい30ドル以下というところだ。尿カテコラミン検査も腹部CT(こちらはずっと高額だが)も，褐色細胞腫という診断仮説を確認できなかった。

　新しい臨床事実がみつかるたびに，医師は2つの質問をしなくてはならない。まず，新しい情報は診断仮説の尤度比(らしさ)を上げるか？　それとも下げるか？　次に，新しい情報は尤度比(らしさ)をどのくらい変じるものか？　検査結果が与える情報は，2つの条件つき「らしさ」に要約できる。疾患をもっている患者のらしさと，疾患をもっていない患者のらしさである。尤度比(らしさ)はゼロから無限大にまで至る。1を上回れば，疾患の可能性は増し，値が大きいほど可能性は大きくなる。1を下回れば，疾患の可能性は減じ，小さければ小さいほど可能性も小さくなる。1ちょうどであれば，検査結果は診断的な情報を与えない，ということになる。疾患をもつ患者の陽性検査結果の確率はもちろん，その検査の感度である。疾患をもたない患者の陽性検査結果の確率は，同様に，偽陽性率であり，1−特異度である。陽性結果(つまり，疾患のらしさを増す)では，尤度比は，

$$\frac{感度}{(1-特異度)}$$

である。陰性結果(すなわち，疾患のらしさを減じる)の尤度比は，

$$\frac{(1-感度)}{特異度}$$

である。表15.1[170-173]では，感度，特異度，尤度比が4つの検査についてまとめられている。

　複数の検査結果を組み合わせた尤度比は，単純に異なる尤度比の積である[174]，ただし，これは，疾患を有する患者のある検査結果が陽性になるらしさが，別の検査がやはり陽性になるかどうかに影響されない場合においてのみである[175]。本症例における3つの尿検査の場合，8つの組み合わせが考えられる。組み合わされた尤度比を表15.2にまとめた。この場合，尤度比は異常検査結果の数に関係している。もし，3つの検査すべてが陽性の場合，組み合わされた尤度比は7,400となり，褐色細胞腫の存在はほとんど確実である。もし2つ陽性であれば，尤度比は53〜85となり，疾患の可能性はものすごく上がる。1つの検査

だけが陽性の場合，組み合わされた尤度比は 0.6 〜 0.92 となり，わずかではあるが，疾患の可能性は減る．検査が1つも陽性にならなければ，組み合わされた尤度比は 0.007 となり，褐色細胞腫の可能性は 150 分の 1 となる．

　事前の病気の「らしさ」と検査結果の尤度比を組み合わせること，つまり，ベイズのルールを用いて検査結果を解釈することができる．ベイズのルールは，ある所見をもつ患者の疾患を有する可能性は，同じ所見をもつ患者が疾患を有する割合から見積もることができる，というものである．小さな表をつくれば，この連続作業は最も容易だろう[176]．表 15.3 にそれを示した．A 列には事前尤度，言い換えれば，検査結果が出る前の疾患の可能性が示されている．臨床情報がない場合，疾患の有病率がこれに当たる．B 列は尤度比を示しており，患者が疾患をもたない場合に観察される可能性に対する比で示している．この定義どおり，褐色細胞腫がない場合は B 列に 1 を入れる．C 列は A に B を掛けたものである．C 列には，掛け合わせた値の合計も載せている．最後に，D 列は掛け合わせた値と

表 15.1　褐色細胞腫検査の特徴

検査	感度 (%)	特異度 (%)	尤度比(らしさ)[a] 陽性結果	尤度比(らしさ)[a] 陰性結果	文献
VMA 排出	81	97	27	0.20	Young et al.[173], Kaplan[170]
カテコラミン排出	82	95	16.4	0.19	Bravo[168], Kaplan[170]
メタネフリン排出	83	95	16.6	0.18	Young et al.[173], Kaplan[170]
腹部 CT スキャン	92	80	4.6	0.10	Kaplan[170], Feldman[171], Stewart et al.[172]

[a] 陽性結果の尤度比は感度を（1－特異度）で割ったもの．陰性結果の尤度比は（1－感度）を特異度で割ったもの．
VMA ＝バニリルマンデル酸（vanillylmandelic acid）

表 15.2　褐色細胞腫の「らしさ」をみるための尿検査結果を組み合わせた尤度比

VMA 排出	カテコラミン排出	メタネフリン排出	異常結果の数	尤度比
上昇	上昇	上昇	3	7,400
上昇	正常	上昇	2	85
上昇	上昇	正常	2	79
正常	上昇	上昇	2	53
上昇	**正常**	**正常**	**1**	**0.92**
正常	正常	上昇	1	0.6
正常	上昇	正常	1	0.6
正常	正常	正常	0	0.007

太字は本症例における患者の結果である．

その合計の割合である．割合は修正された診断の可能性を意味している．つまり，事前情報と検査結果に基づいた確率である．表 15.3 の最初の部分は，非特異的な高血圧患者における 24 時間 VMA 値の上昇を，どのように解釈するかを示している．その褐色細胞腫の有病率は 10,000 人に 14 人（0.14％）である[166]．尤度比（27）は 1 以上であり，D 列に示すように，褐色細胞腫の可能性は 0.14％から 3.6％に上がる．なお，もし尿中 VMA 排出が正常であれば（尤度比 0.20 をもって），褐色細胞腫の可能性は 10,000 人中 3 人以下に下がる（0.03％）．

本症例の患者では，確認のために行われた 2 つの尿検査も褐色細胞腫を支持しなかった．表 15.2 で見たように，3 つの検査結果の組み合わされた尤度比は 0.92 であり，これはほとんど 1 である．つまり，2 つの確認検査の陰性が VMA の上昇と相殺しているのである．シンチや CT に紹介された患者の褐色細胞腫の割合はだいたい 6％である[173]．はるかに非典型的なこの患者であれば，褐色細胞腫をもつ可能性はもっと低いに違いない．表 15.3 では，とりあえず事前確率を 1％としておく．これは，非選択的な高血圧患者の褐色細胞腫の有病率より高い．D 列でわかるように，修正された可能性はだいたい 0.9％である．もし，主治医がこのような計算を行っていれば，phenoxybenzamine は処方しなかったであろう．この症例が展開されるにつれ，腹部 CT の陰性（尤度比は 0.1）により，さらに褐色細胞腫の可能性は 0.09％にまで下がる．最後に，正常なカテコラミン排出率により，腫瘍の可能性はほとんどゼロになる．

尤度比とベイズのルールを使いこなせば，単純に VMA を繰り返す場合，2 度目が正常値だった場合の診断的意味も検討できる．多くの医師は，陽性結果と陰性結果は相互を相殺すると考える．単純に初期の褐色細胞腫の事前確率に戻るのである．しかし，このような考え方は間違っている．表 15.1 にあるように，VMA 上昇時の尤度比は 27 であり，VMA 正常な場合の尤度比は 0.20 である．2

表 15.3　ベイズのルールを用いた検査の解釈

	A. 疾患の事前尤度	B. 所見の条件付尤度	C. A × B	D. パーセンテージに置き換えた「らしさ」(C/合計× 100)
典型的な高血圧患者				
褐色細胞腫	14	27	378	**3.6**
褐色細胞腫なし	9,986	1	9,986	**96.4**
合計			10,364	
今回精査する患者				
褐色細胞腫	1	0.92	0.92	**0.9**
褐色細胞腫なし	99	1	99.00	**99.1**
合計			99.92	

典型的な高血圧患者について，VMA 上昇．今回の症例については，VMA 上昇かつ正常カテコラミンとメタネフリン正常．

つの検体採取が独立していると考えれば，組み合わされた尤度比は5.4(27 × 0.2)であり，1.0とはならない。つまり，正常と異常の検査の組み合わせでは，褐色細胞腫の可能性はVMA検査をやる前の5倍くらいとなるのである。一般的に，検査が繰り返され，2つの検査結果が異なる場合(1つは陽性，1つは陰性)，その結果は感度と特異度が同じ場合にのみ相殺される[177]。陽性結果と陰性結果を直感的に数える方法は正しくない。これは，感度と特異度が同値であることを前提としているのである。

　優れた臨床医は，計算を続けていく場合のある種のごまかしに気がつくであろう。患者のVMAの値は正常上限の2倍以上であった。単に上限以上というわけではなかったのだ。褐色細胞腫の25%で20 mg/日以上の値が認められるという報告もある[178]。この値は6 SD(standard deviation：標準偏差)近く正常範囲の平均から逸脱している。褐色細胞腫なくして，このような値が起こることはほぼありえない。尿採取のエラーは，10億分の1以上の割合で起きているのは明らかである。10億分の1とは，褐色細胞腫をもたない高血圧患者で，正常範囲の平均値からこんなに逸脱している可能性である。このような噛み合わなさは，不適切な，あるいは(本症例のように)過剰に尿の採取を行ったからだと理解すべきだ。この重要な誤謬はほとんど認識されていない。

　不正確な尿の採取は，尿中VMA値を部分的にしか説明しない。体重100 kgの男性では，クレアチニン排出量は通常，2.0 〜 2.6 g/日だ[179]（本症例の2回目で示されたように)。つまり，初期の採取量は50%過剰だったことを示唆している。クレアチニンでVMAを補正した場合(両者において，1日中，排出率が同じ速度であったと仮定して，だが)，VMA排出はだいたい14 mg/日と推測できる。この値は正常上限を少し超える程度だ。検査値がこんなに異常になることはないし，ここで行われたベイズの分析のほうが，コンサルトした内分泌専門医の検査を繰り返さないという決断により合致している。そうでなければ，次の精査はおそらく，クロニジン抑制試験や腫瘍の位置を決定するための，^{131}Iメタヨードベンジルグアニジン(metaiodobenzylguanidine)・シンチ[180]のような画像検査であっただろう。

　異常検査結果の原因でいちばん多いのは，単純なランダムなバリエーションやラボエラーである。しかし，臨床医はそれでも，珍しい，そして治療的意義の高いゲームを続けなくてはならない。蹄は通常，馬の存在を示唆するが，ベイズのルールを慎重に使えば，医師が群れの蹄に踏みつぶされてしまうこともないだろう。群れの中には，時々，シマウマだっているのである。

ケース24　診断プロセスをショートカットする

63歳男性。食思不振，腹痛，体重減少にて来院。6か月前，広範な焼けつくような腹痛を訴えるようになった。悪心があり，すぐに満腹になってしまう。食事により症状は増悪する。この間，体重は18 kg(40ポンド)減少した。排便頻度は増し，時に血性下痢がある。

　広範で焼けつくような腹痛，悪心を伴っており，早期満腹感がある。消化管の問題を示唆している。ただし，我々は痛みの部位について情報を得ていない。早期

満腹感は胃癌の初期症状の1つであるが，もちろん，これだけが症状の原因というわけではない。
　加えて，時々の血性下痢がある。1日何回の排便があるかはこの時点ではわからない。このような情報が，分泌性の下痢かどうかの手がかりとなることがある。膵臓疾患も考える。この時点で診察が必要だろう。

バイタルサインは以下のとおり：血圧は 145/75 mmHg で起立性低血圧なし。脈拍数は 122/分，呼吸数は 18/分，体温は 37℃。るい痩が認められるが，ものすごく苦しんでいる様子はない。腹部は軽度膨満しており，広範な圧痛を認める。腸音は正常である。触診にて腹直筋の緊張を認めるが，臓器の腫大や腫瘤は認められない。bruit や拍動はない。その他の診察所見は正常。便潜血は陽性であった。

　この時点で，患者は腹部に問題がある可能性に絞ってもよいだろう。膵周辺に問題があるように思う。このような患者では，特に膵癌を疑う。数か月の経過で患者は増悪し，体重減少が著明である。腫瘤はたいていの場合，触知できない。便潜血陽性は十二指腸膨大部に病変があることで理解できるが，単なる目くらましかもしれない。何しろ，便潜血はしょっちゅう陽性になるからだ。無症状の患者にルーチンで便潜血検査をやると，だいたい2％で陽性になる。偽陽性は珍しくないのだ。

検査結果：ヘモグロビンは 12.2 g/dL，ヘマトクリットは 36％，白血球は 35,000 で多核球が 85％，杆状球が 3％，リンパ球が 8％，単球が 4％である。血小板は 812,000 で血糖は 135 mg/dL。BUN とクレアチニンは正常で，電解質もほぼ正常だが，カリウムが 3 mEq/L である。カルシウムは 6.3 mg/dL，リン(P) は 1.7 mg/dL，アルブミンは 1.9 g/dL である。肝機能はほぼ正常だが，ALP が 204 IU/L である。血清アミラーゼは 64 IU/L であった。

　ヘマトクリットがわずかに低いが，白血球はとても高い。類白血病反応（luekemoid reaction）であろう。左方移動も著しい。細胞は正常で，骨髄増殖性疾患はないんじゃないと考えてよいんじゃないだろうか。発熱がないことには留意しておきたい。慢性経過をたどり，患者は慢性的にシックに見えるが，この白血球が活動性の感染によると考えるのはちょっと無理がある。だから，類白血病反応がいちばん「らしい」と考えるのである。悪性疾患の可能性が高いとは思うのだが，先を続けたい。
　血清カルシウムはわずかに低いが，著明な低アルブミン血症がある。これは食事によるものか，蛋白の喪失によるものだろう。どちらによるのか，はっきりさせる必要がある。蛋白は消化管からも，あるいは腎臓からも失われる。尿検査は正常だとすると，アルブミンを腸管から失っているか，あるいは食思不振のための著明な栄養障害があるのだろう。後者のほうが可能性が高い。
　肝機能は正常範囲内だ。ALP は軽度上昇している。アミラーゼは正常である。ALP は有用で，胆道系の閉塞を示唆する。ただし，他の肝機能は正常だ。この時点で，我々は心窩部中央に注目したい。おそらくは膵臓。この患者には，悪性疾患があると考えてまず間違いない。第1に考えたい診断は膵臓癌だ。

腹部超音波は正常で，腫瘍も動脈瘤もない。腹部 CT では胃拡張と部分的閉塞があり，上部消化管造影では幽門部の狭窄がある。

> 超音波と CT はあまり役に立たなかった。膵臓癌を考えていたので，ちと残念ではある。もっとも，診断に確信があれば，これらの検査結果がその確信を揺るがすことはない。膵癌のなかには見えにくいものもある。CT は私の経験では，超音波よりもこの診断をつけやすく，その CT が陰性ということは，膵癌という診断にはちょっと合わない。幽門部の狭窄は重要な手がかりである。早期満腹感に照らし合わせると，特にそうである。胃癌やこの部位を侵す膵臓癌はどうだろう？　私だったら，この時点で胃内視鏡をするだろう。

胃内視鏡で，隆起する胃腺癌が認められた。

> 最後に胃癌患者を診たのがいつだったのか覚えていない。だから，この発見は興味深い。今や胃癌はアメリカではまれであり，その頻度はさらに減り続けている。発生率は日本ではずっと高いけれど。

分析

悪名高き銀行強盗のウィリー・サットン(Willie Sutton)は，もし，こんな患者のワークアップを見たら，信じられないという顔つきで首を振ったであろう。サットンは，なぜ銀行を襲うのかと聞かれてこう答えた。「そこに金があるからさ」。サットンは警察に忌み嫌われたが，診断学という専門性を大切にする者にとっては，カルト的な人気を誇っている。サットンの法則(まぁ，これはあまり当てにならないのだけれど)によると，医師は最も正しい診断を暴き出すであろう検査をオーダーする(ケース 16 を見よ)。その法則の信者であれば，この病歴の，ほとんど最初っから正しい検査は胃内視鏡であり，他の検査は必要ないと主張するであろう。そして，このケースでの診断的戦略は，「ショットガン」アプローチであると非難するであろう。

　患者のワークアップを振り返るに，不要な検査が行われたであろうことは否定できない。しかし，そのコストは別にしても，患者が実際に，ものすごいリスクにさらされた，というわけでもない。別にむかつくほどのことでもないんじゃないか？　この患者における過剰な検査への懸念なんて，重箱の隅をつつくような程度ではないのか？　たいしたことではないんじゃないか？　我々はそうは考えない。過剰な検査を嫌がることに厳密でありたいと我々は考える。そのことは，コストを抑えるだけでなく，可能性のある合併症を避けるためにもなるのである。

　第 1 に，診断戦略をもう一度レビューしてみよう。違うやり方ができたであろうか？　より厳密には，もっと直接的なアプローチが導き出せたのではないか？　論者は，臨床データがほとんどない時点で胃癌の可能性を挙げていた。食思不振，焼けつくような腹痛で，食事による増悪がある。そして早期満腹感。しかし彼は便潜血陽性の重要性を無視し，代わりに膵臓癌の可能性に注目した。たぶん，論者もこの患者の主治医も，この診断をあっさりとスキップしてはいけなかったのである。代替案は患者の所見を説明できなかったのだから。胃癌は膵癌

では説明しにくい所見をすべて説明してくれる。

　初期の段階から，胃癌は理にかなった鑑別診断だったのだから，どのようにワークアップすればよかっただろうか？　ターゲットを撃ち抜くよう，少しラジカルな見方をしたい。最初っから胃内視鏡をやるというのはどうだろう？　この戦略こそがサットンの法則の要諦である。金のある所に行け。とても理にかなったやり方だとは思うが，その適切さは初期の訴えで，どのくらい胃癌という診断を疑っているかによる。このスクリプトの最後のほうで，なぜ，論者が胃癌という診断仮説を捨ててしまったのかを示す部分がある。プレゼンがクラシックなものであったにもかかわらず，である。後になって考えてみると，正しい診断名を言われた時点で，論者は，最後に胃癌患者を診たときが思い出せないと言った。そのような腫瘍はまれになったのだ。

　胃癌の診断を否定するのは，低い事前確率という彼の正しいアセスメントの観点からは適切かもしれないが，特徴的な症状や所見（消化管出血）は，診断を捨てない十分な理由になるだろう。次にとるべきステップは，胃内視鏡だったのである。ルーチンの検査ができるかどうか検討するより前に，内視鏡をすべきかどうか考えるべきであった（まぁ，例外はヘマトクリットくらいか）。しばしば，我々は伝統的な診断戦略に縛られてしまう（最初は完全な病歴聴取。次に完璧な身体診察。そしてルーチンの検査，で，次にルーチンでない検査）。適切な場合には，このような伝統的なアプローチは捨ててしまうのがよいこともある。本症例では，胃内視鏡のリスクはとても小さく，その診断能力はとても高かった。このアドバンテージを考えると，胃癌に対する胃内視鏡の閾値はとても低い。少し疑いの度合いが低かったとしてもやはりそうだ。胃内視鏡こそが適切な選択だったのである[59]。

　胃内視鏡をすぐにやっておけば，どのような利益が得られたのであろう？　本症例の多くの検査は，いずれはステージングなどに用いられていたであろう。ルーチンの血液検査，肝機能検査，CTなどは必要とされたであろう。しかし，検査のなかには必要なかったものもあるだろう。そして，患者も家族ももう少し早く診断名を知ったことだろう。ワークアップでショートカットをしたからといって，治療方法が変わるというわけではなかったかもしれない。でも，早期の診断が治療に益することもある。

　ここで議論した患者では，正しい診断は，「大量の」検査が未知の腹部疾患に対して行われた後に下された。超音波，CT，上部消化管造影，そして（上部消化管造影とCTの検査結果を受けて）最後に胃内視鏡である。過剰な検査で，患者が苦痛を被ったわけでもない。しかし，この患者は単に幸運であっただけのことだ。**ケース29**では，あいまいで，わずかに陽性画像所見のために，患者のワークアップがぐちゃぐちゃになった例を紹介する。いくつかの「陽性」所見に対する患者の心配はかなりのものであった。必要ない検査は患者を苦しめることもあるのだ。

　論者も主治医も，主訴と所見を大事にしていれば，もっと直接的なアプローチがとれたはずである。胃癌の事前確率が低いという事実を認めたとしても，である。アメリカにおける胃癌の発生率は低下しているかもしれないが，ここにみら

れるように消滅したわけではないのである*4。

ケース25　バイパス途上でのバイパス

47歳男性が来院。運動時の胸焼けが，安静時やげっぷをすると改善する。このような症状が3か月続いている。

> 患者の性別，年齢を考えると，第1に考えるべきは冠動脈疾患だ。しかし，消化器疾患も考えたい。症状が「胸焼け」と表現されているところが興味深い。むろん，この言葉は，心臓か消化管の問題であることを示唆している。とはいえ，運動時に悪くなり，安静時に改善するということは，狭心症が最も可能性が高いということだ。げっぷは上部消化管の問題，たとえば，胃食道逆流によるものかもしれない。心疾患によるものかもしれない。まずは，心疾患を先に考えたい。

痛みは放散せず，息切れや動悸は伴わない。安静時には起こらない。食事との関連は明らかでない。心疾患の既往はないが，長いこと高血圧を患っており，最近，アンギオテンシン変換酵素（ACE）阻害薬，βブロッカー，利尿薬にてコントロールされるようになった。高血圧のワークアップでは，わずかな右腎動脈狭窄がみつかっている。長年1日1箱の喫煙歴がある。父親は開心術時に49歳で亡くなっている。母親とその3人いる兄弟のうち2人が，若いころに心筋梗塞になっている。

> 放散痛や呼吸困難，動悸がないことは，心疾患による痛みの可能性を少し下げるが，狭心症の特徴にはかなりばらつきがあることを忘れてはならない。安静時には痛みはない。安静時の狭心痛は，不安定狭心症や，心筋梗塞になりかかっていることを示唆する。食事との関連性がないからといって，胆囊疾患や膵疾患，胃食道逆流，潰瘍を除外するものではないが，その可能性は減る。
> 　患者に心疾患の既往がないとはいえ，私はそっちを疑う。高血圧の既往は，これは長くても短くてもよいのだが，十分な心臓に関する病歴である。高血圧のコントロールに複数の薬剤を要し，ACE阻害薬も含まれている。中等度に重篤な高血圧であることを示唆している。重篤な冠動脈疾患や左室肥大があっても，私は少しも驚かない。利尿薬を飲んでいるので低カリウム血症のことも考えるが，ACE阻害薬がそれを相殺することも多い。
> 　患者は喫煙者である。冠動脈疾患の2番目のリスクファクターが高血圧だと

訳者コメント

*4—本ケースを読んだ読者はたいてい，（訳者自身が感じたように）奇異な思いにとらわれるのではないだろうか。我々日本の医療にとって，胃癌も胃内視鏡もとても身近な存在である。本ケースのように，そこに至るのに逡巡するアメリカの医師のアプローチを奇妙に感じるのが普通ではないだろうか。
　その背後には，疾患の頻度の違いは確かにある。逆に，日本では，疼痛患者だからといって鎌状赤血球症を疑わないし，片麻痺患者を診たからといってコカインによる合併症を考えたりはしないだろう。同じことである。検査に対する文化的違いもある。日本では，内視鏡や超音波はとても身近な検査であるが，アメリカの医師にとっては遠い存在である（訳者の経験では，ほとんどのアメリカの医師は，消化管内視鏡を自分ではしないし，超音波もしない）。逆に，血液培養のような検査に対する親和性は，一般にアメリカのほうが高い。まぁ，そういう部分を斟酌して本ケースを読めば……。それにしても，違和感は消えませんね，率直に言って。

すれば，第1のリスクファクターは喫煙である。やれやれ，である。家族歴がなくたって，同年齢，性別，体重で正常血圧，非喫煙者に比べると，この男性の冠動脈疾患のリスクは6～8倍高い。

　患者の父親は49歳で開心術時に亡くなっている。もし，これが冠動脈手術であれば，関連ある情報だろう。しかし，母親と彼の3人いる兄弟の2人が心筋梗塞だった事実こそが，際立った家族歴である。父親が冠動脈疾患ゆえに亡くなったかどうかは別にしても，である。若いときにどうしてこんなに冠動脈疾患が多い家系なのだろうか？　高脂血症や糖尿病の家系だったのだろうか。

　症状，家族歴，高血圧と喫煙を鑑みるに，検査をやる前の冠動脈疾患の可能性は，私なら70～80％と考える。いや，90％と言ってもよいだろう。冠動脈疾患の程度はまた別の問題で，それはそれとして評価が必要だ。

身体所見では，血圧は120/90 mmHg，脈拍数は66/分で整，体重は110 kg，呼吸音は正常。心臓の診察は正常で，雑音もギャロップも聴取しない。両側内頸動脈のbruitをわずかに聴取する。腹部診察は特に問題なし。その他，診察上特記すべき所見なし。血算，クレアチニン，電解質，血糖，コレステロールは正常。尿検査は正常。心電図は正常洞調律で，非特異的なSTとT波変化がある。

　身体診察は，もう1つのリスク，つまり肥満を教えてくれる。内頸動脈のbruitも，広範な血管性疾患の存在を示唆することも他の所見はぱっとしない。私はS_4ギャロップが聞こえるんじゃないかと思っていたが。まぁ，冠動脈疾患がひどくても，診察上問題ないことも多く，私は身体診察から多くは期待していなかった。

　初期の検査所見もあまり役に立たない。露骨な糖尿病はなく，コレステロール値は正常だ。心電図は非特異的だが，いまだ私は冠動脈疾患を疑っている。

　この症例で次に何をすべきか。興味深い問題だ。多くの医師は，反射的に運動負荷試験をオーダーするだろう。陽性ならば心カテーテル，というわけだ。検査が陰性な場合，もう少し精緻な負荷試験をするだろう。最後に，もし，すべての検査が陰性ならば，どうしたらよいか考えて悩むに違いない。私は，この患者が冠動脈疾患をもつ可能性はとても高いと思う。運動負荷試験はスキップしてもよいから，心カテーテル検査をしたほうがよい。他の非侵襲的な検査がすべて陰性であっても，やはり私は心カテーテル検査をやるだろう。冠動脈手術に対する批判はあるが，その効果は高い。私は外科医ですらない！　手術可能な病変があるかどうか，我々は探し当てる必要がある。

ストレス・テストが行われた。ステージ1において，胸骨下部に焼けつくような感覚が起きたが，心電図変化はない（ターゲット心拍数の65％）。5分間の運動の後，患者は疲労のために止まる。回復期の最初の2分間で，II誘導，aVF，V_{4-6}で1 mmのST低下が認められ，それは3分後も持続している。不整脈や高血圧は起こらなかった。

　患者の心拍数が上がらなかったのは当然で，患者はβブロッカーを飲んでいたのだ。運動はステージ1以上に至らなかった。ステージ1で痛みの症状を再現できたということの意味は大きい。狭心症があるのである。初期の心電図変化がな

かったことについてはよくわからないが，βブロッカーを飲んでいるせいかもしれないし，まだステージ1だったせいかもしれない。回復期に心電図変化があり，それが持続している。運動時に変化があるときも，回復期に変化があるときもあるのだ。検査は明らかに陽性である。心カテーテルが必要だ。ストレス・テストは，私に言わせれば数百ドルの無駄である。

心カテーテルでは，右冠動脈中部の95％狭窄，左前下行枝中部50％狭窄，近位第一鈍縁枝25％狭窄，そして，近位第二鈍縁枝100％狭窄を認めた。心室機能は正常だった。

25％の病変は特に重大ではない。50％は微妙。基本的には，心室機能正常な2枝病変と考えてよいだろう。次にどうしよう。私にはよくわからない[181]。内科的治療で症状が良くならなければ，侵襲的治療が必要だろう。「内科的治療」とは言ったが，最大限の内科的治療とは言わない。最大限に内科的治療を施せば，患者は悲惨な状況となり，生活そのものが脅かされかねず，結局，侵襲的な治療を要するようになろう。経皮的冠動脈治療かバイパス手術である。もし可能ならば，ステント留置というのが私の好みだ。この手技における専門家の意見も聞きたい。

ステント留置が困難なら，バイパス手術を検討する。症状があれば，外科手術を強く勧める。内科的治療で症状が改善し，副作用も最小限度内なら，意思決定は困難となる。このような患者の生存に関するデータはいろいろである。2007年のメタ分析によると，手術による生存利益はない[182]が，外科手術の利益を示唆する研究もある[183]。簡単には選べない。患者が1枝病変をもつと定義するならば，バイパス手術が余命を延長する可能性は低い。3枝病変や左主要血管，2枝病変かつ重篤な左前下行枝病変，近位左前下行枝病変（windowmakerと俗に呼ばれる）ならば，バイパス手術を勧めるだろう。しかし，右冠動脈中部を含む2枝病変となると，選択は簡単ではない。症状がコントロールされているなら，私だったら手術を勧めないだろう。

患者には長期作動型硝酸が投与された。症状は劇的に改善した。ステントはできそうで，内科的治療にもかかわらず症状が増悪すれば，ステント留置を行うことになった。

理解できるプランだ。この患者が複数の別の心臓内科医を受診したら，どのように治療するかについては，医師によって意見が分かれることだろう[184]。実際，建前上は侵襲的治療を勧めないと言うが，多くの医師はステント留置や外科手術を勧めている。決断を下す決め手は，社会的なプレッシャーや患者の好みである。このような患者の治療にまつわるあいまいさを愉快に思う者はいないが，いずれにしても決断は下されねばならないのだ。

分析

このセッションでみられた問題解決プロセスの多くの興味深い特徴のなかでも面白かったのは，よくある検査であるストレス・テストを心カテーテル検査の前にやるかどうかの意思決定であった。主治医はストレス・テストを行った。論者はやるまいと言った。この違いの理由を考えたい。

検査を行う理由はたくさんある。検査結果の正確さ，臨床的な疑いの度合い，検査結果が導く治療選択の価値，検査のリスク，検査のコスト。ここでは，どれが当てはまるだろうか？　論者はコストを問題視したが，これは，検査が必要でないという彼の見解を強める目的であった。リスクについては多くを語らず，検査の正確さについてはほとんど言及がなかった。ここで大切なのは，患者がもっているであろう疾患に対する臨床的な疑いと，検査結果がもたらす治療の価値である。我々は，本症例の主治医が，論者と同じくらい冠動脈疾患を疑っていたかどうか知るよしもない。ストレス・テスト，心カテーテルを行ったということは，冠動脈疾患を強く疑っていたことを示唆している。が，どのくらい？　たぶん，十分には高くなかったと我々は推測する。直接，心カテーテルに行くほどではなかったのである。

異なるアプローチの理由はこれだけだろうか？　我々はそうは思わない。思うに，この違いは，論者の冠動脈疾患の治療効果に対する態度こそが，大きな要素だったのである。2人の医師がいる。1人は治療の効果が高いと考え，もう1人はそれほどとは思っていない。前者はある程度疾患の疑いが高ければ治療すべきと考え，後者は診断が確定的な場合は治療すべきと考える[59]。本症例の場合，心カテーテルの推奨は治療決定と同義である。なぜなら，カテーテル検査の結果こそが，手術に行くかどうかを決めるからである（もっとも，論者が議論したように，ある病変に対するバイパス手術の価値については，見解の相違があることは認めなければいけないが[185,186]。ここでは，解説上の便宜のため，そのような手術適応において意見の相違はないと仮定しておく）。我々の仮説によると，論者は強く冠動脈疾患に対する手術を支持していたことが，心カテーテルを強く勧める根拠となっているのである。冠動脈疾患の疑いが高いから直接心カテーテル検査を受けるべき（そして，ストレス・テスト陰性だからといって心カテーテルを不要と考えない）なのではなく，論者は，患者が手術によって治療が可能で，バイパス手術でかなりの利益を受けることができると考えているのである。同じ原則は，本症例では短く議論されたカテーテル治療についても言えるだろう。

ケース 26　それこそが重要だと思っていることだ

70歳男性が，新規発症の呼吸苦と胸骨下部の痛みを訴えて5日になる。

> 今度は，70歳男性の新規の呼吸および胸部症状の患者である。彼に不利な情報が2つ。1つは男性であること，もう1つは70歳であることである。心疾患や肺疾患のリスクファクターを含め，既往歴はまだ聞いていないが，今の段階で，いの一番の診断名は，労作性狭心症である。労作性狭心症は，その「らしさ」において鑑別のトップに挙がるが，それ以外に，肺疾患や食道逆流性疾患もコモンなものとして考えておきたい。

患者は引退した警察官で，週2〜3回の長い散歩をする。症状は25〜30ヤード（18〜27m程度）歩いたときに起こり，数分の休息にて消失した。放散痛はない。症状のあるとき，いささかぼぉっとする。悪心，嘔吐，発汗，夜間呼吸困難，起坐呼吸，安静時の痛みはない。

労作時に起こる症状で，安静後数分で寛解するというのは狭心症に合致する。以前は長く歩いても問題なかったのだから，冠動脈の狭窄が進んでいるのであろう。軽度のめまいを除けば，その他の症状はないが，心疾患の可能性を減じるものではない。

糖尿病と末梢性ニューロパチー，高血圧，高脂血症，前立腺肥大，痛風，腎結石の既往がある。5年前，失神発作にて入院しており，このときは，低血糖が原因と考えられた。このときの心エコーは正常で，駆出率(EF)は60%であった。4年前，核医学的ストレス・テストは正常だった。

上から診断のトップテンを挙げると，すべて労作性狭心症である。糖尿病，高血圧，高脂血症の病歴がある。唯一欠いているのが喫煙歴くらいだ。冠動脈疾患のある患者の大多数には，このようなリスクファクターがある。4年前の核医学的ストレス・テスト陰性なので，そのときは，冠動脈疾患は(特に血行動態的に重要なものは)なかったのだろう。男性のストレス・テストは感度がだいたい80〜85%，特異度がおよそ90%である。しかし，そのとき，70%以下の狭窄はあったかもしれず，これが大きくなって労作性狭心痛を起こしているのかもしれない。緩徐に進行する粥状動脈疾患であり，急性心筋梗塞みたいに急死してしまうような疾患と対称的だ。この時点で，もう一度核医学ストレス・テストを行うべきだ。

システム・レビューでは，特にこれというものはなかった。喫煙歴はない。過去にアルコールを飲み過ぎだったことがある。入院時の薬剤は，インスリン，アトルバスタチン，lisinopril，テラゾシン，ピオグリタゾン，アスピリンであった。

喫煙歴がないことはよいことだが，既に述べたように，その他の冠動脈疾患のリスクファクターすべてをもっている。糖尿病があることを考えると，ターゲットとする低密度リポ蛋白(low-density lipoprotein：LDL)コレステロールは100 mg/dL以下であるべきだ。人によっては70 mg/dLと主張する。
糖尿病と高血圧という心疾患と脳梗塞のハイリスクグループに入るので，アスピリンは当然必要になる。

診察所見では，全身状態は悪くなく，患者は苦しんでいない。血圧は158/60 mmHg，起立性低血圧はない。脈拍数は72/分で整。呼吸数は20/分。SpO_2は酸素投与なしで98%。診察上，特記すべき所見なし。呼吸音も正常で，心音では，1/6の収縮期雑音を軽度認める。これは，過去にも記録されていたものだ。

診察では，収縮期の高血圧が特徴的だ。糖尿病がある高血圧では，私なら，収縮期血圧は125，いや120を目指す。他の所見はぱっとしない。この時点で，私なら検査を，運動負荷試験も含めてやるだろう。

検査結果：電解質，BUN，クレアチニン，血算は正常。心電図も正常。胸部レントゲン写真では特に所見なし。最近のコレステロール値は185 mg/dLでHDLコレステロール

は 51 mg/dL だった。最新のヘモグロビン A_{1c} は 7.6％。最初のクレアチンキナーゼ（CK）とトロポニンは正常だった。

> 心電図では，急性虚血性変化はない。生化学的マーカーである CK（それと MB サブユニットも当然とっているだろう），トロポニンも陰性だった。ヘモグロビン A_{1c} は 7.6％で，まぁまぁのコントロールだ。理想的には，7％以下を目指すべきだ。LDL は明らかにされていないが，たぶん 100 に近い値であろう。

主治医は，新規発症の狭心症を疑っている。心酵素は 3 回提出され，すべて陰性だった。運動負荷試験が翌日オーダーされる。

> 運動負荷試験を画像付きでオーダーするかが問題だ。この症例について言うならば，新規の狭心症がある可能性は高く，私なら画像付きでオーダーする。運動負荷試験の感度はおそらく，60％から 85％くらいまでに高まる。

7 分間のブルース（Bruce）プロトコルによる運動で，心拍数は 120/分まで高まる。予想心拍数の 80％である。胸痛も心電図変化もみられない。血流スキャンは正常で欠損はない。左室駆出率は 56％である。

> 労作性狭心症を強く示唆した症状ではあったが，結局，運動負荷試験は「陰性」であった。運動負荷試験で見落とされがちなのが，運動時間とその予後に与える影響である。患者は予想心拍数の 80％にしか至らなかった。症状とリスクファクターを考えると，私はまだ労作性狭心症を強く疑い続ける。この時点での問題点をまとめるとこうだ。労作性狭心症として投薬治療を始めるか？ それとも，心カテーテルを勧めるか？ 私なら，比較的ぱっとしない運動負荷試験でも，やはりこれは労作性狭心症だと言うのにためらいはない。ここで内科的治療を始めてしまうだろう。βブロッカーを現在の治療に追加するであろう。加えて，LDL コレステロールはもっと下げようとするだろう。筋肉痛も肝障害もなしにスタチンを服用できるなら，その目標は 70 までもっていくだろう。加えて，ニトログリセリン（ニトロ）を処方して症状が再発し，ニトロと安静でよくならなければすぐ来院するよう伝えるだろう。まぁ，想像だけど，たぶん心カテーテルを受けるんじゃないだろうか。

主治医も検査の偽陰性をこのハイリスクな患者で懸念し，心カテーテルについて心臓内科医の意見を求めた。

> ここでの問題は，この 70 歳の男性に心カテーテルをして，マネジメントが変わり，患者を益するか，である。狭心症の診断をしてしまってもよいと私は思う。糖尿病があるし，血管再建術による合併症のリスクは高い。血管再建術を必要とする糖尿病患者はむしろ，経皮的再建術よりもバイパス手術のほうが効果的である。バイパス手術のもたらす利益は，おそらくは症状の改善であろう。しかし，この患者には，症状改善のための十分な内科的治療がまだ施されていない。加えて言うと，血管再建術そのものにも，脳梗塞や心臓発作のリスクがある。生存と

いう観点からは，左主動脈や左室機能低下を伴う 3 枝病変があれば利益があるだろう。患者の駆出率は正常である。労作性狭心症と診断して，内科的にマネージするのがよいと思う。

心カテーテルでは，左主幹部 70％の狭窄と近位右冠動脈の 40％狭窄が認められた。駆出率は正常。バイパス手術が行われ，大過なく成功した。胸痛の再発は今のところない。

左主幹部疾患は，血管再建術により生存利益を得ると初めてわかった部位だ。よくある誤解として，狭窄が時間をかけて心筋梗塞に転じていくというものがある。緩徐に進行する冠動脈の閉塞という疾患コンセプトである。ここ 15 年くらいで疾患の理解は高まり，不安定で脆弱なプラーク形成が大切であるとわかっている。脆弱なプラークが心臓発作を起こすとき，多くの場合は内腔の閉塞は 50％以下からせいぜい 70％くらいだ。完全閉塞していたり，70％以上の閉塞のある動脈よりも，このような病変からの心臓発作のリスクのほうが高いのである。心臓発作を予防したいという観点からは，血管再建術はあまり役に立たず，内科的治療のほうが有効だ。この症例に限って言うと，左主幹部は血管再建術を受ければ生命予後が改善するとわかっている。そのような利益が得られるのだから，バイパス手術のリスクを引き受けようという気になろうというものだ。バイパス手術のリスクには，術中死，術関連の脳梗塞，術中心臓発作，胸骨創部感染がある。

分析

胸痛は，医師が出会う最もコモンな主訴の 1 つである。どの検査を行うかが，正しい判断を行ううえでとても大事になる。この症例の議論においては，運動負荷試験のオーダーと解釈に注目したい。たくさんのリスクファクターをもつ患者が新規発症の運動時の胸痛を訴えたとき，主治医も論者も，診断はクラシックな労作性狭心症であると考えた。つまるところ，我々は皆，ほとんどの狭心症は病歴から診断されると教わる。典型的な狭心症があれば冠動脈疾患が最も考えられ，そこが非典型的な，狭心痛でない胸痛とは違うのである。実際，70 歳男性の典型的な狭心症では，冠動脈疾患のある可能性は 90％以上となる。単に，年齢，性別，胸痛の特徴があれば十分だ[187]。

次に何をするか，は難しい問題だ。どの患者が運動負荷試験を行い，どの患者が心カテーテルをすべきなのだろうか？　どの患者は経皮的に，そして，どの患者は外科手術による介入の利益を得るのだろう？　「カッテングエッジな最前線の」心臓内科医の間でも，検査や治療のアプローチにはばらつきがある。新しいテクノロジーは慎重に用いる医師もいれば，それを最初に試してみる者もいる。他者よりもアグレッシブな(より「侵襲的な」)医師もいる。心臓内科医もいろいろなら，患者やプライマリケア医も，リスクや利益についてのアティチュード，信念，好みはさまざまである。多くの場合，そこには，絶対的な正しさも絶対的な間違いもない。ある視点からは，ある治療が最良であろう。別の視点から見れば，全く別の治療が最も望ましくなる。患者の全体的な利益という観点からは，どちらを選ぶかはあまり問題ではなく，どちらも等しく患者を益するのである[60]。

本症例において診断についての異論はない。主治医も論者も診断は不安定狭心症で，緊急カテーテルが必要と考えてはいない。患者には，内科的治療がまだ試されてはおらず，内科的治療に不応なカテーテル治療の適応はない。したがって，追加の検査，運動負荷試験が予後を決定するために行われた。非侵襲的な運動負荷試験でリスクを階層化し，手術が生命予後を改善するハイリスクなカテゴリーに患者が入れられるかを吟味したのである。

　運動負荷試験の結果如何にかかわらず，主治医が決定的な解剖学的検査（つまり，心臓カテーテル）を行うのであれば，運動負荷試験を正当化できない。実際，運動負荷試験は，次のステップを何にするか決めるために行われた。心カテーテルは，負荷試験がとても異常であれば必要になる（たとえば，運動誘発性の広範な虚血，あるいは左室心筋の虚血）。検査で，ある程度の運動負荷後に症状が起こり，わずかな部分にぱっとしない虚血性変化を示せば，内科的治療が適応となる。実際，負荷試験では虚血の証拠は得られなかった。ここにきて，主治医と論者のアプローチに見解の相違が生じる。

　冠動脈疾患があると確信しているのに，結果が陰性なのは不満であるかもしれない。予後設定においては「判定つかず」になってしまい，つまりは心カテーテルの判断についてもそうだからである。論者はしかし，患者が十分に運動負荷を受けていなかったのではないかと述べる。患者の心拍数は予想の80％にしか至っておらず，検査の感度が減じているというのである。同時に，短い運動時間が，次に起こる心イベントのリスクを増したのではないか，と考える。しかし，論者は患者が十分に運動しており，探していた重篤な病変がある，と考えた。そこには，いくらかの陽性所見があるというのである。

　とはいえ，論者を難じるのは難しい。最大限の検査をしていないと認識しながらも，生命予後の改善に至る手術的な疾患の可能性は十分に下がり，カテーテルは必要ないと判断したのである。論者はすべての論点を几帳面に考え，内科的治療と心カテーテルのどちらを勧めるか決定しようとする。彼は，自分だったら患者を内科的に治療するという。心カテーテルの結果を聞く前に，すべての必要な問題を取り上げ，患者には冠動脈疾患があると考えたし，外科手術を受ける利益とリスクについても議論している。心カテーテルが不適切ではないとすら言っている。この患者で心カテーテルをするかどうかは，実際，とても微妙な問題なのだ[60]。この問題を前向きに，我々がやったように，検討すると，この問題がとても難しく，優秀な医師でも，同じ情報を得ながら異なる結論を下すのがどうしてなのか，わかるのである。

　本症例は，診断のためでなく，予後リスクの階層化のための検査について示したものである。検査の解釈の重要性や，同じ情報を得た医師が異なる臨床アプローチに至るプロセスも示している。最後に，本症例の臨床問題解決プロセスの要素のすべてを検討したにもかかわらず，主治医と論者の推奨にずれが生じたのはどのような理由であったのか，いまだ不可思議に感じる人もいるかもしれない。それは，患者理解の仕方の違いだろうか？　患者や疾患について知っていることの違いであろうか？　あるいは，大切な治療のリスクや利益に対する信念の違いであろうか？

ケース 27　ベイズ牧師による腎の救済

75 歳女性。心房細動を洞調律に戻そうと，3 週間のワルファリン治療を受けていた。肉眼的血尿にて救急室に来院した。

コモンな問題だが，多くの重要な点を想起させる。心房細動患者では，全身塞栓症のリスクが高いため，抗凝固療法がよく処方される。塞栓のリスクは，基礎となる心疾患に相関する。リスクが大きいほど，抗凝固療法の緊急性が増す。洞調律の回復は，全身塞栓のリスクを減らす。リスクは完全にはゼロにはならず，これは，心房細動を再発する患者がいるためである。しかし，長期の抗凝固療法を必要としない程度にリスクは減じる。長期抗凝固療法のリスクは高齢者ではとても高い。私の記憶によれば，治療のみによる年間死亡率は 1〜2％である。したがって，私は電気的除細動を好む。

除細動時に塞栓を起こすリスクもあるために，事前に，2〜3 週間の抗凝固療法が行われているのが望ましい。その間，不安定な凝血塊はおそらく線維化してくっついてしまい，除細動時にも塞栓は起こらない。最良の抗凝固期間は不明である。よくある 2〜3 週間という期間は，ソリッドなデータから得られたものではない。さらに，除細動後，どのくらい抗凝固を維持すべきかについては定見がない。

本症例では，患者が抗凝固の中止を必要とするかどうかはわからない。すぐに頭に思い浮かぶのは 2 つの疑問である。第 1 に，なぜ血尿が起こったのか？　抗凝固療法が出血という合併症を来したとき，何か基礎疾患があるのではないかと考える向きもあろう。患者の INR(international normalized ratio：国際標準化比)を知り，ちゃんと治療域にあるかどうか確認する必要がある。もしそうなら，血尿のワークアップを積極的に行いたい。泌尿器系の腫瘍などを考える。第 2 の大切な問題は，除細動を行ってよいかである。抗凝固療法を中止していないとすると，抗凝固が効いている間に除細動してしまうべきだろうか？　もし中断するなら，血尿のワークアップを行い，抗凝固を最初からやり直さねばならない。ワルファリンを中断しなければならないなら，すぐに除細動を行うべきだろうか？　今述べたすべてのことは，電気的除細動のみならず，薬物的除細動にも適用される。いずれにしても，塞栓のリスクに変わりはない。

患者に心房細動が発症したのは 3 年前で，急性虫垂炎の手術を問題なく終えた後に起こった。抗不整脈薬が投与され，洞調律に戻った。数か月後に抗不整脈薬は中止され，患者は無症状だった。脈については，密なモニターはなされていなかった。救急室受診 3 週間前に，主治医は，心房細動が再発していることに気づき，心拍数は 92/分であった。甲状腺機能と心エコーは正常であった。ジルチアゼムとワルファリンが投与され，ワルファリンの投与量は外来で調整された。

なぜ，患者がそもそも心房細動を発症したのかわからない。手術のストレスであろうか？　心不全は合併していたのであろうか？　心筋梗塞や，僧帽弁狭窄症などの基礎疾患があったのだろうか？　肺塞栓や甲状腺クリーゼがあったのだろう

か？　これらの疑問には答えておきたい。
　　現在の治療や治療計画は適切で理にかなっていると思う。ジルチアゼムが心室応答をコントロールするために始められ，ワルファリンが除細動時の塞栓のリスクを減らすために処方された。

救急室来院日，肉眼的血尿がみられるようになった。患者は入院した。身体診察では，120/分の心房細動以外に異常はみられなかった。尿は見るからに血尿で，凝血塊もみられた。INR は 1 週間前は 2.3 だったのが 6.3 に上がっていた。ヘマトクリットは 35％で，44％から下がっている。便潜血は陰性。クレアチニンは 1.3 mg/dL であった。赤沈は 90 mm/時間であった（4 年前は 43 mm/時間であった）。INR はワルファリンの中止ですぐに正常化した。

　　身体診察で驚いたのは，心房細動の心拍数が 120/分だったことである。3 週間前は 92/分であったはずだ。ジルチアゼムで治療中（つまり，普通は心拍数は下がるはずだが）にむしろ速くなっている。どうしてだろうか？　おそらくは，出血が多くて血管内脱水になっているのだろうが，腎臓から大量出血するのは珍しいが，尿は赤く凝血塊もあった。ヘマトクリットは 35％で 9％も下がっている。希釈により，これはさらに落ちるかもしれない。
　　患者の抗凝固は効きすぎている。なぜだろうか？　服薬量を間違えたのだろうか？　新たな薬を飲み始めて，ワルファリンの抗凝固作用が亢進したのだろうか？　食事の変化やウイルス感染はどうだろうか？　肝疾患はあるだろうか？INR がすぐに正常化しているので，肝機能はだいたい問題なかろう。このような抗凝固の亢進でも，消化管出血が起こらなかったことは驚きだ。
　　赤沈 90 mm/時間はとても高い。4 年前の 43 mm/時間もやはり高い。赤沈は加齢によって亢進するが，90 という数字では，感染症，血管炎，膠原病，リウマチ性多発筋痛症，悪性疾患の可能性が増す。これをどう解釈してよいか私にはわからない。
　　血尿を今，ワークアップすべきか？　私はそうは思わない。治療域内 INR で血尿が起こるのと，INR が 6.3 で血尿が起こるのでは意味合いが異なる。ここは経過観察したほうがよいと思う。初期の問題である心房細動の除細動を継続し，尿検査をフォローしたらよいだろう。INR が治療域にあっても血尿が継続すれば，尿路の精査を行うだろう。

腹部 CT では，腎下極中部に左腎内腫瘍を認め，腎盂を噛んでいた。集合管は正常だった。さらに精査を進めると，左腎腫瘍は腎細胞癌に合致した。2 回の尿細胞診では，腫瘍細胞はみられなかった。

　　さてと。患者は検査を受け，画像では腎細胞癌が示唆されている。それにもかかわらず，2 回の尿細胞診は陰性だった。
　　この話を興味深く考えたい。腎盂の形態に影響を与えるくらいに腎内腫瘍は大きい。これが，嚢胞性の腫瘍なのか，充実性なのかを見極める必要がある。尿細胞診は感度が低く，3 つの画像検査が充実性腫瘍に合致している以上，腎癌があると考えるに十分であると私は思う。ただし，診断については満足しているわけ

ではない。ベイズの分析をここで用いたい。データを調べる必要はあるけれども。75歳女性で画像的病変があり，細胞診が2回陰性である患者の腎癌の「らしさ」を計算することができる。

　ここでのポイントは，2つの噛み合わない検査があることだ。腎細胞癌に合致する所見と，細胞診陰性である。正常細胞診の意義を理解するために，癌がない「らしさ」を事前に知っておく必要がある。第1に，高齢女性で過剰な抗凝固を行った場合の腎臓からの出血のデータはどうであるか？　どのくらいに癌があり，どのくらいは別病変なのか？　第2に，動脈造影の情報が与えられていないため，「腎細胞癌に合致すると考えられた」ということの意味がわからなかった。合致するとは，「らしさ」が30％であるともとれるし，90％であるともとれる。患者がその範囲に入っているかを知りたいものだ。腫瘍の疑いがとても高ければ，その場合，生検を考慮し，中に何があるのか知りたいものだ。

根治的左腎摘出術が大過なく行われた。腫瘍は存在しなかった。腎門部脂肪織と腎盂粘膜下に限局された出血と壊死があるだけだった。

　なんとなんと。外科医たちは自信をもって腎腫瘍があると考え，根治的腎摘出術を行ったはずだ。手術の前の注意深いベイズの分析によって，腎癌の「らしさ」に異なる見解をもたらし，その後の行動にも変容をもたらした可能性がある。徹底的に病理検体は分析されたであろう。病理報告を診断のゴールド・スタンダードと認める前に，サンプリング・エラーでないことは確かめておきたい。

患者の容態は安定している。4か月後，抗不整脈薬を服用しながら患者は洞調律にある。抗凝固療法は再開されなかった。赤沈は 36 mm/時間であった。

　既に洞調律は得られており，抗凝固療法をオフにするのも悪くないやり方だ。しかし，既に少なくとも2回の発作性細動があるので，抗凝固療法をやめてもよいかというと，私はちょっと不安だ。出血傾向や新たな出血の問題がなければ，数か月は，何か抗凝固薬を用いて，心房細動が断続的に起こっていないか確認したい。ホルター（Holter）心電図を行いたい。基礎的心疾患がなくても，発作性心房細動は塞栓イベントの大きなリスクなのだ。

分析

　本症例では，1つの言及だけに注目したい。CTや他の検査で腎癌と合致すると論者が教えられたとき，彼は「診断については満足しているわけではない」と言った。さて，我々は，患者には腫瘍がなく，不要な腎摘出術が施されたことを知っている。論者の議論を掘り下げ，この不幸な（とはいえ悲惨というところまではいかないが）結果をどうやったら回避できたか考えてみたい。

　論者は，その推論プロセスにおいて重要な手がかりを与えている。画像的には，確かに腎癌はありうることを論者は認識している。尿細胞診の感度はあまり高くないだろうとややあいまいな記憶はともかく，彼はこの不一致に懸念を抱いた。論者は，過剰な抗凝固の結果，尿路から出血を起こすいろいろな疾患の頻度を考える。彼は，異常に高値なINRがあるなかで，腎出血の「ワークアップ」

をしないであろうと述べた。これは，重篤な腎病変の可能性が低いと考えたためである。最後に，腎病変の疑いが高まったときにも，彼は画像の解釈について考えた。「腎細胞癌に合致する」ことの意味は何か？　この意味するところは何だろう？　このアセスメントがとても高い（90％そうらしい）のか，ほどほどにすぎない（30％そうらしい）のかを考える。遂に論者は，ベイズの分析によって診断上の懸念は解決できる，と述べるのである。

　多くの医師は，ベイズのルールを使いたいという彼の考えに混乱するだろう。ベイズの計算は通常，バイナリーな（つまり，陽性か陰性か）検査結果に用いられ，検査結果が感度と特異度という言葉で表現されない限り，ベイズの公式は使えないからである。このような前提は間違っている。ベイズのルールは，疾患の「らしさ」をどんな数の関係ある臨床的な特徴からも計算することができる。検査結果，画像，臨床的な所見なども使えるのである。実際，検査や臨床的な所見は，陽性か陰性かという形で表現される必要はない。連続的に表現し，血圧90〜104，105〜119，120 mmHg以上などというように表現してもよいのである。たとえば，急性腎不全のベイズ的な診断が最初に発表されたのが，ベイズのルールが医学に応用された嚆矢である。そのときには，14の臨床的状態と31の臨床的な特徴が検討されており，その多くは2つ以上の属性をもって分布されていた[159]。

　本症例で，ベイズの分析を実行するのに必要なのは何だろう？　第1に，我々には，いろいろな過剰な抗凝固がなされている場合に出血を起こすような，さまざまな腎疾患の有病率というデータがいる。可能ならば，そのようなデータは年齢別に出されているのがよい。ここでは全人口ではなく，高齢者に関するデータがよい。このようなデータが事前確率を形成する。鑑別診断のできるだけ完全なリストも必要だ。特に，「重要な病理のない」可能性を検討する。「診断」がなければ，分析は正しい答えを導き出さない。診断をサポートする根拠をいくら集めてもだめなのである。次に，放射線科医の読影が必要だ。検査が腎癌に合致するかどうかというおおざっぱなコメントではなく，それぞれの検査における彼らの意見を集めたい。それぞれの検査におけるそれぞれの診断可能性について，個別の所見の可能性について問い合わせたい[155,188]。このようなアセスメントが条件つき確率となる。たとえば，腎細胞癌100例のうち，この特異的なCT像を呈するものは何％か？　このような言葉の使い方をすれば，「癌に合致する」とか，「癌の可能性は否定できない」といった表現の過剰解釈を避けることができる。そして，放射線科医と所見をレビューすることの重要性が明らかになるのだ。次に，データを集めた後，事後確率を計算するよう，ベイズのルールを用いるのだ。

　計算がなされたとしよう。どのようにデータを使ったらよいだろうか？　もし，結果が腎癌の可能性を圧倒的に示していたとしたら，我々は，この患者の主治医がやったのと同じ行動をとっただろう。患者が腎癌をもっているとほぼ確信し，さらに診断精査で時間を費やし癌細胞をまき散らすリスクを冒したり，病変に傷をつけたりせず，まるごと腫瘍をとってしまうのだ。これに対して，分析が腎癌の可能性がとても高いが，確実というわけではないと結論づけたとしたら？　我々はそのとき，腎摘出術の前に追加の確認検査を欲するだろう。1つの腎臓を失う結果はむちゃくちゃというわけではないが，軽々しく腎臓を犠牲にしたくな

いのもまた事実である。そして，75歳の女性を不要な大手術にさらすべきではない。この場合，放射線科医，病理医，泌尿器科医と，どのようにさらなるデータを得ればよいか議論するであろう。

ベイズの分析は，この症例では手術前に行われなかった。いずれにせよ，トーマス・ベイズ(Thomas Bayes)牧師により200年以上前につくられたこの計算[189,190]は，出血部位が良性である可能性を高め，もっと保存的なアプローチに傾かせるよう促しただろう。

ケース28　虫の知らせ？[*5]

52歳の広告業経営者。再発性の大腸ポリープの既往がある。毎年の定期受診で，主治医は腹部大動脈瘤らしきものを触れた。驚いたことに，腹部超音波は肝実質病変を示し，動脈瘤はなかったのである。

> 無症状の男性に予期せぬ所見である。大腸の悪性疾患に肝転移がないかどうかが懸念される。

既往歴には胃潰瘍があり，肝炎抗体陽性だが，抗原陰性である。海外渡航は30年以上なく，塩化ビニルへの曝露はないと思われる。診察所見は正常で，肝機能を含む検査所見も正常。便潜血は陰性。

> 病歴上は原発性の肝細胞癌らしくない。塩化ビニルの曝露がないことや，血清学的検査がそれを示唆している。胃潰瘍は特に関連なさそうだ。どの肝炎の抗体を指しているのか情報がない。A, B, C型，いずれの肝炎であるのか興味がある。B型肝炎の話をしているのなら，このウイルスに曝露されていたのだろうことは疑いない。表面抗原が陰性で慢性キャリアでないことは，原発性肝細胞癌である可能性を低くしている。

血液プール・スキャンでは，アイソトープの集積はなく，血管腫は除外できると考えられた。次に，肝臓のCTが撮られた（図15.1）。

> 造影CTでは，造影される腫瘤が肝右葉中心に認められる。これが，大腸ポリープをもっていた患者の悪性疾患に合致する所見であろうか？　肝臓のCTガイド下細針吸引生検が必要だ。

CTガイド下生検では，ウェステルマン肺吸虫(*Paragonimus westermani*)の虫卵が認められた（図15.2）。この寄生虫がみつかったとき，よくよく聞いてみたら，患者は1952年に日本に滞在していたことがわかった。肺吸虫は肝臓に腫瘤性病変をつくることはまれ

訳者コメント

[*5]ーここでのタイトルはdiagnostic flukeで，flukeには「まぐれ当たり」という意味と「吸虫」という意味があり，もちろん掛詞になっている。訳文ではこのようなタイトルにしてみたが，いかがであろう？

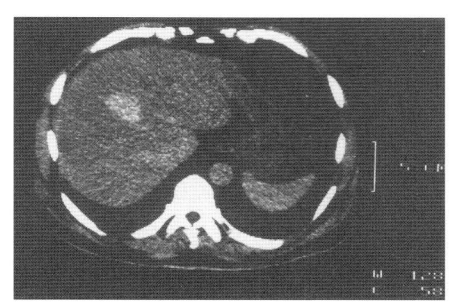

図 15.1 ● 肝臓の CT(ケース 28)

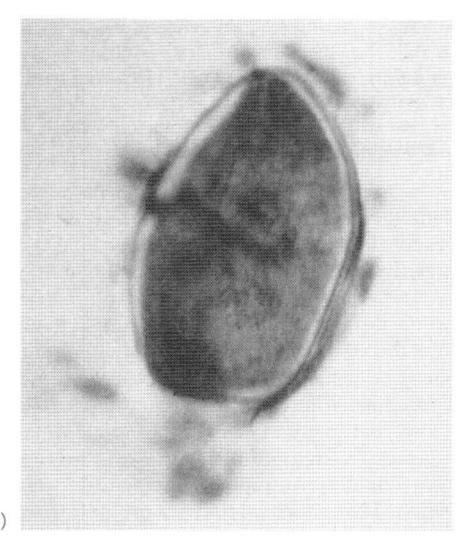

図 15.2 ● 肝生検検体(ケース 28)

なので，CT 所見は再検討された。脂肪肝と中心部に正常肝臓の島があるのだと読影された。プラジカンテル 75 mg/kg 分 3 を 1 日かけて用いた。

　　　本症例では，診断手技は正しい目的のために用いられ，サプライズが待っていた。人体でもこの寄生虫はとても長く生きながらえることができるのだ，とこの症例は教えてくれる。

分析

　　　この症例は，diagnostic fluke(まぐれ当たり)で fluke(吸虫)の診断がついた！ この発見は重要であろうか？　難しい問題だ。主治医も臨床的に噛み合わない無駄骨折りをしたのか，ラッキーにも将来問題になりうる問題を探し当てた，というべきか？　本症例は，いくつかの医療におけるジレンマが，単一の患者に唐突に現れてしまうことを示している。
　　　いくつかのジレンマとは，以下のようなものである。診断検査の予期せぬびっくりするような結果をどう解釈するか(ケース 29 も参照)？　利益が小さいと考えられる診断精査をどこまで進めるか[191]？　ある臨床上の問題で，治療効果と毒性のトレードオフを鑑みるに，治療薬を使うべきかどのように決定するのか[58,59]？　そして，ある仮説が新しいデータと噛み合わないとき，どのようにその仮説を修飾すべきなのか[19]？
　　　主治医が，ルーチンの診察時に間違って腹部動脈瘤だと勘違いし，超音波をオーダーしたのには問題はなかろう。そのような病変を見逃すことのもたらす害は大きく，動脈瘤を触知できる感度は低い[192]。そして，超音波の感度はとても高く[192]，検査はリスク・フリーである〔コストはフリー(ただ)ではないが〕。次なる決定は，血液プール・スキャンをやるかどうかである。肝血腫はしばしば無症状で，侵襲的な検査を行うリスクを考えると(ケース 16 を見よ)，肝血管腫が

まれであっても，血液プール・スキャンは正当化されるであろう[*6]。
　主治医は病変が実質性のものだと確信し，ここに興味深い問題にぶつかる。つまり，この予期せぬ所見の正体を突き止めるべく，さらに精査を進めるか，である。患者のアウトカムに照らし合わせて，病変が重要であるかどうかの「らしさ」を見積もるのが最重要課題である。次に考えるべきは，将来患者を苦しめるような病変をみつけ出す可能性はどのくらいであろうか？，である（現在はこの病変は患者を苦しめておらず，また過去においてもそうであった）。この正体を突き止めるリスクはどのくらいだろうか？　患者を苦しめることなしに，この病気を治癒に至らしめる治療方法をみつけるリスクはどのくらいだろうか？
　推論プロセスは正しかったものの，最初に必要なのは肝生検であろう。肝生検もリスク・フリーというわけにはいかないが，重篤な合併症を来す可能性はとても低い。安全に治療し，おそらくは元に戻せる疾患の可能性がわずかながらある以上，たとえ患者が健康であったとしても，生検は適切な選択であったように思える。しかしながら，患者には，検査の連鎖が自身に利益をもたらさないかもしれない可能性について伝えておく必要はある。事実，このような状況で検査をするかどうかについては，可能な限り患者に十分な情報提供がなされていなければならない[193]。
　次の決断は治療するかどうかである。患者は30年以上も無症状な寄生虫感染をもっていたのである。将来，この寄生虫感染の合併症が起こらない可能性のほうが高い。プラジカンテルが本症例では用いられたが，吸虫感染にはとても効果が高く，毒性は低くて，投与量は感染程度に依存する（本症例は軽度とみなされるだろう），治療が提供された。
　最後に，新たなデータが現行の診断仮説にどのような光を当てるかを検討した。この寄生虫感染では，CTでこのような病変を呈することはないので，放射線科医は読影を見直し，所見は脂肪肝に合致すると結論づけた。実際，もし，読影がそのとおりに読まれていたとすれば，さらなる精査はなされなかっただろうし，患者はいまだ寄生虫を腹に抱えていたことであろう。

ケース29　びっくり！

50歳既往歴なしのビジネスコンサルタントにして意思決定アナリストが，精巣上体炎にて泌尿器科医を受診。顕微鏡的血尿が認められ，泌尿器科医は精査を勧めた。

　この時点ではあまり情報がない。精巣上体炎という診断も，そのまま受け入れなければならないだろう。精巣上体炎をもつ患者の多くは，痛み，腫脹，排尿障害を訴える。顕微鏡的血尿は懸念される事項である。新規発症の血尿は，たくさんの泌尿器科系疾患を示唆するからである。膀胱，尿管，腎臓の悪性疾患は，顕微鏡的血尿で発症することがある。加えて，悪性疾患でないもの，間質性膀胱炎，

訳者コメント

[*6] ― 日本では，核医学的な検査は（たぶん文化的に）好まれず，造影ダイナミックCTなどで精査する可能性が高いだろう。

腎結石，結核やその他の感染症，良性再発性血尿（蛋白尿を伴う）などの可能性がある。蛋白尿があるかどうか知りたい。その後，いろいろな検査を行い，腎臓の構造や機能を評価する。

　患者の身体診察にも興味がある。たとえば，血圧など。直腸診で，前立腺肥大や結節は認められるだろうか？　腎機能の検査としては，少なくとも BUN とクレアチニンは欲しいところだ。尿検査で赤血球円柱がないかみたいし，CT で腫瘍性病変や結石の有無は確認したい。それから，膀胱鏡も検討する。

膀胱鏡は陰性。腎臓，肝臓，脾臓，副腎，胆嚢，膵臓の体部と尾部は CT で正常。ただし，膵頭は「大きくて球状であり，鉤状突起頭部内側がぼやけて見える。スライスの中には，十二指腸第二部小弯側に外部からの圧がかかっているように見えるものもある。下大静脈と膵臓の間のくびれ面は見えにくい。膵頭部の見え方に若干の懸念を感じる」。

　ちょっと膵臓はおいておこう。腎臓の情報に注目したい。何しろ，そこから議論が始まったのだから。患者は明らかな精巣上体炎をもち，顕微鏡的血尿がある。尿沈渣で 5 とか 10 くらいではなく，50 〜 100 の赤血球が見えたのなら，ずっと心配になるだろう。尿蛋白についても知りたいが，とりあえず，正常であっただろうと仮定しておく。CT では，腎臓は正常に見えたのだから，私なら尿路はこれ以上精査しないだろう。

　CT がみつけた新たな問題が出てきた。放射線科医の報告では，膵頭部が「大きくて球状であり」，「膵頭部の見え方に若干の懸念を感じ」ている。病歴上，我々が知っているのは精巣上体炎のことだけである。膵臓癌が数から棒になんの前駆症状もなくみつかることは，確かにある。この患者では，膵臓癌のリスクファクターがあるだろうか？　喫煙歴は？　1 日 6 杯のアルコールを飲み，膵臓癌のリスクが増していたりするのだろうか？

　そのようなリスクファクターが全然ない場合，私なら，先に進んだりしないだろう。私なら，CT を専門家に読影してもらう。もし，これ以上情報が得られないのであれば，CT を 3 か月かそれくらい後に繰り返し，変化がみられるか確認するだろう。このような読影に飛びついて試験開腹を行い，完全に正常な膵臓をみつけたりすることもあるのだ。

患者のその他の症状は，「蓄膿」と，時々の右ひざの痛み，運動をやりすぎたときの腰痛くらいだ（彼は定期的に走っている）。過去に，消化管や肝疾患の既往はない。腹痛や便通の変化はない。ほとんどアルコールは飲まず，喫煙もない。

　この情報の要諦は，患者の膵臓癌の可能性は，平均的な無症状の 50 歳の男性と変わらないということだ。CT の読影を見直す以外，私なら 3 か月，何もしないだろう。

検査所見：ヘモグロビン 15.4 g/dL，ヘマトクリット 46％，白血球 6,200，ビリルビン 0.6 mg/dL，コレステロール 211 mg/dL，アルブミン 4.3 g/dL，グロブリン 2.7 g/dL，ALP 60 IU/L，LDH 112 IU/L，AST 16 IU/L，ALT 22 IU/L，INR 1.4，アミラーゼ 74 IU/L（正常値：10 〜 85），リパーゼ 4 IU/L（正常値：0 〜 19）。尿検査では，高倍率で

10 〜 15 の赤血球が認められた。

> 検査については，先にコメントしておけばよかった。飲酒もなく，検査は正常になると思っていた。さらなる精査について見解は変わらず，3 か月，経過観察したい。

消化器内科医に患者は紹介され，CT を読んでもらった。彼は膵臓は中等度肥大しており，「さらに精査をすべき異常所見だ」と考える。無症状の膵炎症性疾患，膵管の狭窄，膵腫瘍，分割膵の可能性を専門医は考える。内視鏡的逆行性胆道膵管造影（endoscopic retrograde cholangiopancreatography：ERCP）が推奨される。

> この推奨には異論がある。CT を見ていないので私には不利な状況で，可能なら，放射線科医と一緒にレビューしたことだろう。依然，自分の見解にこだわりたい。

患者もこの推奨にはあまり同意しない。2 人の医師と相談した後，彼自身で非喫煙者である自分の膵臓癌のリスクを見積もってみた。ベイズのルールを使い，治療可能な病変の可能性を計算し，もし，治療可能な病変がみつかった場合の平均的な生命予後の改善を計算した。健康な人物の大きな膵臓における条件つき確率の感受性分析も行った。患者は，生命予後の改善が最大であったとして（前提として，少し大きな膵臓をもつ健康な人々の有病率を用い），それは少なく見積もって 5 日，大きく見積もって 50 日であると結論づけた。手技は必要ないと患者は主張する。

> 医療従事者でない患者がこのような計算ができたというのは驚きである。ほとんどの医者だってできはしない。意思決定アナリストのこの見解に賛成する。3 か月後の CT リピートが，アグレッシブな消化器内科医と何もしないという意思決定アナリストの懐疑主義の理にかなった妥協案だろう。

主治医たちは患者を「あほ」だと思う。彼らは患者が結論づけるよりも癌の可能性は高いと考える。

> 残念ながら，医師のなかには，確率のコンセプトがない者もいる。プライマリケア医のなかには，病歴をとり，診察をして，基本的な情報を得たのに，なおまたコンサルタント（この場合は消化器内科医や放射線科医だが）に患者を委ねてしまう者もいる。残念なことだ。

患者はしぶしぶ ERCP を受けることに同意する。合併症なくそれは行われた。異常所見はなかった。15 年の後も患者は元気である。血尿は消失した。彼は書き残す。「検査に要した時間と 2,500 ドルの請求書（これは私自身が支払ったのだが）が，このときのコストだ」。最大のコストは，と彼は書き続ける，「膵臓癌という診断の可能性のもたらす緊張と不安である。私にとって，それはとても大きなものだった。その重要性は，その先年，父を癌でなくしたことでさらに強められた（肺転移を伴う大腸癌だった）。父は 6 か月もの間，苦痛と消耗と闘い，それを私は見ていた。何よりも，その不安を消すために，私は

ERCPを受けたのだ。検査結果とまっとうな分析だけでこんなに不安になったとは思わない」。

分析

びっくり，である！　かわいそうに患者は，陰嚢の痛みで来院し，数日後に膵臓癌があるかもしれないと知らされるのである。彼は頭が切れ，不確定な条件下での意思決定の経験が豊富である。彼はそのような情報を疑う。しかし，CTの異常所見に不安になり，2人の医師たちの執拗さに脅かされ，さらに精査を受けたのである。彼自身は不要と思っていた検査を受けざるをえなかったのだ。

主治医を間違ったのだろうか？　まぁ，論者が彼の主治医であったのなら，ERCPはされなかっただろう。このようなコモンな問題における診断の原則とは何であろうか？　このような経験から我々が学ぶことができることは何であろう？　どうしたら，次に予期せぬ検査結果が返ってきたとき，まっとうな意思決定ができるようになるだろうか？　ERCPは推奨されるべきであっただろうか？ ERCPどころか，論者が勧めた3か月後のCTですら，不要だったのではないか？患者は単に，CT所見が重要な何かを意味している可能性は小さく無視すべきだ，と伝えられればよかったのではないか？

確率理論は，この問題に対する理性的なアプローチのフレームワークを提供してくれる。既に説明したように，検査で異常がみつかった場合，ある患者がある疾患をもつ可能性は2つの条件によって決定される：(1) 検査する前の確率と，(2) 疾患があるときに同じ検査結果になる確率と，その他の「疾患」をもっていたり，あるいは正常な人が同じ検査結果になる確率である。

このビジネス・コンサルタントの主治医が直面した，驚きの1例を検討してみよう。検査前の疾患の可能性は小さい場合をまず考える。この患者における膵臓癌がそうだ。別のケースにおける腎臓にある癌の可能性もそうであった（**ケース23**と**27**を見よ）。

本症例を検討するに，患者の年齢と膵臓疾患を思わせる所見が全然ないことを考えると，膵臓の主要な疾患がある可能性はとても低い。この問題を単純にするために，彼が次のいずれかの状態のどちらかであると仮定しよう。膵臓癌がある場合（CTが示唆したように）と，ない場合だ。彼は健康に見え，リスクファクターや臨床所見もない。膵臓癌の事前確率（CT前の確率）はとても低い（それはだいたい，彼と同じ年齢，性別，人種にマッチさせた人たちの膵臓癌の有病率に等しい）。彼が癌をもっていないという検査前確率がとても高いことになる。

患者が正常であるとか，膵臓癌かもしれないと強く確信させるCT結果の特徴とは何であろうか？　癌の検査前確率は低い。正常から逸脱させるであろう程度こそが大事になる。「わずかに異常な検査結果」は，癌の検査後確率をほとんど動かさない。健康な人で，このような検査結果の出る可能性は高く，せいぜい癌をもつ患者と同じくらいである。検査後確率はしたがって，検査前確率とほとんど変わらなくなってしまうのだ。対照的に，「ものすごく異常な検査結果」であれば，癌の検査後確率をかなり高くする。膵臓癌の可能性は高くなり，健康な人がそのような所見をもつ可能性はとても低いからだ。

今回の検査は画像検査であったが，その解釈の原則は，ほかの検査と相違ない。見た目元気な60歳女性の赤沈40はほとんど意味がなく，120になると，

重篤な疾患を強く示唆するのである[194]。

　予期せぬ驚きの検査結果をどう解釈するかという疑問には，もう十分に答えたであろうが，解釈された結果と対峙するプロセスを説明するには十分ではない。異常検査結果を正しく解釈したと仮定しよう。その結果をもとに次にどうすればよいだろうか？　本症例の患者では，検査をやめるべきか，それとも続けるべきか（つまり，ERCPを）？　疾患の可能性がほとんどゼロでない限り，疾患の可能性だけでは十分とはいえない。

　その代わり，意思決定を行うためには，可能性のあるアクションのもたらしうる結果を検討しなければならない。この場合は，ERCPをした場合としない場合である。検査の結果とは，偽陽性率と偽陰性率でもある。ERCPのリスクでもある。真陽性の場合，早期の治癒可能な治療のもたらす利益でもある。検査をこれ以上しない結果起こりうるのは，治癒可能かもしれない疾患を無視することである。

　このようなデータを組み合わせるプロセスは標準化されており，非検査/検査閾値を計算する意思決定分析によって行われる[59]（4章を見よ）。検査閾値は，決断分析によって計算でき，これは検査をしない場合と検査をしない場合の利益やリスクが等しいときの疾患の確率である。この閾値よりも疾患が「らしくない」場合，検査をしないほうがよい（つまり，検査のリスクは利益を上回ってしまう）。閾値よりも疾患の確率が高い場合，さらに検査を続けたほうがよい。患者のワークアップのどの段階においても，意思決定の際には，疾患の可能性と得られた閾値の値を比較せねばならないのだ。

　本症例に照らし合わせて，さらに具体的に示そう。この患者の膵臓癌に関する検査前確率（CTを撮る前の）が1,000分の1と仮定しよう（0.0010）。非検査/検査の閾値が100分の5だと仮定しよう（0.05）。腹部CTの後，膵臓癌の可能性が0.05より低いのであれば，追加でERCPを行う必要はなかろう。しかし，もし，0.05より高いと考えられたのであれば，ERCPの適応となる。このフレームワークでは，CTの陽性の程度がもつ重要性が理解できよう。CT後の膵臓癌の確率がERCP前の膵臓癌の確率となる。CTの異常度が増せば増すほど，検査後確率は高まる。ちょっとだけ異常な検査は，おそらくは閾値を超えるほどには癌の可能性を高めたりはせず，したがってERCPは適応とならない。ところが，ものすごく検査が異常な場合，CT後の膵臓癌の可能性は検査閾値を超えるため，ERCPを行うことが正しい選択となるのだ。

　最後に，本症例における主治医たちと論者との見解の相違をどう説明しようか？　主治医はERCPを行うことを強固に主張した。論者はしないと言った。主治医たちはCTの陽性の度合いを過剰に見積もったのかもしれない。そして，彼らの心中では，検査閾値を超えていたのかもしれない[57]。よくある，しかし不完全な臨床上の格言，異常所見は常に追っかけなければならない，に則ったのかもしれない。治療可能な疾患を示す可能性はほとんどなかったとしても，だ。後で，関連のない疾患がみつかった場合に訴訟を起こされるのではないか，と心配だったのかもしれない。彼らは「残念」モードにあったのかもしれない。病変を見逃すことがとんでもなくひどいことで，検査が不適切に行われることよりも（その副作用の懸念も含めて）許容できないことに感じられたのかもしれない[81,139]。経済的なインセンティブが，検査閾値を乗り越えさせたのかもしれな

い。彼らの見積もりでは，閾値ぎりぎりのところにあったのが，そのインセンティブが乗り越えさせた。推論プロセスにおけるこれ以上の情報がないので，我々にできるのは憶測だけである。

　日々の診療におけるサプライズは多い。特に，コモンな主訴に対するルーチンの画像検査においてそれは多い。時にそれは診療において重要であり，時に我々の判断力を低め，患者を危険にさらすことすらある。所見が臨床的に重要かどうか，どうやったらわかるのだろう。サプライズの重要性を見積もり，適切に行動するためのフレームワークが必要になる。完璧を期待し，ミスリーディングな検査は常に無視し，臨床的にレレバントなサプライズはきちんと常にフォローするなんていうのは非現実的である。しかし，疾患の確率や問題になっている検査結果を熟慮し，選択の結果を考えることは，検査のエラーを最小にするために最重要である。

ケース 30　テクノロジーにつまずく

　ケース 29 では，検査におけるテクノロジーの進歩が，診療上最良の判断に至らなかった例を示した。患者は 50 歳のビジネス・コンサルタントで，精巣上体炎のために来院し，主治医は顕微鏡的な血尿があることを知る（後になって考えてみると，長距離走のため起こったのではないかと思われる）。消化器症状や所見はなく，腹部 CT でも腎臓に異常は認められない。しかし，そこでは予期せぬ所見が膵臓に認められた。次のような読影である：「大きくて球状であり，鉤状突起頭部内側はぼやけて見える。スライスのなかには，十二指腸第二部小弯側に外部からの圧がかかっているように見えるものもある。下大静脈と膵臓の間のくびれ面は見えにくい。膵頭部の見え方に若干の懸念を感じる」。このサプライズな所見のため，コンサルタントである消化器内科医は ERCP を勧め，膵臓癌を除外しようとした。考察（分析）において編集者は，非定量的な推論を行い，膵臓癌の可能性はとても低く，ERCP は行わないほうがよいと主張した。ここでは，同じ問題について定量的に考察したい。

このジレンマの簡単な説明

　患者に膵疾患の症状はない。体重減少，消化器症状，腹痛はない。血尿のためにオーダーされた CT では，偶然，膵頭部の見え方に懸念のあることがわかったが，これがサイレントな膵臓癌である可能性は小さい。もし偶然，膵臓癌があったとしたら，それは初期病変であっただろう。典型的な症状を起こしてからよりも治癒の可能性はずっと高い。はっきりしない CT 所見だけでは診断にはならない。

　もし，ERCP がなされたら，初期癌病変が発見されるかもしれない。もし癌がなければ，ERCP のわずかなリスクと，ある程度の不快感を患者は被ることになる。つまり，意思決定は，もしかしたら得られる余命のゲインと，ERCP がもたらす害と不快感のトレードオフである。我々の議論では，決断分析を行い，同じ質問に対する定量的な回答を得ようとした：CT の所見をもとに，ERCP を正当化するには，膵臓癌の可能性はどのくらい高くなければならないのだろう？

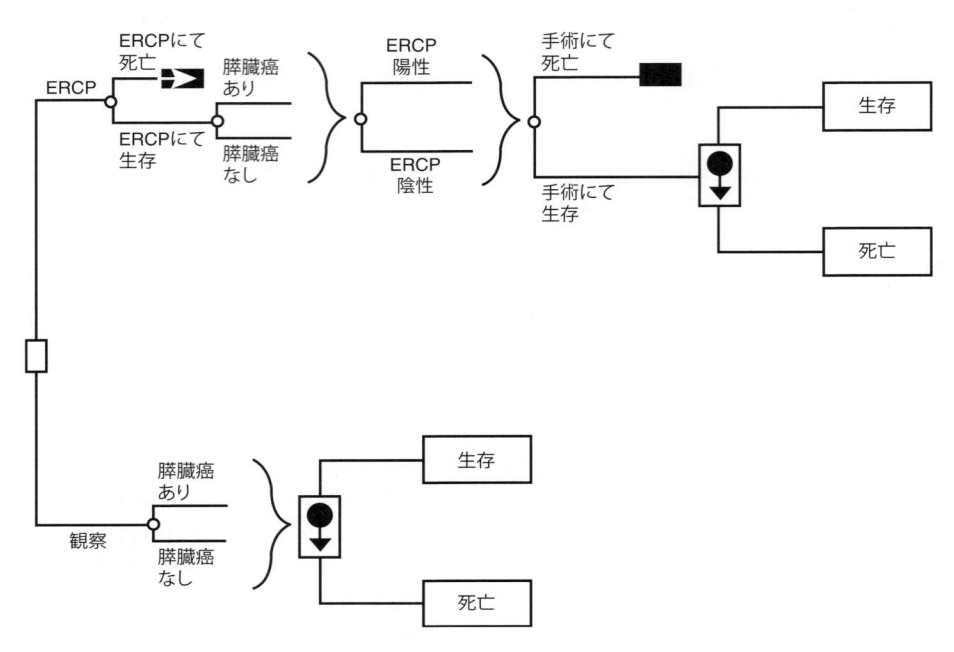

図 15.3 ● ケース 30 のデシジョン・ツリー　左にある縦長の長方形のノードは，内視鏡的逆行性胆道膵管造影(ERCP)を行うかどうかの選択を意味している．括弧の右にあるノードが先に続く枝にくっついている．左には括弧がある．矢印と端にある黒丸は，「マルコフ(Markov)」・ノードを指している．横長な長方形はアウトカムを示している．

デシジョン・ツリー

　我々は問題をデシジョン・ツリー(decision tree)として構造化した．2つの競合する戦略がある：ERCPを行うか，行わずに経過観察するか（図 15.3）．ツリーは，CTやERCPの偽陽性と偽陰性の結果を示し，膵臓癌がある確率とない確率を検討している．消化器内科医は，ほかのいくつかの診断名も検討したが，最も重要なのは膵臓癌だ．

　この図は，ERCPか経過観察の選択を示している．もし，患者がERCPを受けた場合，その手技で死亡する場合もあればそうでない場合もある．もし死ななければ，検査陽性の場合と検査陰性の場合がある（疾患があろうとなかろうと，である）．ERCP陽性であれば，試験的開腹術が行われるであろう．手術により患者は死亡する場合もあればそうでない場合もある．もし死ななければ，その後の患者の余命は，マルコフ・プロセス(Markov process)によってモデル化される[195]（さまざまな健康状態において，患者があと何年生き延びるか，その年数を計算することにより見積もられるアウトカム）．経過観察を選択した場合，その後の患者の余命も，やはり同じプロセスを用いてモデル化される．治療されない膵臓癌があるときとないときの生存率が，ここで必要な確率となる．

表 15.4　決断分析に用いられるデータ

ベースとなる膵臓癌の確率	0.0002
CT の「微妙な」結果のときの偽陽性率	0.64
CT の真陽性率（感度）	1.00
ERCP の真陽性率（癌に対して）	0.90
ERCP の偽陽性率（癌に対して）	0.03
ERCP による死亡率	0.002
膵臓癌切除時の手術による死亡率	0.20
切除可能な膵臓癌の可能性	0.26
切除不能な膵臓癌の月間死亡率	0.06
手術後の膵臓癌の月間死亡率	0.03

CT＝コンピュータ断層撮影法（computed tomography）

データ

この問題を分析するに，次のデータが重要となる：検査が行われる前の膵臓癌の可能性，CT が膵臓癌をみつける感度と特異度，ERCP のリスク，早期膵臓癌があった場合の治癒率，膵臓癌治療のための手術のリスク。これらのデータをきちんと集めて，まとめておく（表 15.4 にまとめた）。

膵臓癌の事前確率

患者が膵臓癌をもっている確率は，膵臓に関連した症状も所見もないので，とても低いと考えられる。白人男性の膵臓癌の発生率は，年間人口 10 万人あたり 11 人である。診断の後，1 年後の生存率はたった 14％である[196]。このデータは，患者集団における膵臓癌の有病率の見積もりに用いられる。我々の計算では，人口 10 万人あたり 13.3 人（0.000133）となった。膵臓癌のなかには，診断されないままになっているものもあろうから，有病率はある程度は高かろうと考え，「ベースとなる」有病率を 0.0002 と仮定して計算することにした（この値は癌の「らしさ」をやや過剰に見積もっており，ERCP を行うほうに有利に働くようなバイアスが与えられる）。

CT と ERCP の感度と特異度

我々は，「微妙に」膵臓癌を示唆する CT 所見の偽陽性率と偽陰性率を選択した。2 つの論文が，膵臓癌診断における微妙な CT 所見の偽陽性率を報告しており，それぞれ 55％と 73％であった[197,198]。はっきりした所見がみられたときを陽性であると定義すると，CT の膵臓癌についての感度は 80％である[199,200]。もし，微妙な結果も陽性基準に加えるならば，感度はほとんど 100％となる[197]。我々は 100％を感度として採用する。この値だと，やはり ERCP を行うほうが有利に

働くようバイアスが入り込む。膵臓癌をみつける ERCP の感度はおよそ 90％である [201-203]。ERCP の偽陽性率はおよそ 3％である [204]。

ERCP のリスク

ERCP の最もコモンな合併症は膵炎と胆管炎である。3％の確率でそれらは起こる。ERCP に関連した死亡率はおよそ 0.2％である。

膵臓癌治癒の可能性

この患者にとって検査が価値をもつためには，癌の早期診断により得られる余命の延長が，偽陽性の検査結果においての評価や不要な治療のリスクを上回らなければならない。無症状の早期膵臓癌が偶然みつかったときの，治療のアウトカムについてのデータはない。およそ 10％の膵臓癌は切除可能である。膵臓に限局されているように見える悪性疾患であれば切除の可能性は高まり，それは高くて 26％であろうというエビデンスがある。切除可能性と治癒可能性は同義ではなく，うまく切除できた場合の 1 年生存率はおよそ 30％である。徹底的に精査すればもっと生命予後がとてもよくなるとしても，ERCP でみつかった早期癌の治癒率は，ERCP の結果が間違っている場合や，手技にまつわる合併症や死亡，ERCP が陽性だったときの開腹手術のリスクを上回るものでなければならない。

膵臓手術のリスク

膵十二指腸切除の術中死亡率は，多くの報告ではだいたい 20％である。合併症のリスクも高い：瘻孔形成，出血，感染やその他の合併症が，半数以上の患者で起きている。試験回復の死亡率はおよそ 0.5％である。我々は同様に，ERCP 陽性で試験開腹をした場合の死亡率は低いと仮定した。

分析と解釈

この症例について既に説明したように，分析は 3 つのステップを経て行われる。第 1 に，CT 所見に則った膵臓癌の事後確率を計算する。次に，膵臓癌治療の利益とリスクを計算する。さらに，精査を行うためには癌の可能性がどのくらいなければならないか（検査閾値）を計算する。それから，2 つの確率を比べる。もし，事後確率が検査閾値よりも低ければ，経過観察の利益がさらに検査を行う利益を上回る。ERCP は推奨しないだろう。確率が検査閾値を上回れば，ERCP を行うのが最良の選択となるだろう [59]。

CT 後の膵臓癌の確率の計算

最初に必要となる値は，膵臓癌の CT 後の確率である。CT の結果を受けたうえで，癌がある可能性はどのくらいだろうか？ この計算は，ベイズの理論をそのまま用いて行われる [10,11]。ここでは，癌の有無に関心があるから，ベイズの理論は以下のように書ける。

$$P\left(\frac{CA}{CT 結果}\right) = \frac{P(CT 結果 | CA) \times P(CA)}{P(CT 結果 | CA) \times P(CA) + P(CT 偽陽性率) \times [1-P(CA)]}$$

ここで，$P(CA|CT 結果)$ は，CT 所見が得られたときの癌の可能性である。P(CT

結果 |CA)は，CT の膵臓癌に対する感度である。P(CA)は，ベースとなる無症状男性の膵臓癌のある確率である。表の値を用いて，患者の膵臓癌を有する「らしさ」は，

$$\frac{(1.00) \times (0.0002)}{(1.00) \times (0.0002) + (0.64) \times (0.9998)} = 0.0003$$

CT の微妙な結果の場合，患者が膵臓癌をもっている可能性は，だいたい 3,000 例中 1 例である。

検査閾値の計算

検査閾値(検査をするかどうかの利益が拮抗する疾患の確率)は，図 15.3 に示されたデシジョン・ツリーと表のデータを用い，コンピューター・プログラムを用いて計算した。ERCP を行うという戦略が，経過観察策の利益を上回るであろう膵臓癌の確率は，0.025 である(図 15.4)。CT の後に，この患者の膵臓癌の可能性(0.0003)は閾値よりもかなり低くなった。したがって，ERCP を避けたほうがよい。

期待効用

表にあるようなベースラインの仮説を用いた場合，ERCP をやるときの期待効用 (この症例の場合は生命予後)は 26.53 年である。ERCP をしない場合のそれは 26.59 年である。両者の違いはものすごく小さい。

感受性分析(sensitivity analysis)とその解釈

計算は，早期発見された膵臓癌の切除率や治癒率のかなり悲観的な予測に基づいている。にもかかわらず，本症例での選択は，分析に用いられたデータとは関連が小さい。うまく切除できる可能性が 100％に近づいたとしても，ERCP を行う閾値は 0.024 までしか下がらない。治癒率が上がるにつれ，ERCP を行う閾値はさらに下がっていく。うまく切除された癌では治癒に至ると仮定し，早期診断された癌の切除成功率が 70％だと仮定する。ERCP が行われるべきであろう癌の確率は 0.022 まで下がる。本症例での患者が膵臓癌をもっている可能性はやはり，ずっと閾値よりも低い。この場合であっても，検査をしないほうがするよりもベターである。

分析

分析の結果，ERCP は不要であったと確認できた。しかし，検査を行わないという選択は検査を行う選択よりちょっとだけ良かったにすぎない。読者には今や，分析で用いられた仮定の複雑さをご理解いただけたのではないかと思う。仮定のなかには，どこを探しても文献上情報が得られないものもある。データがないと，このような分析はできないのだろうか？ 我々の数値化された見積もりが「ハードな値である」と考えてしまう誘惑にはあらがわなければならない。しかし，その落とし穴に気をつけていれば，その見積もりは，値の変動が分析結果にどのくらい影響を与えるかを検討するための基本となる。広範な感受性分析により，ERCP 検査は推奨できず，検査を行わない選択よりちょっと劣ることがわ

感受性分析

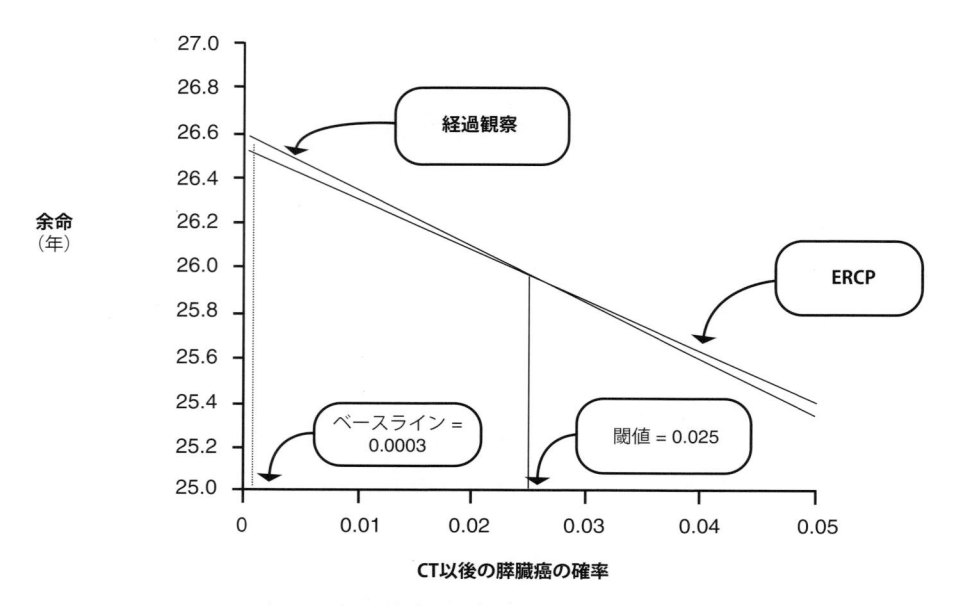

（グラフ：縦軸「余命（年）」25.0〜27.0、横軸「CT以後の膵臓癌の確率」0〜0.05。上の線「経過観察」、下の線「ERCP」。ベースライン=0.0003、閾値=0.025）

図15.4 ● ケース30の片側感受性分析　膵臓癌の可能性が低いとき、検査をしないのが最良の選択である。可能性高い場合、検査をしたほうがよい〔内視鏡的逆行性胆道膵管造影（ERCP）〕。閾値は、2つの選択肢が患者の平均余命に照らし合わせて同等である確率である。ベースラインの確率は閾値よりもずっと低く、検査（CT）をしないほうがよいことを示唆している。

かったのである。

　テクノロジーの進歩が混乱させる、わかりづらい結果を生み出す例を示した。こうして、過剰で危険な検査を導くこともある。しかし、主治医がERCPを推奨したのはどのくらい「悪い」ことだったのだろうか？　分析にて検討した以外の要素が決定に影響を与えてはいなかっただろうか？　検査を行う経済的なインセンティブがないとして、訴訟の懸念がなかった場合、ほかに動機がありうるだろうか？

　あいまいさの減少が、1つ理由として挙げられよう。医師はあいまいさを減らすのに慣れている。治療を始める前、彼らは「確かに知っている」ことに強迫的になるのである。あいまいな環境下における意思決定に関するある認知研究では、医師は原因のはっきりしない浸潤影を胸部にもつ患者に遭遇する。さらに侵襲性のある精査を勧めるか、エンピリックに治療するかの決断を迫られると、彼らは侵襲的な検査を選択し、エンピリックな治療は検討もしなかった[205]。正式な決断分析により、検査をする場合とエンピリックに治療する場合では、期待効用に違いがないことがわかった後でも、やはり検査することを選んだのである。

　検査と治療の選択について、情報の本来の価値を超えるような内在的な価値の研究がさらに必要になる。このような研究を行えば、どうして我々は、時にある検査結果でつまずくのか説明できるようになるかもしれない。

ケース 31　ある確率の確率

67歳男性が救急室に来院。腹部全般の焼けるような痛みがある。診察にて，心房細動と血中ナトリウム 124 mEq/L であることが判明した。

> 腹腔内で何かが起こっているため痛むのだろう。症状はどのくらい起こっているのか，心房細動はどのくらいの期間あったのかを知りたい。なぜ，ナトリウムが低いのかはわからない。ナトリウム喪失によるものか，水中毒によるものか，副腎不全か，抗利尿ホルモン不適合分泌症候群（syndrome of inappropriate antidiuretic hormone secretion：SIADH）か，あるいはその他の原因によるものか。これらの所見を結びつけてよいのかも，まだわからない。

腹痛は3週間続いている。悪心，嘔吐，体重減少，吐血，黒色便，便通の変化はない。昔，胃潰瘍をやった既往がある。最近，アルコール摂取はないが，数年間，1日1〜2箱の喫煙がある。時々アスピリンを飲むくらいで，ほかに服薬はない。身体診察では，特に苦しんでおらず，血圧は 150/88 mmHg，脈拍数は 130/分で不整。呼吸音は正常，心雑音は聴取せず。腹部は軟。圧痛なし。便潜血はわずかに陽性。その他，特に特記すべき所見なし。

> 特に悪い病歴も所見にも乏しいが，彼はどうしてこんなときに腹痛で来院したのだろう。心房細動が新規で他の症状を起こしたとも考えにくいし。これらの所見と低ナトリウムを結びつけるのも難しい。

追加検査データ：白血球 15,200，ヘモグロビン 15.5 g/dL，ヘマトクリット 42%，グルコース 128 mg/dL，ナトリウム 124 mEq/L，カリウム 3.7 mEq/L，クロライド 91 mEq/L，HCO_3^- 20 mEq/L，BUN 6 mg/dL，クレアチニン 0.9 mg/dL。尿検査：比重 1.020，pH 7，テストテープと沈渣は正常。心電図は心房細動に頻回な心室性期外収縮がある。胸部レントゲン写真は，慢性閉塞性肺疾患に合致する。心臓の後ろに裂孔ヘルニアが見える。

> 白血球が高いので感染症の可能性があるが，分画は示されていない。分画は役に立つかもしれない。尿の比重は大きく，低ナトリウム血症に矛盾する。喫煙者なので肺癌，そして，それが起こす SIADH は考える。胸部レントゲン写真に写らないような肺結節はないだろうか。

心房細動と腹痛精査のため入院となった。心房細動は自然に洞調律に変じた。患者にはジルチアゼムが与えられた。心筋酵素は上昇していない。甲状腺機能は正常。心エコーは正常で，駆出率も正常。左房径は 3.7 cm。消化器症状も消失し，便潜血も陰性になった。

> 治療せずに腹痛はよくなった。所見はたくさんのものに合致するが，消化器ワークアップで何が示されたか興味がある。心房細動は適切に評価されているようだ。ナトリウムの問題はどこかへ行ってしまった。

1か月後，再発する心房細動と腹痛にて患者は戻ってきた。またもや便潜血は陽性。ナトリウムは 128 mEq/L，血清浸透圧は 268 mOsm/kg で，同時にとった尿の浸透圧は 384 mOsm/kg であった。抗不整脈をヘパリンの後に投与したら，洞調律に戻った。便潜血は陽性のまま。SIADH の原因として，みつかっていない消化器病変の可能性が示唆された。

> 浸透圧の評価では，確かに SIADH に合致する。消化器病変との関連についてはよくわからない。肺病変との関連のほうがむしろなじみがある。

大腸内視鏡では，たくさんの腺腫性ポリープがみつかったが，悪性疾患は認められない。バリウム造影では，右上腹部に石灰化と，大きな裂孔ヘルニアと胃食道逆流が認められる。さらに，ナトリウムを計測すると 132 mEq/L であった。

> 腹痛の原因は，裂孔ヘルニアと逆流によるものかもしれない。ただ，SIADH らしき病態と低ナトリウムについては説明できない。悪性疾患がないなら（ポリープ全部とられて顕微鏡的に精査されたものと思う），私なら，これ以上，消化器のワークアップは行わないだろう。胸部 CT を入手して，肺に隠れた悪性疾患がないかどうか確かめたい。

4か月後，患者はフォローアップにやってきた。食思不振と 5～6 kg（12 ポンド）の体重減少を訴えていた。胸部レントゲン写真では，2 cm の腫瘤が右肺門部に認められ，右下葉は虚脱していた。血清ナトリウムは 122 mEq/L であった。気管支鏡で病変部位の生検をとると，未分化型の扁平上皮癌であった。低ナトリウム血症はデメチルクロルテトラサイクリンで治療した。精査の結果，転移は認められなかった。右肺切除術が施行された。13 ある気管分岐部のリンパ節のうち，2 つに腫瘍が認められた。放射線治療が施された。

> 胸部レントゲン写真では，腫瘍が裂孔ヘルニアに隠れていたのではないかと思う。放射線科医と一緒に読影し直したいところだ。後から考えると，SIADH はもっとアグレッシブに，初期の段階からワークアップしておくべきだったであろうか。胸部 CT を早期に撮っておけばよかったかもしれない。私は，消化器病変が SIADH を起こすというかどうかをよく知らないから。大腸ポリープは，低ナトリウム血症の原因としてはしっくりこない。

分析

本症例では，正しい診断が 5 か月見逃され続け，「現実離れした」間違った診断が代わりになされた。後から考えてみると，主治医はばかなことをやったようにみえる。患者はヘビー・スモーカーで，胸部レントゲン写真では慢性肺疾患が認められ，SIADH があったのだ。肺癌，特に，小細胞癌は強く疑わねばならず，胸部レントゲン写真が「陰性」だったくらいであきらめてはいけない。きちんと検査を続けなければならない（たとえば，気管支鏡や CT）。胸部レントゲン写真で明らかな腫瘍を認めず，無関係な所見（腸のポリープ）がみつかった（便潜血の精査のためであった）。SIADH は「不顕性消化管病変」のためと考えられた。主治医は，男性喫煙者の SIADH のときに肺癌を考えるべきであるとよくよく理解

していたに違いない。しかし，不顕性消化管病変がそのようなことを起こすことに確信はあったのだろうか？　あまりなかった，と考えてもよいかもしれない。

　今まで検討してこなかった問題が，本症例には現れている。確率判断における確信である。したがって，ここで，あいまいさというコンセプトについて検討したい。主治医は，このコンセプトを診断仮説において考慮に入れていなかったのである。

　忙しい医師は，何十もの，いや何百もの確率アセスメントを毎日行っており，たくさんの確率を検討する。1つあるいは複数の病気が存在するかもしれない。患者は，検査陽性あるいは陰性（あるいはその他の結果）になるのではないか。検査結果が出るとき，ある疾患はありやなしや。検査や治療の副作用はあるかどうか。治療に患者は反応するかどうか。彼は生き延びるだろうか。典型的に，このようなアセスメントは，アウトカムについての定量化されたデータを引用することなしに行われる。その代わり，確率はカテゴリカル（高い，とても小さい，ほとんどゼロ）であったり，順序的（あれより高い，これより低い，あれより安全）だったりする[61]。

　暗黙的に，カテゴリカル，あるいは順序的な「らしさ」の描写を毎日行うわけだが，表面的には，どの確率アセスメントも似たようなものに思える。未来のイベントに対する医師のジャッジメントを必要とするのだ。そのジャッジメントはたぶん，個人的な経験だけではなく，医師の関連した文献上の知識にも依存している。確かに，それらは患者の状態に対する信念であり，「ハードなデータ」ではない。医療情報に基づくジャッジメントはいつだって必要なのである。

　しかし，確率のアセスメントはいつも同じなのだろうか？　異なるアウトカムの「らしさ」に関する我々の見解を述べる際も，ジャッジメントすべてについて，同じような確信を抱いているのだろうか？　すべての確率が我々にとって同じ意味をもつのなら，このように考えてみてはどうだろう。ある病気に対する2つの治療方法を考えるとする。一方は何年も使われており，治癒率は65％であるというたくさんのデータがある。もう一方は最近導入された治療で，2つの研究だけが発表され，それらは小さな研究である。ただ，治癒率は70％である。2つの確率，65％と70％は比較可能だろうか？

　多くの医師はそうではないと考える。第1の治療におけるたくさんの経験は，医師に65％という成功の確信をもたらしてくれる。第2の治療については，70％の成功率に，はるかな不確かさがみられる。データが十分ではないのだ。すべての確率には，それに内在する因子が必要だ。それが値に対する確信を与えてくれる。確率に対する確信は，あいまいさという言葉で表現されることもある。あいまいさは，ある確率の不確かさである。それは「第2列」の確率と考えてもよかろう。あるいは確率の確率として考えてもよい。

　あるアウトカムを見積もるとき，そこには必ず，ある程度のあいまいさが認められるものである。しかし，手に入れられる情報がほとんどないとき（たとえば，サンプル・サイズが小さいとき），データが信頼に値しないとき（たとえば，情報源が疑わしい場合），事実や専門家の見解が合致しないときに[206]，そのあいまいさはかなりなものとなる[207]。

　アセスメントがコンセンサスに至らないときの，確率のあいまいさをどのように表記しよう。確率の不確かさは，アウトカムの不確かさを描写するよう表現さ

れるべきだと考える人もいる．それはつまり，確率の範囲（range）である．このためには，すべての確率について範囲の設定を必要とするだろう（すなわち，確率の確率である）．最後に，あいまいさの程度を見積もるため，確かさの計測方法が応用されたりもしている[208]．確かさの計測は，確率における不確かさを表記するとき，実験的なセッティングでは優れているが，「リアル・ワールド」でそれが使えるかというと，不確かだ．

　確率の専門家はあいまいさを見積もるとき，比喩的に言えばさじを投げてしまう．専門家のなかには，自分たちの見解を直接述べるべきだと提案する者もいる[209]．あるいは，このような口頭による回答は，信念やジャッジメントを反映しないと考える者もいる[5]．あるいは，ヒトが問題についてどう感じているかは，その人の行動を見ないとわからないと考える向きもある[209]．さらに，観察できるイベントの確率は，行動を観察するだけではわからないと主張する者もいる．

　「らしさ」を見積もるときのあいまいさを認識することに，意味なんてあるのだろうか？　ヒトは通常，あいまいさを排除しようとするので，おそらくは意味があるのだろう．このことを説明するために，多くの理屈が考え出されてきた：(1) ヒトは少ない情報よりも多くの情報のほうが良いと考える；(2) 情報がすべて揃っていないと，うまく管理できないと心配する；(3) 他人に自分のジャッジメントを評価される（あるいは後で自分自身で評価する）ことを心配する；(4) 不確かさは避けておきたい[210,211]．実験的なセッティングで人にお金を賭けてもらうと，上記のいずれかの理屈が人を支配するようだが，我々は上記の理由すべて，あるいはほとんどが，毎日の意思決定にみられるのではないかと考える．

　結局，我々は解決できない問題を残される：臨床における「らしさ」を見積もる際のあいまいさ，これは存在する．疾患について，検査について，治療について考える際，あいまいさは我々に影響を与える．しかし，我々は，確率論的な考えにおいて，どのようにこの不確かさを表現するかを知らない．さしあたって，どうしようか？　あいまいさが最大なとき（データがほとんどない，データが信用できない，データが拮抗する）はそうとわかるだろうし，そのようなときのアウトカムの確率を判断する根拠はあいまいなものであろう．

　正式な意思決定アセスメントを行う際，最もあいまいな変数を多変量感度分析にて検定することができる．あるいは，**モンテカルロ・シミュレーション**と呼ばれる手法を用いて，すべての変数を同時に感度分析することだってできる[10,212]．少なくとも，あいまいさの根っこにあるものを理解すると，我々は自分たちの確率論的臨床データのアセスメントの限界を認識せざるをえない．

　本症例の肺癌は，あいまいさのコンセプトを考慮していれば，もっと早く診断できていただろう．不顕性の消化管病変がSIADHの原因となる確率の極端な「軽さ」を考えれば，その仮説は棄却されていたであろう．この腫瘍の特徴を考えるに，早期診断と治療が患者の余命をすごく伸ばすとは（もし伸ばしたとすれば，だが）考えにくい．しかし，似たような間違いのために，患者の生存やQOLに大きな影響を与えうることを考えると，定量的確率アセスメントのとき，それをどれだけ熱心に受け入れるべきか，我々は気をつけておかねばならない．

16 因果推論

ケース 32　因果を判断する

55 歳男性。担癌患者。進行する黄疸のために入院した。

> 癌をもつ患者の進行性黄疸には，いろいろな原因がある。大量の赤血球破壊のためかもしれない。癌のなかには，特に，B 細胞リンパ腫がそうだが，免疫グロブリンをつくり，クームス(Coombs)陽性の溶血性貧血を起こすものがある。さらに多いのは，癌の肝浸潤であり，肝細胞の破壊や閉塞の原因となる。加えて，珍しい胆汁うっ滞性の黄疸を起こしている場合もあろう。これは，腎癌でまれに起こる。ほかに問うべきは，どんな治療がなされていたのか？，肝毒性のある治療はどうか？，「専門家」に紹介されて代替医療を受けていなかったか？，その肝毒性はどうか？，などである。高用量に摂取すると肝毒性のあるビタミンが 2 つある。ビタミン A 過剰摂取は肝硬変の原因となり，ナイアシン過剰摂取は炎症性肝炎の原因となる。癌だけでなく，癌の治療についても詳細な病歴聴取が必要だ。

入院 24 か月前，S 状結腸腺癌 Duke C_2 への左結腸切除と放射線治療が行われた。5 か月前，再発に対して肝楔状切除術が行われた。肝動脈にカテーテルが挿入され，動脈内 floxuridine(FUDR)注入が開始された。

> 腫瘍に対する動脈内化学療法の評価は一定しない。肝動脈から投薬して，肝内腫瘍に薬を浸潤させ，かつ肝臓の他の部位や全身に影響を与えないことを目的としている。理論的には，他の臓器はスペアされ，肝臓だけがこれらの薬剤を取り込み，全身に化学療法薬が回ることはない。肝内注入の成功率は(この特別な技術に私は格別の知識があるわけではないが)，知る限りではまちまちである。この道のエキスパートは異論があるかもしれないが。
> 　患者には，本当に肝内再発腫瘍があったのか，この化学療法薬に肝毒性はないのか，確認する必要がある。明らかに，露骨な肝毒性がある薬剤は，肝内注入薬に最良の選択とは言えないだろう。他の可能性としては，癌と留置カテーテルがあるので，細菌やウイルスなどの感染症だろう。

その後 4 か月，患者は持続注入で FUDR を 2 週間投与され，2 週間のインターバルをおいた。このインターバルの間は元気であった。血液検査は次のとおり。

入院前の月数	ビリルビン（mg/dL）	ALT（IU/L）	ALP（IU/L）
18	0.5	—	83
5	0.9	208	64
4	0.3	23	135
3	0.4	16	154
2	1.6	—	630
1	3.5	155	588

入院1か月前，微熱があり，その2週間後，右肩甲骨下の痛みを訴えるようになった。痛みは持続し，黄疸は入院2日前に明らかになった。精査目的で入院となったのである。

　　　　検査をみると，だんだんビリルビン値が上昇しているのがわかる。ALTも最初は上昇しているが，その後は上下している。ALPは，一貫してビリルビンとともに上昇している。何かが胆道の枝にある細胞を刺激して，ALPをつくっていることを示唆している。このような場合，閉塞がいちばん多い原因だ。入院1か月前にケアしていた医師は誰なんだろうと思う。ビリルビン3.5になると，ほとんどの黄疸は見た目に明らかである。ただ，定期的に患者を診ている者であれば，わずかな黄疸だとわからないかもしれない。後になって考えてみると，明らかな異常は入院1か月前，あるいはそれ以前に起きていたのだろう。既に肩甲骨下に痛みがあり，肝機能異常があった。実際，そのときには，患者に臨床的な黄疸があったのはほぼ間違いない。
　　　なぜ黄疸？　注入薬による肝毒性のためだろうか？　カテーテル挿入の合併症だろうか？　肝動脈閉塞はどうだろう。通常，肝動脈血栓症はたいした問題ではない。肝臓への血液供給の主なルートは門脈だからである。
　　　感染があるのだろうか？　右肩甲骨下の痛みは，肝周囲に何かがあり，横隔膜下表面を刺激し，クラシックな介達痛を起こしているのかもしれない。微熱を説明するような再発性の腫瘍はどうだろう？　このような可能性のすべてを思いつく。

入院時診察所見．明らかな黄疸を認める。肝臓のスパンは打診で14 cmである。肋骨縁から3横指触れる。その他の診察上の所見はない。検査では，ヘマトクリット32%，白血球は6,600である。電解質，BUN，クレアチニンは正常。ビリルビンは8.0 mg/dL，ALT 230 IU/L，ALPは735 IU/Lである。

　　　　正常白血球は感染症に合致しない。ビリルビンは今や8.0であり，入院1か月前の3.5からさらにぐっと上がっている。ALTも今や高くなり，肝細胞にダメージが起きていることを示唆している。ALPも高い。もし，私がこの患者の主治医ならば，化学療法のエキスパートと相談し，薬剤が原因となりうるかを検討する。薬剤らしくないということであれば，肝動脈が閉塞しているのだろうか？造影検査をして，肝動脈の開存を確認する価値はあるだろうか？　CTで肝臓を

見ておき，再発や感染がないかどうかは確認したい．

CT と超音波検査では，肝内胆管の拡張を認めたが，総胆管は正常であった．主要な胆管を閉鎖する位置にはない残存腫瘍が，CT にて認められた．

> 残存腫瘍はあったのだ．サイズが治療で減っているかはわからない．肝内胆管拡張があるが，通常の胆道閉塞はない．
> さて，次にどうしようか．薬剤で胆道性肝硬変のような現象が起こるのだろうか？ 率直に言えば，私は知らない．文献を読む必要がある．ほかにも，肝内胆管拡張を起こす原因を患者がもっているのだろうか？ 似たような病態を起こす硬化性胆管炎とか，クラツキン（Klatskin）タイプの胆管癌のようなまれな疾患が？ たぶん，患者には炎症性腸疾患の既往があるのだろう．これは大腸癌と関連がある．なぜそう思うかというと，潰瘍性大腸炎は，硬化性胆管炎と関係があるからである．何が起こっているのか正確に知る必要がある．このような場合，腫瘍内科医に尋ねて，薬剤でこれが可能か問うてみる．

経肝胆道造影では，肝内胆管や肝内胆管と総胆管分岐部に複数の狭窄がみつかった．

> ほう，管を狭窄させ，硬化性胆管炎を起こしているのだ．

これは，FUDR 関連硬化性胆管炎に特徴的であると考えられた．化学療法は中止された．胆道系にドレナージチューブが挿入された．2 週間後の胆道造影では，狭窄の進行があり，血清ビリルビンは 10.2 mg/dL に，ALP は 923 IU/L に上昇していた．さらに，胆道系の敗血症が起こり，緑膿菌（*Pseudomonas aeruginosa*）による心内膜炎が起きた．大量の胆道出血も起きた．胆道敗血症はコントロールがつかず，3 か月後に患者は死亡した．

> 硬化性胆管炎患者に対して，時に外科的に閉塞を減らすことは可能である．明らかな閉塞性病変を治療はできるのだ．理論的には，もし狭窄が解除されれば，生存期間は延びるかもしれない．明らかに，この患者でそれは不可能だった．たぶん，病変部位は多すぎ，基礎疾患は悪すぎたのだ．

分析

ここでは，一般内科医が論者である．化学療法薬である floxuridine が胆道上皮に毒性があるという実験的なエビデンスを知らず，この薬剤の肝動脈への注入は硬化性胆管炎の原因となるという事実も知らない医師である．それでも彼は，正しい因果の結びつけを行い，FUDR こそが閉塞性黄疸の原因だという確信を抱いたのである．

臨床イベントや臨床概念における因果が，臨床認知における重要なパーツである[44,45,47]．暫定的に因果関係を想定するような役に立つフレームワークには，次のような要素がある：原因フィールド，因果関係への手がかり，因果を強固にする要素である．「因果フィールド（causal field）」はコンテクストであり，問題のある空間である．ここで，可能性のある原因が出現するような推論とか判断が行われる．本症例では，因果フィールドは 1 本の鎖と解釈される．鎖はたくさ

んの中間ステップから成っている(動脈にダメージを来す薬剤が胆道小管に虚血を来し，小管に線維化が起き，胆道の閉塞が起こる。そして，胆汁排出の減少が起き，胆汁うっ滞が起こる。そのため黄疸となる)。もっと下のレベルで理解してもよい。2～3のリンクで近道をするバージョンだ(薬物が胆汁閉塞を起こし，それが黄疸の原因になる)。これらのコンテクストのうち，どれが選択されるのかは，主にその目的による。因果フィールドは，イベントや所見を説明する代替案の数を設定するのにも重要である。たとえば，我々の考えている原因に関して，肝内腫瘍の存在は明らかに黄疸を説明する代替案である。少なくとも，CTの結果が出るまではそうである。患者がアルコール依存症で，あるいは過去数か月に何度も輸血されている場合は，他の代替案も適切かもしれない。本症例では，刺激と結果の一致があった。化学療法薬はもちろん，多くの毒性をもつ。FUDRの肝内直接注入が黄疸出現の直前に行われていたのなら，空間的にも時間的にも一致しているといってよいだろう。したがって，手持ちの情報はすべて，FUDRと黄疸の因果関係を示唆するのである。もちろん，この関係は確率論的なそれである。情報に基づくだけでは，薬剤が閉塞性黄疸を起こした疑いをもつくらいだけが正当化できる。世界の状態を判断するほとんどの場合と同じく，我々の薬剤と黄疸の因果関係のアセスメントは，効果がある原因にリンクしているであろうという確率にすぎないのだ。

　原因と結果のリンクの「強さ(strength)」を検証する方法がいくつかある。多くの方法は，本症例の黄疸の因果関係に納得していた。特に，刺激(肝内FUDR)と反応(胆管炎)の時間的空間的関連に，である。もちろん，このような関係は単に関連を示すものにすぎない。実際，注意しなければならないのは，誤った関連を用いて因果の強さを高めてしまうことである。

　最後に，ある因果仮説の強さは代替案の検証に耐えなければならない。1つの因果関係の説明がすべての観察された所見を説明するようにみえるからといって，この因果の鎖が正しいものだという保証はない。代替案の鎖を恣意的につくることもまた大事で，その強さは検証されなければならない。論者は多くの代替案たる黄疸の因果関係の説明を試みた。論者は溶血を考え，腫瘍の浸潤を考え，腫瘍関連の胆汁うっ滞を考え，ビタミン過剰摂取を考え，薬剤誘発肝細胞障害を考え，カテーテル関連化膿性感染症を考え，カテーテルによる肝動脈閉塞を考え，ウイルス性肝炎を考えた。しかし，綿密な検証に耐え，因果の強さを強固にするような代替案はなかったのである。

　「第1原則」に立ち返ることはしばしば有用であるが，因果関係を当てはめるのにはたくさんの困難がつきまとう。ここで論者に用いられたような多くのアプローチは，そのようなアセスメントを始めるときの最低限の基準なのである。

ケース33　事後に，したがって，これゆえに
(*post hoc, ergo propter hoc*)

26歳女性は泌尿器科病棟に入院6日目。徐々に弛緩性四肢麻痺を起こし，高炭酸ガス血症のために挿管を必要とした。

これまた驚きのイベントである。ベッドサイドに行って，この悲惨な出来事を確認したい。そもそも，なんでこの女性は入院しているのか？　もともとの疾患はどのように発症したのか？　この辺については素早く知る必要がある。患者は今や緊急事態にあるようだからである。この状態をひっくり返さねばならない。さらに悪くなるのは避けなければならない。

　まず考えたい2つの疑問は，以下のとおりである：なぜ，彼女は病院にいて，泌尿器科病棟に入院しているのか；そして，何が麻痺を起こさせているのか，である。3つの基本的な分類箱を私はもっている。患者の弛緩性四肢麻痺と，機能していない横隔膜の原因を説明するためにこれを用いたい。第1に，脊髄の内的病変，たとえば，血管系の疾患や，もしかしたら横断性脊髄炎などである。脊髄病変は高い位置，たぶん C2 あたりにあるのだろう。横隔膜も弛緩しているのだから。第2に，頸髄を圧迫している外的な病変である。病歴から，これについてはもっとわかることだろう。第3に，何かの代謝性疾患による弛緩性四肢麻痺である。脊髄とその経路は全く問題ないのだが，何かの理由で筋肉の神経への反応性が失われてしまったのである。これらが3つの広いカテゴリーであり，私が診察時に検討したいことである。

患者は，過度の肥満のために胃バイパス手術を受けていた。プロテウス (*Proteus*) による尿路感染を何度も起こした既往があり，スツルバイト結石がある。腹部 CT では，大きなサンゴ状結石と尿管部分閉塞，左腎のまばらな石灰化を認めている。このサンゴ状石灰化のために患者は入院したのである。

　やっと，彼女が入院していた理由がわかった。消化管のバイパス手術の一種を受けると，いろいろな代謝異常を起こす。これについては，続いての検査所見でいろいろ教えてもらうことだろう。また，*Proteus* 尿路感染があり，その合併症としてのサンゴ状結石がある。このような結石は，*Proteus* のような尿素分解菌に多い。*Proteus* は，尿をアルカリ化させてスツルバイトの結晶化を促すのだ。
　患者に腎臓の部分閉塞や反対側の腎臓に石灰化があることと，亜急性から急性の神経学的異常に何か結びつくところがあるだろうか？　血管性病変についてはあまり考えにくい。腫瘍性病変についてはさっぱりだ。この臨床像は代謝性疾患なのではないだろうか。身体診察の結果と基本的な検査結果を急いでほしい。

入院時，患者の意識は清明，見当識も保たれている。熱はない。診察はほとんど正常で，ただ非常に肥満しているだけである。筋力は正常。検査はだいたい正常だったが，尿沈渣で白血球が高倍率 (high-power field：hpf) で 15〜20，尿培養では，プロテウス・ミラビリス (*Proteus mirabilis*) が 100,000/mL 検出されている。ゲンタマイシンが入院2日目から投与された。その日，右腎盂に腎瘻チューブが挿入された。生食が3日間点滴された。入院4日目，生食は抗結石薬に変更され，石を溶かすことがプランされた。

　繰り返しになるが，患者の四肢麻痺の原因に注目したい。これこそが，患者の生命にも危機を及ぼしているからである。さて，入院時の神経学的所見は正常であった。有意な細菌尿があり，これに対してゲンタマイシンが用いられている。急性神経イベントの4日前に，侵襲的手技が行われた。そして1日前，抗結石

薬の点滴が行われた。

　今も，これは血管イベントや圧迫による病変ではないと確信している。神経伝達の問題ではないかと考える。現在の認知機能については全く情報が得られていないが，もし，患者の意識が清明であるかわかれば，大脳皮質の異常の有無がわかるだろう。これまで伝えられたところによると，皮質異常があるという徴候はどこにもない。院内では，いくつか投薬されている。ゲンタマイシンにはいろいろな神経毒性があり，いちばん多いのは第八神経である。神経細胞を直接障害しているのだろう。さらに，他のアミノグリコシド同様，ゲンタマイシンは神経伝達も阻害する。この合併症は，腹膜透析での腹水注入時に起こりやすい。そのような場合，患者は突然呼吸ができなくなる。アミノグリコシドが横隔膜への神経伝達を阻害するからである。

　しかし，点滴ゲンタマイシン治療5日目で，弛緩性四肢麻痺になるなんて話は聞いたことがない。だから，この薬のせいだとは考えない。しかし，麻痺の前に行われた介入がこれであり，神経毒性があることもわかっているのだから，頭の隅にはとどめておきたい。

　抗結石薬がなんだったのか私にはわからない。この突然の神経イベントに先だって行われたものすべては関係している可能性があるのでは，と思う。この薬についてもっと情報が欲しい。それがいったいなんで，これが特に，急性神経毒性をもつ危険があるかどうか。

5日目，患者は元気だったが，6日目の朝，疲労感と筋力低下を訴えるようになった。神経学的診察に異常はなく，他の診察や検査も問題なかった。抗結石薬とゲンタマイシンのほかは，アルプラゾラムと制酸薬が使われている。

　問題は亜急性に起きたのだろうと思う。疲労感と筋力低下が進行的に起きているのだ。これらの薬剤，特に，ゲンタマイシンと抗結石薬がやはり心配だ。制酸薬やアルプラゾラムが本症例のような急性の神経学的異常に関連するなんて話は聞いたことがない。

その後数時間で，患者はどんどんぐったりしてきた。その後，自発呼吸が消失する。血圧は110/70 mmHg，脈拍数は80/分で整，体温は35℃である。神経学的診察では，弛緩性四肢麻痺が認められ，腱反射は消失した。開眼は可能で，要請に応じてまばたきすることもできる。

　腱反射消失は重要な所見である。もし，患者が上位ニューロン疾患をもっていたのなら，腱反射は消失するのではなく，亢進するからである。ここで残されたのは，私が先に出した仮説のうち，たった1つだけである。つまり，患者には神経伝達の問題があるということである。この時点で，薬物により起こされた神経筋伝達障害を考えたい。アセチルコリンを分泌できないのか，あるいは反対側の神経筋接合部でそれに反応できないのか。

検査結果：ヘマトクリットは37％，白血球数は28,000，ナトリウム 132 mEq/L，カリウム 3.6 mEq/L，クロライド 79 mEq/L，HCO_3^- 38 mEq/L，クレアチニン 1.5 mg/dL

である。酸素投与なしでの（室内空気における）血液ガスは，pH 7.32，PaO_2 49 mmHg，$PaCO_2$ 79 mmHg。血糖値は（ただし，50％デキストロース 2 アンプル投与後だが）460 mg/dL である。

> ここでの最も著明な異常は高炭酸ガス血症だ。$PaCO_2$ は 79 で pH は 7.32，重炭酸は 38 である。ちょっと驚きだ。思い返すと，患者は，ほとんど正常なベースラインの生化学検査結果であった。患者が，$PaCO_2$ の急性上昇に呼応して，こんなに大量の重炭酸を貯留するなんて不可能である。血清カリウムの異常，特に低カリウムだが，時に弛緩性麻痺を起こすことがある。患者にはそれもない。白血球が 28,000 であることは，すぐにはうまく説明できない。最近，尿路感染症はあったものの，それにしては高すぎる白血球数だ。急性感染症を起こしたのだろうか？　血糖値が 460 なのは，50％デキストロース 2 アンプル投与後であれば，予想範囲内だ。弛緩性麻痺のうまい説明は思いつかず，何が起きているのかもわからない。薬剤誘発性疾患という仮説を，いまだに追いかけ続けている。

血清マグネシウム値も毎日チェックされていた。呼吸停止が起きたとき，検査室から電話があって，患者の血清マグネシウム値は 19 mEq/L であった。その前日のマグネシウム値はもともと 1.7 mEq/L と報告されていたが，再検された結果は 12 mEq/L であった。腎瘻造影検査では，カテーテルが腎盂から抜けていることが判明した。造影剤が後腹膜腔に漏れ出している。

> さて，これは素晴らしい発見だ！　マグネシウムがこんなに高くなった事例を私は聞いたことがない。極端に高い二価の陽イオンが，神経伝達をブロックすることはある。我々は，高マグネシウム血症を四肢麻痺の原因として注目すべきだろう。さて，なんでこんなにマグネシウムが高くなったのだろう？　インプットとアウトプットを見てみる。患者にむちゃくちゃなマグネシウム摂取があったのか，排泄がなかったのか……あるいはその両方か。
> 　抗結石薬にマグネシウムが入っていないか確認しなくてはならない。血清クレアチニンはわずかに上昇しており，あまりマグネシウムを排泄できていないのかもしれない。思うに，大量のマグネシウムを与えられ，そして排泄がうまくいっていないのだろう。胃のバイパス術は，高マグネシウム血症に関係しているだろうか？　そのような患者が，自然に高マグネシウム血症になるとは考えられない。だから私は，この症例を取り込みすぎと排泄不足で説明したい。この抗結石薬が何か関係あるに違いない。この薬は腎瘻からあまり抜けていかないのである。むちゃくちゃなマグネシウムを取り込んだのだろう。抗結石薬の組成を知りたい。

抗結石薬は，高濃度の炭酸マグネシウムを含んでいた。30 ～ 90 mL/時間のスピードで与えられていた。45 時間で，だいたい 2 L の標準溶液を投与されていた。その溶液のマグネシウム濃度は，550 mEq/L であった。

> 今となっては明らかである。高マグネシウム血症は，後腹膜への抗結石薬の注入によるものだ。これが神経伝達に支障を来し，四肢麻痺を起こしたのだ。

抗結石薬は中止された。四肢麻痺，呼吸筋麻痺，高炭酸ガス血症は，後腹膜からのマグネシウム吸収からであると考えられた。代謝性アルカローシスは，アルカリ（炭酸）過剰から生じていると考えられる。人工呼吸器を用いて治療され，点滴（塩酸を含む）とフロセミドが用いられた。かなりの利尿をかけられ，その後，患者は12時間で劇的に改善した。血清マグネシウムは下がり，72時間以内に正常化した。誤嚥性肺炎も治療された。患者は翌朝抜管され，14日目に退院した。

さて，プディングであると証明するには食べるに限る。治療による介入がマグネシウムを下げるべく行われ，代謝異常は補正された。治療により患者の症状は改善し，この仮説は確認されたといってよい。高マグネシウム血症が神経伝達障害の原因であったのだ。

補注：この患者の治療が行われたのは10年以上前のことであり，抗結石薬が今日用いられることはほとんどない。それにもかかわらず，点滴マグネシウム塩は，今日でもいろいろな目的で使用されることはある。急性心筋梗塞，喘息，重度の頭痛などである。したがって，初版のこの症例を，ここでも用いることにした。以下の分析も，今もって通用する。

分析

臨床問題解決の2つの鍵となる方法が，このスクリプトでは明らかである：事前に起きた出来事であるという根拠で因果を吟味するやり方と，診断仮説を確立するために第1原則に立ち返ることである。両者のアプローチは「症例の組み立て」プロセス，あるいは仮説の見直しの一要素であり，我々はこれらを簡単に紹介し，医師が所見を集め解釈する際に，どのように診断仮説を構築し，棄却し，そして再構築するかを検討したい。

いくつかの仮説を生成した後，医師は，仮説に何かを加えたり差し引いたりするようなやり方で質問を選択する[18,19]。そうすることによって，患者がその疾患をもつと確認するような所見をみつけるのだ。その後，医師たちはさらなる所見を探し求める。その仮説が正しければ存在する，あるいは存在してはならないような所見である。このプロセスで吟味される所見はたくさんあり，また多様である。単一のデータ（病歴，診察所見，検査結果）かもしれないし，リスクファクターかもしれないし，疾患の既知の合併症かもしれない。あるいは，ある時間的関係かもしれない。本書の他の症例では，医師が所見をまとめ上げ，診断仮説を築き上げるテクニックのいくつかを検討してきた。ここでは，アセスメントを行う際の所見のたった1つに注目したい。つまり，イベントの時間的関連性である。

経験ある医師なら誰でも，診断のツールとして時間的前後関係を用いる。急性尿細管壊死の診断の確定には，事前の血圧低下のエピソードがなかったかを検証する。新規発症の皮疹を評価するときは，最近加えられた新しい薬がないかどうか尋ねる。心不全が増悪している場合は，塩をとりすぎていないか，感染症が事前に起きていないかを考える。痛風の診断を確定するために，最近，利尿薬が加えられていないかを調べる。専門家は，このような時間的関連性を熟知しており，それを活用する。そこに特別な頭の使い方や工夫も要しない。

疾患の前に起きていたことをみつけることは，症例の組み立て（case building）を行ううえで，いちばん有用なツールの1つである．今後紹介するスクリプトでも，この戦略のパワーを感じとることができるだろう．論者は正しく，患者の麻痺が入院中に起きた副作用の何かの結果であると推測していた．入院中に偶然起きたイベントとは考えなかったのである．さらに彼は，麻痺が事前の治療のどこかに関係している可能性を考えたのである．最初は，ゲンタマイシンが問題なのではないかと論者は考えるが，すぐにこれを否定する．次に，論者は抗結石薬が原因なのではないかと注目するが，彼はこの組成を知らない．抗結石薬の投与と四肢麻痺の発症の時間的関連はあまりにはっきりしており，これが麻痺の因果的説明の根拠となったのだ．

時間的関連だけでは，因果関係をきちんと証明したことにはならない．その点は認めよう．Post hoc, ergo propter hoc（事後に，したがって，それゆえに）という言い回しは，事前に起きたからといって，それが因果で結びつけられたものと前提してはならない，と初心者を戒める警告としてしばしば引用される．症例の組み立ての戦略を行う場合，事前のイベントの重要性は，臨床問題解決における，あまり発展のない検証不十分な領域であり，この方面の研究が目下行われている最中だ[44,47]．事前のイベントをどのくらい適切に解釈しているのか，時間的関係だけに頼ることでどこまでわかるか，興味深い将来の研究テーマである．

本症例の問題解決演習における，第2の重要な側面は，論者が「第1原則」に立ち返ったことにある．既に述べられたように，論者は正しく抗結石薬の投与と麻痺を時間的に関連づけた．しかし，彼はその関係をさらに進めることはできなかった．そこで論者は，神経学的器質的疾患を除外し，この疾患が代謝性疾患であるという仮説を立てる．この判断そのものは，特にインプレッシブというほどでもない．多くの神経学的診断は，除外により「毒性の」または「代謝による」ものと考えられるからである．しかし，本症例では，論者はさらに神経学的疾患の真の機能的分類を行った．それが，神経筋接合部における伝達障害であることを見いだしたのである．正確な病因を確立することはできなかったが，論者は，ある物質がアセチルコリンの分泌を妨げているか，あるいは神経伝達物質が受容体に到達するのをブロックしていると考えたのだ．このとき，論者は，正確に神経筋の異常部位を言い当てていた．正確な診断に至らなかったにもかかわらず，である．これこそが，「元々リストされた（precompiled）」診断や治療の決断がひどい間違いに通じるかもしれない1例である．

もし，論者がこの患者の主治医であったのなら，と想像してみよう．彼は事前に起こった出来事を原因として言い当て，第1原則に立ち返ることもでき，麻痺の性質も理解できた．彼だったら，もっと速く診断し，治療できたかもしれない．

ケース34　因果推論を求めて

71歳男性．両脚が腫れ，13～14 kg（30ポンド）の体重増加がこの2か月にあった，とかかりつけ医を受診した．

体重増加と下腿浮腫の患者である．呼吸苦については言及がなく，両室心不全で

あるという確証はない。呼吸苦があるのであれば，心原性の浮腫を懸念する。もちろん，右心不全が主で，それが左心不全から二次的に生じ，かつ呼吸苦が顕在化していないこともあろう。しかし，こういう事例はまれだ。もし，右心不全があるのなら，通常は左心不全の症状や徴候もあるものだ。この患者では，呼吸器疾患を示唆する所見も示されていない。肺性心が浮腫の原因である可能性はやや減じている。

明らかな説明をすぐにはできないにしても，私なら，脚の浮腫を説明できる機序を探し求めたいと思う。4つの考えがある。第1に，患者に静水圧が増し，これが両下腿の血管にかかり，組織内に水が溜まるという考えだ。第2に，血清アルブミンの低下に伴い，膠質浸透圧が低下するというものである。アルブミンが下がっている場合，それは蛋白合成の低下のせいかもしれない。肝疾患や栄養失調でこうなることがある。あるいは，アルブミンはどこかに喪失しているのかもしれない。通常は2つの経路が考えられ，それは腎臓と腸管である。第3に，炎症性疾患や組織障害のために血管の透過性が増加している，という考えである。もっとも，局在する炎症でこんなに体重が増加するとは考えにくいが。最後に，リンパ管閉塞やリンパの疾患のために，間質に水分が滞ってしまっている可能性である。

というわけで，最大の問題は，なぜ血管から水が漏れ出しているか，である。

患者は階段を上るときに呼吸が苦しくなるが，日常生活には問題ない。起坐呼吸はなく，発作性夜間呼吸困難もない。胸痛もない。食欲はあり，薬剤は服用していない。消化器症状はない。夜間頻尿があり，一晩に4〜5回トイレに行く。その他の泌尿生殖器系症状はない。

呼吸苦はそんなにひどくないようだ。おそらくは，単純に13〜14 kg（30ポンド）余計に体重があるせいだろう。軽度慢性呼吸器疾患があるかもしれないが，このくらいの液体貯留を説明することはできない。呼吸苦が示唆するところは，単なる膠質浸透圧の低下による液体貯留ではなく，容量過多があったのではないか，ということだ。もちろん，胸水や腹水が低アルブミン血症の結果，生じているかもしれないし，それらが労作時の呼吸機能を低下させているかもしれない。しかし，現時点でそれを示唆する情報はない。

夜間頻尿は前立腺閉塞を思わせる。日中にも頻尿があるのか興味がある。閉塞性尿症が塩分と水分の貯留の説明としては成り立つし，容量過多な状態も起こしうる。軽度心不全もまた，夜間頻尿の原因となる。心不全患者は，1日のほとんどの時間，心拍出量のピークで心臓を動かしており，夜間には尿を濃縮させることができないのかもしれない。そのようなとき，ある程度の夜間頻尿を起こすが，一晩4〜5回は尿路閉塞で起こるにしてはちと多すぎる。もちろん，濃縮能の異常も考える。しかし，そのように考えねばならない理由を今思いつかない。このくらいの夜間頻尿ということは，膀胱がもちこたえられないか，必要以上の尿排出をしているか，だ。

患者には年間150箱の喫煙歴があり，ヘビー・ドリンカーだった。もっとも，過去2年間は酒もタバコも断っている。2年前からステージDの前立腺癌を治療しており，精巣

摘出術も受けている。現在は，これにまつわる症状も所見もなく，前立腺特異抗原（PSA）の上昇もない。高血圧の既往はない。家族歴もぱっとしない。

　　　喫煙歴があり，慢性閉塞性肺疾患の可能性はある。もっとも，患者にはたいした呼吸苦がなさそうで，咳や喀痰もない。重篤な肺疾患で肺性心というのではなさそう，というのは既に述べたとおり。
　　　2 年前まで酒をたしなんでいた。肝硬変と低アルブミン血症というのはどうだろう。低アルブミンで両脚の液体貯留を説明できるだろうか？　我々はもちろん，この可能性を念頭におく。2 年前に飲酒を止めているが，食欲もあり，ほかに肝硬変を示唆する所見がないと仮定すると，この診断はひとまず控えさせていただきたい。
　　　我々は確かに，閉塞性尿路疾患の可能性を懸念する。夜間頻尿はこれで説明できる。さらに，閉塞性尿路疾患の早期では，ナトリウム貯留や容量過多の原因となりうるのである。
　　　年間 150 箱も喫煙していた，というのは心配である。喫煙に関連した悪性疾患が懸念されるからだ。特に肺癌である。悪性疾患で症状が説明できるだろうか？　答えはイエスだ。その理由は 2 つある。第 1 に，肺の悪性疾患に関連したネフローゼ症候群を発症した可能性がある。組織学的には，そのようなネフローゼは膜性糸球体腎炎か膜性増殖性糸球体腎炎である。古典的なネフローゼ症候群，蛋白尿，低アルブミン血症，末梢浮腫の原因となる。第 2 に，肺病変のために塩分貯留が起きることがある。副腎皮質刺激ホルモン（ACTH）産生腫瘍なのかもしれない。鉱質コルチコイドの効果で塩分貯留を起こし，カリウムを喪失させている可能性である。ナトリウム貯留は浮腫を説明し，カリウム喪失は（ネフローゼ症候群では起こらないが）多尿を説明しうる。ネフローゼ症候群だと，むしろ尿量は減少気味である。

血圧は 190/92 mmHg，脈拍数は 84/分である。肥満があるが，黄疸はない。頸静脈は怒張していない。早期呼気性喘鳴がわずかに両肺に聞こえる。心音では，S_4 ギャロップが聴こえるが，S_3 ギャロップや雑音は聴かれない。腹部は膨満しており，臓器や腫瘤は触れず，腹水も明らかなものはない。肝臓のサイズは正常である。前立腺は硬く結節様である。膝までの高さに 4+ の，押すと陥没する浮腫（ピッティング・エデマ：pitting edema）があるが，他の部位にはみられない。

　　　高血圧の既往がないのに，わずかな拡張期圧の，さらに収縮気圧の上昇が認められる。確かに容量過多はあるのかもしれない。S_4 があって S_3 のないギャロップは，最近の血圧上昇のせいなのかもしれない。左室の拡張がうまくいっていないせいかもしれない。明らかに，心不全の徴候はみられない。浮腫の原因として心不全は除外したい，と私は思う。腹部は膨満しているが，肝腫大や腹水はない。肝疾患も原因としては除外してもよい，と思う。患者には，下腿だけに 4+ のピッティング・エデマがある。非特異的な腎性の塩分と水分貯留のせいかもしれない。あるいは，下腿に限局した機械的な閉塞のせいであろうか。前立腺癌こそあるが，注意深く診察すると，骨盤に沿って外側に腫瘍が進展したりはしていない。リンパ管や静脈の還流をブロックしているものもなさそうである。PSA も上

昇していない。

この時点での検査結果：ヘモグロビンは 14.9 g/dL，ヘマトクリットは 50％，白血球数は 11,900 で，多核球が 83％，杆状球が 5％，リンパ球が 5％，単球が 7％である。BUN は 23 mg/dL，クレアチニンは 1.2 mg/dL，空腹時血糖は 133 mg/dL，アルブミンは 3.2 g/dL，カルシウムは 9.3 mg/dL，ビリルビンは 0.4 mg/dL，ALP は 64 IU/L，LDH は 487 IU/L，AST は 55 IU/L，INR は 1.0，部分トロンボプラスチン時間は 22 秒である。尿検査では，比重が 1.015，わずかな蛋白と糖を認める。沈渣は正常。心電図では，洞性頻脈，左軸偏位，前外壁の非特異的 T 変化を認める。

患者の血清アルブミンはわずかに低いが，ネフローゼという程度ではない。尿蛋白はたいしたことがない。ネフローゼ症候群と肝硬変を除外できたことには満足している。ヘモグロビンは，この年齢，性別では正常上限である。肺疾患があるのだとしたら，それは重篤ではないのだろう。ヘモグロビンは以下の 3 つの可能性を考えさせる：(1) 私が考えるより低酸素血症はひどい。(2) ヘマトクリットやヘモグロビンを上昇させるような疾患をもつ（エリスロポイエチンやコルチゾール過剰を来す悪性腫瘍など），(3) 血液濃縮がある……まぁ，これはらしくない。白血球はわずかに上昇，著明な左方移動がある。血糖は軽度上昇している。過剰なコルチゾールには合致している。

ルーチンの入院時電解質：ナトリウム 150 mEq/L，カリウム 2.1 mEq/L，クロライド 93 mEq/L，HCO_3^- 45 mEq/L。血液ガス（室内空気），pH 7.62，$PaCO_2$ 46 mmHg，PaO_2 57 mmHg。計算された血漿重炭酸は 47 mEq/L である。

おっと！　このデータで答えがわかった！　血清ナトリウムをみれば，ナトリウム貯留，高血圧，その他，体液過剰を示すいろいろな所見，原発性ナトリウム貯留のパターンである。低カリウム血症と代謝性アルカローシスがあり，ナトリウムの貯留とカリウムと水素イオンの交換が起こっている。副腎皮質ホルモン過剰に典型的である。ヘビー・スモーカーであったことを考えると，最初に考えるのはコルチゾール産生を刺激する，ACTH 産生性悪性疾患である。副腎病変があるかもしれないが，その可能性は低いだろう。下剤の乱用で浮腫が起こることもある。コルチコイド過剰があるのは明らかで，ここで問うべきは，原発性副腎病変なのか，他の悪性疾患が ACTH を産生して副腎を刺激しているのか，である。年間 150 箱の喫煙歴では，後者の可能性が高い。

尿電解質（スポット尿）：ナトリウム 77 mEq/L，カリウム 48 mEq/L，クロライド 58 mEq/L。

血清カリウムが 2.1 であり，尿のカリウムが 48 ということは，明らかなカリウムの喪失である。副腎皮質の機能亢進に合致する。尿のクロライド濃度は 58 で，診断という観点からはさらに興味深い。ほとんどの場合，このくらい重度の低カリウム性代謝性アルカローシスの患者では，ほとんど尿にクロライドが出ない。クロライドが尿になければ，それは嘔吐により，あるいは利尿薬によりクロライ

ドが喪失したという良い指標になる。そのような患者はクロライドに依存しており，この場合，塩化ナトリウムか塩化カリウムで治療すれば，すぐにアルカローシスはよくなる。しかし，なかには塩化ナトリウム抵抗性の患者もいる。この場合，塩化ナトリウムを投与しても，患者のアルカローシスは補正されない。そのような患者では，尿に大量のクロライドが排出されており，本症例でもそうであった。彼らの多くは副腎皮質の機能亢進にあるのだ。

胸部レントゲン写真では，両側間質変化と右下葉に結節影があり，悪性疾患に合致していた。

この所見は，腫瘍が副腎機能亢進を起こしているという仮説を支持する。あと必要なのはホルモン検査だけだ。

血漿コルチゾールは以下のとおり：ランダムな朝の値 46 μg/dL，夕刻の値 56 μg/dL。デキサメタゾン抑制試験（1 mg，一晩で）。朝のコルチゾール 46 μg/dL。0.5 mg を 6 時間おきに 2 日間投与した後，朝のコルチゾール 48 μg/dL。2 mg を 6 時間おきに投与した 2 日間後，朝のコルチゾール 50 μg/dL。ACTH は 500 〜 922 pg/mL（正常値＜ 130 pg/mL）。血漿レニンとアルドステロンは正常。

これは明らかに ACTH 産生病変である。ACTH は高く，これが肺の悪性疾患によるものなのは明らかだ。ACTH 産生腫瘍があり，副腎を刺激し，コルチゾールを絶え間なく産生するようになったのである。コルチゾール高値により塩分の貯留が起こり，カリウムは喪失し，塩分抵抗性のアルカローシスに至った。ほとんどの人はコルチゾールの塩分貯留効果からは「免れている」が，軽度でも心不全があると免れることはできないかもしれない。浮腫の説明としては，重度のカリウム喪失もある。カリウム喪失時の塩分の貯留メカニズムは不明だが，カリウムを補充すると利尿がかなり起こることもある。

アウトカム：気管支鏡にて，複数の病変が右上葉と下葉気管支に認められた。生検では，小細胞未分化癌が検出された。前立腺特異抗原染色は陰性。低カリウム血症と代謝性アルカローシスの治療に大量の塩化カリウムが投与され，スピロノラクトンがのちに追加された。カリウムも重炭酸も正常値には至らなかった。化学療法を受けたが，患者は数週間後に自宅にて亡くなった。

分析

この患者は悲劇的な結末に終わってしまったのだが，この症例を因果，生理学，推論の素晴らしい例として議論したい。我々は，医師が使う推論の種類についてたくさん学ぶことができる。そこで，環境から手がかりを抽出し，手がかりから診断が構築される。本書の別のところで，我々はベイズ(Bayes)の（あるいは確率論的な）推論について説明している。それは，もっぱら統計学的な臨床所見の関係に依存した診断アプローチであり，病態生理学的な説明は無視している（ケース 23, 27 を参照）。たとえば，ベイズのフレームワークにおいては，高血圧は腎動脈狭窄症と関連しているとみられることがある。そのとき，狭窄がレニ

ン放出の原因であり，レニンの放出が血圧を上げるといった知識をもつ必要はない。肺水腫は単に心不全でよくみられる所見だと知られるだけだ。高い肺静脈圧が肺内の毛細血管からリークを促すことなど理解する必要はない。このような確率論的なアプローチには価値があり，特に臨床変数の因果関係がはっきりしなかったり証明されていないときはそうである。しかし，日常においては，我々の常識的な推論は，統計とは関係ないような形で行われるのが常ではなかろうか。実際には，因果関係こそが，我々のルーチンでの問題解決では重きをなしているのである。リアル・ワールドを説明するときに，因果関係を用いるのに我々はとても慣れている。上に上がるものは，下がる。黒雲と稲妻は雨の予兆だ。スピードを上げるほど，起こした事故はひどくなる。因果推論は医学においても大事である。学生時代に生理学と生化学に費やした時間の多さを思い出すがよい。学生レベルでの生理学的原則が強調されたにもかかわらず，因果推論は医学診断のアプローチとしてはほとんど注意を払われていない。

　ここで提示されたスクリプトは，ある診断のジレンマを解く際には，確率論的な関係が役に立たず，生理学的な推論のほうが有用であることもある，という素晴らしい1例である。我々が選択した症例は，そのようなアプローチに理想的にフィットするものであったが，論者は最初から生理学的なアプローチであった。本症例では，浮腫の原因はまれなものであった。短時間の間に，心原性，肺を原因とした浮腫について言及した後，論者は塩分と水分貯留の生理学的な原因について考察する（たとえば，静水圧の上昇，膠質浸透圧の低下，血管透過性の亢進，リンパ管や静脈還流の閉塞）。その後，論者は多くの原因を考えては棄却していく。さらに，患者の血圧が高く，病歴には高血圧がないことを論者は知る。体液過剰があるのではないかと論者は考える。体液過剰を念頭におき，ヘマトクリットが高いこと，左方移動，軽度高血糖に注目する。そこから，副腎機能亢進を体液過剰の原因として考えるのである。最後に，血清と尿の電解質異常を検討し，副腎機能亢進が存在する確たる証拠をつかむ。そして，その原因が肺癌にあることを正しく推定したのである。

　確率論的に論者が考察したという根拠はどこにもない。むしろ，因果（生理学的）の経路をずっとたどっていたように見える。そう断言したわけではないが，コルチゾールは赤血球産生を刺激することを，白血球増多を来すことを，そして，血糖を上げることを論者は知っていた。アルカローシスはクロライド抵抗性のバリアントであることも正しく見抜き，酸塩基の異常が副腎皮質機能亢進で起きうることも看破した。最後に，ACTHの過剰産生とある種の癌の因果関係を正しく導き出し，患者には肺癌があり，そのため副腎機能亢進状態にあるのだと見抜いたのだ。

　論者は，なんで肺癌が最も「らしい」と考えたのかについては説明しなかった。我々にできるのは推測することだけである。たぶん，肺癌がヘビー・スモーカーと関係しているという事実を利用したのだろう（統計学的関係）。たぶん，多くの副腎外のACTH産生腫瘍は肺にあるという事実を活用したのだろう（これも統計学的関係）。あるいは，ある種の肺腫瘍は実際にACTHを産生しているという事実を活用したのだろう（因果関係）。副腎皮質機能亢進と肺癌の関係をどのように論者が結びつけたとしても，彼が因果関係を診断のツールとして用い，そのアプローチを正当化したことは間違いない。

このスクリプトでは，診断問題解決における因果推論の価値の高さを上手に例証している。因果推論でアプローチするのがベストである症例とはどんなものか，どれにベイズのルールを用いるべきか，そして，どれに他のアプローチ（フローチャートとかアルゴリズムなど）を用いればよいのか，我々にはまだわかっていない。因果推論は記憶に頼るような関係性に基づくのではなく，生理学的な関連やコンセプトに基づいている。因果推論を用いる者はいつでも第1原則に返り，コモンセンスやロジックを用いて問題を解くことができる。

　別のところで，我々は演繹推論の達人，シャーロック・ホームズを引用している（ケース54を参照）。想像に難くないが，ホームズは因果推論をたいへん重要視していた。『オレンジの種五つ（The Five Orange Pips）』では，ホームズはワトソン医師にこう説明する。

> 理想的な推理とは，ある1つの事実を見せられただけで，そこから何が起こったのか出来事の連鎖を導き出すだけでなく，そこから起こりうるであろう結論も導き出すものを言うんだ。キュビエ（Cuvier）[*1]が1本の骨を注意深く検証して，ある動物全体を正しく説明するように，ある事件に1つの関連性を見いだした者は，他のこともすべて説明できるのだ。その事件の前に起きたことも，後に起きることもだ[213]。（訳は岩田健太郎。以下同様）

コナン・ドイル（Conan Doyle）は，因果推論によって複雑な問題を解く際には，ある事実の集まりが必要であることを理解していた。ホームズは続けて言う。

> 最高のレベルでこの技術を身につけるためには，推理する者が，目の前に現れた事実すべてを活用しなければならないのだよ。そして，そのことそのものが示唆的だよ。すべての知識を獲得すること，たとえ，今日のように教育や百科事典が無料で手に入る時代においてもだ。そんなことはめったに起きないのだ。だけどね，自分の仕事に役に立つだけの知識はすべて手に入れておくべきだ。僕はそんなふうにして，自分の仕事をやっているのさ[213]。

このようなコメントは，医者としてはそれほど成功しなかった者が推理について語ったものであるが，因果推論の科学的な基盤と人間が問題を解決をする場合の知識というものの位置づけについては，上手に説明されているといえよう[46,47,137,214]。

　本症例で学ぶ教訓は1つである：可能であれば，生理学的な原則を用いよ，因果関係を用いて診断せよ，である。そのような推論は健全であり，その原則に基づいて正当化される診断プロセスである。コナン・ドイルから学べるものもまた明らかである：因果推論は推理小説においても理想的なツールである。医学における診断にも応用可能だ。そして，これを使いこなすには，病態生理学の知識が必要なのである。

訳者コメント

[*1] キュビエ（Cuvier）は，化石の研究をしたフランスの博物学者（1769～1832年）。

ケース35　因果に帰する際のトリッキーなタスク

44歳男性。反復する発熱，気分不良，頭痛，意識障害のために病院に搬送されてきた。

> これは重大な問題かもしれない。発熱，頭痛，意識障害があるとき，私は中枢神経系の感染症をまず懸念する。他の施設から搬送されてきたので，検査が既に行われたか確認したい。まだ原因がわかっていないのなら，何か特殊な中枢神経系の感染症なのかもしれない。症状がしばらく持続しているのなら，髄膜炎菌などによる細菌感染症の可能性は小さい。

入院6週間前までは患者は元気だった。その後，胃炎のために消化管出血を起こし，近所の病院に入院した。アスピリンと非ステロイド系抗炎症薬(nonsteroidal anti-inflammatory drugs：NSAIDs)が原因と考えられた。腰痛のためにこれらを服用していたのだ。長いうつ病の既往もある。

> 現在の症状とこの病歴に関係があるか，今のところわからない。確かに，もし，今もNSAIDsを服用しているのなら，医薬品による無菌性髄膜炎の可能性だってあるだろう。消化管出血と腰痛のコンビネーションは，炎症性腸疾患と，合併する脊椎関節症のいずれかを想起させる。入院中に院内感染に罹患した可能性だってある。たとえば，内視鏡検査をきっかけとして。その合併症が今，ようやく臨床的に明らかになったばかりなのかもしれない。

現在の症状は1か月後に起こった。2日間に及ぶ倦怠感，意識障害，運動失調がひどくなっていく。仕事をしているとき，患者はコンピューターの前で座っているのを発見されたが，そのとき，何をしたらよいかわからなかった。体温は39℃あった。この時点で，ある病院に連れてこられたのである。

> 現在の症状が1か月前の入院に関係あったのなら，我々はゆっくりした経過の疾患を相手にしていることになる。ひょっとしたら，全然それとは関係ないのかもしれない。意識障害はなんらかの脳症を想起させる。運動失調は小脳に何か起きているのではないかと考えさせるし，もしかしたら，末梢ニューロパチーや耳の感染症も考える。それが進んで脳膿瘍になったのかもしれないし，薬剤がこのような症状を起こしやしないかとも考える。プロトンポンプ阻害薬はこんな症状を起こさないと私は思う。プロトンポンプ阻害薬のために無酸症になったとして，患者は結核のような感染症に罹りやすい状態かもしれない。目下のところいちばん心配なのは，脳底部の髄膜炎の何かである。

患者はぐったりはしていたものの，覚醒していた。「Methodist Episcopal(メソジスト派の主教)」と発音するのに苦労していた。軽度の左右認識障害があり，言葉を反復しづらそうだった。四肢に筋力低下があるが，ほかに巣症状はない。その他の診察所見に特記すべきものはなし。血算，血糖，電解質，血清カルシウムは正常。腰椎穿刺は正常で，薬物スクリーニング検査も陰性。神経内科医は脳炎を心配し，アシクロビル治療を開始した。

全般性脳症を起こしているようだ。両側皮質障害を示す徴候がある。発語失行や言語そのものの喪失のような，より重篤な問題を抱えているのかもしれない。四肢の筋力低下は，何か全身症状を起こすトキシンを想起させる。ウイルス性脳症の何かに罹患したのだろうか？ 何かの流行地に住んでいるのだろうか？ 時期的にそれが合致するのだろうか？ 代謝性疾患はなさそうである。ヘルペス脳炎のリスクは高く，アシクロビルを開始したのは理解できるだろう。利益がリスクを大きく凌駕するからだ。最後に，傍腫瘍症候群の可能性はどうだろう？

頭部 CT，MRI，脳波（EEG）は正常。胸部レントゲン写真は右下葉浸潤影の可能性を示唆した。血液と髄液培養は陰性。アシクロビルは中止され，セフトリアキソンが開始された。症状は徐々に改善し，患者は退院した。最終診断はウイルス症候群疑いとうつ病とされた。

肺浸潤疑いと神経学的異常では，レジオネラ（Legionella）感染を考える。もっとも，運動失調はこの疾患ではまれだが，入院中に症状がよくなったのは，抗菌薬の効果かもしれないし，単なる偶然かもしれない。

1 週間後，患者は似たような症状で同じ病院に来院した。血液と尿培養は陰性。モノスポット・テストと甲状腺刺激ホルモンは正常。ライム（Lyme）病の血清学的検査，ツベルクリン反応（ツ反），いずれも陰性。他のルーチン検査もすべて正常。胸部 CT では，右中葉硬化像（consolidation）の可能性が示唆され，クラリスロマイシンが投与された。入院 3 日目，患者はずっと元気になり，退院となった。

患者には何かの再発性疾患があるのだろうか？ あるいは，感染症の部分的治療だろうか？ 隠れた膿瘍があり，間欠的な症状を起こしているのだろうか？ 何かのトキシンへの曝露はどうだろうか？ スティル（Still）病も間欠的な発熱と腰痛を起こすが，中枢神経系の症状は起こさない。血管炎は間欠的な発熱の鑑別にいつも入れておかねばならない。これは，中枢神経症状を起こすこともある。

2 日後，患者は同じ症状にて再来院。ろれつが回らず，運動失調があり，意識障害があった。患者には，うつ病のためにパロキセチン 30 mg/日が与えられ，腹部症状のためにパントプラゾール 40 mg/日が与えられていた。ここで転院となる。

私はまだ，診断のついていない脳底部髄膜炎を，中枢神経系結核や心筋感染症のことを考えている。ヒト免疫不全ウイルス（human immunodeficiency virus：HIV）の前は，クリプトコッカス（Cryptococcus）感染は免疫抑制のない患者にも起きたものだ。何か違法薬物を用いていないだろうか？

患者は妻と 2 人暮らしで，下水道の監視員をしている。昔，タバコを吸っていたことがある。最近の旅行歴，シックコンタクト，ペットはない。過去に大量飲酒の既往があるが，6 年間は飲んでいない。運動を定期的に行っていた。

下水の監視員か。レプトスピラ症がすぐに頭に浮かぶ。これも間欠的な疾患にな

ることもあるし，意識障害も起こす。通常は肝障害や腎障害も伴う。

　ネズミに噛まれ，鼠毒になったというのはどうだろう？　いや，そんなことはないだろう。定期的な運動を行っている。たとえば，同化ステロイドみたいなものを飲んで，運動能を向上させようなんて考えていはしないだろうか？

患者に苦痛はない。血圧は 100/65 mmHg，心拍数は 54/分，起立性低血圧はない。発熱もない。一般的な診察は正常。見当識はあるが，応答が遅い。自宅の電話番号を思い出せない。運動失調があり，脚がふらついている。その他の神経学的診察は正常。

　運動失調は中心性のようだ。中枢神経系感染症はいまだ私の頭にあるが，それはそれとして，ビタミン欠乏はどうだろうか。サイアミン欠乏その他である。

以下の検査は正常：電解質，糖，肝機能，血清カルシウム・マグネシウム，クレアチンキナーゼ。白血球は 7,400 で分画は正常。血算は変化なし。赤沈は 53 mm/時間。肝炎ウイルスや HIV 検査は陰性。ブルセラ(*Brucella*)抗体は陰性。

　前の病院の検査も見直され，それも正常だというのなら，画像検査を繰り返してもたいして役には立つまい。健康食品か何かをとっていないだろうか？

さらに質問を重ねると，患者の妻がこう言った。患者は 2 か月前から，カバカバとバレリアン根（セイヨウカノコソウ）をうつ病のために服用していた。入院のたびに，このような薬草を服用するのは中止していた。そして，症状は消失したのだ。これ以上の検査は行われず，抗うつ薬以外は与えられなかった。以前同様，2 日以内に神経学的所見は消失した。薬草はもう服用しないようアドバイスされた。患者に症状の再発はない。

分析

　因果推論は，毎日の生活においてとても重要であることが知られてきた。偉大なる小説『戦争と平和』のなかでトルストイ(Tolstoy)は，「現象の原因の全体は人知を超えるものである。無数の複雑さのなかで現象の状態を理解することもできず，原因のように見えるものがばらばらにあるなかで，第 1 の，最も包括的な近似物を理解し，『これこそが原因だ』と言うのである[215]」。この注意深い記述は医学についても当てはまる。どんなときでも我々は推測する。どの治療薬が患者の血圧を下げたのか。どの検査が急性腎不全の原因となったのか。毎日同じ量のワルファリンを飲んでいた患者が，どうして出血し出したのか。本症例の患者は，因果関係を検討するための貴重なチャンスを提供してくれる，まれな患者である。患者は 3 回も意識障害と運動失調で来院した。そして 2 回も，短期の入院で患者は回復したのである。しかし，主治医は 3 回目に患者が入院するまで，この疾患の性質を理解しなかった。論者はより賢明だったといえる。患者の最初の入院情報を聞いただけで，「ある種のトキシン」の可能性に言及したのである。この懸念は，2 回目，そして 3 回目の入院時にも聞かれたのである。入院中に，急に患者は元気になる。これが繰り返される。このとき，古典的な因果仮説が生じる。つまり，「事後に，したがって，これゆえに(*post hoc, ergo propter hoc*)」である。再発，回復を繰り返すような疾患は多くないが，トキシンへの曝露（と

その後のトキシンの除去）はその1つといえよう。このような薬草の毒性に関する文献検索はうっとうしいものである。このような物質の副作用について，ほとんど研究されていないからである。ほとんどのウェブサイトでは，バレリアン根の副作用リストは提示していない。カバカバについては肝障害の情報しかみつからない。しかし，カバカバ「と」バレリアン根，あるいはカバカバ「か」バレリアン根が毒性をもちうることは，本症例からほとんど明らかである。曝露後に症状は再発し，薬草をやめると改善するからである。要するに，これは「チャレンジ－脱チャレンジ－再チャレンジ」というコンセプトなのである。刺激が取り除かれると反応が消失し，その刺激を再開すれば反応は再びみられるようになる場合，因果関係の強固さは増すのである[216]。本症例では，脱チャレンジと再チャレンジは2回起きた。薬草と疾患の因果関係を示す説得力ある根拠である。

　何度も症状が再発する場合，因果の結びつきを見いだすことには問題はなかろう。しかし，「*post hoc, ergo propter hoc*」の考えにあまりに夢中になるのも考えものである。単一の刺激と単一の効果の関係は単なる偶然かもしれない。ランダムに起きた事象に因果関係を見いだすことは，よくある論理学的な誤謬である。したがって，単純にイベントが時間的な前後関係をもちながら起きた，ということだけを根拠に因果関係をそこに見いだすのは，一般的に間違っている。ほかにも，因果関係を見いだすときに常に考慮しなければならない要素はいくつかある。

　それはどんな要素のことだろう[44,45,47]？　因果関係を考えるうえで有用なフレームワークには，以下のような側面がある：因果のフィールド，因果関係の手がかり，因果の強さに影響を与える要素たちである。「因果のフィールド（causal field）」はコンテクストである。そこで，原因の可能性が判断される。因果のフィールドは，確率論的推論が行われる問題スペースとよく似ている。同じであるといってもよいかもしれない（**ケース7**を参照）。あるコンテクストは普通でない，珍しい，異常な所見やイベントからトリガーされる。そのような所見やイベントは，背景において見てわかるほどに違いがあり，期待を裏切り，それによって因果の興味を呼び起こす。本症例では，繰り返す再発と回復が因果関係の仮説を打ち立てさせた。因果のフィールド（あるいはコンテクスト）はそこで，満足のいく説明を求めるのである。本症例での因果のフィールドは，単一の説明からなる鎖として解釈されよう。自宅におけるトキシンが症状の原因ではないのか？　因果のフィールドはまた，イベントや所見を説明する代替案の数を設定するのにも重要である。たとえば，本症例では，多くの診断可能性が提示された。重症感染症から血管炎に至るまでそれは多岐にわたった。

　「因果関係の手がかり（cues to causality）」は，確率論的な因果関係の指標である。観察された効果と仮説としての原因間の関係に手がかりとなるとしばしば考えられる要素には，原因の強さと効果の程度や重大さの比較がある。また，原因と結果の時間的連続性がある。原因と結果の空間的連続性もある。本症例では，刺激の強さと結果はおそらくは一致している。もっとも，薬草の毒性は吟味するのに困難であるが。このような関係は当然確率論的である。手がかりがあるというだけでは，薬草が中枢神経症状の原因ではないかという疑いをもつことのみ正当化される。にもかかわらず，世界を説明する判断がすべてそうであるように，因果関係のアセスメントは，単にある効果がある原因とリンクしているのではな

いか，という1つの可能性を示すにすぎない。

　原因と結果のリンクの「強固さ（strength）」を吟味する方法がいくつかある。「強固さ」こそが，因果関係を吟味する際使われる，第3のフレームワークである。因果の鎖すべての信頼度や，その鎖のなかのおのおののつながりの信頼度は，そのような「強固さ」を示すものの1つである。2つの現象が同じ方向に動いているかどうかも，「強固さ」を示す指標の1つである。反応の変化が密接に刺激の変化に呼応しているとき，刺激は反応の原因であろうと推察される。同様に，反応と，想定している刺激の間に持続時間や強さにかなりの一致があれば，因果の強固さは高まる。このような方法の多くが本症例に当てはまる。しかし，仮想される刺激と反応の時間的空間的関係こそが最も強いものであろう。もちろん，このような関係はあくまでも相関を示すのみである。既に述べられたように，関連があるだけなのに，間違って因果の強固さを高めてしまってはいけない。

　最後に，因果仮説の強固さは，代替案を説明するという検証に耐えなければいけない。単一の因果の説明により，すべての観察された所見を説明できるからといって，因果の鎖が正しいものだという保証はない。代替の鎖を意図的につくり，その強固さを検証せねばならない。本症例では，その他の代替案たる説明はほとんど信頼性をもたなかった。

　医学において，因果関係をある事象に帰する際の詳細なルールは存在しない。しかし医師は熱心に，観察される臨床的現象に対し因果の説明を行おうとする。そのような原因の希求は，個々の患者の臨床徴候の病態生理学的理解の基盤となるだけではなく，時には疾患機序の新しい仮説が発見される方法にもなっているのだ。

ケース36　間違った推論，正しい答え

36歳男性。薬物過剰摂取による入院歴が何度もある。ぐったりし，意味不明なことを口走るというので入院となった。ある薬物（あるいは複数の薬物）を過剰にとったらしいのだが，何を飲んだのかはわからない。

　　　　第1センテンスには，たくさんの情報が込められている。患者には，薬物過剰摂取の長い既往があり，患者の身体的・精神的な状態はそれに合致しているということだ。

患者には，薬物依存，うつ病，自殺企図の既往がある。胆嚢摘出術が行われ，そのとき肝十二指腸吻合術も追加された。総胆管が狭窄していたのである。最近の処方薬を見ると，チオリダジン（50 mgを1日3回）とアルプラゾラム（必要に応じて）である。過去にリチウムを服用していたこともある。

　　　　ここで問わねばならないのは，次のようなことだ：患者にはまだリチウムを入手するアクセスがあるか，そして彼が所有する医薬品のいずれかを服用していたかどうか，である。総胆管狭窄の既往は，ここで深く追及すべきことではなかろう。時に，狭窄は再発するし，そのため感染症が起こることもある。しかし，こ

こで，病歴からは，胆道疾患は考えづらい。

診察所見は以下のとおり：血圧は 110/80 mmHg，脈拍数は 64/分，呼吸数は 20/分，体温は 36.6℃。ぐったりしているが，呼べば目を覚ます。少し興奮している。深部腱反射はわずかに減弱している。その他の神経学的所見は正常。首は軟らかい。皮膚の張りは正常。ほかに診察上異常所見はない。

> 身体所見では，意識状態のわずかな悪化と深部腱反射が減弱している以外，特に異常はない。発熱もない。ここで大切なのは，患者の意識状態の悪化が薬物過剰摂取で説明できるか，である。胃の内容を確認し，血液検査をすべきだろう。

検査結果は以下のとおり：血算は正常。BUN 8 mg/dL，クレアチニン 0.8 mg/dL，血糖 103 mg/dL。ナトリウムは 142 mEq/L，カリウム 4.3 mEq/L，クロライド 110 mEq/L，HCO_3^- 29 mEq/L。血液ガス：pH 7.32，$PaCO_2$ 46 mmHg。胸部レントゲン写真は正常。心電図もほぼ正常だが，Q–Tc 間隔は 0.46 と延びている。血清，尿，胃内容物の薬物スクリーニング検査では，何もみつからない。血清リチウムレベルはスクリーニングの項目になく，オーダーされていない。アルプラゾラムの血中濃度がオーダーされた。

> 検査で気になる唯一の点は，わずかに呼吸性アシドーシスがあり，pH が 7.32，$PaCO_2$ が 46 という点である。PaO_2 は提示されていない。アニオンギャップは 3 と低く，Q–T 間隔延長があるのは興味深い。血清ナトリウム[*2]に影響を及ぼしているものが何か気になる。自動検査装置によるアーチファクトで高いのだろうか？ リチウム濃度も知りたい。

チャコール，ソルビトール，クエン酸マグネシウム，ナロキソン，サイアミン，輸液で治療され，患者の意識はその後 2 時間，改善傾向にあった。その時点で，血清リチウム濃度は 11.9 mEq/L であると報告があった。患者はリチウムの服用を否定したが，完全に目が覚めているわけではない。

> リチウムが血中にあるのははっきりしている。検査が正確だと仮定すれば，患者はリチウム中毒の犠牲者なのだ。

患者の臨床像と致死的な血中リチウム濃度が噛み合わず，レジデントはリチウム過剰摂取に疑いを抱く。さらに問うと，リチウムの検査に出したサンプルは，血液ガスの検査に用いられたヘパリン入りのチューブから提出されたのだった。チューブ内にあった抗凝固薬はヘパリンリチウムであった。もう一度，リチウム濃度を正しく凝固させた血液で検査したら，結果は 0.2 mEq/L 未満であった。

> 間違いは採血方法の失敗のせいだったのか！

訳者コメント

*2 — serum sodium と本文ではあるが，重炭酸（bicarbonate）の間違いなのかもしれない。

その後12時間，患者の意識は改善し続ける。アルプラゾラムを50錠飲んで自殺しようとしたらしい。入院時のアルプラゾラムの血中濃度は280 ng/mLであった（治療域：19〜55 ng/mL）。電解質のフォローアップでは，ナトリウムが142 mEq/L，カリウム4.3 mEq/L，クロライド109 mEq/L，HCO_3^- 22 mEq/L。計算されたアニオンギャップは今や正常である（11 mEq/L）。治療のため，精神科病棟に転床となった。

教育的症例だ。

分析

ここでの臨床問題解決には，いくつかの興味深いポイントがある。論者は有能な医師であり，患者には異常に低いアニオンギャップがあることを看破する。このような所見は，水電解質代謝が専門でない医師なら，ほとんど見逃しているところだ。論者は，すぐに血漿中のリチウムがアニオンギャップ低値の原因ではないかと考える。手元の情報を活用した，理にかなった適切な仮説である。しかし，のちにリチウム濃度が報告されたとき，同じ論者が，その結果の意味を理解し損ねてしまった。患者の臨床徴候（比較的軽度の意識障害）とものすごく高い血漿リチウム濃度が噛み合わないことに気がつかず，論者は，リチウム過剰摂取を中枢神経系症状の原因に帰してしまったのである。素晴らしいパフォーマンスと，その後に続く失敗である。

なぜ，このようなミスが？　ここで我々は，知識と診断仮説生成，そして手がかりを，因果関係に結びつけることの相互作用を観察する機会を得た。仮説生成プロセスにおける納得のいくモデルでは，ある事前知識が長期記憶に埋め込まれており，そのなかで理にかなった候補が想起され，作業記憶として活性化される。そこで，新しいデータのチェックが行われる[105]。一方，因果仮説は暫定的に，ある結果をある特定の原因に帰するのだが，どうも異なるメカニズムで想起されるようである。因果仮説は，期待にそぐわないときに想起されるようなのである。この一見広範なコンセプトを，今後続く演習のコンテクストにうまく組み込むために，以下のような考え方を提示したい。

1. 論者は，リチウム過剰摂取についての知識をもっており，血中における異常量のリチウムを認識する能力（低いアニオンギャップによって）をもっていた。また，血漿リチウム濃度は，リチウム過剰摂取をみつけるのに有用であることも知っていた。
2. 論者は，リチウム血中濃度と患者の臨床状態の関係について正確な作業モデルをもっていなかった。
3. その結果，論者には本質的な手がかりがつかめなかった。つまり，レジデントがみつけることができた，リチウム濃度と患者の状態の噛み合わなさである。
4. この本質的な知識のかけらを欠いていたために，因果関係への手がかりを（そして，本症例の場合は因果関係の「なさ」を）想起できなかったのである。

他のケースでは，どのように知識が蓄積されるか，いくつかの理論を論じよう。本症例では，そのような知識は，条件と行動のペア（condition–action pair）の形

式をとっていたのかもしれない。つまり，「**もし(if)**」患者に意識があるのなら(あるいは生きているのなら)，「**かつ(and)**」血漿リチウム濃度が 6 mEq/L 以上である場合，「**そのときは(then)**」リチウム濃度はラボエラーに違いない。あるいは，こんな感じである。「**もし(if)**」ある患者がまだ意識があるのなら(まだ生きている)，「**かつ(and)**」血漿リチウム濃度は 10 mEq/L 以上である。「**そのときは(then)**」何かのラボエラーを考えよ。

　知識はもちろん，違う形態をとることもある。リチウム濃度と患者の状態を代数的に関係づけてもよいだろうし，他の形態でも可能だろう。

　論者は，リチウム濃度と患者の臨床状態の食い違いを認識できなかったことで，予測が当たらなかったことに責めを負うべきだろうか？　こういう知識は本で調べるというより，ちゃんと記憶しておくべきなのだろうか？　この質問に答えるために，我々はもう一度，どうやってこの演習を行っているか確認したい。我々は症例を呈示する。それは「チャンク(chunk)」により構成されている。論者は事前になんの準備もしていない。彼らが問題解決においてどう思うかを口に出してもらっている。我々は彼らのコメントを録音する。文字起こしをする。そして，ほんのちょっとコメントを編集する。内容には手を入れないよう注意を払っている。

　ほとんどの論者は，アカデミックな臨床医である。自分の思考プロセスを明確にし，自分の教育者としての役割を認識している。コメントは自然発生的になるようにし向けられており，通常であれば用いるであろう，彼らが不得手とする領域の情報へのアクセスは閉じられている。このフォーマットで見逃された手がかりは，論者が通常行う臨床のセッティングでもやはり見逃されていたかどうかは不明である。個々の医師のプラクティスを詳細に監視することによってのみ，このようなミスをみつけることができるだろう。そのような第三者による個々の医師のプラクティスを長期にわたって分析したものの存在を我々は知らない。

　論者は非常に優秀な内科医であり，正しい教会にはいたが，座席は間違っていた。血漿にはリチウムがあるに違いないと彼は仮定したが，情報の本のひとかけらが足りなかったために，検体が血液を採取したチューブではなく，消化管からとられたと信じてしまったのだ。このような珍しいミスは重要な教訓を我々に教えてくれる。検査室がどんなに正確でも，間違って扱われた検体が混乱を招く偽陽性(false-positive result)や偽陰性(false-negative result)を生み出すのだ。どんなに感度が優れた検査〔たとえば PCR(polymerase chain reaction：ポリメラーゼ連鎖反応)〕であっても，この誤謬からは免れない。

17 診断の検証

ケース 37　臨床推論のポイントごとの構造分析

　　　　注意：我々は通常のフレームワーク（framework）から逸脱することにする。最初から順番に症例提示を行い，論者がコメントを差し挟み，最後に分析するというやり方はとらない。ここでは，論者のコメントに対する分析は，直接論者のコメントに対して行われる。[　]で囲み太字で書かれたコメントは，論者の推論（reasoning）に対する「リアルタイムな」分析を表している。

77歳男性。僧帽弁逸脱に続発した無症候性僧帽弁閉鎖不全をもつ。5日間続く不眠と呼吸苦のために外来受診した。

　　　　このような場合，まず考えるのは心不全である[**ここでは，患者の年齢，性別，既往歴，2つの症状，症状の時間的経過だけが提供されている。論者は，最初の診断仮説（diagnostic hypothesis），心不全を提唱している**]。なぜ，患者が心不全になるのかは，この限定された情報からははっきりしない。僧帽弁閉鎖不全が進行して肺に圧が蓄積され，肺水腫になっているのかもしれない。もしそうなら，なぜ僧帽弁閉鎖不全が増悪しているのか理由を探らねばならない[**ここで論者は，明らかに因果関係から推論している。最初の仮説（hyphothesis）がなぜ起きたのか理解しようとしている**]。

胸痛，起坐呼吸，咳，発熱，浮腫はなく，過去に似たようなエピソードもなかったそうだ。部屋を歩くと息切れする。僧帽弁閉鎖不全の心雑音は，9年前に初めて気づかれた。前立腺肥大もある。過去40年間喫煙はなく，飲酒もない。服薬もない。かつてはタイル職人であった。

　　　　起坐呼吸はなく，左心不全[left-sided CHF（congestive heart failure）]はやや可能性が下がる。咳がないのは非特異的であるが，発熱はなく呼吸器感染症の可能性は低い[**ここで論者は，第2の仮説である呼吸器感染症を吟味している。これを確率論的に検討している。ある臨床像（熱がない）の場合は「らしくない」のだ**]。末梢に浮腫はないが，左心不全の可能性は否定できない。特に急性期には，左心不全の患者すべてが右心不全を伴って浮腫を来すとは限らないからだ[**ここで論者は，最初の，目下最有力である仮説に戻る。よくある所見（脚の浮腫）がないからといって，心不全の診断からは離れないと指摘している**]。左心不全による右心不全の徴候は通常，もっと慢性期のセッティングでみられるものだ。労作時の呼吸苦で，私は心臓に加えて呼吸器の問題を強く考えたい。間質性肺疾患や肺高血圧が頭に浮かぶ。[**ここで，論者は2つ以上の状態を提起し（心不全と肺疾**

患），両者が併存するのではと考えている。おそらくは，単一の状態だけで考えるには症状がきつすぎると考えたからではなかろうか。論者は，仮説「肺疾患」をより特異的な2つの疾患，間質性肺疾患と肺高血圧に変換した］。もし，僧帽弁閉鎖不全がリウマチ性心疾患によるものなら，僧帽弁狭窄症もあるかもしれない。しかし，彼は起坐呼吸を否定している。以前タイル職人であったことは，もしそのような曝露があればだが，アスベスト症や珪肺を思い起こさせる。これらも肺疾患の原因になり，労作時呼吸苦を起こす。［ここで，論者は間質性肺疾患を指示する根拠を示す。注意してほしいのは，今までのところ，論者の鑑別診断リストにはたった3つの仮説しかないことだ］。

診察時，患者に苦痛の表情はない。血圧は144/84 mmHg，脈拍数は100/分で整。呼吸数は28/分。熱はない。頸静脈怒張はない。肺はきれい。心音では頻脈だが整。4/6全収縮期雑音（holosystolic murmur）が心尖部に聞こえ，腋窩に放散する。末梢浮腫はない。その他の所見は正常。血算，電解質，BUN，クレアチニンは正常。便潜血は陰性。心電図では洞性頻脈。左房肥大があり，左室肥大の疑いもある。急性変化は認められない。胸部レントゲン写真では，大動脈に弯曲が認められ，左室肥大がある。心不全を示す所見はない。主治医は，この症状は進行する僧帽弁閉鎖不全のためではないかと考え，緊急心エコーをオーダーする。

　　　　バイタルサインでは，軽度頻脈と呼吸数の増加が認められる。軽度の呼吸苦があるように見える。雑音は既にわかっている僧帽弁閉鎖不全によるもののようで，音が大きいことから，僧帽弁閉鎖不全はかなりひどいのではないかと考える。起坐呼吸がないのに重症閉鎖不全があることをどう折り合いをつけたらよいか考えている[**因果推論の別例であり，明らかな食い違いを説明しようとしている**]。症状は労作性であり，労作による頻脈で一過性に僧帽弁閉鎖不全が増悪したのではないか，とも考える。検査所見は特に驚きはない。心電図も予想どおり。レントゲンでCHFがなく，これは肺高血圧に合致する[**ここで，論者は陰性所見を，今いちばんに考えている診断仮説を支持するために引用している**]。私なら，このような患者が来たら，外来での酸素飽和度を確認したい。労作時にどのくらいの低酸素血症なのか確認したい[**ここで，論者は疾患概念モデルである肺高血圧を用い，予想される臨床所見を考えている**]。

心エコーでは，正常左室駆出率，3〜4+僧帽弁閉鎖不全，3+三尖弁閉鎖不全がある。予測ピーク肺動脈圧は64 mmHgである。肺高血圧だけが1年前の心エコーと比べての新しい所見であり，検査技師は，肺高血圧が僧帽弁閉鎖不全によるものとは考えにくいと言う。

　　　　既に述べたように，このような患者では，肺高血圧を考えなければならない。新規発症の肺高血圧がなぜ起きたのか？　これが次に考えるべきことである[**論者が疑っていた肺高血圧の診断は，今や確定された。彼女はさらに因果の説明を模索する**]。まずは血液ガスをみたい[**論者は検査を要求する。おそらく，その結果が自分の考えを確認し，肺高血圧の原因を示すと考えたからであろう**]。

室内空気での血液ガス：pH 7.41，PaO$_2$ 61 mmHg，PaCO$_2$ 34 mmHg。

　このガスが意味するところは，ある種の換気血流ミスマッチ（V/Q mismatch）である。鑑別診断リストは長いが，肺塞栓はリストの上位を占める。この疾患では，A-a（alveolar-arterial：肺胞-動脈）勾配が大きくなり，かなりの低炭酸ガス血症となる。加えて，いろいろな原因による重篤な肺疾患でも，この種の勾配は生じる[論者の鑑別診断リストからは心不全は消えた。今や，リストは肺高血圧と間質性肺疾患を起こすものに限られてきた]。

V/Q スキャンでは，複数の灌流欠損と正常な換気スキャンを示した。肺塞栓の可能性が高いという結果であった。

　どうも患者には，多発肺塞栓があったようだ。おそらく1～2日という短い期間で発症したのではないだろう。この時点で，ヘパリン治療を開始すべきである。便潜血は陰性と報告されているし，抗凝固療法のリスクは普通程度だ。ヘパリンとワルファリンを併用させ，5日間は使うべきだ[スキャンにより肺塞栓の診断がついたことに満足し，論者は標準治療を推奨する。しかし，最初にリスクをアセスメントしている（患者は高齢者であり，抗凝固療法の高いリスクがあると考えたためであろうか？）]。今や問題は，何が肺塞栓の原因か，である。高齢者では，原疾患としての癌を考えるべきである。腺癌は古典的な過凝固状態をつくる癌として知られている。過凝固に至るほかの原因もあるが，このようなセッティングでは可能性が低い[再び，論者は因果のフレームワークのなかで推論し，肺塞栓の診断をつける以上のところを議論している。なぜこの疾患が起きたのか]。

患者は入院となり，点滴ヘパリンで治療された。ドップラー（Doppler）で，深部静脈血栓が左大腿中部から鼠径部にまで伸びているのが判明した。

　ドップラーを私がやったかというとちょっと微妙だ。患者に肺塞栓があったのはわかっており，ドップラーの結果が治療に影響を与えるとは考えにくい[論者はここで，あるポイントを突いている。検査の結果が治療に変化を及ぼさないなら，その検査をする目的はなんだというのだ？]。この時点では，IVC（inferior vena cava：下大静脈）フィルターの適応もないと思う。IVCフィルターは，私なら，もし患者が治療に反応しなかったり，抗凝固療法が禁忌となった場合にのみ検討する[もう一度，論者は前向きに推論している。治療の利益とリスクを天秤にかけている]。

入院第2日。部分トロンボプラスチン時間（PTT）は2分以上であり，患者の便潜血は陽性となった。深部静脈血栓に加え，抗凝固療法に伴い消化管出血が起きたことで，潜在する消化管の悪性新生物とそれに伴う過凝固の可能性が挙げられることになった。消化管の精査が行われた。

　さて，腺癌は，特に消化管の腺癌であるが，過凝固と関連していることは既に述

べた．PTT が延長されたとはいえ，出血は大腸癌や胃癌を想起させる．私なら，内視鏡検査を行うだろう[所見の数々が肺塞栓という仮説をトリガーした．その診断が次に過凝固状態という仮説をトリガーした．過凝固状態の診断が癌という診断をトリガーした．そして，それが検査の選択に結びついたのだ]．

大腸内視鏡で，単一の大きなポリープ状腫瘍が脾弯曲部に認められた．生検では，腺癌であった．腹部 CT では，明らかな転移は認められなかった．抗凝固療法を継続するリスクは大きく，グリーンフィールド（Greenfield）フィルターが挿入された．その後，左結腸切除術が行われた．手術時に肝転移が認められたが，術後の経過はよく，化学療法が検討された．

IVC フィルターをこの時点で挿入するのは確かに適切だ．抗凝固療法には確たるリスクがあるからだ．この段階で，患者の全体像はとてもはっきりしていると思う[最後に，論者はすべてのリンクが一貫していると主張する．すべての陽性所見とすべての陰性所見は作業仮説（working diagnosis）に合致しており，診断は経済的であった．つまり，すべての所見は単一の説明で納得いくものだったのだ．患者にとっては不幸なことに，迅速かつ正確な診断アプローチが彼に益することはあまりなかったようだが]．

ケース 38　すべての石をひっくり返せ

66 歳女性．統合失調症がある．精神科デイセンターから救急室に，妄想，精神錯乱，見当識障害のため救急搬送されてきた．

精神科デイセンターから症状の増悪のために患者が救急室に送られてきた場合は，精神科疾患のみならず，身体的，器質的疾患の可能性を考えることにしている．この時点で私に言えるのはその程度だ．

僧帽弁交連切開術と大動脈弁置換術を 8 年前に受けている．ジルチアゼムとワルファリンを処方されている．成人発症の糖尿病を 3 年前からもっている．経口糖尿病薬で治療を受けている．

心疾患と弁の手術を受けており，糖尿病があり，服薬があることがわかった．成人発症の糖尿病が急にコントロール不良になることはまれであるが，ありえないことではない．また，経口糖尿病薬が合併症の原因となることもある．たとえば高血糖，たとえば低血糖など．糖尿病性ケトアシドーシスが患者にあるかというと，私はあまりそうは思わない．ジルチアゼムやワルファリンは通常，妄想，精神錯乱，見当識障害の原因とはならない．ほかに心疾患で妄想を起こすこともありうるが，可能性は低い．

患者の衣服は乱れておらず，協力的である．ただ，眠そうにしており，ろれつが回っていない．話は飛びやすく，妄想思考がある．感情面では，とてもテンションが高い．人工弁の音が心臓聴診で聞かれ，その他の診察所見は正常である．

患者の精神科疾患を悪化させるような内科的疾患は，診察で簡単にみつかるような徴候をもたないことのほうが多い．この情報に特に得るものはない．

患者は精神科病棟に入院となった．その前に検査を一通り行っておくことにした．

このような患者にオーダーしたい検査はどんなものだろうか．糖尿病にはもちろん関心がある．血糖は重要だろう．INR（international normalized ratio：国際標準化比）も見ておきたい．血清電解質や腎機能も理にかなっている．甲状腺や薬物スクリーニング以外に，精神的異常に対して行う検査を今思いつかない．

検査結果：血清電解質では，ナトリウム 121 mEq/L，カリウム 4.9 mEq/L，クロライド 84 mEq/L，HCO_3^- 23 mEq/L．血糖は 180 mg/dL，BUN 8 mg/dL，クレアチニン 0.6 mg/dL．患者は内科病棟に転床となった．

目下，最有力の診断は抗利尿ホルモン（ADH）の異常分泌の何かだろう．精神錯乱と見当識障害増悪の説明として低ナトリウム血症を考えるなら，急速に下がっていたのだろう．通常であれば，121 のナトリウムでも症状は出ないことが多い．ゆっくり低ナトリウムになっていたのなら，精神症状は通常来さない．もっとも，患者には統合失調症があり，少しのストレスでも症状が起きていた可能性はあるが．

　低ナトリウム血症のいろいろな原因を考えるとき，最初に知りたいのは本当に低ナトリウムがあるのか，ただのアーチファクトなのか，である．言い換えるならば，血漿を占めている他の物質はないか．脂質や蛋白のようなものはないか，である．たぶん，そうではないと思うが，いずれにせよ血漿浸透圧がこの問題を解決する．浸透圧が血清ナトリウム濃度に呼応しているのであれば，高脂血症やその他のアーチファクト的低ナトリウム血症は除外できる．高脂血症を示す所見がないと仮定して，浸透圧はだいたい 240 〜 260 といったところであろう．高血糖が原因となりうるか？　答えはノーだ．血糖はそんなに高くなく，細胞からの一過性の水の移動で低ナトリウム血症を起こすほどではない．このような偽低ナトリウム血症を除外した後，抗利尿ホルモンの上昇による低ナトリウム血症に移るのである．そして，ここで抗利尿ホルモンの上昇が適切なのか，不適切なのかを判断しなければならない．

　適切な上昇は，循環不全の患者には認められる．脱水や心不全，あるいは循環器系の異常，肝疾患，ネフローゼ症候群でも起きることがある．心疾患の既往以外，上記のいずれかが存在するかどうかという情報を我々はもっていない．腎機能は正常そうで，血清クレアチニンは 0.6，BUN は 8 である．心疾患，循環異常の可能性を考える．特に脱水は検討する．脱水があるかどうかについては我々には情報がない．心疾患のために利尿薬が与えられていたとしたら，循環異常を来すくらいのボリューム濃縮が起こり，それに応じて適切な ADH 分泌が起きるだろう．ただ，そのような情報を我々はもっていないのだ．患者には深刻な精神疾患があり，自宅にて利尿薬を飲んでいる可能性もある．同時に，もし，患者が水をたくさん飲んでいたのなら，自らこのような病態を招いた可能性もある．

通っていた施設に連絡すると，患者は以下の薬を処方されていた。trifluoperazine 25 mg/日，リチウム 600 mg/日，トリヘキシフェニジル 2 mg/日，ジルチアゼム 120 mg/日，ワルファリン 5 mg/日，クロルプロマジン 250 mg/日である。

さて，新たな不適切な抗利尿ホルモンの原因をみつけた。たくさん薬が与えられているが，trifluoperazine の通常量や，ジルチアゼム，ワルファリン，トリヘキシフェニジルは，腎臓からの水排泄にほとんど影響を与えない。しかし，クロルプロマジンとリチウムは違う。両者は真逆の作用をもっている。リチウムは尿濃縮と水貯留を阻害する。中毒量を摂取すると脱水に至り，その場合は低ナトリウム血症というよりは，高ナトリウム血症になることが多い。リチウムが問題だとしたら，尿量は増大しており，口渇があるだろう。リチウムの第 1 の効果は口渇刺激にあり，また尿の濃縮能の阻害にある。が，私はこの可能性には懐疑的だ。

クロルプロマジンの作用は逆である。抗利尿ホルモンの効果を高め，循環するホルモン量が少なくても，腎臓は過剰に働き，尿濃縮を進め，その結果，水貯留が起こる。習慣的に水を飲んでいると，抗利尿ホルモン不適合分泌症候群（syndrome of inappropriate antidiuretic hormone secretion：SIADH）が生じる。この場合，ホルモンの量は増えているがむちゃくちゃに増えているわけではない。言い換えるならば，少量のホルモンの効果が，クロルプロマジンによって増幅されているのである。

統合失調症だけでも飲水に影響を与える。習慣的に大量の飲水を行っていたかどうか知りたい。よくあることだが，習慣的に大量の飲水を行う患者は，容易に水排泄を行う。利尿薬を与え（それが中程度の脱水や循環不全の原因となる）たり，クロルプロパミドを与え（これが通常，分泌されている少量の抗利尿ホルモンの効果を高める）たりしない限りは，そうなのである。その時点で低ナトリウム血症は増悪し，それがとても重篤になることもある。

想像するに，患者は習慣的大量飲水者であり，クロルプロパミドを飲んでいるために水貯留が起こっている。リチウム治療とは関係ないのではないか。

水制限が行われた。入院 4 時間後の検査結果は以下のとおり：ナトリウム 141 mEq/L，カリウム 4.9 mEq/L，クロライド 106 mEq/L，HCO_3^- 24 mEq/L。血糖 142 mg/dL，BUN 6 mg/dL，クレアチニン 0.7 mg/dL。電解質があまりにも劇的に変化したので，最初の検査結果は不正確だったのではないか，とインターンは考えた。

私もそう思う。私がそのインターンならば，最初に検査室に電話して，血液を保管したうえで再検するよう依頼するだろう。患者の所に行って，インアウトを再確認するだろう。急な変化がけいれんに関係していないか確認するだろう。血清ナトリウム濃度はけいれんの後に急上昇することがある。筋肉が水分に透過性をもち，筋肉内に水が入ったためと考えられている。

急な変化のもう 1 つの説明としては，細胞外液成分の容量が急に下がるというものだ。つまり，もし，体内から水が出ていかなかったとしたら，水は細胞外液から抜け出し，血漿ナトリウム濃度が上昇したのである。そのような移動の最大の原因はグルコースである。本症例では，患者の血糖値は 180 から 142 に下

がっただけで，ナトリウム濃度の変化は説明できない。まぁとにかく，体内における移動問題を検討する前に，まずは患者が水を排泄していたかどうかを考えるべきだろう。

インターンは，患者の低浸透圧状態と急速な補正の原因をみつけだしたと思う。入院時の尿検査で，比重が 1.001，浸透圧が 52，pH 7 で糖も蛋白も，異常沈渣もみつからなかったためである。

私はこのインターンが原因とみつけだしたとは思わない。おそらく，この 4 時間に，患者には大量の排尿があっただろう。しかし，尿量を計測して，それがナトリウムが 121 から 141 まで上げるに十分かどうかを吟味しなければならない。外液バランスがナトリウム濃度の上昇の度合いに合致していたとしても，そもそも最初に低ナトリウムだったことは説明できない。ただ，何か起きていた問題が消失したことしか意味しない。疑問は疑問のままなのである。

精神科のレジデントがのちに申し送りをしてくれる。患者は精神科デイセンターで，ある男性患者と長いつきあいがあった。その男性には心因性多飲症の既往があった。どうも患者は，この男性の飲水習慣を真似，大量の水を飲んだらしい。

大量飲水だけで，このような低ナトリウムになるとは信じがたい。所見は水排泄能力の低下により合致する。もっとも，救急病棟入院後 4 時間で，排泄能低下は明らかではないが。想像するに，水排泄能力のわずかな低下が，入院前からみられていたのではなかろうか。通常は，このような排泄能の低下は軽度の体液量減少のために起きる。クロルプロパミドによって起きることもある。ただ，この薬剤の半減期はとても長く，その効果は簡単には消えたりしないが。もしかしたら，心理的要素も絡んでおり，それが抗利尿ホルモンを分泌させていたのかもしれないが，そのような異常がどうして急になくなったのかはわからない。

低ナトリウム血症の再発は入院中みられず，患者は精神科にほどなく転科となった。

最後の可能性は，すべては大量飲水によって起こったというものである。尿浸透圧は 52 しかなく，これは極端に低い。浸透圧が 52 の尿を排泄しており，通常の食事量(これは 800 ～ 900 mOsm/日くらいになる)だったとすれば，患者は容易に時間あたり 600 ～ 700 mL の水を排泄できていたことになる。もし，患者が短期間にもっとたくさん飲水したのだったら，このような問題が起こりえただろうか？　思うに，起こりえたのだろう。この可能性は，すべてを説明できるからである。

注意：クロルプロパミドはおそらく，この患者の大量飲水した水を排泄できなかったことに部分的な原因があるだろう。本薬剤は，今日ではほとんど使われることはない。しかし，ある薬剤を与えられた患者が水中毒になることは本当によくあり，認知面における本症例の教訓はとても意味深い。したがって，この症例を我々は残すことにした。クロルプロパミドのように水排泄に影響を与え，今日

でも使われている薬剤には，三環系抗うつ薬，フェノチアジン，セロトニン再取り込み阻害薬，カルバマゼピン，そして，シクロホスファミドがある。

分析

本症例では，いくつかの問題解決方法がみられる。たとえば診断的区別（diagnostic discrimination），診断的一貫性（diagnostic coherence），そして，診断の妥当性（diagnostic adequacy）である。最初のほうでは，論者は「嗅ぎ回り」，患者の精神症状を説明しようとする。この非特異的な症状を説明する疾患はたくさんあり，論者は多様な疾患を口にする。低血糖，高血糖，心疾患，甲状腺疾患など。しかし，血漿電解質の結果がわかり，論者は低ナトリウム血症に焦点を絞る：(1) 低ナトリウム血症は新規発症の中枢神経系異常を起こすことがある。実際，本症例でもそうだったのだろう；(2) 低ナトリウム血症は本当に存在する；(3) ここで大切なのはどのようにして低ナトリウム血症が起きたのか知ることである。論者はこのように断定した。(3)について，論者は巧みに区別するための方法を駆使し，また巧みに一貫性や妥当性を吟味したのである。

識別戦略（discrimination strategy）とは，たくさんある鑑別診断の数を減らし，（もし可能ならば）最後には1つにするためのテクニックである[19]。識別戦略に関する文献は多くない。論者は鑑別診断を区別するとき，我々が既に論じたような確率論的方法，つまりベイズ（Bayes）の分析を論者は用いていない。その代わり，論者は水バランスにおける病態生理学の知識のみを駆使していた。まず，論者は肝疾患や腎疾患を否定する。利尿薬が原因ではないかと考え，この考えにはもう一度立ち戻る。次に，薬剤が原因ではないかと考える。ある時点で患者の血清ナトリウムが急に正常化していたのを見ると，最初の判断を留保するようになり，低ナトリウム血症が本当にあったのだろうかと疑いを抱くようになる。この考えは，またすぐに捨て去る。低ナトリウム血症が自然にさっと治ってしまったと知り，低ナトリウム血症はやはり本当にあったのだと思い直し，その病態生理を説明しようとする。急に低ナトリウム血症が起き，そしてそれが急に治り，尿を希釈するようなもの。この組み合わせに必要なことを論者は理解している。彼は診断可能性を3つに絞り込む。軽度容量濃縮，軽快しつつあるSIADH，極端な飲水である。さらに，論者は仮説を2つに絞る。そして最後の最後になって，大量飲水のみが十全な説明なのではないかと認めるに至るのである。識別戦略は，水バランスとその異常の生理学のみを用いて行われているように見える。

識別のアプローチは，いくつかある「症例の組み立て（case building）」戦略の1つである。医師が仮説を評価し，見直し，新しいデータを現存する仮説に組み込み，仮説を修飾したり棄却したりするために用いる戦術である。同時に，医師は診断仮説をその一貫性と妥当性について評価しようとする。このような診断問題解決の属性は，この症例においてよく示されている。ある診断は，所見と所見のリンクが適切であるとき，生理学的な組み合わせが適切であるときに，そして，前駆因子や合併症が理にかなっており，かつ受け入れられるときに，一貫性があると考えられる。ある診断は，それがすべての現存する仮説を網羅的に説明でき，すべての正常，異常な所見と検査結果を説明できるときに妥当であると考えられる。事実，診断について我々ができる重大な判断とは，それが一貫性と妥当性という観点から厳密なクライテリアを満たしているか，という点においてな

のである。

　本症例は，これらの診断属性にまつわる1例である。論者は，熱心にこれらのクライテリアを満たそうとしていたのである。彼はそうと知って行っていたわけではないだろう。論者はただ，注意深く水摂取と水排泄障害のリンクを模索し，それぞれに寄与するような因子を検討することによって，診断の一貫性というコンセプトを満たそうとした。論者はまた，粘り強くすべての所見と先に提示したすべての仮説を，1つの「パッケージ」にまとめて説明し，そのことによって診断の妥当性というコンセプトを満たそうとしたのである。実際，彼はたいていの人なら匙を投げてしまうであろうところを，あきらめずに低ナトリウム血症の原因を説明しようとがんばったのである。最初は，水排泄障害が原因であろうと論者は素早く考える。入院後すぐに代謝性疾患が治ってしまったと知っても，そう考え続ける。患者の心理社会学的な病歴が大量飲水に合致していたことを知り，論者は大量飲水だけですべての所見が説明できると認めたが，そこにもともと水排泄障害が存在していた可能性は否定できないと説明した。大量飲水という単一の解答を，低ナトリウム血症の原因として受け入れがたいとする論者の見解は，水バランスの生理学を正確に論者が理解していた事実によって正当化されたのである。

ケース 39　確認（verification）

54 歳男性。ろれつが回らず，歩行ができなくなったために入院となった。

　この時点で得られた情報は限定的だ。これが20分間で生じた症状なのか，2～3週間かけて進行してきたのか。発症がほんの20分前ならば，急性虚血性疾患を懸念するだろう。もっと長きにわたる問題ならば，アルコールのような毒性物質の影響や脳腫瘍のような深刻な問題を考えたい。この時点では，これ以上は無理だ。もちろん，私が着目しているのは神経学的な問題である。

入院数週間前までは，患者は元気であった。その後，一過性に歩行障害やろれつの回らない発語が起こるようになった。入院3日前，めまい，悪心，嘔吐が起こるようになった。頭痛はない。

　どうも問題は慢性的に経過しているようだ。急性虚血性疾患の可能性は小さくなり，占拠性病変の可能性が増している。病歴はもっと詳しく知りたい。特に，患者の薬物摂取について，心疾患の病歴について知りたい。頭痛の有無はあまり診断には影響しない。最後に，身体診察の結果を知りたい。

患者は5年前から高血圧があると指摘されている。血圧はかなり高い。2年間の治療を受けたが，その後，外来に来なくなった。家族歴にも高血圧があり，数年間，1日1箱の喫煙歴がある。服薬はなし。毎日，半パイントのウイスキーを飲んでいた。

　血圧が高かったという病歴を入手した。今起きていることとは直接関係はあるまい。高血圧による二次性脳出血なら，症状はもっと急に出るはずだ。喫煙歴も，

脳血管疾患や心疾患のリスクを増加させるにすぎない。服薬はなく，その点，特に指摘できるところはない。たとえば，フェニトイン中毒のような。毎日，半パイントのウイスキーが，アルコール過剰摂取の可能性を増すのはもちろんだ。しかしその場合も，もっと急性に発症するはずだ。アルコールに関連したもっと慢性的な神経疾患を考えたい。たとえば，小脳変性症とか。とはいえ，やはり私は占拠性病変のほうが気になる。血圧をチェックし，診察をしてみたい。特に，眼底の視神経円板には注目したい。慢性神経疾患という以上のところに，私はまだ至っていない。

診察時，患者に苦悩の様子はないが，ろれつが回っていない。血圧は 255/176 mmHg, 脈拍数は 116/分で整。両側眼底には出血があり，乳頭浮腫がある。右のほうが左よりも大きい。視野は保たれている。肺の聴診は正常。収縮期心雑音が 2/6 聴かれる。腹部に腫瘤はなく，圧痛，bruit はない。末梢に浮腫はない。脈は正常に触れる。神経学的所見では，見当識は保たれていた。左に運動失調があり，軽度の腱反射亢進がある。

　　恐ろしく高い血圧だ。高血圧性網膜症もある。診断が少々ややこしくなるが，治療についてはそんなに難しくはないだろう。というのは，高血圧のない患者の乳頭浮腫では，占拠性病変を強く疑うからである。この患者では，高血圧に伴う乳頭浮腫と考えてよかろう。とにかく，血圧はすぐに下げなければならない。点滴降圧薬を用いて，かなり下げる必要がある。診察上，ほかに目を引くところはあまりなかった。わずかな神経学的巣症状はある。左運動失調が認められる。高血圧性脳症で巣症状がみられるだろうか？　答えはイエスだ。少なくとも，この診断名は悪くない。問題が 1 つ：何かまだ見逃しているのではないか？　私なら，患者の血圧を下げにかかるだろう。まだ占拠性病変について考え続けるだろう。まずは腎機能を調べ，造影検査をしたい。

検査所見は以下のとおり：ナトリウム 138 mEq/L，カリウム 2.9 mEq/L，クロライド 102 mEq/L，HCO_3^- 30 mEq/L，BUN 28 mg/dL，クレアチニン 2.2 mg/dL，コレステロール 266 mg/dL。尿検査：比重 1.015，pH 7.0，4+ 蛋白，1+ 潜血。沈渣では，高倍率（high-power field：hpf）で 20 〜 30 の赤血球と，5 〜 10 の卵形脂肪体が認められる。遊離脂肪球も認められるが，赤血球円柱はない。ヘマトクリットは 50％，白血球は 8,000 である。心電図では負荷を伴う左室肥大があり，心エコーでは求心性左室肥大がある。駆出率は正常である。胸部レントゲン写真では，軽度心拡大が認められる。頭部 CT では，ラクナ梗塞が左内包に認められ，左小脳に低密度領域の可能性が示された。

　　小脳異常は患者の症状を説明する。これが有意な所見かどうか，私なら放射線科医と相談する。それが腫瘍なのか，アルコール性小脳変性なのか確認する。明らかに，高血圧に伴う臓器障害がある。高血圧性網膜症があり，腎臓は障害を受け，血尿や BUN / クレアチニンの上昇が認められる。データは一次性，あるいは二次性高血圧に合致する。もっと病歴が必要だ。また，患者には心肥大があり，これは心電図，心エコー，胸部レントゲン写真から明らかである。私だったら，患者の評価を続けながら血圧を下げることだろう。左小脳にある「低密度領域の可能性」についてもっと詳しく知る必要がある。

血圧はアグレッシブに下げられた。複数の降圧薬でようやくコントロールがついた。腎超音波では，腎臓の大きさは両側正常で閉塞はなかった。24時間尿蛋白は4.2gであった。血清アルブミンは2.8g/dLである。患者には本態性高血圧に伴う悪性高血圧があると判断され，外来フォローとなった。

> 腎臓のサイズは正常だったとされているが，それなら，これは腎機能の急性増悪に合致する。それは急に血圧が上がったことに関係しているのだろう。ここで，私が「急に」というのはつまり，2～3か月以上の長さではないという意味だ。尿蛋白はちょっと多い。悪性高血圧であれば，糸球体パターンの蛋白尿を起こしうる。もし，悪性高血圧が蛋白尿の原因ならば，数か月で蛋白排出は治まるはずだ。もし，血圧をコントロールしても10～12gの排出があれば，何かの原発性腎疾患を見逃している可能性を考える。外来で患者をフォローするのは理にかなっている。私は，CTでみつかった左小脳の病変についてまだ情報を得ていない。

3か月後，神経症状はすべて消失した。服薬は続けられ，血圧は130/80 mmHgであるが，3～4+の末梢浮腫がみられるようになった。クレアチニンは3.1 mg/dLであり，血清アルブミンは3.3 g/dLである。尿検査では，比重が1.020，pH 5.5，4+蛋白，0～1白血球，0～1赤血球，多数の卵形脂肪体，2～5の脂肪円柱，遊離脂肪が高倍率で認められる。24時間尿では，蛋白は5.6 gであった。

> ここには，いくつかのキーとなる所見がある：血圧はよくコントロールされている。入院して数週間でコントロール良好となったのだろう。にもかかわらず，腎機能は増悪しており，24時間蛋白は少し増えている。少なくとも減ってはいない。あと3か月は24時間蛋白排出をフォローしたい。それにしても，クレアチニン上昇は気になるところだ。悪性高血圧の減圧治療を迅速に行った場合，クレアチニンが入院時の2から，3～4くらいまで上がるのは珍しくない。しかし，時間が経てば腎機能は改善するものだ。血清クレアチニンの推移を確認したい。血圧が正常になってすぐにクレアチニンが上昇したのか，3か月経って徐々に上がってきたのか。後者の場合なら悪性高血圧としては異常であり，何か見逃している可能性がある。この時点で，腎生検はどうだろうと考える。私なら，まだ生検はしないだろう。しかし，もし血清クレアチニンが3.5から4.0に上がれば，もっとアグレッシブにアプローチするだろう。もしかしたら，最初の高血圧増悪も急性腎疾患があり，それが原因だったという考えだってありうるだろう。

腎生検では，進行性膜性糸球体腎症，および中等度から重度の腎硬化症が認められた。修正された診断名は，膜性糸球体腎症と二次性悪性高血圧となった。患者には，prednisone 120 mgが隔日で投与された。5か月後，prednisoneは20 mg隔日に減り，血清クレアチニンは1.8 mg/dL，24時間尿蛋白は2.66 gとなった。

分析

ここでは，診断の検証(diagnostic verification)のプロセスとその間違いを論じる。時に「未熟な結論(premature closure)」と呼ばれるコンセプトだ[217]。主治

医は，頭を柔らかくして高血圧の原因を考えることなく，単に原発性悪性高血圧だと考えてしまった。論者はしかし，もっと注意深かった。退院時，彼は悪性高血圧が慢性本態性高血圧から発症したという考えにとりあえず同意し，手持ちのデータ(現症，病歴，検査データ)はそれに合致すると考えた。しかし，同時に作業仮説たる診断名は，その後の経過をみて確認せねばならないとも指摘している。血圧のコントロールがついても蛋白尿が続くのなら，「何か見逃している」のではないか懸念すると論者は述べている。ここに注意深い医師の姿を見ることができる。尿中脂肪の重要性は見逃してはいたが(これがおそらくは，患者に原発性腎疾患があったことを示す手がかりであろう)，論者は自分の暫定的な診断が確認されたとは考えなかった。論者は，未熟な結論の罪人というわけではないのである。

確認(verification)とは，核兵器の増大をコントロールしようとした国際的な試みを妨げたコンセプトである。またこれは，科学の深遠と最も謙虚な診断努力を併せもつコンセプトであると我々は主張したい。我々はまた，このコンセプトが外交，科学，医学においてフラストレーションの原因になるのは，この原理的な考えのもたらす必然的な結果であると指摘したい。つまり，仮説の完全なる検証は不可能なのである。

医療における問題解決が，我々の扱う対象である。ここでは，まず診断を確定する(あるいは確認する)問題に注目してみよう。この問題をもっと明確に述べてみよう。診断プロセスのどの時点で，我々は正しい答えを得たと満足できるのだろうか？　もうこれ以上，データを集めなくてもよいとされる時点はいつなのだろうか？　「すべての」データを集めなくても，その診断を受け入れてよいのだろうか？　リスクフリーで低コストなデータはどうだろうか？　診断プロセスにある医師は，いつも柔軟な頭をもっていると言えるか？　いや，もともと努力しているとすら言えないのではないか？　未熟な結論は診断におけるリアルなイシューなのではないか？　そうであるのならば，未熟な結論に飛びついてしまうリスクとは何であろうか？　もうこれ以上進めなくてもよいと結論づけるのを，いつ正当化できるのだろう？

診断の「妥当性」と「一貫性」のコンセプトは，診断仮説の確認を検討するときに有用だ。「妥当性」はすべての臨床所見がある診断仮説で説明できるかの検証である。「一貫性」は，診断仮説が病態生理学的にすべての臨床所見に合致するかどうかを検討するものである。たとえば，ある結果と想定される刺激の因果関係が確立されれば，現行の仮説以外に所見を説明できる因果関係が存在しないか，その一貫性を吟味しなければならない。

診断が正しいという「証明(proof)」をなすものは何か？　この問題を医療的に考えてみる前に，最も洗練されたやり方を考えてみるのが有用だろう。科学の発見における証明である[111]。帰納法(induction)が用いられ，ある理論が「発見される」。科学者はこの理論を確認しようとする。観察に観察を重ねても，普遍的な一般化を確認することは不可能である。したがって，確認は通常，理論を支持する根拠の重みがそれに反する根拠よりも大きければよい，というフレームワークのもとで検討される。理論を確認しようという営為は，通常は確率的，統計的にアプローチされるのだ。ベイズのモデルでは，データが集まり，ある仮説が正しいという可能性がどんどん増していく[218]。たとえば，帰無仮説に基づく

統計学的アプローチでは，ある観察が偶然起きていると考えるのが困難になればなるほど，その仮説の信憑性は増していく。もちろん，高い確率も高度に有意な"p"値も，真に科学における仮説を確認するものではない。時に理論は否定されることもある。強いエビデンスが提示され，既存の仮説が間違いだと示されたときである[161]。このアプローチが有用なのは，信頼できるエビデンスが理論に対立するときのみである。これは自明なことだ。それまでは，観察を重ね，帰納法を用いて得た理論を保持することは正当化されよう[111]。さて，ここで悪いニュースがある：ハード・サイエンスの世界であっても，絶対というものは存在しないのである。経済的で観察データに合致し，そのデータは確度におけるあるクライテリアを満たしている。非常に可能性は高い。それを否定するデータは存在しない。そんな理論をみつけることは可能であろう。しかし，そのとき，どんなに確信をもてても，我々は完全無欠の解答を得たと信じ込んではいけないのである。2世紀もの長きにわたる議論で，科学における哲学者たちは確認された演繹を成す条件とは何か，そもそも確認は可能なのかという点に，コンセンサスを得ることができなかったのである[111]。

　医学においては，診断仮説を受け入れたり棄却したりする時点を見極めるのに，我々は何をやってきたのだろう？　たいしたことはやっていない。医師によっては，問題の完全なリストが完成するまでは，診断仮説を提示することすらすべきではないと主張する向きもある[219]。逆に，医師は本能的にそのようには振る舞わないことを示した者もいる。医師はむしろ，わずかなデータで診断仮説を生成し，臨床情報が追加されるたびにそれを見直していくというのだ[18,19]。診断仮説の確認については，ほとんど注意が払われていない[19]。検証プロセスのあいまいさや恣意性にもかかわらず，医師はどのように進み，どのように「作業仮説」を定義するのか決定しなければならない。その仮説は，完全でもなければ正確でもないかもしれないが，次のアクション（通常は治療）に必要な土台になるのである。

　診断仮説の検証における厳密なアプローチ法をみつけることはできない。では，どのようにして，ある仮説が十分に確認され，臨床的に有用であると検証するのだろうか？　ここにある役に立つクライテリアがある：(1) 作業仮説はとても「らしい」か？；(2) それがいちばん経済的な説明か？；(3) 他の仮説があり，それを棄却できていないのではないか？；(4) 作業診断仮説が，すべての主要な所見を説明できるか？　陽性所見，陰性所見，正常所見も説明できるか？；(5) その診断で，すべての臨床徴候は病態生理学的に矛盾しないか？；(6) 因果のリンクはフィットしているか？　他の因果の説明でも，やはり説明可能ではないのか？；(7) 仮説に基づく予想は当たったか？（たとえば，その仮説は検査結果や予後を正しく予測したか？）

　もし，ある診断仮説がこれらの検証すべてに耐えたとき，我々は自信をもって，それを作業診断と認める。しかし，その診断にしがみついてはならない。たとえ，どんなに魅力的な診断だとしてもだ。高名な作家であるプリーモ・レーヴィ（Primo Levi）[*1]はこう言った。「エレガントな仮説を事実と勘違いしてしまう，そういった誘惑に屈する可能性は誰にでもあるのです」[220]。

　認識しなければならないのは，我々の確認方法の正確性をどのくらい信じ込もうとしても，診断が確認されたと受け入れるのはある種，信念のもたらす業にす

ぎないということだ．どんな方法を用いようが，どんな確約を受けようが，我々に言えることは，ある国が核兵器製造計画を断念したことを確認するのと同じなのである．しかし医学においては，ある不確実さが我々の行動しようとする意志を麻痺させてはならないのだ．

ケース 40　精緻なアプローチ

55 歳女性．香港から米国に 3 か月前に移住してきた．救急室に食思不振，悪心，ふらつきにて来院した．ほとんど英語は解さない．通訳がやって来るまでの間，研修医はざっとした診察をしたが，どうも脱水と起立性低血圧があるようであった．医師は検査をオーダーし，経過を詳細に観察することにした．

> この女性はある程度シックに思える．心配なのは 2 つの領域においてである．第 1 に，この急性疾患はどのような疾患であり，診断に至る前に何か治療をしなければならないか，である．第 2 に，原因精査のためにどうすればよいかである．私なら，まずは採血をした後，点滴輸液を行うだろう．病歴や詳細な診察が必要だ．手持ちのデータでは，患者が心血管系疾患なのか，感染症なのか，代謝性疾患なのか，あるいはその他なのかすらわからない．

通訳が到着するまでに出た検査結果：ヘモグロビン 9.6 g/dL，ヘマトクリット 27％，白血球 4,100，多核球が 42％，杆状球が 3％，リンパ球が 17％，非定型リンパ球が 2％，単球が 5％，好酸球が 31％である．

> 中等度の貧血があり，軽度の好中球減少とかなりの好酸球増多がある．脱水があり，さらに中等度の貧血があるので，ヘマトクリットは注意深くフォローしたい．輸液の後で貧血がさらにひどくなることもある．このくらいの好酸球増多が香港出身の女性にあるときは，寄生虫感染を考える．もし寄生虫感染があるのなら，ワークアップはゆっくりなものでよかろう．副腎不全も可能性がある．基本的に，副腎不全〔アジソン（Addison）病〕患者では，塩分の喪失があり，循環不全のリスクは高い．そして，それは予想しがたい形で起こる．数分間で発症し，死に至ることすらある．塩分補給だけで，アジソン病に伴う循環不全を防止することが可能である．したがって，脱水に対しては生理食塩水を使いたい．糖分は入れても入れなくてもよいだろう．
> 　血液精査について，私なら血漿コルチゾール値と ACTH（副腎皮質刺激ホルモン）濃度を確認したい．この時点でデキサメタゾンも投与したい．生理的補充量の 3 倍くらいは用いたい．デキサメタゾンはコルチゾール試験に干渉しないので，患者を治療しつつ，診断精査にも影響を与えない．たとえば，ACTH 刺激試

訳者コメント

＊1――プリーモ・レーヴィはイタリアの化学者にして作家（1919 〜 1987 年）．アウシュヴィッツ強制収容所からの生還者として知られる．著書に「アウシュヴィッツは終わらない：あるイタリア人生存者の考察」（竹山博英訳，朝日選書，1980）などがある．

験のような。ACTH 試験を行えば，糖質コルチコイド欠乏の有無がわかる。この欠乏があるときは，それが原発性の副腎疾患なのか，ACTH の欠損なのかのいずれかである。コシントロピンは合成 ACTH 類似体であり，0.25 mg を静注する。血漿コルチゾールとアルドステロンを注射時，注射後 30 分，60 分に測定する。もし，原発性副腎疾患（つまり，アジソン病や，結核・ヒストプラズマ症・腫瘍による分泌腺の破壊）があれば，コルチゾールもアルドステロンも上昇しない。ACTH 欠乏では，血漿コルチゾールの正常な上昇がやや鈍くなる。アルドステロン分泌は主にレニン – アンギオテンシン系に支配されているので，血漿アルドステロンは ACTH に正常に反応する。したがって，私なら治療と診断のアプローチを同時にとる。特にアジソン病を考える。もっと病歴や一般的な診察所見が必要であろう。寄生虫などその他の好酸球増多を起こす疾患も除外できないからだ。

研修医は，患者の低ナトリム血症（血清ナトリウム 122 mEq/L）を見ても驚かなかったが，BUN が 3 mg/dL でクレアチニンが 0.4 mg/dL であるのを知ると当惑した。彼女はもっと高い値を予想していたのだ。

研修医は，もし患者に脱水があるのなら，腎前性高窒素血症があると考えたのだろう。このような所見はしかし，糖質コルチコイド欠乏には合致しない。低ナトリウム血症は，自由水排泄の阻害により起こるからだ。アジソン病では，筋肉量が減ることが多く，BUN 低値や正常クレアチニンは驚くことではない。しかし，もし，患者が実際とても脱水していたのなら，BUN もクレアチニンももっと高くなることが予想されるだろう。その点は認めねばなるまい。もし，副腎不全を考えているのなら，高カリウム血症にも注意しなければならない。これそのものも危険なのだ。
　今や我々は，患者に低ナトリウム血症があることを知っている。この代謝異常を来す他の可能性についても検討せねばなるまい。たとえば，抗利尿ホルモン不適合分泌症候群（SIADH）やそれに関連した腫瘍，たくさんの自由水排泄を阻害する薬剤。特に利尿薬だ。

病歴によると，16 か月前，患者には鼻咽頭扁平上皮癌があり，3 週間の放射線治療を受けた。過去 6 か月間，患者は複視，悪心，食思不振，疲労感，筋力低下を訴えていた。利尿薬その他の薬剤は服用していない。

さて，ようやく相当量の情報が手に入った。下垂体前葉は比較的放射線抵抗性があるとされているが，鼻咽頭や脳にある腫瘍治療のため，トルコ鞍近くに数千 rad の放射線を浴びた患者なら，下垂体前葉欠乏を起こす可能性がある。まれに，下垂体後葉欠乏が起きることもある。下垂体前葉のどのホルモンが欠乏するのか，予測するのは不可能である。どのような可能性でもありうるだろう。今や，ACTH 欠乏と糖質コルチコイド欠乏を疑う十分な理由がある。また，症状の一部は放射線の脳に対する影響が起こしている可能性があるし，癌の転移が起こしている可能性も考えねばならない。食思不振は放射線による味覚異常かもしれない。利尿薬その他の薬剤を服用していないため，低ナトリウム血症は薬剤関連

ではないと考えてよかろう。ホルモン欠乏が原因なのだろう。

　　もし，患者に複数の下垂体ホルモン欠乏があるのなら，すぐに治療すべきはACTH欠乏である。通常，このような場合，甲状腺刺激ホルモン欠乏は重篤でない場合が多く，粘液水腫昏睡を起こすようなリスクは高くない。したがって，もし，患者に甲状腺機能低下症があっても，症状には寄与しているかもしれないが，すぐに治療しなければならないというわけではない。もちろん，きちんと精査はしなければならないが。重症甲状腺機能低下症でも，水分泌障害が起きうることは付記しておきたい。

診察時，患者は痩せた女性で皮膚も口腔粘膜も乾燥していることがわかった。バイタルサインは，臥位で血圧 108/60 mmHg，脈拍数は 100/分，立位で血圧は 60/0 mmHg，脈拍数は 112/分である。両側の第六神経，右第十二神経麻痺が認められる。

　　既に指摘されていた起立性低血圧が確認された。臥位の脈は既に速く，起立時にさらに上昇している。とはいえ，血圧低下の程度を考えると，私が予想したほどの上昇ではない。両側第六神経，右の第十二神経麻痺は，複視の病歴に合致する。進行性に大きくなる下垂体腫瘍でも第六神経麻痺を起こすが，それが第十二神経麻痺を起こすとは考えられない。したがって，これは鼻咽頭癌の転移か放射線によるものだと考える。

　　おそらく，色素沈着はどこにも見られていないのではないかと推測する。もし，ACTH欠乏があるのなら，色素沈着は起きないだろう。もし，副腎障害による糖質コルチコイド欠乏があれば，ACTHが上昇してメラノサイト刺激活動が起こり，色素沈着が起きる。明らかに，我々は現在のところ，原発性副腎機能低下を疑う理由をもたない。

さらなる検査結果は以下のとおり：ナトリウムは 120 mEq/L，カリウムは 3.4 mEq/L，クロライド 85 mEq/L，HCO_3^- 24 mEq/L。尿比重は 1.016 である。尿ナトリウムは（ランダムな検体）35 mEq/L で，カリウムは 14 mEq/L であった。

　　血清と尿の電解質は重要である。血清カリウムが正常値であれば，アルドステロン欠乏や原発性副腎障害の可能性は低下する。典型的には，もし，下垂体疾患に続発する副腎不全があるときは，アルドステロンが十分にあって腎臓からカリウムを排出させる。患者は利尿薬を服用しておらず，腎疾患もないため，尿中ナトリウム排出高値は容量減少には合致しない。もし容量減少があると，ナトリウム排出はほとんどゼロになるからだ。低ナトリウム血症，腎臓からのナトリウム喪失，尿が予想よりも濃縮されていることを合わせると，患者にはSIADHがあるのだろう。この疾患では，ナトリウム排出は，安定状態におけるナトリウム摂取に呼応する。

追加検査：網状赤血球 1.6%，平均赤血球容積（MCV）56.8，血清鉄 45μg/dL，鉄結合能 165μg/dL，血清葉酸値 8μg/dL。血清フェリチンは 245μg/dL。ヘモグロビン電気泳動は正常。LDH 197 IU/L。総ビリルビン 1.7 mg/dL。ランダムに採血した血糖は 67 mg/dL。

貧血があり，網状赤血球が低い。下垂体機能低下があるとき，重篤な貧血が起きることがある。MCVが56.8であり，サラセミア家系ではないかと考える。アジア人には珍しいことではない。血糖は低いが，むちゃくちゃに低いわけではない。時に，アジソン病や下垂体機能低下で重篤な低血糖がみられることがある。患者が重症で昏睡がみられるときは，すぐにグルコースを投与する。

追加検査結果：血漿コルチゾール(朝の値) 3.0 μg/dL。コシントロピン刺激後，10.2 μg/dL。血漿サイロキシンは 3.5 μg/dL(正常値：4.2～12.0)，甲状腺ホルモン結合比は 0.94(正常値：0.82～1.2)。遊離サイロキシン指数は 4.1(正常値：5.5～11.5)。

血漿コルチゾールの上昇は正常以下である。血漿コルチゾールは通常，倍以上になる。刺激された後はコシントロピン投与後1時間で18以上になる。この検査は，ACTH類似体の注射をボーラスした後に行われたのだろう。これをゆっくり投与すると，副腎反応の状態をよりよく理解できる。しかし，このデータは二次性副腎不全に合致する。コシントロピンに対する正常なアルドステロンの反応があれば，さらに下垂体疾患である確証は高まる。遊離サイロキシン指数が低いのも下垂体障害を示唆する。

　データの示唆するところは，患者には糖質コルチコイドと甲状腺ホルモンの補充が必要だということだ。その場合，糖質コルチコイドを先に投与する。サイロキシンを先に投与すると，副腎クリーゼが増悪するという報告があるからだ。これらの報告は古く，今日よりも甲状腺ホルモンの投与量が多かったときのものである。しかし，それでも慎重になるに越したことはなく，サイロキシンをアグレッシブに用いる理由もない。特に，甲状腺ホルモン欠乏は軽度なのだから，なおさらである。甲状腺刺激ホルモン(TSH)レベルも興味深くみておきたい。もし，患者に二次性甲状腺機能低下症があれば，それは低いはずだ。

頭部CTでは，トルコ鞍に腫瘤性病変がみつかった。病変は蝶形骨洞や斜台にまで至っており，前方では翼状突起に，後方では大孔にまで伸びている。副鼻腔生検の結果，未分化癌を示唆する所見を得た。腰椎穿刺結果は以下のとおり：蛋白 125 mg/dL，糖 45 mg/dL，白血球 22(リンパ球が 84％，単球が 16％)，赤血球 287。

解剖学的な腫瘍の確認が行われた。これが，下垂体前葉を障害した原因であり，生化学的な所見を説明する。未分化癌であること，腫瘍の部位や進展は，私が第十二神経麻痺が典型的な下垂体腺癌では起こらないと言及した点に合致する。未分化癌という組織所見は，既に診断された鼻咽頭癌に合致する。下垂体癌の可能性についても，まれではあるが考えておかねばなるまい。もしそうなら，これはとてもアグレッシブな癌で，鼻咽頭癌と併存することもある。しかし，統計学的に言えば，特にアジア人ではそうなのだが，鼻咽頭癌を考えるのが普通だろう。

患者には水制限が課せられた。レボチロキシンと prednisone(「補充量」)が開始され，腫瘍に放射線治療が行われた。数日後に血漿電解質異常は補正され，起立性低血圧も消失した。脳神経麻痺も改善した。

糖質コルチコイド補充に対する反応は数分以内に起こる。サイロキシン補充療法に対する反応はもっと時間がかかる。だいたい数週間といったところか。患者の所見は，腫瘍による二次性下垂体機能低下によるものだった。SIADHもあったが，これもホルモン補充と腫瘍の治療でよくなったのだ。

分析

本症例を扱った論者は素晴らしい仕事をした。系統的に複雑な問題を解き明かしてみせたのである。論者は，素早く副腎不全の存在に気づき，これが下垂体機能異常のために起きていることを察知し，そして，その他の関連する内分泌疾患の存在も見抜いたのである。複雑な臨床データにもかかわらず，これをやってのけた。低ナトリウム血症，起立性低血圧，口腔粘膜の乾燥は，容量減少を示唆するものである。他方，検査結果は明らかに容量減少には矛盾していた。患者の通常より低いBUNと血清クレアチニンは，異常なくらいに機能している糸球体濾過率を示唆している。そして，尿のナトリウム濃度は中等度に高かった。もちろん，反論の予知はないわけではないが，この起立性低血圧は，容量減少というよりも副腎ホルモンの欠乏によって起きたと信じたい。そして，患者にはSIADHと容量拡張があったのだろう。このような生理学的な想定が妥当であるならば，患者には自由水排出の阻害があり，それは下垂体機能低下がもたらしたもので，SIADHによる容量拡張が起きたのだろう。このようなコンテクストにおいては，口腔粘膜の乾燥はミスリーディングな所見だったとみなされるべきではないか。

　本症例における論者の総合的なアプローチには，一言を要するだろう。論者が下垂体機能低下の診断を集め上げるとき，診断に妥当性があり，かつ一貫性があることを確認するためにずいぶんと骨を折っている[19]。基本的な仮説をすべて包括し，正常／異常所見のすべて（あるいはほとんどすべて）を説明しているときに，診断は妥当である。本症例では，ほとんどすべての所見を説明できる1つの診断が存在した。つまり，侵襲性鼻咽頭癌である。診断は，生理学的なリンクがすべて適切なときに（たとえば，尿中ナトリウム高値が容量拡張に関連している；コシントロピンに対する正常な反応は原発性下垂体不全に合致しており，原発性副腎不全には合致しない，など），一貫していると考えられる。診断はまた，疾患に関連した前駆条件や合併症が適切であるときにも，一貫していると考えられる。本症例では，患者の人種が癌に適切な前駆条件（リスクファクター）であった。そして，下垂体機能不全は癌の適切な合併症である。

　また，この問題解決セッションで明らかなのは，論者が「すべての」所見を仮説に基づいて説明しようと注意していた点である。主要な所見（電解質異常，内分泌検査結果，貧血など）が仮説を強固にするのに用いられ，また仮説を説明した。このような精緻な全データの解釈は，優れた医師に顕著な特徴なのである。

ケース41　診断の悩ましさ

52歳の機械工場オーナー。再発する発熱，悪寒，発汗が6年続くということで受診している。

> 感染症としては6年間は恐ろしく長い。例外として結核などがある。また，普通の悪性疾患にしても長すぎる。したがって，結合組織病や職業上の粉塵・有機物への曝露などを考えたい。とりあえず思いつくのはこんなところである。何が起きているのか実際に考える前に，もう少し情報が必要である。

患者は7年前までは元気だった。胸痛のために入院している。心電図変化があり，そのため，心筋梗塞があると考えられた。6年前，患者はその後繰り返すことになる発熱，胸膜痛の症状を起こすようになり，そのたびに肺炎と診断され，抗菌薬で治療された。時に発熱はふくらはぎ，大腿，腕の痛みを伴い，時に手首，膝，足首の痛みを伴うこともあった。症状は5〜10日でたいてい消失した。

> ちょっと思いついたことがある。すべては単一の問題によるもので，心筋梗塞が周期的な発熱を引き起こしたとすると，我々は，心筋梗塞後のドレスラー（Dressler）症候群を考えるだろう。この疾患は，心筋組織に対するアレルギー反応の一種であろう。患者には通常，胸膜痛と発熱があり，時に肺浸潤もある。これは認めざるをえないが，私は6年も続くこの症候群の例を見たことがない。ただ，可能性はあるだろう。あと考えられるのは，最初の診断が間違っており，心筋梗塞ではなく心外膜炎だったというものである。その場合は，患者には繰り返す胸膜心膜の疾患があるのだろう。関節痛や他の症状も考えると，ループスの類のようなものを考える。時に心筋血管を侵すような血管炎，それに伴う他症状というのもわずかに考えられるが，たぶん違うだろう。

3年前から，毎日40℃の熱が起こるようになり，悪寒，ひどい発汗，移動する多発関節痛を伴っていた。少なくとも一度あった熱のあるエピソードでは，右肩と右股関節にひどい痛みが認められたが，レントゲン写真は正常だった。また，発熱時に時々，体幹部にさっと出る皮疹があったことを患者が覚えている。

> これも認めねばならないが，ループスや多発動脈炎の患者で，毎日発熱が3年も続いたという患者は見たことがない。それは私に経験が足りないからだろう。やはり，このような疾患を優先して考えたい。職業上の曝露もまだ気になっているが，特殊な環境に行かなかったかどうかを知りたい。熱に変化が生じなかったかも知りたい。皮疹はあまり役に立たない。ループスでも血管炎でも合致するだろう。ドレスラー症候群の患者は通常，皮膚所見をもたない。この診断の可能性は下がるだろう。

外来でも入院病棟でも，たくさんの検査が行われたが，原因がわからない。その間，いろいろな治療薬も与えられた。コルヒチンとダプソンは効果がない。prednisone（最大

25 mg/日）やインドメタシン（最大 125 mg/日）は関節痛を改善するが，発熱には効果がない。ステロイドの治療で筋力低下と糖尿病が起きている。

> 結合組織病や血管炎の患者では，この症例で出された量の prednisone に反応しない者もいる。血清学的検査や病理が必要だと思う。皮疹や，他にとれそうな臓器の生検は重要だ。ALP が上昇しているかどうか確認したい。肝病変の有無を確認したいからだ。血尿その他，腎臓の精査を考えさせるような病変はないだろうか。あるいは慢性皮膚病変があり，皮膚生検できないだろうか。たぶん，今ある問題は多発動脈炎やループスの一種で，診断には血清学か病理学的な情報が必要になるだろう。

最近の外国旅行は 8 年前のアルバ旅行だけである。キャンプには行っておらず，彼は街中に住んでいる。レイノー（Raynaud）症状に合致する症状を呈していたことがある。家族歴はぱっとしない。

> ここでの情報は私にはあまり助けにならない。海外渡航歴があれば，病歴サマリーをつくった人が感染症を考えていることはわかる。しかし私は，これは感染症ではないと考えている。レイノー症状はもちろん，結合組織病に一致する。

身体診察では特に所見なし。白血球は 2 回測って 12,000 と 14,000 である。多核球が 51％で杆状球が 24％だった。ヘマトクリットは 36％と 38％であった。血小板は 350,000 と 430,000 であった。赤沈は 70 mm/時間と 90 mm/時間であった。α_1・α_2 グロブリン，CRP，抗核抗体（ANA）はある入院時に測定したときは上昇していた。

> こんなに杆状球のパーセンテージが高かったとは驚きだ。これはむしろ急性炎症を示唆するものだが，ヘマトクリットは低く，αグロブリンと赤沈は高く，これらは慢性疾患を示唆している。どの検査結果も，今までのアセスメントを覆すものではない。私の頭にあるのは，いまだ結合組織病か血管炎だ。ここにあるデータのどれも，感染症や悪性疾患を示唆しない。

以下の検査はすべて正常か陰性だった：尿検査，血清アルブミン，電解質，腎機能，肝機能，甲状腺機能，呼吸機能，アンギオテンシン変換酵素（ACE）濃度，リウマトイド因子，抗核抗体，尿の免疫グロブリン軽鎖，血清鉄，鉄結合能，直腸生検とアミロイド検索，ヘモグロビン電気泳動，多数の血液，尿・便培養，便の寄生虫・虫卵検査，肝炎ウイルス抗原抗体検査，多数の胸部レントゲン写真，骨盤部レントゲン写真，上部消化管造影，腹部骨盤部の CT，心電図，心エコー，骨髄生検，熱凝集素反応，ブルセラ（*Brucella*）抗体，ブラストミセス（*Blastomyces*）症抗体，抗マラリア抗体。

> かなり広範なワークアップだ。1 つの検査が私の目を引いた。抗核抗体が陰性である。つまり，患者は混合性結合組織病の何かをもっているか，非典型的なループスをもっていることを示唆している。多発動脈炎を除外できる材料はない。何か生検材料を得るべきだと思う。多発動脈炎の精査に用いることのできるものに，腎動脈造影がある。あるいは，これはもっと早くに言っておくべきだっ

たが，詐熱というのも考えたい．発熱をドキュメントした記録がどこにもない．まぁ，いずれにしても，私の考えはまだ血管炎に傾いている．

異常検査所見：低度の抗ミクロゾーム抗体（1回だけ）．8か月前の腹部CTでは，肝臓は正常だったが脾臓が腫大していた．8か月前の肝生検では，2つの異なる読みであった：（1）全身炎症による慢性炎症性変化，（2）急性および慢性変化がみられ，「原発性肝疾患」を示唆するものであった．抗酸菌も肉芽腫も認められなかった．

この追加データから新しい考えは浮かんでこない．リンパ腫の可能性は懸念される．しかし，私なら，このまま腎動脈造影に進むだろう．脾臓をもう一度見て，本当に腫大しているか確認してもよいだろう．しかし，腹部・骨盤のCTがそれを既に示していただろうし，私の考えでは，脾臓は腫大していなかったんじゃないだろうか．

発熱，白血球増多，貧血，一過性の皮疹，多発関節痛，そして，慢性炎症の所見が肝生検で認められ，成人発症スティル（Still）病と診断された．高用量サリチル酸治療が推奨された．

こんなに長くスティル病が続いていて，関節所見があまり出ていないというのは衝撃的だ．私が経験したスティル病の患者では，発熱で原因がわからないのだが，リウマチ性の症状が1～2年後には少しはっきりしてくるものだ．

アスピリンが1日15錠投与され，患者の発熱と関節痛は消失した．やや弱ってはいたが，サリチル酸治療の2週間後には仕事に復帰した．

これは興味深い症例だ．病歴とリウマチ疾患的な症状がほとんどなかったことを考えると，私には診断できない代物だった．サリチル酸に反応したのはよかった．長期フォローで患者がどうなったかはとても興味がある．また症状が再発したのなら，私なら腎動脈を見て，血管炎がないかどうか確認したい．

分析

すべての病歴，身体診察，広範な検査所見が手に入った後にも，我々には，何が患者に問題だったのかはっきりしない．我々はそんな患者をプレゼン用に選択した．時に我々は，このような診断の悩ましさに遭遇するからだ．そして，我々はこんなときどうすればよいか，ここで検討したい．

医師が患者の苦痛の原因をみつけようとするとき，彼（女）は「白紙」から始めるわけではない．患者の年齢，性別，主訴，患者の見た目，あるいはその他多数のわずかな（そして，しばしばはっきりしない）手がかりが，ある診断の可能性を提起するのだ．排尿障害のような訴えは可能性をかなり狭める．しかし，弱っているとか疲労感といった徴候はどこに行ってよいのかわからない．どこからスタートするのか，追加データを集めるにどのような方法を用いるのか．いずれにしても我々は通常，作業仮説を形づくるために十分な情報を取り込んでいく．作業仮説が我々に次にどうすればよいかを導いてくれる．つまり，治療するのか，

リスクのある侵襲的な検査をするのか，といった決定をするのである。しかし，もし，はっきりした診断仮説が浮かび上がってこないときはどうしたらよいのだろうか？　どのように，いつ，そうした悩ましい状況が生じるのだろう。我々にそのとき，何ができるというのだろう？

　第1に，我々は2つのモデルを持ち出そう。それらが，どうやって不確かな診断に至るかを説明してくれる。そのために，我々は演習におけるいかなる時点でも，中間的な，あるいは暫定的な診断が，たくさんある疾患可能性から取り出された際に，各診断仮説がある確率をもっており，その確率の合計は1.0だと仮定したい[156,221]。そのような枠組みのなかで，我々は2つのモデルを考える。どちらも暫定的に3つの疾患可能性をもっている。最初のモデルでは，情報収集・解釈中のある時点での3つの疾患の可能性は，疾患1が0.8，疾患2が0.1，疾患3が0.1である。このモデルでは，疾患2や疾患3の「らしさ」を高めてくれるどのような臨床所見であっても，疾患1の可能性を減らす。

　たとえばもし，患者に特発性ネフローゼ症候群があると考え，血清補体が低いとわかったとき，脂質ネフローゼの可能性はずっと下がり，膜性増殖性糸球体腎炎の可能性がずっと上がる。このモデルでは，他の2つの疾患に関連性の高い臨床所見が（特に，その条件つき確率が疾患2や疾患3にとても高く，疾患1には低いような所見では），どのように疾患1の可能性を減じ，疾患2や3の可能性を高めるかは簡単だ。そして，すべての3つの疾患の可能性の総和には，ほとんど変化が生じない。このようなシチュエーション，つまり，すべての疾患可能性の確率総和が等しいというシチュエーションは，診断のあいまいさを最大化する。我々が検討している悩ましい状況も，このモデルと同じである。

　第2のモデルでは，ある時点での3つの疾患の可能性は同じである。つまり，それぞれ0.33である。もし，ある臨床所見がみられたときの条件つき確率が，3つのうち1つの疾患で高い場合（ここでは仮に，疾患3としておこう），その疾患の可能性は高まり，他の疾患の可能性は減じる。のちに新しいデータがみつかり，その所見の条件つき確率が他の2つの疾患の可能性を高める場合，3つの疾患の可能性は，結局みな同じかほとんど同じになってしまう。

　たとえばもし，ある患者が等しく，肝炎，胆道うっ滞性黄疸，肝外胆道閉塞の可能性をもっており，ALPが高値の場合，肝炎の可能性は下がり，閉塞の（どちらかの）可能性が増す。しかしのちに，ALTがとても高いことがわかると，3つの疾患の可能性は再び同じになってしまうかもしれない。もちろん，これら2つのモデルは，どのように診断の悩ましさが生じるかの2つの例にすぎない。

　では，もし，我々がはっきりした診断をもっていないときはどうすればよいのだろうか？　そのようなシチュエーションで，多くの人は，そんな悩ましい状況にも全然平気な熟練の臨床医を見て不思議に思うものである。患者にはある疾患がある（通常は，まだあるともないとも確認されていない疾患だ）。医師は自分が信じる診断に基づく治療を推奨する。このプラクティスは，いんちきな野球の審判の答えに似ている。投球がストライクかボールかどのように決めたのか問われて，彼は言う。「俺がそう言ったから，そうなのだ」。

　確かに，単に患者に診断名のラベルを貼り付けるだけでは，診断を下したとは言えない。熟練医師のなかには，そうした術に長けており，本能的に正しい診断を嗅ぎ分ける方法をもっているように見える者もいるが，そのようなアプローチ

は客観的な吟味には役に立たない。そのようなシチュエーションにおける興味深いアプローチの1つに、ただひたすら待つというものもある。患者を観察し、所見が生じ、臨床像がはっきりするまで待つのである。このようなプラクティスはしばしば、「時間という薬」を使っていると呼ばれる。第3のアプローチは、第2のアプローチと密接に絡んでいるのだが、高名な医師であるロバート・F・ローブ（Robert F. Loeb）の言葉によって例示されている。「何をしたらよいかわからないときは、何もしなければよいのだ[222]」。

　すべてをやり尽くした後、それでも診断がわからない。我々はどうしたらよいのか？　そのような患者(たとえば不明熱の患者)をよく診るエキスパートのなかには、フレッシュなまなざしをもって「最初からやり直す」方法を奨励する者もいる。つまり、病歴をもう一度取り直し、完全なる身体診察を繰り返し、吟味をした検査をやり直すのである。時にこの方法はうまくいくのだが、その理由には次のような可能性があるだろう。第1に、フレッシュなまなざしは、最初のときより広い視野をもっているかもしれない。最初は見逃した病歴をみつけたり（たとえば、ある感染源への曝露など）、身体所見を発見したり（たとえば、脈絡網膜炎がぱらぱらと認められたり）するかもしれない。第2に、最初に陽性あるいは陰性だった検査も繰り返すと、結果が異なるかもしれない。偽陽性や偽陰性の可能性である。第3に、患者の疾患も動いている。新しい有用な所見が新たに起こっている可能性があるのだ。

　診断がはっきりしないときは何もしないというアドバイスは、どのような場合でも通用するとは限らない。これは明らかだ。実際、意思決定をしないというのは、意思決定をするのと等価であることは誰の目にも明らかである。現行のマネジメントを変えず、そのままでいることである。患者の安全が脅かされない限り、時間という薬は確かに適切である。繰り返し患者をアセスメントし直し、新しい所見を模索するのである。

　残念ながら、そのようなエキストラ・タイムの贅沢をいつもいただけるわけではない。急性のときも慢性のときも、診断がわからないにもかかわらず、すぐにアクションをとらねばならないときもある。治療のオプションもすぐに選ばなければならないことがある。患者が一貫した病歴を提供できず、ショックで来院し、原因がわからないときなどである。そのような場合、我々はショックを起こすすべての疾患を治療する。もっと情報が得られるまで片っ端から治療するのだ。癌の患者で病変が脊髄を圧迫している場合、とりあえず放射線治療を行うことがある。生検で転移性かどうかの確認すらできていないとしても、だ。

　症例によっては、診断ワークアップのスピードを上げる必要が生じることもある。危険な、侵襲性のある検査をあえて行うこともある。たとえば、進行性の重篤な体重減少のときには、そのような検査を遅らせることが患者の回復のチャンスを損ね、危険な手技のほうがまだましということがあるのだ。このような決断の多くでは、決断分析の助けを得ることが可能である。患者に起こっている可能性のある疾患すべてのリストがあれば、治療の効果と合併症がはっきりしていれば、そして、すべてのアウトカムの価値(効用)が特定できれば、期待効用が最も大きい選択が最良のアプローチなのである。治療の組み合わせの価値であっても（1つ以上の治療を行う場合でも）、このツールを用いてアセスメントは可能である。

幸いなことに，医師が立ち止まって治療の決定に逡巡しなくてはならないような悩ましい症例は多くない。非侵襲的なスキャンやほとんど侵襲性のない生検のような検査技術の到来とともに，それはさらに少なくなっている。しかし，そのような場合にどうしたらよいか，我々にはほとんど何もわかっていない。悩ましい事態が起きても，それをみつける術すらもっていない。その分類法もない。はっきりしているのは，我々はこの興味深い，おそらくは重要なジレンマについて，もっと学ばなければならないということだ。意思決定の基盤としては，伝承的方法ではもはや十分とは言えないのである。

ケース 42　断定的な診断

39 歳女性。高血圧，無症候性蛋白尿，βサラセミア家系，甲状腺機能低下症の既往がある。3 週間の呼吸苦で来院した。心不全があると判明した。

> 最初に考えたのは，このβサラセミア家系はおそらくは心不全の発症とは関係ないだろう，ということだ。第 2 に考えたのは，心不全は高血圧に関連しているかもしれない，ということだ。もっとも，高血圧の重症度や発症期間，治療の有無や投薬について私は知らないが。同様に，甲状腺機能低下症も重要かもしれない。ここでも私は，患者がどのくらいその疾患を有していたか，適切に補充療法を受けていたかを知らない。心不全の原因は多岐にわたる。ここで提示されている病歴と関係ない原因の可能性もある。

血圧は 164/110 mmHg。両肺にラ音を聴取する。心臓の診察では，S_3 ギャロップが聞こえるが，摩擦音や心雑音は聴取しない。脾臓の先端を触知する。わずかに下腿に浮腫がある。初診時の検査結果は以下のとおり：白血球 10,400，ヘモグロビン 13.6 g/dL，ヘマトクリット 35％，MCV 77，血小板 91,000。電解質は正常で，BUN 19 mg/dL，クレアチニン 1.6 mg/dL。クレアチンキナーゼ（CK）863 IU/L，CK–MB 10.3％。尿検査：比重 1.020，pH 6.0，蛋白＞100 mg/dL。沈渣では，わずかに白血球を認める。心電図では，洞性頻脈を認める。下壁側壁虚血を示唆する T 波の異常が認められる。

> MCV が低く，これはサラセミア家系に一致する。血小板は低く，脾臓が触れることと関係あるのかもしれない。CK が高く，心筋ダメージがありそうだ。MB のパーセンテージも高い。甲状腺機能低下症が不適切に治療されていることと関係している可能性もある。蛋白尿があり，何かの腎疾患の存在を示唆している。これが高血圧による二次性のものなのか，あるいは腎疾患により二次性に高血圧が起きているのかはわからない。脾臓を触れて血小板が低いのはつながると思うが，他の情報との関連性がわからない。

心不全と高血圧はアグレッシブに治療され，利尿薬と血管拡張薬が用いられた。心エコーでは，中等量の心嚢液貯留が認められた。求心性左心肥大が認められ，下壁後壁には壁運動の低下が認められた。駆出率は 65％ である。ウイルス血清学的検査は陰性。心カテーテルでは，冠動脈は正常。遊離サイロキシン指数は 0.8，TSH 227 μU/mL，抗サイログロブリン抗体は 1：25,600。甲状腺補充療法が開始された。24 時間尿では蛋白は 2.5 ～

4.2 g であった．血清アルブミンは 3.4 g/dL，コレステロールは 206 mg/dL であった．抗核抗体は 1：5,120 で核小体パターンである．

> サイロキシン指数が低く，TSH が高い．抗サイログロブリン抗体が陽性であり，甲状腺炎，何かの自己免疫疾患の可能性がある．蛋白喪失がネフローゼ・レベルに至るような腎病変もある．蛋白が具体的になんだったのか知りたい．患者は若い女性であり，ループスの可能性が出てくる．抗核抗体が核小体パターンというのはループスに典型的ではない．これは，他のいろいろな疾患でみられる可能性がある．

以下の検査は陰性あるいは正常：CH_{50}，C4，C3，C2，C1q，リウマトイド因子，B 型肝炎抗原，抗 dsDNA（二重鎖 DNA に対する抗体），抗 ss（単鎖）DNA，抗 Ro，抗 La，抗 Scl-70，抗 Sm，抗 RNP．

> 検査結果は混合性結合組織病には合致しない．ループスにも強皮症にも合わない．これらの意味するとことは何か？ 患者に自己免疫性甲状腺炎の可能性は今もってある．しかし，尿に蛋白を喪失していることが説明できないし，臨床像全部を説明したことにならない．

専門医にコンサルトすると，全身性エリテマトーデス（systemic lupus erythematosus：SLE）の診断は下せないとのこと．米国リウマチ学会（American College of Rheumatology：ACR）の診断基準（クライテリア）を満たさないというのだ．診断をはっきりさせるため，腎生検が推奨された．

> 腎生検の目的は腎疾患についてはっきりさせることで，腎機能障害を伴わない蛋白喪失を起こす疾患の診断であろう．腎生検がこの患者のマネジメントに役に立たない可能性もある．私は ACR のクライテリアをすべて覚えているわけではないが，そこには，皮膚病変，関節病変，それからたぶん，自己抗体について記載があったはずだ．典型的には，それは抗 dsDNA 異常である．活動性のあるループスでは，CH_{50} と C3 は低下するはずだ．ACR のクライテリアにそれが入っていたかは思い出せない．

腎生検では，ループ状毛細血管の肥厚が広範に認められ，膜性腎症に合致する所見であった．上皮下，内皮下，メサンギウムに沈着物が認められた．ループスによる膜性腎症であると考えられた．副腎皮質ステロイドと免疫抑制薬が推奨された．

> リウマチ内科医は正しいと思う．全体像はクライテリアを満たしていない．

患者は治療を拒否する．2 か月後，患者に血管炎が発症し，何本かの指先に虚血が起きる．血漿交換，prednisone，シクロホスファミドにて治療を受け，それは奏功した．その後数か月間，間欠的な疾患の増悪がある．再発する指の血管炎，血清補体の低下，蛋白尿の上昇である．抗 dsDNA は正常のままである．9 か月後，いまだ prednisone は続いている．抗核抗体は 1：640 であり，核小体に斑点状パターンがみられる．クレアチニ

ンは安定しており，1.1 mg/dL であり，24 時間尿では蛋白は 2.1 g である．

本症例では，全身性エリテマトーデスという用語を使うより，もっと広い用語を用いたほうがよいと思う．自己免疫疾患があり，これが甲状腺，腎臓，そして，おそらくは心臓を侵している．多くの人が全身性エリテマトーデスとして認識するような要素の多くを患者は有していないのである．

分析

この患者には，蛋白尿，免疫複合体による糸球体腎炎が起こした腎機能の低下がある．これを腎病理学者はループス腎炎に合致すると考えた．抗核抗体はとても高いが，他の臨床徴候や検査所見は SLE に合致しない．専門医は，ループス腎炎としてアグレッシブに治療するよう勧めた．広く認められた SLE 診断基準を満たさなかったにもかかわらず，である．専門医は薄弱な根拠に基づき，不適切な判断をしたと批判されるべきであろうか？ 後になって考えればもちろん，専門医の推奨が適切だったことは明らかだ．実際，彼には予知能力があったようにすら思える．2 か月以内に，患者には激烈な血管炎が発症したのである．

本症例で提示された問題点とは以下のようなものである．診断が，固定された診断基準に合致することはどのくらい必要なのであろうか？ そのようなクライテリアをつくり出す条件はどのくらい重要なのだろうか？ ある疾患に対する診断基準が完成したとき，そして，ある患者がすべての基準を満たさなかった場合，その疾患は診断されてはいけないのだろうか？ 単に診断は「保留」の状態にしておいて，もっとデータを集めるべきなのか？

決められた診断基準にならって診断するやり方は，いろいろなセッティングで行われている[223,224]．固定された診断基準を確立する目的には，以下のようなものがある．

1. 「診断をつけ」，治療に結びつけるために．診断基準は多くの疾患の診断のためにつくられている．急性リウマチ熱〔大昔のジョーンズ（Jones）基準である[225]〕，アレルギー性気管支肺アスペルギルス症[226]，ベーチェット（Behçet）病[227]，関節リウマチ[228]，全身性エリテマトーデス[229]．
2. 「臨床研究」のため．基準は，均質な患者を研究目的にみつけるために用いられる．
3. 「医療費還付」のため．決められた診断基準に基づいて疾患カテゴリーをラベルしていき，あいまいさのない医療保険のカバーを提供するためである[230]．

第 2 の目的は適切な臨床研究には不可欠である．第 3 の目的も理にかなっているようだ．注意深く，思慮深く行われた場合には，だが．しかし，第 1 のアプローチ，つまり，患者を診断の鍵穴に当てはめるためにのみ診断基準をつくるというのには，一言を要する．

疾患の定義における原理的なコンセプトは，ゴールド・スタンダードという考えである．このスタンダードは，病理学的な所見に基づくことが多いし，時に特別な画像所見や治療への反応に基づくこともある．ゴールド・スタンダードが確立した場合，それに呼応する臨床像，検査所見が発見される．すべての徴候が，任意の患者で例外なく認められるということはない．また，疾患のある時点にお

いて認められ，別の時点では認められない徴候もある．したがって，臨床像や検査所見の発生頻度は，確率論的な言葉で説明されたほうが便利である．

たとえば，肺癌の患者がいる．ホルネル(Horner)症候群が認められる頻度はどのくらいだろう？　腫瘍の位置，存在期間，腫瘍のタイプによって，その発生頻度にはどのくらいの違いがあるのだろう？　他の腫瘍によりホルネル症候群が起こる頻度はどのくらいだろう？　あるいは腫瘍以外の疾患での頻度はどうだろう？　このような確率論的な関連を学べば，臨床徴候や検査の異常値を解釈できるようになるだけでなく，鑑別診断にも役に立つ．似たような臨床像，検査所見を示す多くの疾患を区分けする作業である．

そのような臨床データを解釈し，一貫性のある作業診断仮説(つまり，これがさらなる検査や治療へのガイドとなるようなもの)にまとめ上げるプロセスは，しばしば計算なしで暗黙のうちに行われるし，時に既に説明したような正式なベイズの分析によって行うことも可能である[156,176]．ベイズのアプローチには特別な価値があり，診断プロセスのモデルとして用いられる．臨床像や検査データをまとめ上げる際に生じる，あれこれの落とし穴をみつけることができるからだ．たとえば，ベイズのアプローチでは，診断可能性は包括的で完全なセットという形をとる．計算に用いられる徴候はすべて相互排他的である[103]．後者の要請により，根本的には同じ生理学的異常である複数の徴候の「ダブル・カウンティング」を避けることができる．ベイズのフレームワークの利点は，すべての診断可能性の相互的かかわりに注目するところにある．ある診断を他の診断よりも支持するデータがあれば，代替診断の「らしさ」を減らすことができるのである．

ベイズのモデルに反するように，固定された診断基準に基づく診断を考えてみよう．特に，ACRクライテリアに基づく全身性エリテマトーデスの診断を考える．ベイズのモデルに比べると，ACRクライテリアには明らかな問題がある．第1に，これはもともとゴールド・スタンダードに基づいてつくられたものではない．第2に，他の診断可能性と関係づけているわけではなく，それそのものが単独で存在している．そのため，重要な質問を問うていないのである．もし，これがループスでないとしたら，それはいったい何なのだ？　何が競合する鑑別診断か？　第3に，クライテリアは単純に加算的だ．クライテリアを満たす数に足りなければ，ループスと診断できず，十分な数があればループスと呼べる．

しかし，ベイズのモデルならば，以下のことを明快に示すことができるのである．もし，すべての臨床所見の「らしさ」(尤度比)が同じでなければ(そして，そういうことはほとんどないのであるが)，簡単なクライテリア(臨床的であれ，検査であれ)の組み合わせを足し算するだけでは，その所見が，ある診断可能性にどう影響するのかを適切に述べることができないのである．実際，ある所見と疾患の関係の強固さこそが，どのくらいその所見に重きをおくべきかを決定するのである．ループスの患者なら99％にみられ，他の疾患では0.001％にしかみられない徴候(たとえば，dsDNA高値)は，ループス診断にとてもパワフルなものである．ところが，ループスの80％にしかみられず，他の疾患の6％にみられる徴候は，より混乱のもととなるのである．

断定的な診断の欠点を認識したうえで，我々にはそこに何か入れ込む余地があるのだろうか？　注意深いベイズの分析はその1つであろう．区別分析はまた

別のアプローチで，これはゴールド・スタンダードと，注意深く行われた徴候頻度の研究を組み合わせたものである．適切に，所見の有無に重みをもたせることができるのである．このような定量的なアプローチは十分ではなく，最良のガイドラインでも以下のようなものである：すべての関連する診断可能性を考慮せよ．すべての徴候を，競合するすべての疾患に対し，頻度に応じて重みづけせよ．生理学的に関連した徴候のダブル・カウンティングは行うな．病歴と診察から得られた徴候は，検査や画像で得られたそれと同様に，疾患区別に有用な可能性があることを銘記せよ．

この症例での患者にループスがあるのか，あるいはまだ名のない何かの疾患なのかははっきりしない．もし，論者が言うように，これがループスでないのなら，何か近似する疾患なのだろう．断定的な命名をするにしても，確率論的に項目を組み合わせるにしても，治療もせずに，じっと座って新しい徴候が出てくるまで待つというのは得策ではない．座して待てば，診断への確信は増すかもしれないが，致死的な疾患では，介入するベストなタイミングを逃してしまう可能性があるのだ．

ケース43　黄鉄鉱[*2]と診断確定

例1

28歳女性．10週間の悪心，嘔吐，腹部膨満感にて入院．入院から6年前，腹部膨満感のために腹腔鏡検査をされている．異常所見は認められなかった．入院2年前，右卵管妊娠のために，もう一度腹腔鏡が行われている．その他，特記すべき既往歴はない．入院時，患者の腹部は膨満しており，腹水波動と軽度の広範な圧痛が認められた．腹部CTでは腹水があり，5×3.5 cmの付属器腫瘤が認められた．CA 125は800であった（正常値は0～35）．

探索的開腹術が行われた．右の黄体嚢胞と壁側・臓側腹膜に多数の白い埋め込まれたものが発見された．そのうちの1つ，盲嚢からとられた凍結切片は「原発不明の腺癌に合致するが，急性炎症を否定できない」と報告された．この所見に基づいて，子宮全摘術と両側卵管卵巣切除術が行われた．術後診断は腺癌であった．

永久固定された標本を見直すと，たくさんの非乾酪性肉芽腫が卵管采に認められた．悪性疾患はなかった．患者は肉芽腫性腹膜炎として，抗結核薬と副腎皮質ステロイドで治療された．

例2

44歳男性．3か月続く右側腹部痛にて来院．腹部超音波とCTで，11 cmある右副腎腫瘤が認められた．既往歴はぱっとしない．血漿コルチゾール値と尿のカテコラミン，バニリルマンデル酸，メタネフリンはすべて正常．右副腎摘出術が

訳者コメント

*2 ― 黄鉄鉱（iron pyrite）には，fool's gold という別名もある．金に似た鉄のこと．

行われた．病理診断は褐色細胞腫であった．
　6週間後，患者に腹腔内出血が起こる．開腹手術が再び行われた．出血源は不明であった．さらに生検すると，それは褐色細胞腫に合致する所見であった．出血を繰り返すため，腫瘍内科医がコンサルトされた．この医師は臨床像が褐色細胞腫に合致しないと考え，特殊な組織検査を元の標本を用いて行うよう要求した．特殊染色では，腫瘍は血管肉腫であり，褐色細胞腫ではなかった（この患者についての詳細はケース66で触れる）．

例3

52歳男性．急性虫垂炎のため開腹術を受けた．病変には急性炎症と小さな穿孔が認められたが，腫瘍も認められた．病理学者は，病変は盲腸癌であり，絨毛腺腫から生じていると言う．さらに手術を行ったほうがよいと彼は推奨する．術後，外科医は右結腸切除術をしたほうがよい，と患者に言った．
　患者の主治医である消化器内科医は，盲腸癌という診断には疑問を抱いていた．この疾患は極端にまれだからである．組織標本を見直した後，癌に合致すると考えた病変（外膜に腺構造が認められていた）は，腫瘍の転移ではなく，標本が切り取られるときに出来たアーチファクトであると結論づけた．消化器内科医は経過観察のみを推奨した．その後25年間，患者は元気である．

分析

これら3つの例は，ほとんどデータがなく，めったに議論もされない問題を提起している．通常は間違いのない，信頼できる「ゴールド・スタンダード」が間違っているとわかり，そのミスのために患者が苦痛を被るというシチュエーションである．3つの例はすべて，同じ臨床意思決定の原則を例示している．しかし，そのアウトカムは，主治医がスタンダードが金（ゴールド）ではなく，単に金に見えていただけだと看破したかによって異なっていた．
　腹膜に肉芽腫病変のあった患者は，子宮と卵管采を無駄に失ってしまった．凍結切片の病理所見は決定的ではなかった（腺癌「か」炎症）が，癌として手術されてしまったのだ．その後で，決定的な生検の報告が炎症と答えを出したのだ．
　血管肉腫を腹部にもっていた患者には，化学療法のスタートが遅れてしまった．コンサルタントが，臨床所見が褐色細胞腫に合致しないと気づいて，初めて正しい診断がついたのである．
　盲腸腺腫を有していた患者は，癌があると言われて余計な心配をし，もう一度開腹術を必要とするところだった．この症例では，盲腸癌の可能性の低さが消化器内科医にもっと納得のいく診断仮説を模索させた．消化器内科医は，病理所見を良性絨毛腺腫と考えたほうがより合致することに確信をもった．
　我々は，診断とは患者状態に対する1つの信念であり，診断の確立は（もしも不可能でないのなら）困難であると主張する．我々は診断仮説の確認に用いられる基本的なルールを既に列記した（ケース39を参照）．ここで我々は，3つの特異的な症例を提示したが，そこでは，組織病理，つまり我々が最も信頼してよいと考えている診断確定ツールが，不正確な診断を下している．最後の裁定者である病理学者ですら，正しい答えをいつももっているわけではないのである．病理学者が間違うと，患者アウトカムにも影響が生じる．ある症例では，患者は不要

な子宮摘出術と卵管卵巣摘出術を受けてしまった。別の患者は部分的な結腸切除を受けてしまった。このような問題をみつけるために，どんなシグナルに気をつけたらよいのだろうか？

3つの症例には手がかりがみられる。腹膜の肉芽腫性病変のあった患者では，どうとでもとれる組織病理の解釈は，手術に進む前に，もっと詳しく病理を見直すべきだというシグナルであった。腹部血管肉腫の患者では，非典型的な臨床像が，腫瘍は褐色細胞腫でない可能性を示唆していた。盲腸癌疑いの患者では，その疾患がまれであることから，悪性疾患と断じるのにためらいを覚えるべきであった。

3つの症例すべてにおいて，ある臨床像は疑っている疾患に合致していなかった。それは新しい診断仮説を探すべきだという重要な信号であったのかもしれない。最後に，すべてのケースにおいて，間違った解釈を行ったのは，以下のまれな疾患であった：肉芽腫性腹膜炎，腹部血管肉腫，虫垂絨毛腺腫。

ここで我々がぶち当たっているのは，既に検討したコンセプト，つまり，診断の妥当性という考え方の，特異例である[19]（ケース 38, 39, 40 参照）。妥当性は，次の質問を尋ねる1つの基準である。すべての所見が作業診断仮説で説明できるか？ 明らかに，症例によっては(血管肉腫)，すべての所見が作業診断仮説によって妥当に説明されていなかった。別の症例では(虫垂病変)，癌も腺腫もすべての所見を説明できただろうが，癌診断の重みのために，正しくない，同等に納得のいく説明のほうを探してしまったのだ。

名誉を失墜してしまったゴールド・スタンダードから学んだ教訓は，次のようなものである：(1) 妥当性の基準を満たしていないかどうか確認しなさい。もし満たしていなければ，作業診断仮説を疑い，もっと納得できる診断仮説を模索すべきだ[26,134]；(2) まれな疾患の診断をつけるときは特に注意しなさい。その予後が悪いときには特にそうである；(3) 間違った理由でオーダーされた検査の陽性所見には注意しなさい。既に述べられたように，その場合，陽性結果はしばしば偽陽性である(ケース 23 参照)；(4) ある診断に所見が合致するか自信がない場合，同僚やエキスパートに相談し，文献に当たりなさい。噛み合わない，あるいは説明のつかない所見が疾患のバリエーションであると簡単に信じるのは危険である。

18 治療の決定

ケース44　外科医は手術を選択する。なぜ？

38歳男性。12年間の潰瘍性大腸炎の既往がある。血性下痢と腹痛のために市中病院に入院となった。便からはカンピロバクター(*Campylobacter*)が検出され，マクロライド抗菌薬で10日間治療された。しかし下痢は増悪する。シグモイドスコピー(S状結腸内視鏡検査)では，広範な赤みのある，もろくなった粘膜が認められ，粘膜生検は潰瘍性大腸炎に合致するものであった。ステロイド治療が始められた。腹痛と下痢は続き，腹部単純写真では，横行結腸の拡大とエアー・フルイド・レベル(air–fluid level)を認めた。白血球は14,600で，多核球が58％，杆状球が6％である。

> アクティブであってもそうでなくても，潰瘍性大腸炎の患者に症状の増悪がある場合，いくつかの点を検討しなければならない。第1に，疾患の増悪だけでよいのか。それなら，ステロイドと絶食で内科的に治療可能である。その際には，入院にて注意深く経過を観察しなければならない。合併症のリスクがあるからである。中毒性巨大結腸や穿孔などである。潰瘍性大腸炎のコントロールがついているという確信がない場合は，症状増悪が感染症であるとしてしまうのはよくないだろう。したがって，私はここでのカンピロバクターは単なる目くらましではないかと思う。横行結腸の拡張と白血球増多はよくないサインだ。中毒性巨大結腸はこのようなセッティングで急に発症することがあり，これは命にかかわる疾患だ。ステロイドが入っているとさらにリスクは増し，また，病態の進行はマスクされてしまう。何度も腹部写真を撮って，患者をていねいにフォローしなければならない。
>
> 　この時点で，私なら，腸をこれ以上触らず，止痢薬も使わない。特に，抗コリン薬はさらに腸の動きを抑えてしまう。おそらくは，広域抗菌薬と完全なる腸管の安静が必要で，そのまま経過を観察して症状が消えるかみるだろう。外科コンサルタントを早いうちから呼んでおき，内科的治療を最適化しても症状が進行するようなら，手術の準備をしてもらわなければならない。

中心静脈栄養が始められ，患者は絶食となった。鋭い左季肋部の痛みが肩に放散し，meperidineで治療された。

> 中心静脈栄養はこういう患者では重要だ。もっとも，そんなに早くからスタートさせねばならないかは，ややはっきりしないが。もし，患者が基本的に健康でしっかりした体躯をしていれば，私のトップ・プライオリティーにはならないだろう。左季肋部の鋭い痛みがこのような患者に起きているときは，穿孔の可能性を強く考える。肩の痛みは，横隔膜が左季肋部の炎症により刺激されてい

るからだろう。このことも，腸穿孔に関連しているのはまず間違いないと思う。meperidine で治療しても，症状をマスクするだけだろう。腹部単純写真を繰り返し，オペ室に運ぶ準備をするだろう。

リピートした単純写真は，中毒性巨大結腸に合致するものだった。患者はタフツ・メディカルセンターに搬送された。入院時，発熱はなく，バイタルサインは正常。腹部は膨満し，広範な圧痛があったが反跳痛はない。聴診では音が聞こえない。直腸診では，水様茶色便で潜血陽性である。シグモイドスコピーの所見は変化なし。

> 患者に中毒性巨大結腸があるのは明らかだ。発熱がなく，バイタルサインが正常だからといって戸惑うことはない。患者には，相当量のステロイドが投与されている。バイタルサイン，体温が我々をだますことがある。おそらく，もう腸穿孔が起きているだろう。したがって，シグモイドスコピーはこの時点では必要ないと思う。身体診察が上手に行われたと仮定して，もし腹部に圧痛，膨満があれば，穿孔こそが第1の診断であろう。腸穿孔があったとしたら，手術による死亡率は50〜70％くらいと高くなる。穿孔がない場合の中毒性巨大結腸はたぶん12％，いや18％かもしれない。手術適応を急いで検討するのが大切だと思う。

入院後，もう一度，腹部単純写真が撮られた。上行結腸と横行結腸に拡張がみられ，脾弯曲部に，瘤状の非常に巨大な拡張が認められる。あらゆるところにエアー・フルイド・レベルが認められる。血圧は 115/75 mmHg，脈拍数は 100/分，体温は 38℃。白血球数は 7,200 で，多核球が 60％，杆状球が 19％である。

> 患者はひどい状態にある。すぐに手術を受けるべきだ。

2週間前から抗菌薬投与を受けていたので，クロストリジウム・ディフィシル (Clostridium difficile) 腸炎の可能性が検討された。C. difficile 便検査が入院時に行われ，これは陽性であった。患者は経口バンコマイシン（500 mg 1日4回）にて治療され，慎重に経過観察された。治療 2 日後，腹痛は軽減し，患者は解熱。左右移動も減ってきた。1 週間後，下痢は消失し，単純写真も正常化していった。便潜血は陰性化した。患者は 3 週間の入院ののち退院となった。

> これはラッキーだったと私は思う。患者が腸を保つことができたのはよかったわけだが，すんでのところで失ってしまってもおかしくなかったのだ。患者は38歳であり，12年間も慢性潰瘍性大腸炎を有していた。大腸癌のリスクはだいたい10％であり，患者が50歳になるまでには，それは40％くらいまで上がるだろう。したがって，今後 10 〜 15 年の間に，患者が腸を失ってしまう可能性が高いのである。

分析

内科医は，外科医の臨床判断が自分とは違うと時に考えることがある。それは定義こそされていないが，よく知られている「外科系気質」によるものであろう。同様に，外科医はよく「内科系気質」を口にする。内科医が内科的治療をずるず

ると引き延ばし，その後，手遅れになって外科医を紹介するときである。外科医のなかには，「内科的マインドをもつ」ことで評判の者もいる。内科医のなかにも「外科系」と考えられる人もいる。実際，このような区分けが言外に悪口として解釈できることもある。内科的治療 vs 外科的治療という典型像。異なるアプローチがあり，もしかしたらアウトカムも異なる。どちらを選ぶかについて一家言もっている人がいるのも，さしたる驚きではないだろう。

　臨床意思決定に定量的アプローチを用いることで，このような異なる判断の原因のいくつかを吟味することが可能になっている[231]。しかし，ここで我々は異なるアプローチをとりたい。つまり，「考えを声に出して」意思決定プロセスに従事する医師の行動を分析するのだ[61]。このスクリプトでの患者は，エキスパートの消化器内科医にマネージされている。この症例をプレゼンした相手はエキスパートの消化器外科医だ。もちろん，内科医には患者を直接診察していたというアドバンテージがあり，外科医のそれは「紙の上でのエクササイズ」にすぎなかった。にもかかわらず，外科医の見解は内科医の判断とは異なるものであった。論者は介入に低い閾値をもっており，内科医よりも早く手術を勧めていたようだった。

　このアプローチの違いには，いくつかの説明がありえよう。第1に，外科医は穿孔の可能性（あるいは穿孔初期）はとても高いと考え，それは主に腹痛の部位や放散に基づいていた。対照的に，カルテを見ると，消化器内科医は患者に熱がなく，バイタルサインも正常だったことに注目した。反跳痛もなく，白血球も正常であった。彼は，穿孔の可能性は低いと判断した。第2に，外科医は，治療可能で可逆的な感染症による中毒性巨大結腸の可能性はかなり低いと考えた。第3に，外科医は，もし手術が遅れたら，許容しがたい術中死亡につながる可能性を懸念した。

　実際，内科的治療だけで中毒性巨大結腸から患者が回復したことを外科医が知った後も，消化器内科医と患者はラッキーであったと外科医は考えた。この言葉の意味するところは，似たような状況では，アウトカムは悪くなる可能性が高いというものである。最後に，患者のアウトカムを知った外科医は（おそらくはあと知恵バイアスによって[143,144]），患者はいずれにせよ，大腸癌を回避するために大腸切除術を必要とするだろうと述べた。したがって，彼の含むところによると，ここで大腸が不要に切除されたとしても，他の理由によってそれは正当化されただろうというのである。

　もちろん，このようなスクリプトは，内科医や外科医の推論を網羅しているわけではない。両者が他の関連する要素を考慮したかもわからない。たとえば，手術による合併症のリスク，大腸切除術がもたらす患者のQOL（quality of life：生活の質）の低下，中毒性巨大結腸再発のリスクなど。はっきりとは明記されなかったが，このような要素も当然，考慮に入れられたであろう。治療選択において，これらの要素も，消化器内科医と外科医に影響を及ぼしたはずだ。

　確かに，このレベルの分析は，内科医と外科医のアプローチの違いを，表面的になぞるだけのものである。しかし，本症例は，このような分析に意味があることを例証している。我々が思うに，臨床判断の違いをみつけ説明することは，医師にとってとても重要なのだ。さらに，内科医の「なわばり」や領域と外科医のそれは，多くのコモンな臨床問題でオーバーラップする（たとえば，急性膵炎，

上部消化管出血，急性腹痛）。判断の分析は患者にとっても利益となる。

　成長する子どもをもつ親は，「犬が猫を追っかけた。猫はネズミを追っかけた」という童謡を歌う子どもが，5〜6歳になると「どうして？」と訊くようになるのを知っている。臨床判断についても詳細な研究を行い，医師の行動を説明できるようにしたいと我々は考える。

ケース 45　トリート・オア・キープ・テスティング[*1]？

64歳女性が入院してきた。ナイフで突き刺されたような前胸部痛。運動，咳，深呼吸で増悪する。痛みには呼吸苦を伴い，入院1日前の夜には，白く，少しピンクがかった痰を伴う湿性咳嗽があった。

　　　　胸膜痛の患者を評価するときは，胸膜に炎症を起こす疾患を考える。この炎症は肺からの間接的な炎症のこともあれば，直接的な炎症のこともある。呼吸苦，胸膜痛，ピンクがかった喀痰があれば，肺塞栓をまず考える。あとは肺炎だ。もし発熱があり，膿性痰があればなおさらだ。

入院3週間前，列車に乗ろうとしているとき，患者は転倒し，左股関節の骨頭下骨折および左のコレス（Colles）骨折を起こした。徒手整復で2つ穴のサイドプレートによる内固定が行われた。2日間のバック（Buck）牽引が行われ，術後7日目にはウォーカーの助けを借りて歩行していた。入院13日目，患者は退院した。退院から再入院までの間，松葉杖を突いて患者は歩行していた。

　　　　患者には最近，大きな外傷，つまり股関節骨折が起きている。肺塞栓のリスクはさらに高まった。この時点で，彼女がどのくらいシックに見えるか知りたい。そうすれば，この問題の緊急性がわかるだろう。診断について言えば，オプションとしてはDダイマー，換気血流スキャン，造影CTなどがある。この時点で，明らかな禁忌がないことを前提として，私ならエンピリックにヘパリンで治療したい。もう1回肺塞栓が起きたら，致死的になりうるからだ。

入院時点で，胸痛は3日間続いていた。ふくらはぎ，脚全体の痛みはなく，発熱，悪寒，体重減少，浮腫，夜間呼吸困難，起坐呼吸もなかった。バイタルサインは正常。胸部診察時には，右肺の動きが悪く，右下肺野の呼吸音が減弱していた。局所的な右前胸部の摩擦音が鎖骨中線，ちょうど乳房の下に聞こえた。心音は正常。脚も正常で，ホーマン（Homan）徴候はみられない。内診もしたが，その他の診察所見は正常。

　　　　誰も呼吸数を実際に測っていないのだろうか。大きな塞栓があるのに呼吸数が正常で，20/分以下というのはおかしい。また，患者には通常頻脈があるものだ

訳者コメント

[*1] — タイトルは「治療するか，検査を続けるか？」という意味だが，ハロウィンでお菓子をもらう子どもが言う，"trick or treat?" をもじったものだと訳者は想像する，たぶん。

が，そこまで感度が高いわけではない．時に，大きな肺塞栓があると右室負荷がみられ，肺高血圧のために P_2 が大きくなる．この患者ではどちらも認められないというが，他人の観察をそのまま受け入れるのではなく，できれば，自分自身で診察所見を確かめてみたいものだ．脚の診察所見がぱっとしなくても，肺塞栓が最も「らしい」診断であることに変わりはない．血栓塞栓症において，四肢の診察所見は当てにならないことはよく知られている．患者には発熱はなく，肺炎はらしくない．

ヘモグロビンは 12 g/dL，ヘマトクリットは 36％．白血球は 12,400 で，多核球が 67％，杆状球が 1％，リンパ球が 28％，単球が 2％，好酸球が 2％である．BUN，クレアチニン，電解質，血糖は正常．赤沈は 70 mm/時間．喀痰検査では，わずかな白血球と赤血球が認められるが，細菌はみられない．

これらのデータはあまり役に立たない．ここで懸念しているのは肺塞栓である．肺スキャンや造影 CT を撮らねばならないのだ．あるいは臨床判断に基づいて，抗凝固療法にて治療しなければならない．胸部レントゲン写真は有用かもしれない．しかし，似たような症状の患者でよく出されるような検査の数々は，この患者で最も「らしい」診断をつけるのにはほとんど役に立たないのだ．

胸部レントゲン写真：右肺動脈は少し張っている感じだが，おそらくは正常範囲内．奇静脈の拡張はない．主気管支は特に広がってはいない．心臓の大きさは正常．右肋骨横隔膜角がダルになっている．右側臥位にすると，前の入院ではみられなかった胸水が認められる．心電図は洞性で，脈拍数は 72，軸は 0，$S_1 \cdot Q_3 \cdot T_3$ パターンは認められない．他の異常もない．

胸部レントゲン写真は役に立つ．肺炎を除外できるからだ．ちょっと驚きだが，脈拍数がたった 72 しかない．肺塞栓では頻脈がよくみられるのだが．時に，激しい肺高血圧と複数の塞栓があるときは，右室負荷パターンが認められることがある．軸偏位は 10 〜 15％の患者でみられる．実のところ，左軸偏位と右軸偏位はどちらも同じくらいの頻度で起こる．古典的な $S_1 \cdot Q_3 \cdot T_3$ パターンはせいぜい 5 〜 10％くらいでしかみられない．これがないからといって，そう役に立つわけではないのだ．本症例では，心電図はあまり役に立たない．とにかく，肺スキャンか CT の結果が見たい．もっとも，これまでのデータが出された順番を考えると，次に出てくるのは血液ガスではないかな．

血液ガス（室内空気）：pH 7.51，$PaCO_2$ 32 mmHg，PaO_2 65 mmHg．

中等度の低酸素血症があり，軽度呼吸性アルカローシスがある．かつては，肺塞栓患者なら，PaO_2 は常に 80 以下と言われたものだ．肺塞栓で肺スキャン陽性の患者が救急室に来たとき，患者の 10 〜 15％では，PaO_2 が 80 以上である．患者の血液ガスは肺塞栓に合致する．肺胞気 – 動脈血酸素分圧較差（alveolar-arterial oxygen gradient）は増しているが，これは肺に基礎疾患がある場合にも起こる．

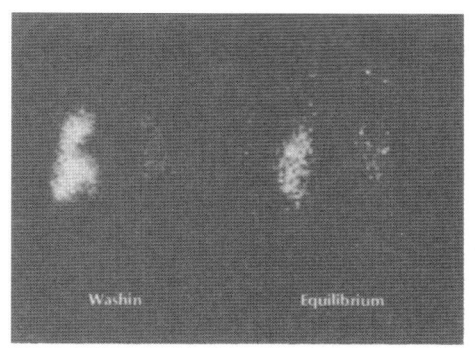

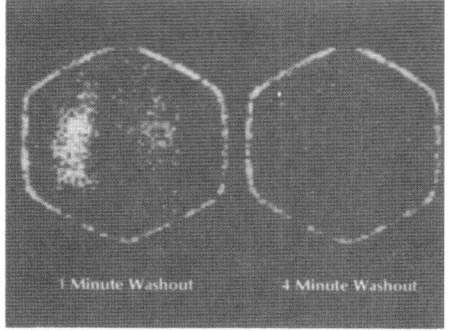

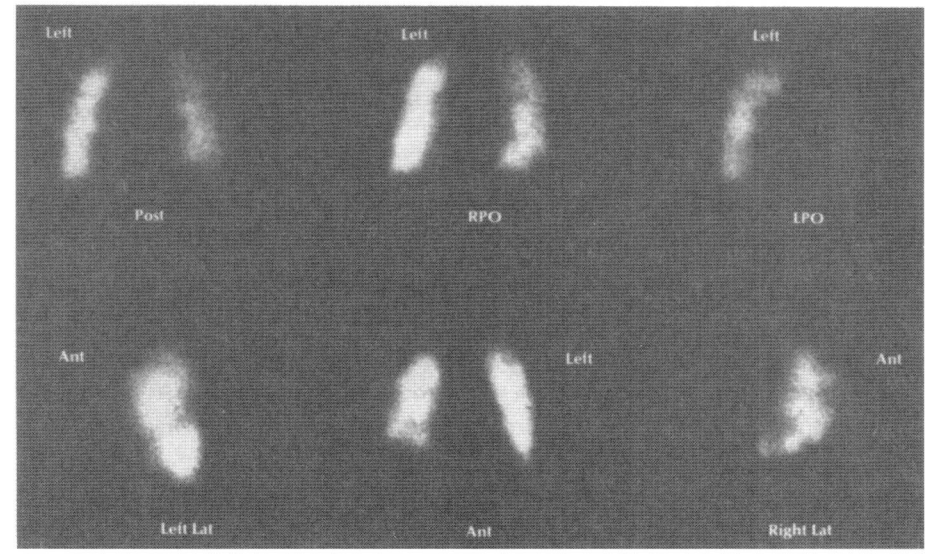

図 18.1 ● 換気血流肺スキャン（ケース 45）

肺スキャンが行われた（図 18.1）。

> 左上葉に大きな欠損があるようだ。右下肺野や右肺尖部にもありそうだ。右下肺野の欠損は解釈しづらい。既に胸水がそこに溜まっているからだ。しかし，左肺は明らかに異常である。病歴とこれらの所見で，肺塞栓として治療を始めるのに十分だろう。血栓溶解療法を用いるのか，通常のヘパリンを用いるのかには議論の余地があろう。最近の外傷歴と手術歴を考えると，私ならヘパリンのほうを用いるだろう。もっとも，血栓溶解療法の絶対禁忌があるかどうかについては私にはわからない。手術は 3 週間も前だったのだ。

スキャンの正式な読影は以下のようなものであった：「右肺全体の換気不良。これは，無気肺による容積減少によるものかもしれない。両側に複数の小さな血流途絶が認められるが，見た目ははっきりしない。肺塞栓の可能性は低い」。

私はこの読影には保留条件をつけたい。放射線科医が読影した以上に，この画像は肺塞栓に合致すると思う。もし，この画像を自分で読影していたら，この画像を根拠として私なら抗凝固療法を始めるだろう。しかし，読影結果に食い違いがあるため，私なら放射線科医と一緒に画像を見直すだろう。もし，放射線科医が肺塞栓の可能性がとても低いと確信しているのなら，確定診断のために造影CTを撮るだろう。臨床的には肺塞栓があると強く疑っているからである。

「可能性が低い」と読まれた肺スキャンにもかかわらず，主治医は，肺塞栓の「らしさ」はとても高かったので，CTをせずにヘパリンを始めてしまった。患者はほどなく改善した。

分析

本症例には，問題解決プロセスについての複数のポイントがある：(1) 我々が通常，学生に教えるデータ収集のルールを，エキスパートが明らかに破っている；(2) エキスパートの医師が検査結果ではなく，臨床的確信に頼ろうとしている；(3) 診断推論と治療意思決定を区別する愚かさ；(4) 治療の「閾値」アプローチの概念。

呼吸苦，喀血，胸膜痛発症の3週間前に，患者に整形外科的手技が行われたことを知らないときから，論者の頭を占めていたのは肺塞栓であった。病歴を聞くにつれ，懸念は高まっていき，病歴を最後まで聞かず，診察所見や検査結果を知らされないうちから，肺スキャンの結果を論者は求めた。しかし，臨床データの提示の順番は，論者が求めるようなやり方ではなかった。仕方ないので，論者はこれらのデータにつきあったのである。順番に出された所見を進んで解釈したのである。この間，彼の欲しい肺スキャンの結果が与えられないことに論者は不満げであった。彼は明らかにスタンダードな方法を逸脱している。我々が通常，学生に教えるような，システマチックなアプローチをとっていない。完全な病歴を聴取せよ。完全な身体診察を行いなさい。「簡単な」検査はすべてオーダーしなさい。その後で，高額だったりリスクのある検査をするのだ。

このような通常のプロセスをすっ飛ばそうとする論者に，我々は失望を覚えるべきだろうか？　あるいは我々は彼から学ぶところがあろうか？　彼の用いた「近道」のプロセスは，我々の見解では，エキスパートな医師に特徴的なものである。この方法は有効なだけではない。時に望ましいものですらある。本症例では，データを順番から外して要求する正当性について，たくさんの手がかりがある。診察時の多くの陰性所見も，論者の肺塞栓という診断への確信を変えることができない。心電図は役に立たない。血液ガスも彼の見解を変じない。明らかに，ある時点から論者は，暗黙的な，貴重な臨床上のルールを用いている：最も情報量が多い安全な検査を1つ選べ。それは，最も可能性の高い診断を確定するか除外するような検査である。患者に害を与えることなしに，である。心電図や血液ガスにはリスクはないが，その解釈が，彼の見解の正否を明らかにすることはない。だから，そういう検査の結果に，論者はあまり関心をもたないのだ。こう考えると，我々は学生に「実際にどうやって問題を解いているのか」を教えたほうがよいのでは，という考えが浮かんでくる。伝統的に教えられたやり方ではなく。有名な言葉をここで引用したい。「私のやるようにやりなさい。私がや

れと言ったことではなく」。

　この臨床問題解決セッションのもう1つの特徴が，治療を始めるときに，論者が自分の臨床判断をとても信頼していることである。患者に突然，呼吸苦，胸膜痛，わずかな喀血が整形外科手術3週間後に起こったという情報だけで，ヘパリン治療を始めたいと表明している。肺スキャンの最終読影が自分の読影よりも確定的ではなかったときも，自分の診断には確信があり，肺塞栓はあると考え，その読影についてもっと詳細に知りたいと希望していた。肺スキャンでの可能性が低いと読まれたにもかかわらず，彼は造影CTを撮ることすら提案している。自分の診断に自信があったのだ。

　単に論者は頑固なだけだろうか？　我々はそうは思わない。肺塞栓の可能性が高いという彼のアセスメントは主に病歴から得られたものだが，スキャンで可能性低しと読まれたとしても，変えられるものではなかった。ベイズ（Bayes）の言葉を用いるなら（そこでは疾患の有病率が検査結果の解釈に影響を与えるのだが），可能性が低いというスキャンの読みは，ものすごく事前確率の高かった肺塞栓の可能性を十分に下げはしなかったのである。主治医もこの診断には確信をもっており，造影CTをしなければならないとは考えなかった。自分たちのところの放射線科医の読影は，それを示唆しなかったにもかかわらず，である。

　ここで強調したいのは，臨床状況のコンテクストのなかで，検査の解釈を行う必要性である。スキャンで「可能性が低い」と考えられても，検査前の臨床コンテクストは肺塞栓の高い事前確率を示していた。前向き肺塞栓診断研究（Prospective Investigation of Pulmonary Embolism Diagnosis study：PIOPED study）では，スキャンで「可能性が低い」と考えられた肺塞栓疑い患者の40％に，肺塞栓が認められた[232]。このとき，完全に正常なスキャンだけが，十分な感度をもって肺塞栓を「除外」できたのである。

　この問題解決セッションのもう1つ興味深い特徴が，診断と治療の意思決定が強く統合された形で検討されていたことである。両者のタスクについて明確であろうとするあまり，我々はなんとなく両者を分けてしまいがちである。長年の間，最初に病棟をローテートする学生は治療については無視し，診断に集中するよう教えられてきた。本症例でもそうだし，他のところでの体験も示すところだが，エキスパートな医師は，臨床問題解決のときに両者を分けてしまったりはしない[19]。もしそうなら，なぜこれらを分けられた，別なものとして教え続けなければならないのだろうか？　ほんの少しの症状と入院歴から，医師は抗凝固療法を始めたいと言った。少なくとも，肺塞栓があるかないかがはっきりした段階でそう思ったわけである。（抗凝固療法の禁忌がないという前提のもとで）論者は治療を始めたいと思う。診断の証明がなくても，治療の総利益は治療しない総利益よりも大きいであろうからだ。のちに，彼はスキャンを読影して肺塞栓の確信を高めるわけだが，そこでもやはり，抗凝固療法を続けたいと述べている。最初には確たる診断はなく，どのように治療するかが先に決定される。暫定的な診断をつけ，治療を推奨し，その後，診断を支持するデータを集め，その後，治療を継続しようとしたのである。実のところ，論者は確定的な診断には至っていないのであるが，治療についていくつかの決定をしたのである。

　診断の確信と治療の特徴の関係が治療意思決定を支配するのだが，それは本症例に代表される肺塞栓の問題でうまく示されている。ある疾患に対してリスクと

効果がはっきりしている治療法があるとしよう。医師はその疾患があるという確信があれば，その治療を提供するだろう。もちろん，疾患がないという確信があれば，その治療を用いるべきではない。決定的に疾患があるとかないとか言えないとき，治療を提供するかどうかの決定は，診断の確かさの度合いと治療の効果やリスクに依存する。

　もし，治療がそんなに効果的ではなく，リスクも高い場合(たとえば，何かの化学療法)，診断にかなりの確信がある場合のみ治療を提供すべきだろう。もし，治療がとても効果的で安全なとき〔たとえば，レンサ球菌(streptococcus)による咽頭炎へのペニシリン〕，そんなに診断に自信がなくても，ペニシリンを提供するだろう。相対的な利益とリスクの比率が高ければ，治療を推奨する時点での疾患の可能性は低まっていく。検査が存在しないときは，治療の特徴が疾患可能性の閾値を決定する。それより高ければ，治療開始は適切な選択であり，それ以下であれば，治療しないのが適切だ[58]。

　肺スキャン，スパイラルCT，超音波，Dダイマーなどの検査があるときの意思決定も，そんなに変わりはない。血栓塞栓疾患がないという確信があれば，ヘパリンは使ってはならない。あるという確信があれば，使う。血栓塞栓症の可能性が，「あるとはっきりしている」と「ないとはっきりしている」の間のどこかにある場合は，検査をする。検査結果は単純に塞栓症の疑いを増したり減らしたりする。もし，疑いを増やせば治療し，減らせばしない。したがって，検査があるときは，2つの閾値が存在する。その閾値の下では治療をせず，その上では検査をする閾値と，その閾値の上では治療をし，その下では検査をする閾値である[59]。

　ここでは，その閾値が例示されていた。論者は，このようなコンセプトについては一言も言及しなかったし，正式な分析方法を用いてはいなかったのだが。彼は患者に肺塞栓があることに確信をもっていたが，すぐに治療を完全に行うかどうかについては確信がもてていなかった。肺スキャンを行い，塞栓の見積もりを変えようとしたのだが，自分の読影はその疑いを増すようなものであった。彼は治療を推奨したのである。公式のスキャン読影報告は，論者自身の読影に疑義を投げかけるものであったが，論者はもっと検査をしようとした。それが造影CTであり，確認してから治療しようと考えたのである。治療の効果とリスクの議論も，血栓溶解療法を行うかどうかの議論のところで明確に示されていた。血栓溶解療法は凝血塊をヘパリンよりも早く溶かすかもしれないが，論者の意見では，そのリスクは術後であることを考えると大きいのであった。このような閾値のアプローチは，明快に行うことが可能である。利益とリスク，疾患可能性を数値化し，ここで取り上げたようなやり方で扱うのである。

　閾値に関するここでのエクササイズは，肺塞栓という診断の確かさの問題にも関連している。本症例のように，多くの医師は，肺塞栓疑いのすべての患者で造影CTをオーダーしようとしない。臨床像と非侵襲的検査による疑いが十分に高ければ，治療を行うのだ。結局，医師が最適化したいと願うのは患者の全体的なアウトカムであり，診断の確かさではないのである。

　最後に，本症例では，論者が自らの診断に強い自信をもっていたのに我々は感銘を受けた。正常な呼吸数を無視し，それが正確に測定されていなかったのだろうと主張した(たぶん，彼は正しかったのだろう)。彼は放射線科医と口論してで

ケース 46　経過観察か，手術か？

71 歳女性。高カルシウム血症に関して紹介を受けた。ルーチンの検査で，1 年前に発見された異常だ。その後，血清カルシウムは 10.6 ～ 11.9 mg/dL の間を推移していた（正常値：8.8 ～ 10.4 mg/dL）。血清リンは 2.6 ～ 3.7 mg/dL であった（正常値：3.0 ～ 4.5 mg/dL）。既往歴には，安定しない高血圧，乳房の線維嚢胞性疾患がある。腎結石や胃潰瘍の既往はない。骨の痛みは訴えていないが，膝，股関節，肘，肩にこわばりと痛みがある。非ステロイド系抗炎症薬以外に服薬はなく，これは必要に応じて飲んでいる。血圧は 140/88 mmHg, 関節所見は骨関節症に合致するものであり，その他の所見は正常であった。

　　　　よくある無症状の高カルシウム血症の症例である。ルーチンの検査でよく引っかかるのである。高齢者女性に 1 年間にわたってみられた生化学的異常であり，訴えとしては，関節のこわばりと痛みだけ。診察所見は骨関節症に合致するという。血清リンは正常からわずかに低いくらいだ。この年齢の女性だと，鑑別診断に挙げたいのは，サイアザイド利尿薬の使用である。この可能性を特に挙げたのは，高血圧の既往があるからである。しかし，彼女はそのような薬剤投与はされていないという。もちろん，高カルシウム血症の原因としてリストの上に載るのは，原発性副甲状腺機能亢進症と悪性疾患誘発性高カルシウム血症である。可能性としては下がるものとして，サルコイドーシスやその他の肉芽腫性病変，甲状腺機能亢進症，高ビタミン D 血症，慢性リチウム治療が挙げられる。病歴から，このような疾患を鑑別から外すことができる。高カルシウム血症が長く続き安定していれば，悪性疾患である可能性は減る。対照的に，安定性高カルシウム血症は，原発性副甲状腺機能亢進症ではコモンである。関節所見やちょっと高い血清カルシウム濃度をみると，偽痛風の可能性も考える。これもまた，原発性副甲状腺機能亢進症で認められる。ほかに情報がなければ，私の予想では，関節症状と高カルシウム血症は無関係だと思う。この患者の検査でキーとなるのは，血清副甲状腺ホルモンの測定である。血清蛋白電気泳動や 25-(OH)- ビタミン D，ALP の測定も役に立つだろう。

検査結果：ヘモグロビンと白血球は正常。尿検査では，比重が 1.013，蛋白なし，わずかに顆粒円柱。血清カルシウムは 10.6 mg/dL，リン 3.2 mg/dL，ALP 119 IU/L（正常値：40 ～ 100 IU/L），副甲状腺ホルモン 72 pg/mL（正常値：10 ～ 65 pg/mL），クレアチニン 0.8 mg/dL，電解質は正常。血清，尿の電気泳動は正常。心電図は正常。リピートの血清カルシウム 11.3 mg/dL，リン 3.5 mg/dL，副甲状腺ホルモン 74 pg/mL。尿のカルシウム排泄は 365 mg/日（正常値：100 ～ 300 mg/日）。骨密度では，T スコアが椎体と殿部数箇所で −0.5 ～ −0.9 で，全殿部のスコアは −0.7 であった。

　　　　生化学的所見は，原発性副甲状腺機能亢進症の診断を十分に確定する。軽度の慢

性高カルシウム血症，間欠的な低リン血症，軽度の血清副甲状腺ホルモン濃度上昇があるのは，この診断に合致する。他の原因で高カルシウム血症になると，血清副甲状腺ホルモン濃度は低下することに留意してほしい。しかしまず，ちょっと考え直してもみたい。基本的には，悪性疾患関連の高カルシウム血症を除外したいのだ。高カルシウム血症を起こす悪性疾患といえばまず，多発性骨髄腫である。正常な血清，尿の電気泳動があり，これは除外される。非小細胞の肺癌や乳癌でも，副甲状腺ホルモン様蛋白を分泌する。これは副甲状腺ホルモンに似てはいるが，副甲状腺ホルモン検査では検知されない。副甲状腺ホルモン様蛋白を測定することも可能だが，この症例で，それをやる必要はあるまい。

　病歴は長く，陰性所見が揃っている。この女性が有しているのは，原発性副甲状腺機能亢進症で間違いないと思う。もちろん，これは副甲状腺腺腫により起こる。ちなみに，患者に多発性内分泌腺腫タイプIの家系がないか検討はすべきだろう。家族性のある副甲状腺機能亢進症では，副甲状腺腺腫ではなく，副甲状腺過形成がみられることが多いからだ。

　副甲状腺の精査のため紹介すべきかどうか。2つの問題を考慮しなければならない：原発性副甲状腺機能亢進症の合併症が何かあるか？　患者には腎結石はないし，腎石灰化や慢性高カルシウム血症に伴う腎機能低下もない。尿中カルシウムも副甲状腺機能亢進症に合致する。骨密度はたいしたことはない。では，無症状の原発性副甲状腺機能亢進症で，軽度の高カルシウム血症の患者に何がなされるべきであろうか？　手術の明白な適応は骨疾患（この患者にはない），腎疾患（これもない），そして，中等度から重症の高カルシウム血症である。これは，血清カルシウム濃度が正常上限から1.0～1.6 mg/dL以上高いものである，と通常は定義されている[233]。患者にはこれもない。あまりカルシウムが高くない患者では，どんな形であれ進行していき，重篤な高カルシウム血症に至ったり，腎結石がみられたり，骨密度が低下するのはまれである[234]。

　このような場合にどうするかは，議論の余地のあるところだ。エストロゲンやラロキシフェンを投与すれば，血清カルシウムをだいたい0.5 mg/dL分低下させることができる。シナカルセトは，直接副甲状腺ホルモン分泌を阻害するが，血清カルシウム濃度をおよそ1.0 mg/dL分低下させる。しかし，副作用の問題から，原発性副甲状腺機能亢進症の治療には認可されていない。ビスホスホネート製剤による治療は，原発性副甲状腺機能亢進症患者の骨密度を上げることが知られている。他の患者の骨密度も上昇させる。ただ，高カルシウム血症に対してはほとんど効果がない。この時点で副甲状腺手術を行うかどうかは，難しいところだ。いわゆる高カルシウム血症の非特異的な症状，たとえば倦怠感，だるさ，うつがカルシウムを正常化することによって改善するか，という点についても論争がある。思うに，患者の筋肉痛や関節痛は改善する可能性はあるものの，その可能性は低いんじゃないだろうか。患者は安定したままで，特に合併症を起こしたりはしないだろう。現在，患者は基本的に健康である。もし，5年以内に症状を有した高カルシウム血症となったとき，そのときは，患者は既に他の内科的問題を抱えており，手術の良い適応となっていない可能性もある。今のところ，私は手術をお勧めしない。水分をよくとり，脱水を避けるようアドバイスするだろう。食事のカルシウムに制限は設けないだろう。

フォローアップ：患者は6年間フォローされた。今や77歳。最後の受診時にも患者は健康だった。膀胱脱が発症したが，1年前にうまくこれも治療された。血清カルシウムは10.7〜11.6 mg/dLの間を推移している。腎機能は正常である。2回骨密度を測ったが，Tスコアがほんのわずかに低下しただけ。骨減少もなく，もちろん骨粗しょう症はない。

この結果に驚きはないし，少し安心したくらいだ。患者をこのままフォローすればよい。

分析

臨床マテリアルを前向きに吟味する教育的な価値を，本症例は示している。アウトカムがはっきりわかっているときは，臨床意思決定プロセスを客観的に行うことは困難だからである。このケースの臨床データを吟味する論者はすぐに診断をつけたのだが，重要なジレンマに陥り葛藤する。副甲状腺腺腫だとほとんどはっきりしているものの，精査をさらに勧めるかどうか，である。その後6年間，患者が元気だった事実を知らなければ，選択は簡単ではない。論者が自分の見解を明らかにする前に，6年間元気だった事実を知らされていれば，その良かった予後そのものが，彼の見解にバイアスを与えてしまっていただろう[144]。あと知恵バイアスは，臨床病理カンファレンス（clinicopathologic conference：CPC）において，論者に影響を与えている。そこでは，患者の全過程は論者がコメントする前に示されてしまっているのである。この演習のフォーマットの利点は，事前情報がないことにある。

本症例での決定は，なぜ，こんなに難しいのだろうか？　基本的には，競合するリスクがあるからだろう。手術が検討されたとき，患者は71歳であった。患者は副甲状腺機能亢進症の合併症を全然起こさないかもしれないし，全然関係ない疾患で死ぬかもしれない。論者はそう考える。そうなる可能性が高いのなら，どうして必要ない手術に患者をさらすのだろうか？　論者はそのような手術のネガティブな側面についてははっきり述べてはいないが，間違いなくそのことには気づいていただろう。ネガティブな側面には，短期/長期的な低カルシウム血症，声帯麻痺，心血管系合併症などがあるだろう。頸部手術そのものの合併症は言うまでもない。このような要素に相対するリスクを論者は考える。副甲状腺機能亢進症あるいは高カルシウム血症が重要な合併症を起こす可能性である。それは，重篤な高カルシウム血症，腎結石，骨粗しょう症，骨折のようなリスクである。そして，そのような合併症が起きたとき，患者の手術リスクは高まり，手術はできない状態にある可能性もある。

意思決定は2つの理由で困難だ：第1に，どちらの選択肢にもネガティブな要素があり，そのなかにはかなり厄介なものすら含まれている。しかし，そのような可能性はとても低い。第2に，2つの選択肢の価値（決断分析の用語では，期待効用）はほとんど同じである。言い換えるならば，全アウトカムの平均値には両者に差がないのである。選択はコイントスみたいなものでよいかもしれない[60]。

論者が決断に苦慮しているのは，アウトカムは良かったと知った論者の安堵によく示されている。本症例でアウトカムが良かったのは，患者をフォローすることが正しい選択であることを証明しない。大量の患者を扱うスタディーを注意深

く分析して初めて，そのような言説はなされるべきであろう．そのような研究はほとんどないが，そのわずかながらの研究によると，軽度原発性副甲状腺機能亢進症における手術の利益は示されていない．手術を受けなくても，ほとんどの場合は病態は進行しない．本演習での選択はしかし，思慮深いものであった．その理路もていねいに説明された．

ケース 47　リンゴ？　オレンジ？[*2]

50歳女性．インスリン依存型の糖尿病を発症して16年．右足首骨折の整復のために入院した．入院時の心電図のために（図18.2），内科コンサルタントが「オペ前評価」の相談を受けたのである．

患者に糖尿病があり，いろいろなリスクが高く，そのなかに冠動脈疾患もある．心電図は洞性リズムである．再分極の変化が顕著な異常である．STとJポイントの低下がV_5，V_6に認められる．このような心電図変化は，「非特異的」と呼ぶべきではないと私は思う．むしろ，虚血性変化に合致している．T波がまだ上向きなのにSTが低下しており，なおかつ下に凸なのは心配である．術前心電図は，心疾患のスクリーニングのために行われた．本症例の場合，スクリーニング検査は陽性だったと考えるべきだろう．患者をより詳細にみて，何が起きているのかを理解する必要がある．

1か月前に足首の骨折をしている．その後，体重をかけてしまい，距骨亜脱臼が起きてしまった．過去1か月に心症状はない．現在の心電図におけるST–T変化は，1か月前よりも悪くなっている．肺水腫の既往が1982年にあり，これは，非Q波心筋梗塞によるものと考えられている．過去に狭心症の既往はない．入院6か月前の心エコーでは，駆出率48％で，下壁後壁の壁運動の低下と軽度僧帽弁閉鎖不全が認められている．患者は肥満しており，軽度高血圧がある．

患者には肥満があり，高血圧があり，インスリン依存性糖尿病がある．虚血性心疾患の既往もある．最近の精査では，軽度の心室機能不全と僧帽弁閉鎖不全がある．後者はおそらく乳頭筋機能不全によるものだろう．STの異常が過去よりも強くなっており，急性のイベントが懸念される．梗塞だろうか，あるいは虚血であろうか．私は非Q波梗塞は考えない．その場合は，持続するT波の陰転化あるいはその他の変化がみられるからだ．今の心電図はむしろ，進行する虚血に合致している．Jポイントが持続し，ST部分が低下している．患者に糖尿病があるので，自律神経や感覚神経の障害があり，無症候性虚血になっている可能性もある．この管理は簡単ではない．

手術の緊急性と心ワークアップのバランスをとる必要がある．足首の手術には

訳者コメント

[*2]—an apple or an orange ?　リンゴかオレンジの選択というのは，「要するに好みの問題」を意味する．両者に価値の優劣がなく，これは好みの問題ですよ，ということを示すときに用いるフレーズだ．

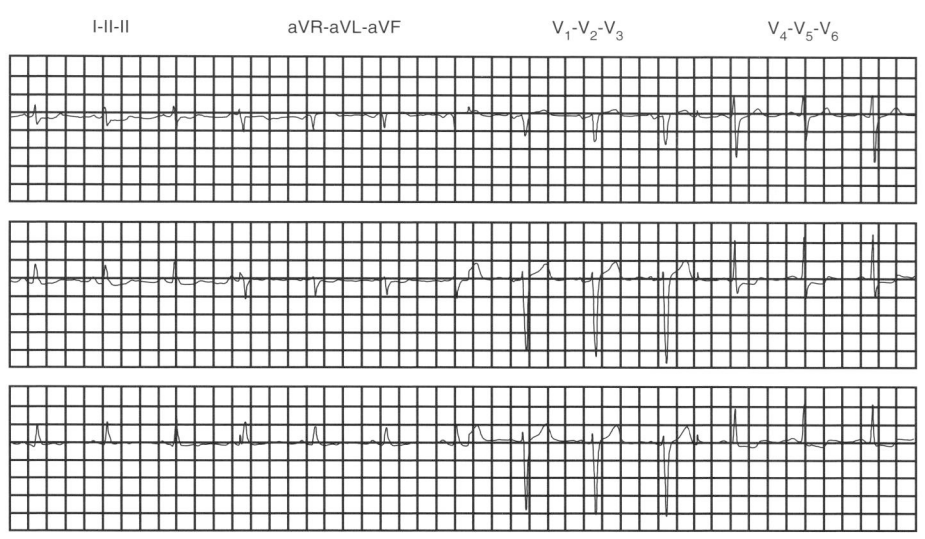

| I-II-II | aVR-aVL-aVF | V_1-V_2-V_3 | V_4-V_5-V_6 |

図 18.2 ● 心電図（ケース 47）

　ほとんど緊急性はないと思う．まずは，心酵素を何度か測定し，心電図を繰り返して撮るだろう．心臓にほかにも問題がないか確認するだろう．1 か月以内に何かイベントが起きていたとしたら，心酵素を測っても得るものはないだろうが．心電図がどんどん変化していく，ということもなさそうだ．もし，進行する心電図変化がみられれば話は簡単で，手術は危険すぎるということになろう．さて，何をしたものか悩んでいる．ここで何もしなければ，それは患者にとっては安全である．少なくとも心臓という観点からは．

　前の月から起きていたサイレントな非 Q 波心筋梗塞の可能性が挙げられた．患者は後方機関に転送され，さらに精査を受けることとなった．整形外科医は早期手術で足首を整復し，機能回復を得る重要性を強調した．

　　私なら，手術のタイミングについては整形外科医と相談するだろう．手術を遅らせることで，どのくらい足の機能が低下するであろうか，その可能性について定量的に知っておく必要がある．ただ「低下する」だけでは不十分だ．もし，2〜3 週間手術を遅らせた場合，機能予後が 90％から 10％までに落ちてしまうだろうか？　もし，私が術前評価を行っているのなら，整形外科医と私は，機能予後の悪化と重大なトラブルという 2 つのリスクのバランスをとらねばならない．トラブルとは何か？　最近心筋梗塞になり，現在も虚血が進行しているのなら，術中に新たな梗塞や虚血が起こる可能性は高い．直近の梗塞が最近であればあるほど，そのリスクは高い．手術が必要なら，そのリスクを最小化するにはどうしたらよいか？　全身麻酔ではなく，局所麻酔は可能だろうか？　いちばんリスクの小さな手術をすべきである．

　　手術のリスクが高まるなかで，もし，機能予後が悪化した場合にどう考える

か，患者の意見も聞いてみたい。別に足を失うわけではない。足首が動きにくくなることはどのくらい重大なことだろうか。それが心臓の重大なリスクとトレードオフにするとしたら，どうか？　もし，私が患者の主治医ならば，意思決定プロセスに患者も巻き込むと思う。

心酵素は上がっておらず，急性心筋梗塞を示唆するものではなかった。ST-Tも，ほどなく元の波形に戻った。局所麻酔のもとで脚の整復は行われ，合併症もなかった。サイレントな心筋虚血を心配した主治医の内科医は，ジピリダモール核スキャンをオーダーした。スキャンでは，固定された下壁後壁の欠損と軽度左室拡張，側壁の部分的な再分布を示した。心カテーテルが検討された。

最近の梗塞はなかったと私は考えたし，今もそう思っている。急性の虚血が起き，それは入院後改善したのだろう。既に述べたように，この糖尿病の女性にとって無症候性虚血の可能性はリアルなものだ。ジピリダモール・タリウム・スキャンは，実質的には運動負荷試験と同じものだ。患者は運動できないから，運動するストレスの代わりにジピリダモールを用い，血流を最大化させて虚血領域をリバースする。スキャンでは，下壁後壁の固定された虚血が認められ，同じ部位には，心エコーで壁運動の低下が認められた。重要な所見は，側壁への血流に部分的再分布があったことである。側壁は心電図変化の部位に一致する。虚血の疑いは確認されたのだ。

問題は，心カテーテルを行うかどうかである。私はすべきだと思う。比較的若い糖尿病をもつ患者で，既知の冠動脈疾患がある。多枝病変の懸念もあるし，そこは精査しておきたい。

コンサルタントは，生命に危険があるような（つまり左主幹）病変はないだろうと考え，内科的なマネジメントを推奨した。患者はリハビリ施設に転送された。

このコンサルタントに全面的には賛成できない。コンサルタントは内科的治療に満足のようだ。狭心痛がないからだろう。しかし，患者には糖尿病があり，無症候性虚血が起きていて，警告信号を受け取れていない可能性がある。そのような患者では，私はもっと神経質になる。症状がモニターの指標とならないからだ。

タリウム・スキャンで，側壁に欠損があったわけだが，かといって，左主幹部病変のような前壁の循環問題を除外できたわけではないと私は思う。ジピリダモール・タリウム・スキャンの感度と特異度は左主幹疾患を除外するほど高いわけではないと考える。

さらに，この患者では少なくとも2枝病変がある。古い下壁梗塞はおそらく右冠動脈であろう。タリウム・スキャンの側壁欠損は回旋枝動脈であろう。さらに，駆出率の低下や僧帽弁閉鎖不全も考慮に入れると，手術や血管形成術を考えないというのはいかがなものだろうか。データをもっと十分にみる必要があると思う。私のアプローチは，冠動脈の手術は非常に良い手術であるという私見に影響を受ける。経済的側面から考えると，認めたくはないのだが。私は，本症例のような場合，とてもアグレッシブにアプローチしたいのである。

分析

 古い格言に，リンゴとオレンジを比較できない，というのがある。この言葉の源を我々は知らないが，我々はこれを愚かなコンセプトだと思う。毎日，我々は多様なアイテムのなかから難しい決断を迫られる。医学においてもそうである。この症例で示された問題も，クラシックな1例である。足首には手術が必要で，長期にわたる障害を防がなければならない。整形外科医はすぐに足首を治療するつもりだったが，入院時に異常心電図波形があることが判明した。それは，少なくとも急性虚血性心疾患を示しており，最悪の場合は急性心筋梗塞の可能性すらあった。もし足首の治療を待てば，その機能を失ってしまう可能性がある。もしすぐに手術したら，虚血性心疾患の重大な合併症が起きるかもしれない。ここで，我々はリンゴとオレンジを比較「しなければならない」。長期の足の障害と短期の生命に危険のある心合併症を比較せねばならない。選択は複雑である。まず，データをすべてもっているわけではないからである。しかし，論者のコメントから得られる事実をもとに，我々はうまく情報提供と治療の推奨をせねばならないのである。

 第1に，障害についていくつか知る必要がある。その重症度はどのくらいか？ 待つリスクはどのくらいか？ 手術を遅らせることで，そもそも障害の程度が増すのだろうか？ もしそうなら，その障害は大きなものか，それとも小さいか？ 情報はエキスパートである整形外科医から提供される。最後に，一生，障害を抱えることについて患者はどう考えているのか？ 結局のところ，その障害とつきあっていくのは患者本人である。機能の良い足首に対して，彼女はどのくらいリスクを背負えるのか？

 第2に，心リスクに関しては，いくつかの問題を検討しなければならない。急性心筋梗塞だったのか，それとも，単に急性虚血性のイベントだったのか？ そのリスクはどのくらい高いのか？ その後，何が起きるのか？ もし，重篤な経過をたどるのであれば，患者の死亡する可能性はどのくらいか？ 周術期に急性心筋梗塞になったとして，心疾患で一生残るような障害を受ける可能性はあるか？ 一時の短期のリスクと引き換えに（そのリスクは小さいかもしれないが），足が不自由なままでもよいと患者は受け入れるだろうか？

 明らかに，もし，我々が正式な分析を行い，定量的な方法，たとえば，決断分析などを行うのであれば，このような質問をすべきであろう。各イベントは，その確率と効用（価値）の形で表現されねばならない。短期のイベントは定義が簡単で，主な懸念は死亡である。この死亡が，多くの決断分析ではアンカーポイントとなる。長期の障害も数値化することができる。患者情報を得，患者のQOLを調整して行う[235]。ここでの問題はこうである：一方では，慢性の障害のはっきりしない可能性と，はっきりしない重症度がある。もう一方には，重篤な心イベントのはっきりしない可能性があり，はっきりしない合併症の重症度がある。医師と患者は，リスクとアウトカムをどうとらえるかによって，どちらの選択がよいかを決める。本症例では，局所麻酔による手術が選択された。主治医はそうすることによって，リスクを最小限にできると考えたのであろう。したがって，長期にわたるQOL問題と短期の重大事の選択というもっと難しい問題を回避する方法を，彼らはみつけたのだ。

最後に，心カテーテルについては議論を避けてきたことを我々は認識している。これは偶然の除外ではない。我々は，コンサルタントが心カテーテルを勧めなかった理由について十分に説明を受けていない。したがって，その賛否を比較することができなかったのである。もし，すべてのデータを得たとしても，結局は袋小路に陥ってしまう可能性もある。同じ患者であっても，経験ある循環器内科医がかなり異なる見解をもつことはある。ほかのところで(**ケース 25 を参照**)，我々はそのような異論の原因を探索したい。

19 エビデンスの吟味

ケース48　困難なトレードオフ

8時間ものフライトの後，75歳のロッククライマーかつ医師が，肺塞栓を起こした。抗凝固療法にて治療を受け，経過は良好だったが，少し労作時の呼吸苦は残った。凝固異常のワークアップは陰性であった。主治医は生涯抗凝固薬を飲むよう勧めた。しかし，患者はロッククライミングに情熱を捧げていたので，その提案に賛成しなかった。長期の抗凝固療法の利益とリスクについてデータの分析が行われた。

分析

一見簡単に見える選択の分析……。ここでは，長期の抗凝固療法かどうかであるが，実はそう簡単ではない。肺塞栓が長期のフライトによるものなのかの吟味が必要だし，そのような塞栓症に対する最良の抗凝固療法の決定をしなければならない。長期抗凝固療法のリスクについてデータを検索しないといけない。そのアウトカムについて患者の好みを聞かねばならない。そして最後に，これらの要素すべてを加味したうえで，推奨を決定するのだ。

第1に，我々は航空機で旅行する場合の肺塞栓を吟味する。長期のフライトが静脈血栓塞栓症のリスクを増すかどうかについては議論の余地がある[236]。研究によってはリスクが増すとされ，別の研究ではそんなことはないとされる。我々のレビューによると，10時間以上のフライトにおいてのみリスクは増すようである。4時間以上のフライトに関する8つの前向き研究では，無症候性深部静脈血栓症が，3,051人の旅行者のうち2.2%に認められた。リスクファクターのない2,056人ではその割合は1.4%であり，過去の血栓塞栓症の既往，最近の手術や外傷，癌，エストロゲンの使用，高齢，肥満，血小板増多症などのリスクがある995人では4.0%であった[236]。世界保健機関の旅行のグローバル・ハザードに関する研究（World Health Organization Research Into Global Hazards of Travel：WRIGHT）プロジェクトでは，航空機の旅行と静脈血栓塞栓症について研究が行われ，この8つの前向き研究の結果が確認されるものとなった：健康な旅行者であれば，4時間以上のフライトにおける静脈血栓塞栓症のリスクは6,000分の1であり，旅行が長期化したり短いフライトがいくつも続いたりするとリスクは高まった[237]。WRIGHTの所見は疫学研究に基づいており，集団に基づくケースコントロール研究や，国際機関に勤める職員を対象にした後ろ向きコホート研究，パイロットを対象にした後ろ向きコホート研究などが含まれる。

ほかにもデータがある。25のランダム化コントロール試験とコホート研究をまとめたシステマティック・レビューによると，症状のある静脈血栓塞栓症のリスクは，旅行者100万人あたり27である[238]。ロジスティック回帰分析では，

以下のリスクファクターがみつけられた：平均旅行時間が6時間以下〔オッズ比（odds ratio：OR）0.01〕，8時間以上（OR 2.3），深部静脈血栓症の既往，遺伝性過凝固疾患，体重90 kg以上，運動性の低下，癌，巨大な静脈瘤（OR 3.6）。このデータから，飛行機に乗ると，正常な人でも血栓塞栓症を発症しうると考えたほうがよい。ただし，通常は長時間にわたるフライトであり，年齢，複数回の続けての飛行，飛行時間はリスクを増しているのかもしれない。

次に，肺塞栓時の長期の抗凝固療法の効果についてエビデンスを吟味する。まずはガイドラインの推奨だ。第7回抗凝固療法血栓溶解療法に関するアメリカ胸部内科学会（American College of Chest Physicians）会議では，一過性あるいは可逆性のリスクファクターをもつ患者の初回の肺塞栓すべてを抗凝固療法，特にビタミンKアンタゴニストにて最低3か月治療するよう推奨している[239]。しかし，もし原因がみつからない場合，治療のモニターができ，出血のリスクが低ければ，長期の抗凝固療法も検討されねばならない。これらの推奨はいずれも強い推奨であり，デザインに重大な問題のないランダム化コントロール試験により明白な利益が示されたことによる。このガイドラインはまた，「初回の特発性肺塞栓の患者では，生涯続く抗凝固療法を検討されたし」と言及している。この推奨は，「中等度の強固さ（intermediate strength）」をもつ推奨である。最良のアクションは，状況，患者，社会の価値観次第である。2008年のガイドラインでは，「中等度の強固さ」という表記は削除されている[240]。

肺塞栓患者のみを採用した，長期抗凝固療法についてのランダム化コントロール試験はほとんどない。最初のタスクは，我々の患者をどのカテゴリーに入れるか，決めることである。そして，彼の状況を発表された研究と比較するのである。初回の静脈血栓塞栓症後の3か月以上の長期抗凝固療法についてのある研究では，静脈血栓塞栓症は，特発性で下腿に骨折がなく，3日以上の臥床もなく，全身麻酔もなく，遺伝性過凝固状態や悪性疾患がないもの，と定義された[241]。別の研究でも，初発の肺塞栓後の長期抗凝固療法が検討されたが，リスクファクターは7日以上動かないこと，と定義されていた[242]。したがって，これらの研究では，除外基準に3～7日間動かないことが含まれており，長時間のフライトは含まれていない。この患者の肺塞栓は特発性と定義してもよさそうだ（**注意**：ただし，これらの研究は肺塞栓患者に限定されていないことに留意されたい）。しかしもし，我々が「特発性」の分類を我々の患者に適用すれば，これらのランダム化試験に基づき，静脈血栓塞栓症再発の可能性は治療しない場合で4～27％/年で，ビタミンKアンタゴニストで治療した場合は1～3％/年である[241-243]。治療しない近位深部静脈血栓では，およそ50％が臨床的にみつかる肺塞栓を起こしていた。最後に，肺塞栓の死亡率は高い。抗凝固療法と無治療を比較した唯一のランダム化試験では，治療のない場合の死亡率は26％であった[244]。治療群では塞栓関連の死亡はゼロであった。この分析から，我々はこれらの研究に患者のプロファイルは正確にはフィットしないと結論づけた。しかし，抗凝固療法が長期間提供されれば，塞栓再発予防には有効だと言ってもよいだろうとも考えた。

もちろん，長期治療のリスクそのものを吟味しなければ，分析は不完全なものとなる。2つの研究によると，外来の抗凝固療法時に出血する長期リスクを見積もることを，医師は難しいと考えていた[236]。長期の出血リスクの見積もりは主

として，抗凝固療法に乗った患者集団の観察研究から得られている。これらの患者は，ランダム化試験参加クライテリアを満たす患者とは異なっている。研究に参加する患者は，典型的に厳密なインクルージョン・クライテリアをもっており，出血のリスクが低いためである。

　プレリミナリーな研究（予備研究）に基づく数学モデルでは，出血のリスクを高める因子がみつけられている。ある研究では，リスクファクターには，高齢，消化管出血，重度の併存疾患，過去あるいは現在の脳卒中，一過性虚血発作があった。このモデルによると，患者には年間3.6%の出血リスクがある[245]。別のプレリミナリーな研究では，高血圧，脳血管障害，脳梗塞，心疾患，腎不全が出血のリスクであった。現時点では，これらの研究は厳密な予測には用いることはできない。少なくとも後の再検が必要で，他の患者群に同じ基準が当てはめられ，正確に予測できるとわかるまでは，である。しかし，2つのモデルが，抗凝固療法による出血のリスクファクターを確認している。それは，年齢が65歳以上，女性，消化管出血の既往，脳卒中の既往，最近の心筋梗塞，腎不全，重症貧血，糖尿病，悪性疾患である。大出血の可能性やその結果起こることはスタディーによって異なっており，部分的には，抗凝固療法が使用された理由（心人工弁，心房細動，虚血性心疾患，静脈血栓塞栓症）にも影響される。33の研究を集めたシステマティック・レビューでは，大出血による死亡率は13%であった。頭蓋内出血の場合，その死亡率は46%で，頭以外の出血では10%であった[246]。別の研究では，抗凝固療法なしの頭蓋内出血の死亡率は26%で，抗凝固療法に乗っている場合は52%であった[247]。このようなデータから，我々は（主に患者の年齢から），抗凝固療法による出血のリスクはこの患者では高いと考えた。そして，もし大出血が起これば，それは極端にひどいアウトカムに至る可能性がある。

　患者の知性や身体機能は高いレベルにある。彼は，抗凝固療法関連の頭蓋内出血が長期の身体障害を起こすことは，死と同等であると述べている。

　最後のタスクは，この情報を推奨に落とし込むことだ。患者の好みも考慮に入れるだけでなく，患者が意思決定の要素を理解し，自分自身で決定できるようにしなければならない。第1に，ガイドラインによる推奨である特発性肺塞栓に対する生涯抗凝固療法である。中等度の強固さで推奨されており，その意味するところは，最良の選択は状況，患者の価値観，社会の価値観次第である。ガイドラインの推奨は，血栓塞栓イベントの予防に相対的に高い価値をおき，出血やコストに相対的に低い価値をおいている，と明確に述べている。しかし，どんな意思決定も，個人の選択や価値観を重視しなければならない[193,248,249]。したがって，患者の意見は身体障害を避けることであり，頭蓋内出血による死亡を避けることであることと，ロッククライミングにかける情熱を，長期にわたる抗凝固療法を続けるかどうかの臨床意思決定に反映させねばならない。最後に，決断は医師との共同作業で行われるべきで，理想的には，共有された意思決定（shared decision making）[250-253]を行うのが望ましい。

　ケース30のように，正式な決断分析が，タフツ・メディカルセンターで行われ，長期抗凝固療法に関する患者の難しい選択に支援がなされた（この分析はここでは示されていない）。ガイドラインからの中等度の推奨と患者の好みに加え，4年から生涯にわたるランダム化コントロール試験も加えて分析された。またこの分析では，血栓塞栓や大出血のイベントが起きたときの治療戦略に応じ，治療

なしから治療(あるいはその反対)へのスイッチも許容した。
　患者の好みを定量化し，既に述べたようなリスクと利益の確率も厳密に取り入れた結果，最良の選択は生涯の抗凝固療法を支持するということになった。この決断分析に基づいて，患者も長期抗凝固療法を選択した。患者は，自身が決断分析に参加したことについてコメントし，「私にとっては，大きな一生ものの(望むらくは長きにわたる一生ものの)治療の意思決定を受け入れるのにとても役に立った」と述べた。1年後のフォローの外来。その間，塞栓のイベントはなく，出血もない。切り立った岩を登る(face climbing)ことはせず，傾斜のある坂を登る(slab climbing)ロッククライミングに，もうすぐ参加する予定である。

ケース 49　エビデンスが決定的ではないときの判断

57歳白人男性。6〜12か月の進行する尿路下部の症状にて来院した。尿の流れがいまいちで，夜間頻尿もあったのだ。かつて血管再建術を行われており，左前下行枝(left anterior descending：LAD)にステント留置されている。前立腺は大きく(40 g)，平滑で左右対称，結節はみられなかった。前立腺特異抗原(PSA)は 5.7 ng/mL であった(以前の PSA は 4.1〜5.1 ng/mL の間を推移していた)。前立腺生検が推奨されたが，泌尿器科医は軽度 PSA 上昇は前立腺肥大(benign prostataic hypertrophy：BPH)によるものだと考えられた。
　生検では，わずかながら癌細胞が検出された。14 のサンプルのなかに，グリソン・(Gleason)スコア 6 の癌がみつかったのだ。治療のオプションが患者と議論された。患者は若く健康である。泌尿器科医は，根治的前立腺切除術を勧める。泌尿器科医は生検の感度を懸念する。患者の前立腺が大きいために感度が下がっているのでは，と考えている。また，患者の前立腺肥大のために，シード・インプラント(放射性物質の植え込み)の適応はなかろうと考えている。泌尿器科医は，さらに精査をすることにやぶさかではないが，それを推奨するハードなデータをもっていない。
　患者と妻はどうすればよいか考え，自ら情報収集を行った。患者は手術しないことに決めた。いちばん大きな要素は，手術によって性機能が失われるリスクであった。泌尿器科医は患者の意見を尊重した。PSA を 4〜6 か月おきにチェックすることにし，1 年以内に生検を吟味し，組織を再評価することにした。BPH については内科的に治療された。
　その後 3 年間，PSA は 4〜6 の範囲にとどまっている。生検を 2 回やったが，最初のものと同じで，小さな癌のフォーカスが 14 サンプルのうち 1 つにみつかり，グリソン・スコアは 6 である。患者はこのままサーベイランスを継続することを望んだ。

　この患者は非常に難しい局所前立腺癌マネジメントの意思決定に直面している。PSA の測定により診断されたのだ。彼だけではない。アメリカでは PSA が普及したため，一生のうちで前立腺癌と診断される人の数がほぼ倍増したのである[254]。
　ベースラインで予後良好とされる因子は以下のとおり：PSA が低く 5.7 ng/mL 以下，前回からの上昇がゆっくりである，直腸診陰性，臨床ステージ T1c，最初の生検で陽性が 14 分の 1 のみ，グリソン・スコア 合計 6，これは，現実的には現代の病理学者により判定される最も低い値である。一方，57 歳という年齢では，たとえ冠動脈疾患があり血管再建術後であっても，余命はおそらく 20 年くらいであろう。このくらいの時間があれば，ゆっくり進行する癌であっても問題

の種となる可能性がある。

　この男性の前立腺癌が偶然診断されたのは，皮肉というほかはない[255]。PSAはおそらく癌のためではなく，併存しているBPHのために上昇していたのだろう。それは，症状と前立腺の肥大から判断できる。事実，彼の「PSA密度」（PSA濃度を前立腺容量で割った値だが）はほんの0.15 ng/mL/gであり，癌というよりBPHにより合致するのである[256]。しかし，組織学的前立腺癌の有病率は，50歳を超えると少なくとも30％はあるので，BPHのために上昇したPSAに基づいて生検を行えば，PSA上昇に関係ない小さい前立腺癌をみつける可能性は高いだろう。

　局在した前立腺癌をもつ男性は，本症例でもそうであるように，マネジメントの選択肢に困ってしまう。根治的前立腺摘出術（開腹，腹腔鏡，あるいはロボット技術を用いる），放射線治療〔3D定位外的ビーム放射線治療や強度調整技術，埋め込み療法（brachytherapy），陽子ビーム治療など〕，冷凍アブレーションなどが選択肢にある[257]。ほかに検討すべきは，特に予後の良い男性ではそうなのだが，「アクティブ・サーベイランス」と呼ばれる方法である[258]。アクティブ・サーベイランスでは，根治的治療（とそれに伴う副作用の可能性）は回避される。癌が進行したり，予後が悪化するような徴候がみられない限りは，そのまま観察する。残念ながら，PSAスクリーニングでみつかった癌の男性に対して，これらのマネジメント戦略を比較したランダム化試験は存在しない。これらの戦略の相対的な効果は不明であり，副作用もまちまちである。患者は情報を得た後に理にかなった決定を下すことが可能である。患者の最良の決定は「好み次第」なのである。

　この患者の余命は比較的長い。主治医は癌が「羊の皮をかぶった狼」なのではないか心配する。つまり，現代の広範な生検技術であっても，前立腺の組織のほんのわずかしかとれない。実はもっと広範で進行した癌が，生検で見逃されているかもしれないのだ。実際，グリソン6の癌の半数は，手術をしてよく調べてみると，もっとグレードが高かったことが判明しているのだ[259]。そのため，アクティブ・サーベイランス戦略は，直腸診とPSAによる注意深いモニターを必要とする。繰り返し生検も行う。PSAが安定しており，3年間で2回の生検で変化がないため，アクティブ・サーベイランスは，患者にとって理にかなった方法であり続けるだろう。

　局在する前立腺癌と診断された男性が，アクティブ・サーベイランスを選択した場合の予後はどうか？　注意深くモニターしても，「治癒できなくなってしまう」可能性はどのくらいか？　局在する前立腺癌で治療されない場合の予後のデータは，ほとんどPSAがなかった時代のものだ。このような古いデータでも，グリソン6の前立腺癌を無治療で観察した場合の死亡率は，15年以上観察して15％くらいだ[260]。しかし，リード・タイム・バイアスやPSAによる診断しすぎを考慮に入れ，時間を経過してグリソンのグレードが上げられてしまうことも考慮すると[261,262]，現行のモデルでは，そのような男性が15年で前立腺癌により死亡する可能性はほとんどないとされている[263]。最も，予測モデルは，前向きアウトカムの研究を代替するものではない。

　多くのアカデミックな医療センターが，アクティブ・サーベイランスにのっている前立腺癌患者の報告をしているが[264]，適切なフォローアップがされている

ものはほとんどない。1995年に開始されたトロント大学の研究が最もよくできている。70歳以上のアクティブ・サーベイランスの基準は，PSAが10 ng/mL未満でグリソン・スコアが6以下，ステージT1cかT2aの癌であった。治療に踏み切る基準は，PSAが3年以内に倍以上になる，グリソン・スコア7への進行，患者の好みであった。PSAと直腸診（digital rectal exam：DRE）は3か月ごとに2年間行われ，その後6か月おきとなった。1年後に生検が繰り返され，その後は3年ごとに行われた。中央値（median）にして5年間のフォローの後，約3分の1が治療に踏み切った。8年間の前立腺癌による死亡率は0.8%であった[265]。

　この患者の主治医は患者の選択を尊重し，積極的に支援したことを称賛されるべきだ。

最初の診断から6年後，経尿道的前立腺切除術を受けた。閉塞症状が進行したためである。術後の検体はすべて癌陰性であった。PSAレベルは1.0 ng/mL以下に下がった。最初の診断から8年，やはり元気。最後のPSAは0.67 ng/mLであった。

分析

経尿道的前立腺切除術後に急激にPSAが下がっており，BPHの疑いが確認された。前立腺癌がPSAを上昇させていたわけではなかったのだ。BPHは尿道周囲の前立腺移行部から発症する。良性の前立腺組織が集まり，拡張していき，前立腺癌になりやすい部位である，周辺前立腺を圧迫するようになる。そして，被膜に対して外側に広がっていく。本症例では，少量の前立腺癌が中心の良性前立腺組織が切除されたときも切られずに残ったままだったのだろう。だから，病理が陰性だったのだ。経尿道切除後のPSAが今やベースラインとなって，さらなるアクティブ・サーベイランスに用いられるであろうし，このまま経過観察をやるのが好ましい戦略であろうと思う。

ケース50　既存のエビデンスの使用と引用

67歳女性。定期的な健診目的で受診。高血圧と非インスリン依存性糖尿病があり，喫煙者である。システムレビューは特に問題はなく，神経症状もない。診察時，両側頸動脈bruitを聴取した。神経学的所見は陰性。

　無症候性の頸動脈bruitのアプローチはケース・バイ・ケースだ。確かに，この患者には粥状動脈硬化の多くのリスクファクターがある：高血圧，糖尿病，喫煙である。頸動脈bruitは全身の粥状動脈硬化のマーカーでもあるし，特に脳卒中のリスクファクターでもある。頸動脈bruitの聴取は，患者の全身の血管系に粥状動脈硬化がある根拠であり，その合併症を防ぐための精査が要求される。最も重要なのは，冠動脈と頸動脈の精査である。それに，下腿の動脈性疾患や大動脈瘤もあるかもしれない。

　最初のマネジメントは，リスクファクターの分析とコントロールである。糖尿病，高血圧，喫煙のアセスメントが必要だ。また，脂質のワークアップも行う。高血圧，糖尿病，コレステロール，中性脂肪を注意深くコントロールしなくてはならない。もし，経口糖尿病薬を服用しているのなら，コントロールを最適化す

るためにインスリンへのスイッチも検討する。スタチン治療はほぼ全例においてスタートする。特に糖尿病の場合は，中性脂肪を減らすことも重要だ。禁煙を今すぐするよう強く促し，禁煙支援治療もオファーする。心電図をとり，事前に心筋梗塞や虚血がなかったかどうか，心伝導系異常がないかどうかをチェックする。アスピリンを飲んでいないのなら，これも勧める。もっとも，アスピリンの適正量ははっきりしていないが。

　bruit の種類により，その重要度がわかるかもしれない。頸動脈 bruit の高さは重要だ。低い bruit は重篤な疾患に関連が低い。高い bruit は，より重篤な疾患に関係がある。bruit の長さも重要だ。短い bruit は心音の伝動や頸動脈の外側にある病変を示唆し，全収縮期 bruit や拡張期にまで及ぶ bruit であれば，もっと重篤な頸動脈の疾患を示唆する。bruit の部位も重要だ。首の低いところで音がいちばん大きいときは，鎖骨下や総頸動脈が病変部位であることが多い。下顎角に聞こえる bruit であれば，頸動脈分岐部の疾患を示唆する。収縮期すべてから拡張期に至る高い bruit が聞こえ，これが下顎角で最も大きく聴こえたら，だいたい狭窄の 80％ に関連している。

　無症状の頸動脈疾患評価の最良の検査法は複式超音波（duplex ultrasound）であり，認定を受けた血管ラボで行われる。超音波は侵襲性がなく，すぐに行えて，経験ある技師によって行われれば，たいへん正確で再現性も高い。頸動脈狭窄の重篤度を決定する標準化された基準があり，速度と波形から決定される（表19.1）[266,267]。加えて，超音波画像はプラークの形態といった重要な情報も教えてくれる。

非侵襲的検査が行われた。右内頸動脈に 30 ～ 50％ の狭窄と潰瘍が，左内頸動脈に 80％ 以上の狭窄と潰瘍（それに出血らしきもの）が認められた。患者は無症状のままである。

　2 つの大規模前向きランダム化試験が，本症例におけるエビデンスに基づく意思決定を可能にしてくれる[268,269]。無症状頸動脈粥状硬化症研究（Asymptomatic Carotid Atherosclerosis Study：ACAS）と，無症状頸動脈手術研究（Asymptomatic Carotid Surgery Trial：ACST）である。両試験は，内科的治療のみと内科的治療プラス頸動脈内膜切除術（carotid endarterectomy：CEA）を，60％以上の頸動脈狭窄患者に用いて比較した。両試験において，外科手術のほうが利益が大きく，

表 19.1　頸動脈狭窄確定のための二重速度と波形クライテリア

狭窄（％）	PSV（cm/秒）	EDV（cm/秒）	乱流
＜30	＜120	いずれも	最小
30 ～ 49	＜120	いずれも	あり
50 ～ 79	＞120	＜140	あり
80 ～ 99	＞120	＞140	あり

EDV ＝拡張終期速度（end diastolic velocity），PSV ＝収縮期最高速度（peak systolic velocity）

およそ50％の相対脳卒中リスク減が5年のフォローアップで認められた。ACASでは，834人の内科的治療群で5年間の脳卒中のリスクは11％であり，825人の手術群では5年間の脳卒中リスクは5.1％であった（$p=0.004$）[269]。同様に，ACSTでは，3,120人の無症状かつ60％以上の頸動脈狭窄のある患者が，内科治療群と内科治療プラスCEA群にランダム化された。5年のフォローアップで，脳卒中や周術期の死亡がCEA群で6.42％（±0.70）で起こり，内科的治療のみの群では11.78％（±1.0）であった〔絶対差＝5.35％，95％信頼区間（CI）＝2.96〜7.75％，$p<0.0001$〕[268]。このようなデータに基づき，左頸動脈内膜切除術が，この患者には自信をもってお勧めできる。

　超音波で左頸動脈プラークにみられた潰瘍や出血の存在は重要だ。一般に，高エコー密度，石灰化のあるプラークは安定しており，症状を起こしにくい。エコーで抜けているプラークは，プラーク内の出血がある場合や，大きな脂質残渣で満たされた核をもっている場合であり，これは破裂して塞栓を起こしやすい。一過性虚血発作や露骨な脳卒中の原因となる。プラークの潰瘍形成は，プラークが破裂した結果起こることもある。無症状患者でこのような所見があったときの臨床的意義は不明である。とはいえ，プラークの潰瘍形成は，事前の，あるいは将来のプラークの不安定さの指標と考えるべきで，手術を勧めるもう1つの要素となろう。

　もちろん，患者の手術のリスクは考慮せねばならない。ACASでもACSTでも，除外基準は年齢79歳以上，重篤な心，肺，腎，肝不全，5年以内に死亡が予想される疾患の存在，過度な術中死のリスク（通常は冠動脈疾患関連）であった。無症候性頸動脈疾患患者のリスク／利益分析を考慮する際には，手術に関連した利益の大きさが検討されねばならない。ACAS，ACSTともに利益は統計的に有意であったが，それは大きなものではなかった。たとえば，ACASでは絶対リスク減は6％であり，脳卒中を1回減らすのに必要な手術数は16である。したがって，手術に当たっては，患者を慎重に選択せねばならない。このような患者では，特に糖尿病があるとそうなのだが，術前リスク評価を核医学的ストレス・テストで行うのが妥当であろう。周術期のβブロッカー，アスピリン，スタチンの使用は当然である。外科医に関連する要素も考慮しなくてはならない。ACASとACSTに参加した外科医は，過去の頸動脈内膜切除術後の脳卒中および死亡率が非常に低い（＜2％）という基準で選択されていた。現代の治療では，無症状患者の内膜切除術における周術期の脳卒中合併症と全死亡率を合わせて，3％以下でなければならない。

　つい最近になって，頸動脈ステントが内膜切除術の代わりに提唱されている。手術のリスクの高い患者では特に推奨されている。あるランダム化試験では，頸動脈内膜切除術と頸動脈ステント留置の比較が，解剖学的異常や併存疾患のために内膜切除術のリスクが高い患者において行われた。ステント留置は統計学的に有意に周術期の脳卒中，心筋梗塞，死亡を複合エンドポイントとして減少させた[270]。おのおののエンドポイントの発生頻度の違いには，統計学的な差はみられなかった。この試験におけるハイリスク患者の70％以上は無症状であった。この試験では，内科治療のみの群が存在しなかったし，他のステント留置に関する試験でも同様であった。このことは，結果の解釈を困難にしている。多くのハイリスク患者は，内科的治療のみで治療するのが最適であろうからだ。現在のと

ころ，無症状の頸動脈疾患に対するステント留置の役割ははっきりしていない。

患者は頸動脈内膜切除術をつつがなく受けた．3年後，患者は今もって元気で神経イベントもない．

頸動脈内膜切除術を受けた患者の長期脳卒中リスク，つまり，大脳片側の脳卒中のリスクはおよそ1%/年である．現行の手術のテクニックでは，臨床的に意味がある頸動脈狭窄再発は5%以下であろう．患者の右頸動脈病変の自然経過はおそらくは良好であろう．50%以下の反対側の狭窄のある，本症例のような場合，症状が起こるのは年間5%以下である．今後5年間で，75%かそれ以上の狭窄に至る可能性は14%である[271,272]．この患者をフォローする最適な方法はまだみつかっていない．我々は，6か月後に超音波を行い，疾患の進行がみられない限りは2年おきに超音波をフォローしている．

分析

本症例では，通常の臨床例のプレゼンと，論者の「考えを声に出してもらい」記録し，文字起こしと編集を行うというやり方をとらなかった．その代わり，臨床例は頸動脈疾患のエキスパート（外科医）に渡された．彼に症例を分析し，自分が主治医であったらどうするか考えてもらった．そこから生じたのはエビデンス・ベイスド・メディシンの演習である．8章で示されたとおりだ．論者は分析を始め，頸動脈疾患だけに注目してはだめで，他の動脈にも注目しなければならないと言及する．治療により疾患の進行を止めねばならぬという（禁煙やスタチン使用など）．それから，診断の詳細な分析を行い，本症例に関連したエビデンスを持ち出す．

データ，文献を持ち出し，論者は分析する．2つの大きな臨床試験の結果を吟味する．試験に参加した患者群と症例の患者を比較する．この決定は思慮深いリスク/利益分析であり，代替アプローチの検討でもある．

我々が思うに，彼が言及したエビデンスはすべて，彼の血肉となっている．毎日の診療で，このような詳細な演習を行う必要が彼にはないのだろう．しかし，彼の意思決定プロセスを明示したことによって，専門性がそれほどない医師が同様の問題にどう取り組むべきかがわかるのである．

ケース51[†]　ちょっと計算は医学に勝る

44歳男性．生来健康．3週間の倦怠感と発熱38.2℃（華氏100.8度）にて来院．患者は市立病院の内科研修医である．

発熱と倦怠感の鑑別リストは長い．特に，職業関連の疾患が懸念される．たとえば，原発性ヒト免疫不全ウイルス（human immunodeficiency virus：HIV）感染や

[†] 本症例はもともと，Kopelman RI, Wong JB, Pauker SG. *N Engl J Med* 1999；341：435-439. に収載のもの．http://content.nejm.org/cgi/content/extract/341/6/435 にて閲覧できる．マサチューセッツ医学協会（Massachusetts Medical Socoiety）の許可を得て再掲．

前駆期の肝炎だ。

発熱は通常，夕刻に起こり，筋肉痛と悪寒を伴っている。患者はアセトアミノフェンを服用するようになった。地元の救急室を上腹部痛のために受診したが，そこで身体所見，血算，電解質，泌尿器系レントゲン写真は正常であった。その前の週，階段を上るときに呼吸苦があるのに気がついた。乾性咳嗽，1回の盗汗もあった。6か月で体重が2.7 kg落ちた。その他のシステム・レビューは問題なし。

　　この疾患が起こったのは1年のいつごろだろう？　通常，夕刻には体温がピークに来て，早朝に下がる。発熱時には，その体温の上下の振れが大きくなりやすい。呼吸苦があり，ウイルス性肺炎の可能性があるが，職業上のリスクファクターにやはりもっと注目しておきたい。

患者はインド生まれ，インド育ち。BCGワクチンを10代のときに接種されている。20年前，ツベルクリン反応(ツ反)は陽性であった。アメリカに来る3年前，彼はジャマイカのバルバドスとバハマに住んでいた。最近の旅行歴や針刺しはない。過去9か月のローテーションは，市立病院と退役軍人病院(Veterans Affairs hospital)であった。活動性結核の患者をケアしてはいないが，先月，水痘患者を診た。1日，半箱のタバコを吸う。アセトアミノフェン以外の薬は飲んでいない。

　　BCGを打つと，ずっとツ反は陽性になることがある。今，ツ反をやっても，患者がアネルギーの状態にあるかどうかの判定にしか役に立たないだろう。住血吸虫症や糞線虫症がカリブ海沿岸には多い。病歴から考えて，この患者が結核に曝露していなかったとは考えにくい。

患者は健康そうに見える。バイタルサイン，体温は正常。診察所見も問題なし。血清電解質，クレアチニン，カルシウム，肝機能，血算は正常。

　　急性HIV感染と結核はいまだ心配だ。水痘もありうるが，皮膚病変もなくて可能性は低い。私なら，職業曝露も考えて胸部レントゲン写真を撮る。水痘も重症肺炎を起こしうる。喀血を伴うことが多い。発症時の胸部レントゲン写真がきわめて特徴的だ。非常に小さい(2〜3 mm)の石灰化を伴う，まん丸な病変がみられ，これは水痘にしかない特徴だ。

胸部レントゲン写真では，たくさんの小結節が両側，粟粒パターンで認められた。右肺門部，右傍気管領域，大動脈肺動脈窓は1年前よりわずかに大きくなっているようで，リンパ節腫脹の存在を示唆した。感染症コンサルタントは，結核の可能性が高いという。

　　結核の検査は私もするだろう。粟粒結核の喀痰検査は，空洞がある患者に比べて感度が低い。私なら，ツ反を繰り返す。陰性ならアネルギーの存在を示唆するからだ。粟粒結核では通常，ツ反は陽性だが，この患者では，BCGのために陽性なのかもしれない。この時点で，結核の可能性はまぁ，70％といったところだ。もし，患者がカリフォルニアにいたのなら，コクシジオイド症のような真菌感染

も考える。私なら，散瞳させて眼底に肉芽腫がないかどうかを探す。もしそれがあれば，水痘は除外できるだろう。

ツ反は陰性であったが，コントロールの抗原反応は陽性であった[*1]。気管支鏡では軽度から中等度の気管支炎症が認められた。気管支肺胞洗浄液には，癌細胞が認められなかった。経気管支生検では，密な非乾酪性肉芽腫とまばらな巨細胞がみられた。サルコイドーシスに一致する所見であった。抗酸菌染色と真菌感染用のメテナミン染色は陰性。

> 確かに，非乾酪性肉芽腫はサルコイドーシスに合致するが，他の多くの疾患にも矛盾しない。抗酸菌染色が陰性でも，結核は否定できない。患者にはアネルギーがなく，ツ反が陽性だったのは，BCG を接種されたからと考えることができる。BCG を接種しても結核は発症することがある。私なら，やはり結核として治療し，培養結果を待つ。サルコイドーシスである根拠も蓄積したい。皮膚病変を探し，細隙灯で目の検査を行うだろう。ほかに，非乾酪性肉芽腫をみつけても診断に役に立つだろう。副腎皮質ステロイドで治療を始めるには，もっと確定的な診断が必要だ。

アンギオテンシン変換酵素(ACE)濃度は正常。イソニアチド，リファンピシン，ピラジナミド，エタンブトールの治療が始められた。2 週間は仕事を休むようアドバイスされた。患者の妻もツ反と胸部レントゲン写真を勧められた。

> アンギオテンシン変換酵素濃度は，特異度も感度も低く，サルコイドーシスを除外できない。肉芽腫性病変であれば，なんでも異常値を出す可能性がある。もっとサルコイドーシスの精査をしたい。ALP を検査して，涙腺や耳下腺も診察したい。もし，妻のレントゲンが異常なら，結核の可能性は増すだろう。

患者の発熱は続いている。2 週間後，呼吸苦は増悪してきた。抗酸菌培養は陰性のままである。サルコイドーシスの可能性を考え，60 mg/日の prednisone が始められた。患者にアネルギーはなく，過去にインドで結核菌(*Mycobacterium tuberculosis*)に曝露された可能性を考えて，抗結核薬は培養結果が出るまで継続された。

> このアプローチには賛成だ。ただ，呼吸苦が増しているのが気になる。適切な抗結核薬は投与されているようだ。症状の進行は耐性結核を意味しているのだろうか。もう 1 回，レントゲン写真を撮りたい。

prednisone で治療 3 日後，患者の症状は劇的に改善した。6 週間後，抗酸菌培養は陰性で，抗結核薬は中止された。現行の診断はサルコイドーシスである。

訳者コメント

[*1] 本症例が提示された 1990 年代には，まだ行われていたアネルギー検査であるが，現在，ツ反時のコントロール抗原は感度も特異度も乏しくて臨床判断に寄与することが小さいとされている。そのため，ルーチンでは行われない。

サルコイドーシス診断を考えるうえで問題となるのは，どのくらい，その証拠を集めれば十分なのか，という点である．1箇所から肉芽腫組織をみつけただけで，しかも臨床症状は非典型的．これだけで十分だろうか？　確かに副腎皮質ステロイド治療への反応はよかったようだ．幸いにして，結核の可能性はとても低くなった．

分析

肺サルコイドーシスと肺結核の区別は難しい．経験ある医師にとっても困難だ．両疾患は，主に肺に病変を来すのであるが，主な症状は，発熱，全身倦怠感，食思不振，体重減少，そして，肺病変の程度に応じて呼吸困難や咳嗽である．両疾患は同じ臓器を侵しうる．両者は肉芽腫をつくる．乾酪壊死や病原体が組織標本でみられないこともある．両者は他の多くの疾患によく似ている[1-4]（この番号は元論文の引用文献番号である）．

通常，診断は治療の前に下されるものだが，診断が確立する前に治療を選択せねばならないときもある．データが返ってくるとそれを解釈する．もっと情報を集めるべきかを決定する．治療を始めるかどうかを決定する．臨床像が進行するたびに，我々は追加検査とすぐ治療することのリスクと利益を天秤にかける．ある1つの疾患が十分に「らしく」，治療の利益が副作用や合併症を大きく上回るかどうかを決定しなければならないこともある[5]．本症例がそうであったように，いくつかの鑑別診断があるときに，他の治療を考えなければならないこともある．そして，各治療におのおののリスクがある．ある疾患に対する治療は，別の疾患であったときにリスクになることもあるのだ．

本症例の主治医も論者も，強く結核を疑った．その根拠は職業曝露，旅行歴，症状と胸部レントゲン写真であった．ツ反が陰性であり，アンギオテンシン変換酵素が正常であり，非乾酪性肉芽腫が経気管支肺生検でみつかったとき，結核の診断は棄却されるべきであっただろうか？

簡単なベイズ（Bayes）の分析が助けになる．患者が，結核あるいはサルコイドーシスをもっていたとしよう．**表19.2**は，各所見が結核あるいはサルコイドーシスで個別に，それに複合的にみられる確率をまとめている．ベイズの計算（**表19.3**）では，臨床的に3つの結果が出る前の結核の可能性が70％である（その値は論者に提示された）場合，3つの所見すべてを加味して見直された事後確率はまだ高く，37％ある．

結核の事後確率はまだおよそ40％ある．これが，抗結核薬や副腎皮質ステロイドの使用に与える影響とは何か？　結核もサルコイドーシスも確立された診断とは言えない．両者の治療における利益とリスクのトレードオフにて意思決定はなされる．粟粒結核は命にかかわる疾患であり，抗結核療法を正当化する．少なくとも，これが除外されるまではそうである[1,6-10]．若い男性で，ていねいにフォローした場合でのイソニアチドによる肝炎は珍しくはないが，培養結果が返ってくるまでの比較的短期間に死に至ることはまれである[14-16]．もし患者に結核があれば，利益とリスクのバランスは明白に抗結核療法の使用を支持する．もしサルコイドーシスであれば，イソニアチドの使用は患者を無用なリスクにさらす．

この 2 つの診断可能性の間のどこかにおいて，その治療のリスクと利益が同じになる結核の確率がある．治療閾値と呼ばれている[5]．閾値よりも確率が高ければ，抗結核薬は出されるべきだろう．閾値よりも確率が低ければ，治療しない．閾値は利益とリスク比(benefit-to-risk ratio：B：R)に依存する．実際は，次の式で表される値に等しい[5]：$1 \div (B：R + 1)$．

治療閾値を決定するために，どのように利益とリスクを見積もればよいだろう？　ここでまた，我々は患者が結核あるいはサルコイドーシスをもつと考える．粟粒結核の死亡率が治療した場合は 20%，治療しない場合は 50%と仮定しよう[1,6-10]．この場合，もし患者に結核があり，適切な治療を受けた場合は，治療は生存率において絶対利益 30%をもたらす．イソニアチド関連肝炎が最も大きなリスクである．この合併症は通常，1%にみられるが，アジアの男性ではやや高く，おそらく 2%くらいである．イソニアチド関連肝炎にかかると，7.6%の死亡リスクがある．よって，アジア人男性のイソニアチド服用による全死亡率は 2%× 7.6%，つまり，およそ 0.15%となる[15-17]．粟粒結核の治療を受けて実はサルコイドーシスだった場合，このリスクにさらされるが，利益を得ることはない．治療の利益とリスク比は，だいたい 200(30%÷ 0.15%)である．したがって，抗結核薬の治療閾値は 0.5%，つまり，$1 \div (200 + 1)$ となる．振り返ってみよう．結核の臨床的可能性を我々は知ることができる(それは，ツ反陰性，正常なアンギオテンシン変換酵素，生検の非乾酪性壊死というデータを知る前の値だ)．これは 2%を上回る．したがって，抗結核薬の使用は適切なのである．

論者は，臨床的に結核の可能性は 70%であると見積もった．確かに，この値は治療閾値をはるかに上回り，治療は大きな利益を提供するはずである．ツ反，血清アンギオテンシン変換酵素，気管支生検の結果が出た後も，結核の可能性は

表 19.2　粟粒結核とサルコイドーシスがあるときのいろいろな所見のある確率[†]

所見	粟粒結核における所見の確率(%)	サルコイドーシスにおける所見の確率(%)
ツ反陰性[a]	25	95
非乾酪性肉芽腫[b]	20	100
正常アンギオテンシン[c]変換酵素濃度	95	20
これら 3 つのすべて[d]	4.75	19

a 粟粒結核患者のツ反陰性の可能性は 10 〜 62%であり，平均すると 25%となる[6-10]．BCG 接種を受けた患者の約 10%が 10 年後，ツ反陰性になる．25 年経つと，ほとんど全員が陰性になる[11]．サルコイドーシスでは，ツ反陽性にはならず，患者は 30 年以上前に予防接種を受けていたので，サルコイドーシスがあるときのツ反陰性率は 95%である．
b 粟粒結核患者のおよそ 20%で，抗酸菌が見えない非乾酪性肉芽腫となる[12]．サルコイドーシスでは，ほとんど全例，生検で非乾酪性肉芽腫となる．
c アンギオテンシン変換酵素濃度は，サルコイドーシス患者の 20%で正常である．結核では 95%で正常となる[13]．
d それぞれの値は 3 つの各確率を掛け合わせたものである．各値が独立事象であるという前提で計算している．

† もともと Kopelman RI, Wong JB, Pauker SG. A little math helps the medicine go down. *N Engl J Med*. 1999：341：435-439. に収載のもの．http://content.nejm.org/cgi/content/extract/341/6/435 にて閲覧できる．マサチューセッツ医学協会の許可を得て再掲．

表 19.3　いろいろな所見に応じた見直された結核の確率計算[†]

診断	臨床的な最初の見積もり (%)	3つの所見すべてを組み合わせた診断の確率[a] (%)	最初の見積もりと3つの所見すべてを組み合わせた確率を掛け合わせたもの	見直された確率[b] (%)
結核	70	4.75	332.5	37
サルコイドーシス	30	19	570	63
総計			902.5	

a 各値は3つの確率を掛け合わせたもので，各値は独立事象であるという前提で計算している。
b 見直された確率は，最初の見積もりと3つの所見すべてを組み合わせた確率を掛け合わせ，これを総計で割ったもの。

[†] もともと，Kopelman RI, Wong JB, Pauker SG. A little math helps the medicine go down. *N Engl J Med*. 1999 ; 341 : 435-439. に収載のもの。http://content.nejm.org/cgi/content/extract/341/6/435 にて閲覧できる。マサチューセッツ医学協会の許可を得て再掲。

およそ40%であった。これでもやはり，とても低い治療閾値よりはずっと高い。別の見方をすれば，もし結核の可能性が40%であれば，10,000人の似たような男性のコホートでは，4,000人に結核があり，6,000人にサルコイドーシスがある。抗結核薬なしでは，結核患者中2,000人だけ（50%）が生き残る。抗結核薬で，3,200人が生き残り（80%），5人がイソニアチド関連肝炎で死亡する。他方，6,000人のサルコイドーシス患者では，9人がイソニアチド関連肝炎で死亡する。10,000人のコホート全体で言えば，抗結核薬使用により生存者は1,186人も増加する（1,200 − 5 − 9）。もちろん，もし，抗結核薬の利点がほかにもあるのなら（たとえば，治療は他人への感染を減らすだろう），治療の全体の利益はさらに増すだろう。利益とリスク比は高くなり，治療閾値はさらに低くなるだろう。

　もし患者に結核があり，抗結核薬に加えて，副腎皮質ステロイドでサルコイドーシスとして治療された場合，播種性結核に対するリスクはどのくらいだろうか？　肺結核患者に対するステロイド治療のリスクは，特に粟粒結核の場合は，一般に信じられているよりずっと低い。40年以上も続いている研究では，ステロイドの安全性（もし利益でなければ）は，抗結核薬が同時に投与されている限りにおいてははっきりしている[17-20]。一方，もし，患者にサルコイドーシスがあり，最初からステロイドを投与しないとき，患者が安定している場合の将来のリスクはどのくらいだろうか？　進行する呼吸器症状を有する肺サルコイドーシス患者のアグレッシブな治療は，ある程度，生涯にわたる臓器障害を減らすことができる[3,21]。副腎皮質ステロイドを用いる利益とリスク比は，本症例のように進行性の呼吸苦がある場合とても高く，治療閾値はかなり低いであろう。このことから，いったん進行性呼吸苦が起きた場合でサルコイドーシスの可能性が60%を超えているので（表19.3），主治医は優れた戦略を選択したと言ってよいと思う。培養結果が出て結核を除外するまで，抗結核薬に加えてステロイドを加えたのだから。

　急性疾患をもち，診断がついていない患者のアプローチの基本は，確率論的に

考えることにある。第1に，手持ちの情報を用いて各疾患の可能性を見積もる。それがなされたら，治療の利益やリスクを定量的に吟味する。時に，2つの治療法から単に選択するだけでなく，最適な方法は，両方の治療を始め，さらなる情報を待つことである。まさに本症例がそうであった。

ケース52[†]　確からしさ追究の報酬

53歳男性。生来健康な大学教授。けいれん重積発作のために救急室に搬送されてきた。過去にけいれんの既往はない。

> けいれんを止めるために点滴投与をした後に，私なら，医学的・社会的情報を得ようとするだろう。高血圧や血管性疾患をもっていないか？　酒飲みか？　クスリをやっていないか？　今日では，常にHIV感染も念頭におく。

3週間前，主治医を訪れている。新たに両側前頭部の頭痛が起きたのだ。痛みはアスピリンでよくなる。そのときの診察所見は正常だった。けいれんの当日，彼は午前4時に目が覚めた。広範で刺すような頭痛があり，アスピリンでよくなった。その後，症状はよくなり患者は仕事に行った。救急室で患者の妻が言うには，全身症状や歩行障害，視覚障害，構語障害はなかったという。頭部外傷の既往はないが，タッチ・フットボールを数週間前にやっている。20年前，精巣切除術を受けているが，それは良性だったらしい。30年間，毎日1箱のタバコを吸う。機会飲酒あり。服薬はない。3人の子どもがいる。

> 精巣切除術は停留精巣のためなのか，あるいは精巣は降りているのだけど何か病変があったのか，は確認したい。もし，停留精巣であれば，対側精巣の癌化のリスクが高まる。この年齢でも，胚細胞腫瘍は発症し，中枢神経に転移を起こすことはある。子どもが3人いるのは興味深い。というのは，精巣病変をもつ男性の15〜20%では，診断がつく前に不妊になっているからである。
> 　アスピリンで頭痛はよくなっているが，古い病変に出血を起こすリスクもある。もっとも，患者の首は硬くない。全身疾患を示唆する症状はない。しかし，亜急性の頭痛では，腫瘍性病変を考える。ひょっとしたら，感染症や悪性新生物かもしれない。クリプトコッカス（Cryptococcus）などによる慢性髄膜炎の可能性は低い。

けいれんは，ジアゼパム，フェニトイン，フェノバルビタールでコントロールされた。けいれんが止まった「後で」，血圧は140/70 mmHg, 脈拍数は70/分，呼吸数は12/分であった。発熱はない。身体所見は特に問題なかったが，左眼底の視神経円板鼻側辺縁がややあいまいになっている。左精巣はなく，中等度の前立腺肥大がある。結節はない。傾眠状態で，集中力が欠如している。質問に対して1単語で返答し，理解力はよくなく，物の名前を言ったり，物品リストを復唱できない。こちらの言うことにも従えない。その他

[†] 本症例はもともと，Pauker SG, Kopelman RI. *N Engl J Med* 1993 ; 329 : 1103-1107. に収載のもの。http://content.nejm.org/cgi/content/extract/329/15/1103. にて閲覧できる。マサチューセッツ医学協会の許可を得て再掲。

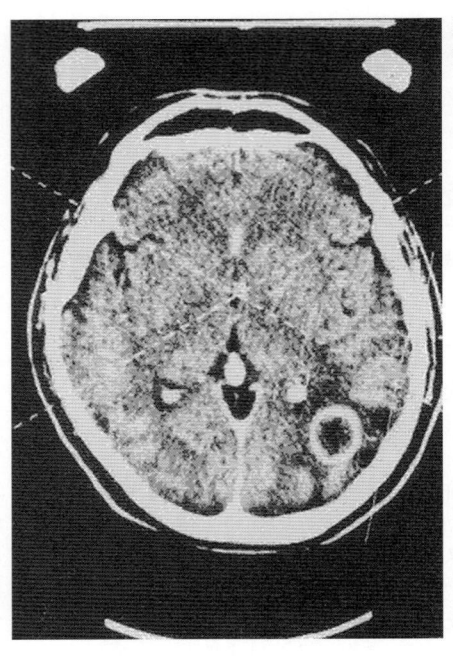

図 19.1 ● 造影 CT では，左頭頂後頭部に 2 × 2 cm の病変を認める（ケース 52）

の神経学的所見は問題なく，巣症状もない。血算，分画，血糖，BUN，血清電解質，クレアチニン，カルシウム，マグネシウム，ALP はすべて正常。赤沈，胸部レントゲン写真，尿検査も正常。便潜血は陰性。

　この時点で，患者の意識障害では，腫瘤性病変なのか髄膜炎なのかは区別できない。平熱であり，多くの感染とは噛み合わない。もっとも，化膿性脳膿瘍やトキソプラズマ症の患者でも，無熱のこともある。視神経円板辺縁があいまいになっており，脳圧亢進を示唆している。残りの身体所見はあまり有用ではない。意識が低下しているのは単にけいれん後なためであろう。
　腫瘍内科医の立場から言えば，播種性の癌，特に首より下から生じた癌があって，検査がこんなに正常というのはらしくない。黒色腫は脳転移を起こし，かつ原発病変がはっきりしないということはあるだろうが，患者に転移性胚細胞腫瘍があるのなら，胸部レントゲン写真が正常であるはずがない。もちろん，原発性中枢神経腫瘍の可能性はあるだろう。
　脳圧亢進の可能性があるため，私なら，頭部 CT を腰椎穿刺の前に撮るだろう。

頭部造影 CT では，周辺としっかり隔絶された 2 × 2 cm の病変が左頭頂後頭部に認められた。大きな低濃度領域の周辺には，リング・エンハンスメントが認められる（図 19.1）。また，リング・エンハンスメントを伴わない 1 cm 大の低濃度領域がもう 1 つ，左側頭葉に認められる。

　多発性の疾患があるようだ。鑑別診断としては，脳膿瘍〔細菌性，あるいはトキ

ソプラズマ（*Toxoplasma*）感染］，リンパ腫，神経膠腫であろう。神経膠腫は，明らかに肉眼的には多発性でなくても顕微鏡的に多発していることがある。リング・エンハンスメントがあるので，炎症の要素があり，単なる梗塞は否定的である。患者に熱はないが，化膿性塞栓は否定できない。しかし，血算や赤沈が正常なのが合わない。

患者はデキサメタゾンで治療された。その後 24 時間で，患者の意識は改善し，神経学的所見も正常化した。頭部 MRI は，強く左頭頂後頭部の転移性病変を示唆する読影であった。左側頭葉は古い梗塞と解釈された。

> MRI では，多発性疾患はなさそうということであった。原発腫瘍探索はうまくいかないこともある。ここで，原発不明の腺癌患者のアナロジーを持ち出してみよう。原発巣を探そうとしても，みつからないことのほうが多いのだ。脳以外に生検をする場所をみつけることができたほうがよいだろうから，他の場所を探索し，感染性や新生物かもしれない原因検索をする。みつける可能性が小さくても，やる意味があるのだ。
> 　どうして MRI が癌であり，感染ではないと読影されたのかははっきりしない。まぁ，画像検査は読みすぎに注意しなければならないのだが，私の経験では，MRI は腫瘍と感染を区別するにはかなり良い検査だ。

胸部 CT は正常であった。腹部 CT では，1 cm の囊胞構造を肝臓右葉に認め，別の 1 cm ある囊胞構造を右腎臓上極に認めた。骨盤 CT は正常。骨スキャンでは，腰椎下部にわずかな集積を認めたが，はっきりした異常は認められなかった。前立腺特異抗原（PSA）は 6 μg/dL（40 歳以上男性の正常範囲は 0.5 〜 4.0 μg/L）である。

> 前立腺特異抗原は関係ないだろう。骨病変がなく，前立腺癌と単一の脳転移というのはきわめて可能性が低い。今もって私は，単一の脳病変を根拠薄弱なまま癌と言い切るのにためらいを覚える。隠れた感染を探さねばならない。

患者は元気である。CT 再検では，浮腫の改善が認められた。血液培養は陰性。放射線治療の前に，脳生検の計画が立てられた。暫定的な診断は，原発巣不明の転移性癌である。

> 放射線治療が行われないにしても，組織診断はもちろん必要だ。しかし，感染は除外されていない。患者に HIV 感染のリスクファクターがないかどうか知りたい。最近の旅行歴も。最初聞き忘れたのだが，発症前に歯科治療は受けていないだろうか。歯周囲の感染から脳膿瘍が起きることがあるからだ。

脳生検では，壊死組織を認めたが，腫瘍は認められなかった。染色にて長いフィラメント様の分枝するグラム陽性桿菌を認めた。培養結果が出るまでの間，患者はペニシリンとスルホンアミドで治療された。

> グラム染色結果は，アクチノミセス症やノカルジア症を示唆するものだ。最初の抗菌薬カバーは適切に思える。

培養からは，アクチノマイセス・オドントリティカス(*Actinomyces odontolyticus*)が生えた．さらに患者に問うと，3か月前に歯冠を埋め込まれたことを思い出した．歯に痛みはなかったのだが，歯冠は取り外され，先端に膿瘍がみつかった．そこをドレナージされた．その培養もやはり，*A. odontolyticus* 陽性であった．

> 多くの原発性脳膿瘍は歯を原発巣とする．後になって考えると，この患者のワークアップが異なるべきであったかというとわからない．医師によっては，脳生検を早めに行い，患者や家族が癌ではないかと心配する期間を短くしていたかもしれない．

患者はペニシリン治療を6か月受けた．けいれんは再発せず，神経学的症状も残らなかった．抗けいれん薬は中止された．治療終了時，CT はほんのわずかな線維化を示すのみであった．

分析

脳膿瘍は，診断されないとほぼ全例死に至る[1,2]（この番号は元論文の引用文献番号である）．過去50年間，脳膿瘍の死亡率は一定していた．だいたい30～50％というところである[1-5]．しかし，この10年間，死亡率は激減し，10～15％に減っている[2,3,5-10]．この改善は，モダンな画像検査による早期診断と早期の外科的介入，進歩した抗菌薬療法のおかげであろう[3,8]．今や，脳膿瘍の主なリスクは広がっていく頭蓋内腫瘤（マス）であり，感染のリスクではない[1,2,4,6]．

本症例のように，脳膿瘍患者はたいてい，頭痛と意識障害をもつ[2,3,6]．しかし，発熱，神経巣症状，脳圧亢進，意識変容を示すのは半数以下にすぎない[2,3,6,9,11]．3分の1でけいれんがみられる[2,3,6]．膿瘍の10％は，頭蓋骨の外傷が貫通して起こる．20％は原因不明．そして，半数は副鼻腔，乳突蜂巣，中耳から連続性に広がってきたものである[1,3,7,10-12]．興味深いことに，血流感染の20％で遠くから飛んできたものは，オンセットがより緩徐であり，このような膿瘍の患者はしばしば，けいれん，けいれん重積発作にて来院する[7]．よくある感染源は歯の感染症だが，肺化膿症，腹部・骨盤部感染，骨髄炎，時に心内膜炎も感染源になりうる[1,3,8,10-12]．肺動静脈瘻やチアノーゼを伴う先天性心欠損のような右左シャントがある場合，特に脳膿瘍を起こしやすい．特に，シャントが大きくて多血症を来すときはそうである[3,7,10,11]．血行性膿瘍は，中大脳動脈領域，白質と灰白質の境界領域に起こりやすい．毛細血管の流れが，ここでいちばん遅いのである[3,7,13]．

レンサ球菌(streptcoccus)，バクテロイデス(*Bacteroides*)，グラム陰性菌，特にプロテウス(*Proteus*)，クレブシエラ(*Klebsiella*)，シュードモナス(*Pseudomonas*)が，脳膿瘍から検出されやすい菌である．貫通する外傷が原因の場合，ブドウ球菌(staphylococcus)が最も多い[3,6-11]．脳膿瘍の5分の1は培養陰性になる[3,6,7]．トキソプラズマ(*Toxoplasma*)は，後天性免疫不全症候群(acquired immune deficiency syndrome：AIDS)の発症者が増えるに従ってよくみられるようになった[6]．アクチノミセス症は脳膿瘍の原因としては珍しいが，口腔内の常在菌で，歯や頭蓋顔面感染の原因としてはよくみられる[14,15]．*Actinomyces* の脳膿瘍は，連続性のある構造から，あるいは離れた所から血行性

に感染する[16-18]。後者が、おそらくは本症例で起こったことだろう。頭蓋顔面アクチノミセス症は、HIV感染とも関連があると言われてきたが[19]、その頻度は免疫抑制者の間で一貫して増えているというわけではなさそうだ[14]。

けいれん重積発作患者の第1のプライオリティーはけいれんを止めることである[20]。しかし、次にやらねばならないことは、その原因を突き止めることだ。成人では、ほとんどの大発作はてんかん患者に起こっている[21,22]。新規発症のけいれん患者で、原因がみつかっているのはほんの4分の1のみである[23,24]。原因の多くは相対的には等しく分配されており、それらは血管性疾患、外傷、腫瘍、アルコール依存などである[22]。退行性病変や感染症によるものはまれである[21,22]。新規のけいれん性疾患の原因は年齢にも依存する[23,24]。新生児では、出生児の外傷や感染症が多い。幼児では、頭部外傷、特発性てんかんが多い。青少年では、脳腫瘍とアルコール離脱が原因の多くであり、中年以上になると脳血管疾患に取って代わられる。

頭痛、視神経円板周囲のぼやけがあり、発熱がなく、髄膜刺激症状がなく、検査も感染症を示唆していない。主治医は、腰椎穿刺の合併症たる脳ヘルニアを心配し、まずはCTを撮った[1,4,8,12]。図19.1に示されたように、CTでは、頭頂後頭部に炎症と浮腫を示す病変がみられた。脳膿瘍は細いリングの造影像をCTで示すことが多いが、脳膿瘍ではもっと分厚い非均一なリングになる[13,25]ことが多く、中心壊死があるときは特にそうである。MRIは、もっとはっきりと膿瘍と腫瘍を区別すると言われる。後者では、薄いカプセルが脳室に向かって突出しているのがみられる[13]。しかし、このような所見にはオーバーラップがある。ベイズのルールをアプライしたある研究では、脳膿瘍、腫瘍、血管性疾患を区別しようとした。最も区別に有用な所見は、脳膿瘍におけるリング・エンハンスするカプセルの厚さの均一性であった[26]。本症例では、MRIは転移性疾患を強く示唆すると読影され、主治医は他の診断可能性を除外しそうになっていた。しかし、細菌血症の大ざっぱな検索の後、彼らは脳生検を計画したのである。そこで転移性癌を発見し、放射線治療を始める……、というのが想定されたシナリオであった。

脳生検で *Actinomyces* がみつかったのは驚きであったが、論者は繰り返し、中枢神経系感染症のことを懸念していた。病歴は、頭蓋内腫瘤性病変、たとえば腫瘍に合致していたのに、なぜだろう。もし、脳腫瘍がけいれん重積発作を起こしていたのなら、その予後はとても悪い。胚細胞腫瘍は例外として[27]、頭蓋内に2つの転移をもつ癌で原発部位がはっきりしない場合、緩和ケア以外にこれという治療は存在しない。おそらくは、その知識が、論者に精巣切除術のことを注目させたのだろう。しかし、長い喫煙歴を考えると、肺癌こそが、この年齢の男性ではいちばん考えやすかったのではないだろうか。

とにかく主治医は、これ以上の精査をあきらめて、予後の悪い転移性癌として治療する前に、この診断を確定したかった。ある診断の検討を簡単に除外しすぎてしまう認知ミスを、未熟な結論(premature closure)という[28]。実際、主治医は、我々が診断棄却閾値(threshold of diagnostic abandonment)と呼ぶものに導かれていたのだろう。治療不可能で、もしかしたらすぐに死に至ってしまう疾患の可能性がその閾値以上であれば、緩和ケアに移行することに躊躇する必要はないだろう。診断棄却閾値は、検査・治療閾値として知られる疾患の可能性に

似ている。その閾値以上の可能性があれば，エンピリックな治療の適応となるのだ[29]。もし，治療可能な疾患をみつける利益が大きいのなら（本症例の脳膿瘍のように），棄却閾値は高くなければいけない。検査をするリスクや，検査偽陽性となって緩和ケアへの移行が遅れてしまうリスクがとても高い場合は例外とする。ほとんどの場合，このようなリスクは小さい。急速に死に至ってしまう患者の場合，失うものはほとんどなく，治療可能な疾患において得られるところはそれよりずっと大きいからである。

ざっとした見積もりを，総利益と総リスクの比較に用いることが可能だ。この患者に脳膿瘍があれば，治療によってざっと20年は長く生きられるだろう〔この治療の総利益は，患者の平均余命（24年）を脳生検によって死亡しない可能性（99％）で掛け，脳膿瘍の治療を生き延びる可能性（85％）をさらに掛けて算出される〕。転移癌があったときの失うリスク全体は0.005年だけである〔この値は，このような患者の平均余命（6か月）に，脳生検による死亡率（1％）を掛けて算出される〕。もし，脳生検が正しく脳膿瘍をみつけた場合，検査・治療閾値[29]は，1－(0.005/20)として計算される。つまり，もし，脳膿瘍の可能性が0.005/20，つまり4,000分の1以上であれば，脳生検を行うべきである，という意味である。たとえ，脳生検が脳膿瘍を発見する可能性が4分の3に減ったとしても，脳膿瘍の閾値たる確率は1/(4,000×3/4)，つまり3,000分の1である。このような極端に低い数字以上に，主治医が脳膿瘍の可能性を疑うことはまず間違いなく，脳の病変が何かはっきりさせるまでは，精査は続けなければならないのである。

すべての診断可能性を追究することが理にかなっているわけではない。ある時点で，我々は追跡をあきらめ，緩和ケアに移行することに決める。しかし，ほかに癌がどこにもみつからないとき，どんなに画像が典型的であっても，脳腫瘍の可能性は確かと断言するほどには高まらないのである。この症例では，組織診断を確立させる必要があった。しかし，脳生検が最良の検査であっただろうか？ もっと侵襲性の低い検査があったのではないか？ おそらく，詳細な病歴をとれば，最近の歯科治療歴が判明したであろう。ひょっとしたら，「乱れ撃ち」的な画像精査で，歯冠周囲の膿瘍もみつかったかもしれない。たとえ，歯の感染がみつかったとしても，主治医は脳膿瘍があると考えるべきであっただろうか？ 結局，脳から組織をとらねばならなかったのではないか？ 悪名高き銀行強盗ウィリー・サットン（Willy Sutton）が，なぜ銀行を襲うのかと問われて，「そこに金があるからさ！」と答えている。組織が診断を確定するのに必要なら，医師がサットンの法則を守ったときに患者の利益は最大となる。脳生検には，ある程度リスクがある[30-32]。しかし，そのリスクはモダンな画像検査とともに行えば，とても低いものだ[33-35]。生検が与えてくれる情報の価値と比べてみれば，その危険はとても小さい。

小さな脳膿瘍，多発膿瘍，深い位置にある膿瘍を別にすれば，外科的ドレナージが脳膿瘍治療には必要だ[3,7]。長期の適切な抗菌薬治療も，原因微生物に対して投与されねばならない。本症例では，原因微生物の同定のおかげで，最近の歯科治療に関する質問ができるようになり，適切な抗菌薬選択に至り，そして患者は治癒に至った。多くの場合，やりすぎな確定診断探しは，山のような検査を必要とする。そして，山のように検査を重ねても，得られるものはほとんどな

い[35]。本症例ではしかし，主治医が原因を探し通し，（患者の歯冠のように）隠していたものを取り払ったとき，診断成功に導いたのである。

ケース53[†]　知る前に治療する

52歳男性。軽度高血圧と腎結石の既往がある。進行する呼吸困難，湿性咳嗽，発熱が3日続くため来院した。

> 最初に思いつくのは肺炎だ。上気道感染では，心疾患や肺疾患を合併でもしていなければ呼吸困難は起こさない。高血圧性心筋症なら心不全の原因となるが，この患者の高血圧は軽度である。腎結石も腎不全や高血圧の原因となるが，全然関係ない場合も多かろう。

入院2週間前，患者には疲労感，筋肉痛，鼻閉感がみられるようになった。入院4日前，呼吸苦，咳，緑がかった喀痰がみられるようになった。翌日には，痰は赤茶色に変じてきた。診療所を受診し，胸部レントゲン写真を撮ると，両側浸潤影が認められた。患者は入院を拒否し，セファレキシンが処方された。呼吸苦がその夜起こり，入院となったわけだ。

> 緑がかった喀痰は感染を意味する。細菌性感染なら，赤茶色の喀痰は感染した肺胞領域への出血と関連がある。患者の状態は増悪しているが，抗菌薬を長く飲んでいたわけではない。これまで健康だった男性に両側肺浸潤影が認められ，赤茶色の喀痰がある。露骨な喀血はないが，肺出血を考えたい。肺浸潤と出血を伴う疾患と言えば，ウェゲナー(Wegener)肉芽腫症やグッドパスチャー(Goodpasture)症候群である。とはいえ，細菌性肺炎が私のリストのトップにある。

患者の高血圧は，5年前に減量をして，うまくコントロールされていた。腎結石は13年前にみつかった。最近のクレアチニンは1.3 mg/dL。尿検査では血尿は認めなかった。衣料販売店に勤務している。過去10年間，酒もタバコもやっていない。薬物使用の既往はなく，男性とセックスするわけでもない。

> 病歴から察するに，軽度の高血圧は本態性であろう。血清クレアチニンは，もし患者の体重が重ければ，正常範囲だろう。慢性の腎結石はとりあえず無視しておく。これが腎不全や容量過多の原因とは考えにくい。抗糸球体基底膜(glomerular basement membrane：GBM)抗体があれば，肺に損傷（たとえば喫煙によって）があると，肺出血を起こしやすくなる。患者にHIV感染のリスクはなさそうだ。あれば，日和見感染の可能性が高まる。

[†] 本症例はもともと，Pauker SG, Kopelman RI. *N Engl J Med* 1992；327：1366-1369. に収載のもの。http://content.nejm.org/cgi/content/extract/327/19/1366. にて閲覧できる。マサチューセッツ医学協会の許可を得て再掲。

救急室では，患者にかなりの呼吸苦がある。血圧は 174/101 mmHg，脈拍数は 98/分，呼吸数は 30/分，直腸温は 37.3℃である。皮膚は温かく皮疹はない。両肺広範にラ音が聴取される。その他の診察所見は正常。それ以外の検査所見：ヘモグロビン 11.3 g/dL，ヘマトクリット 34％，白血球 17,100 で，多核球が 78％，リンパ球が 12％，非定型リンパ球が 1％，単球が 7％，好酸球が 2％である。血小板は正常。電解質も正常。BUN は 34 mg/dL，クレアチニンは 2.0 mg/dL。胸部レントゲン写真では，両側びまん性に浸潤影があり，肺水腫に合致している。心電図では，特に急性変化はない。室内空気での動脈血液ガス：pH 7.42，PaO$_2$ 27 mmHg，PaCO$_2$ 39 mmHg。

> 細菌性肺炎でこんなに浸潤影がびまん性になるとは思えないが，ウイルス性肺炎ならありうるだろう。マイコプラズマ(*Mycoplasma*)肺炎にしては患者は年をとりすぎているが，レジオネラ(*Legionella*)肺炎ならありうるだろう。心原性，非心原性の肺水腫に分けて考えたい。非常に重篤な低酸素血症にもかかわらず，過呼吸はなく，このことは肺胞換気が不十分であることを示唆している。心原性肺水腫の患者には過呼吸できない者もいて，呼吸性アシドーシスに至る。もし，肺出血があるのなら，もっと局所所見があるはずだと私は思う。尿検査を見たい。もし，血清クレアチニンの上昇が，グッドパスチャーに伴う急性進行性糸球体腎炎の徴候なら，すぐに治療しなければならないから。

酸素投与が開始された。PaO$_2$ は 100 mmHg に上昇した。エリスロマイシンとセフトリアキソンが開始された。呼吸状態はその後どんどん増悪し，患者は挿管された。喀痰は茶色で血液が認められた。グラム染色では，中等量の多核好中球とグラム陽性球菌，グラム陰性桿菌が認められた。しかし，これが原因という菌ははっきりしなかった。尿のテストテープでは，赤血球 4+，蛋白 3+ であった。尿沈渣では，高倍率(high-power field：hpf)で 10 ～ 15 白血球，15 ～ 20 赤血球がみられた。たくさんの顆粒円柱，白血球円柱が認められた。赤血球の塊も散見されたが，赤血球円柱はなかった。

> 私なら，広域抗菌薬は継続するだろう。急性腎不全はレジオネラやウイルス性肺炎によるものかもしれないが，顆粒円柱や白血球円柱は腎実質障害を示すものである。糸球体疾患では，沈渣で，典型的に白血球よりも赤血球のほうがたくさんみられる。赤血球円柱がみられることが多い。炎症性尿細管間質性疾患であれば，白血球のほうが赤血球より多く，白血球円柱や尿細管上皮円柱がみられる可能性がある。白血球円柱は，間質性腎炎や腎盂腎炎のような間質性疾患で認められることもある。糸球体腎炎でもみられるが，この場合は赤血球円柱も伴うことが多い。
> 　たくさんの血尿があり，肺病変もある。本当にこの患者には，糸球体腎炎があるのかもしれない。赤血球円柱がないのがひっかかるが。もし，尿検査を繰り返して赤血球円柱が見えるのなら，尿所見は溶血性尿毒症症候群を示唆する。しかし，小児，成人の溶血性尿毒症症候群のいずれであっても，血栓性血小板減少性紫斑に類似した臨床像であるが，肺病変を説明できない。すべての臨床像を説明できるとすれば，急性進行性糸球体腎炎と肺出血だ。
> 　糸球体腎炎のあれこれの血清学検査をオーダーしたい。患者が安定しているのなら，まだ腎生検に飛びつきたくはない。

抗核抗体（ANA），C3，C4，総補体（CH$_{50}$），抗DNA抗体，抗GBM抗体，抗好中球細胞質抗体（C-ANCA）がオーダーされた。免疫抑制療法が「肺腎」症候群に対して検討された。

> グッドパスチャー症候群では，prednisoneとシクロホスファミドが抗体産生を抑制し，血漿交換療法が病因である抗GBM抗体を除去することがある。この治療はすぐに行わねばならない。もし，クレアチニンが4 mg/dL以上，あるいは乏尿になる，あるいは糸球体の80％以上が半月形成を起こすまで待っていると，腎機能は，場合によっては生涯喪失してしまう。ウェゲナー肉芽腫症の場合はもう少し時間がある。疾患の進行や腎機能改善は腎不全が完成する前に治療が行われれば良好であるからだ。
> もし，患者のC-ANCAが陰性，抗GBM抗体が陰性なら，その他の免疫複合体疾患はprednisoneだけで治療可能かもしれない。結果がすぐに返ってくるなら，血清学的検査で腎生検を避けることができる可能性はある。クレアチニンが上昇し続けるなら，生検をすべきだろう。

入院2日目。肺毛細血管楔入圧は31 mmHg。心エコーでは，弁は正常で，心室機能も正常であった。アグレッシブな利尿が行われた。間接免疫蛍光法では，抗GBM抗体は陰性。尿検査の再検では，明らかな赤血球円柱が認められた。確定診断を待っている状態で，血漿交換とシクロホスファミド，prednisoneからなる免疫抑制療法が行われた。腎生検が予定された。

> スワン–ガンツ（Swan-Ganz）カテーテルは，心原性から非心原性の肺水腫を区別するのに有用である。心エコーからは心疾患は否定的で，腎疾患による水過多が示唆される。赤血球円柱があり，糸球体腎炎の診断を確定する。もし抗GBM抗体陽性なら，間接免疫蛍光法でみつける可能性は60％程度である。陰性結果は糸球体腎炎の可能性を十分には減らさず，治療を拒むものではない。

入院3日目。初日の検査が返ってきた：CH$_{50}$ 156（正常値：150～250），C4 0.33（正常値：0.15～0.54），C3 0.42（正常値：0.87～2.20）。ANA，C-ANCA，寒冷凝集素はすべて陰性。経皮的腎生検が行われ，プレリミナリーな所見では，抗GBM抗体は陰性であった。免疫グロブリン（IgAとIgG）は陰性。抗ストレプトリジンO，ストレプトザイム試験は陽性。診療所の喀痰培養では，中等量のA群β溶血レンサ球菌とわずかなグラム陰性桿菌が生えた。免疫抑制療法は中止された。

> C-ANCA陰性であり，ウェゲナー肉芽腫症の可能性はかなり下がる。腎生検が抗GBM抗体による疾患診断のゴールド・スタンダードであり，陰性結果はグッドパスチャー症候群に伴う急性進行性糸球体腎炎でないことを示唆している。ループス，心内膜炎，クリオグロブリン血症を疑う所見はない。血清C4は正常，C3は低く，補体活性化第2経路（alternative pathway）の活性化を示唆している。抗ストレプトリジンOとストレプトザイム検査は，患者が真にレンサ球菌に感染しており，単なる定着菌ではないことを示唆している。腎生検標本を光学顕微鏡で見ると，びまん性増殖性糸球体腎炎が見えるのではないか，と私は思う。電子

顕微鏡で上皮下沈着物が見えれば，レンサ球菌後糸球体腎炎の診断が確定するだろう。もっとも，IgG 染色も陽性だっただろうと思うが。

小児において，高血圧，肺水腫は，古典的な溶連菌後糸球体腎炎の所見である。すべての臨床像を 1 つに統一する診断名だ。

腎生検では，滲出性糸球体腎炎と内皮下，上皮下，メサンギウムの電子密度の高い沈着物が認められた。C3 の顆粒状沈渣が，糸球体基底膜に沿って認められた。所見は，感染後（レンサ球菌後）糸球体腎炎に合致するものだった。抗菌薬はペニシリンに変更された。免疫抑制薬は中止された。肺浸潤は改善し，13 日目に退院したとき，患者のクレアチニンは 1.4 mg/dL であった。

分析

よくみる友人でも，文脈を外れると認識できなくなる。小児の糸球体腎炎像，高血圧，浮腫であれば，急性レンサ球菌後糸球体腎炎をリストの上のほうに持っていかない医師はほとんどいないだろう [273,274]。患者が 50 歳以上であっても，急性糸球体腎炎が，急性腎不全，高血圧，浮腫にて発症することがある [275]。しかし，急性疾患のある中年男性の肺水腫であれば，通常，他の疾患を（しかも適切に）想起するのである。患者に糸球体腎炎があることが明らかになったとき，論者は鑑別をとても狭めていた。彼は，グッドパスチャー症候群に関連した急性進行性糸球体腎炎を素早くみつけて治療を始めることが大切で，それを非可逆的な腎ダメージが起こる前にしなければ，と考えていたのである [276-278]。論者はその他の「肺腎」症候群，たとえば，ウェゲナー肉芽腫症も考え，いちばん考えやすい肺炎に対する抗菌薬カバーも継続するよう主張したが，特異的な補体とレンサ球菌タイターの結果が返ってくるまでレンサ球菌後腎炎は考えていなかったようである。

興味深いことに，論者がグッドパスチャー症候群の懸念を表明したのは，腎臓の問題を示唆する臨床所見が全く呈示される前であった。呼吸苦と喀血，両側肺浸潤だけが彼の知るところだったのだ。この，ずばり本題に飛びつくようなやり方で，腎臓の問題を予測した論者のやり方は驚きだが，肺出血から肺腎症候群を考えるのは腎臓内科医にとっては自然なことであったのだろう。同じように，腎疾患の専門家は急性レンサ球菌後糸球体腎炎に慣れ親しんでいるはずで，この可能性が最初，無視されてきたことは驚きなのである。おそらくは，非可逆的になりうる急性進行性疾患への懸念があまりにも大きく，他の可能性を考える余裕がなかったのかもしれない。あるいは，中年の呼吸苦という臨床像があまりにもかけ離れていたのかもしれない。急性レンサ球菌後糸球体腎炎患者のほとんどは，この患者のようにプレゼンしない。そして，このような症状の中年が，実は急性レンサ球菌後糸球体腎炎であることはきわめてまれである。

診断スペクトラムがいまだ広いときの治療の戦略は複雑である。ある極端なやり方では，主治医は治療を差し控えて，もっと情報を集めることができる。検査をしたり経過観察をして，病気の進行を待つ。たとえば，腹痛はあるが局所所見のない患者のときのように。別の極端な例では，主治医はエンピリックに治療を始めることもできる。患者の治療への反応を診断のマーカーとすることもできるし，治療の利益がリスクやコストを上回る場合，つまり，治療閾値を疾患の可能

性が超えたときに，エンピリックな治療を決断するのである．時に医師は，両者の戦略を混在させる．ある診断可能性をエンピリックに治療し，別の診断を除外したり確定するために検査をオーダーする．時に医師は，いくつかのエンピリック治療を一度に開始し，複数の診断をカバーする．この戦略の好例としては，敗血症が疑われるが細菌学的確定のついていない抗菌薬治療があろう．

最も簡単なケースを考えると，治療を始めるかどうかは，疾患の可能性，治療の利益，リスク，コストに依存している．検査を行うことができるとき，最良の選択は，検査のコストやリスク，その検査が提供するであろう診断上の情報に依存する．検査を行ったがために生じた遅れが治療の利益を損なう場合，その遅延の長さと患者の予後への影響も決定に影響を与える．

本症例の最初のプレゼンで，主治医は2つの侵襲的な手技を行い，リスクを伴うこともある免疫抑制療法を始めた．主治医も論者も，グッドパスチャー症候群以外の可能性を棄却してしまった．精査は続けていたが，適切にアグレッシブにタイミングよく治療を開始したのである．細菌性肺炎を治療するために抗菌薬は継続した．肺動脈カテーテルを挿入し，心エコーを行って，心疾患の可能性も同時に評価した．

腎生検とエンピリックな免疫抑制療法を行った理路は，患者がグッドパスチャー症候群による急性進行性糸球体腎炎を有している可能性に依存している．患者は挿管されてはいたものの，臨床的には安定しており，血清学的検査結果を待つだけの時間はあった．免疫抑制療法と血漿交換は，組織学的なグッドパスチャー症候群の確定診断を待たずして開始することも可能かもしれないが，それはもし，抗GBM抗体が間接免疫蛍光法で陽性だった場合においては，である．腎生検は，原因不明の急性糸球体腎炎治療に有用なのである[279]．論者は，間接免疫蛍光法の感度は60%であると述べた．もし，その検査の特異度が100%ならば，陰性結果は抗GBM疾患の可能性を事前のおよそ半分まで減らす（もし，検査の特異度がもっと低ければ，抗GBM疾患の可能性に及ぼす影響はもっと小さい）．陰性間接免疫蛍光法が疾患の可能性を減らし，進行性腎不全を示す徴候がなかったのだ．主治医も論者も，それでもエンピリック治療を行い，シクロホスファミドとprednisoneを投与することを選択したのは興味深い．どうしてなのかは，わからない．

患者の臨床像が推移し，C4正常，C3低下により補体活性化第2経路が活性化されていることがわかり，感染後糸球体腎炎の可能性が浮かび上がる．このパターンは，急性レンサ球菌後か，膜性増殖性糸球体腎炎を示唆する[273,280,281]．このようなデータが手元にあり，主治医は，レンサ球菌関係の血清学的検査をオーダーし，タイターが上昇していることを知る．5日前くらいの喀痰培養結果は，A群β溶血レンサ球菌感染を確認する．

後になって考えてみれば，患者の高血圧の既往が，この疾患をわかりにくくしていた可能性がある．浮腫は，急性糸球体腎炎のある高齢者では，小児や若者に比べてみられることは少ない[275]．喀痰培養結果がすぐに（入院後1〜2日目で）わかっていたら，正しい診断はもっと早くに明らかであっただろう．患者は，腎生検，血漿交換，短期間の免疫抑制療法のリスクを回避できていたかもしれない．

20 認知におけるエラー

ケース54　出来の悪い探偵

　腎疾患の診断について，別々に録音された議論を提示しよう．1つは内科インターンによって，もう1つは経験ある腎臓内科医による．診断洞察力の生理学について我々の知見は乏しい．が，全然違う修練や経験をもつ2人が，同じ臨床データに対してどんな反応を示すか，直接比べてみるのは役に立つのではないか．

　40歳の男性で，アルコールや他のいくつかの薬物に依存がある．救急室にひどい背部痛で来院した．整形外科の研修医が内科研修医に相談する．クレアチニンが3.7 mg/dL，血液尿素窒素（BUN）が47 mg/dLで，骨関節疾患を示唆する所見はないのだという．

　●**インターン**●　腰痛の患者を診てほしい，と相談されました．BUNは47でクレアチニンは3.7です．僕なら，その背部痛が側背部痛なのか知りたいと思います．もしそうなら，腎疾患を示唆します．最初に知りたいのは，BUNとクレアチニンの上昇が新規の所見なのか，慢性的にあったかどうかです．どのくらいの期間，痛みがあって，発熱を伴うか知りたいです．それから，尿路系の症状があるか知りたいです．これらがあれば，急性腎疾患を考えます．もちろん，慢性腎疾患の可能性もあるでしょうが．背部痛の部位は大切な情報だと思います．もしかしたら，腎前性の高窒素血症があるかもしれないし，腎盂腎炎かもしれません．患者を診断した後，検査を，そうですね，CBC（血算）と分画，生化学，尿検査をオーダーしたいですね．

　●**腎臓内科医**●　ひどい背部痛に腎機能障害を伴っており，痛みが腎臓から来ているのかが懸念される．背部痛の位置を知りたいものだ．放散痛がないか，増悪・寛解因子はないかを知りたい．圧痛があるかも知りたい．もし，痛みが肋骨脊柱角に限局されていれば，痛みは腎臓にあるのだろう．そうなら，病歴聴取のやり方も変わってくるであろう．病歴を長々聞く前に，まずは背中の圧痛の有無を確認したい．その後，症状がいつから起きているか聞きたい．似たようなエピソードが過去にないか，痛みの経過，頻度，性状も知りたい．

　患者は入院日の夜までは元気だった．その日，大量の酒を飲み，コカインを使っていた．最初のコカインを注射して（汚れた針を用いていた）20～30分後に，ひどくて持続する両側背部の痛みが出現した．運動で痛みは増強した．尿はコーラみたいな色だったが，排尿時痛はなかった．彼は酒を飲み続け，コカインを打ち続けた．鎮静薬を飲み，抗菌薬も飲んだ．ひどい痛みは鎮まらず，救急室に来院した．

●**インターン**● 尿の色は，以前はコーラみたいではなかったのだと思います。褐色尿と急性の側背部痛を伴う急性のイベントみたいです。注射薬物使用者では，何か不純物が混じっていた可能性を考えます。すぐには，その不純物と両側背部痛，褐色尿とを結びつけることはできませんが。褐色尿はビリルビン尿かもしれないし，血尿かもしれない。やはり，白血球の値と体温は知っておきたいです。やはり，両側の腎盂腎炎が疑われますが，ものすごくそれっぽいというわけでもないみたいです。あと，さっきから気になっているんですが，注射した不純物に反応しているんじゃないでしょうか。

●**腎臓内科医**● 動きで痛みは増強している。痛みの持続時間についても了解した。痛みは1時間以上あるわけではなく，大量の酒を飲み，コカインを使っているときに起きた。ほかにもいろいろクスリをやっているし，汚れた針も使っている。いろいろな感染症が考えられる。

　コーラ色の尿は最も特異的な所見で，血液か胆汁を排泄しているのだろう。黄疸の有無は明らかではない。まれないくつかの疾患の除外は必要だが，コーラみたいな尿はおそらく血尿を意味しているのだろう。さて，両側の重篤な腎の痛みがあり，腎不全があり，肉眼的血尿があるという問題を解かねばならない。血尿が前からあったかどうかはわからない。前からあった血尿がたまたま今起きたとは考えづらく，病歴から推察するに，患者が注射を打ち，ひどい痛みが起こり，そして褐色尿が起きたのだろう。この推察には少し懸念もある。なぜなら，血清クレアチニンが3.7でBUNが47だからである。つまり，長い間，何かが起きていた可能性がある。

診察時，彼はとてもおびえていた。脈拍数は100/分。体温含め，その他のバイタルサインは正常。心雑音はない。傍脊柱，そして肋骨脊柱角に圧痛がある。他の身体所見は正常。

●**インターン**● 所見は非特異的です。もし感染症があるなら，発熱があるでしょう。でも高体温も低体温もない。バイタルサインは正常です。敗血症はなさそうです。感染症はなさそうですが，除外はできません。とりあえず，白血球とか他の検査を見たいですね。

●**腎臓内科医**● それでは，黄疸はなかったわけだ。腎臓に無症状な疾患がもともとあり，血清クレアチニンが3.7なのだろう。もともと腎不全はあったのだ。急性あるいは亜急性の疾患がこの数日に起きたのだろう。糸球体疾患，結石，腎塞栓などを考える。感染症ではないだろう。糸球体疾患には，血管内感染（心内膜炎のような）が起こすものもある。肝炎のような感染症が糸球体病変を来すこともある。しかし，それらを示唆する情報には乏しい。腎臓に対する毒性物質が腎不全の原因かもしれない。薬物使用にてアルコール依存があれば，いろいろな毒性物質にさらされやすいものだ。もっとも，それでは，コカイン注射のすぐ後に起こった，突然発症の両側性の腎の痛みは説明できない。

過去15年間の既往：腹部刺傷，B型肝炎，腕の膿瘍，梅毒，淋病。腎疾患の既往はない。

●**インターン**● 腕の膿瘍や梅毒，淋病の病歴はあまり役に立たないでしょう。腹部刺傷がいつどこで起きたかは重要でしょう。そのとき，腎損傷があったのか

も。肝炎については，もし，慢性肝炎の増悪であれば，高ビリルビン血症やビリルビン尿を起こすかもしれません。でも，病歴はあまり，たいして役に立たないですね。

●**腎臓内科医**● 腕の膿瘍，梅毒，淋病は今の問題には関係なさそうだ。ただ，性感染症，とりわけ，ヒト免疫不全ウイルス(human immunodeficiency virus：HIV)感染の可能性が高まる。HIVリスクファクターについては，まだ聞いていない。

検査所見：白血球は10,900で多核球が84%，リンパ球が10%，単球が6%である。ヘモグロビンは15.4 g/dL，ヘマトクリットは45%，電解質はナトリウムが133 mEq/L，カリウムが4.8 mEq/L，クロライド100 mEq/L，HCO_3^-は20 mEq/Lである。尿検査は以下のとおり：比重1.012，蛋白2+，潜血3+，糖は陰性。高倍率(high-power field：hpf)で2～5の白血球，5～10の赤血球が見える。多くの顆粒円柱が見え，わずかに細胞円柱も見える。胸部レントゲン写真と心電図は正常。腹部単純写真では，腎臓は正常大で異常を認めない。

●**インターン**● 白血球と電解質はぱっとしませんね。尿に2～5の白血球があり，細菌については言及がありません。潜血3+で，5-～10の赤血球があるのは心配です。ビリルビンについての言及もありませんから，たぶん，これが褐色尿の原因ではないのでしょう。褐色尿は血液によるものだと思います。原因がよくわからない。経静脈薬物使用者で考えなければいけないのは心内膜炎です。でも，心雑音はなく，白血球は正常で熱もない。この診断を深く考える必要はないでしょう。この時点で，両側腹部痛と血尿をどう評価すべきかが問題です。尿路の解剖をみるため，他の検査を検討します。

●**腎臓内科医**● さて，やっと驚く所見が出てきた。コーラ色の尿には，血液がかなり入っているのだろうと思う。3+というのはそんなに強い反応ではないが，高倍率中，5～10の赤血球から期待されるよりはずっと高い。わずかな赤血球以外にも，このコーラ色の尿とテストテープの反応に寄与しているものがあるはずだ。いちばん考えやすいのはヘモグロビンかミオグロビン。もちろん，溶血も同じことをするが，尿比重は1.012とほぼ等張であり，赤血球の溶解を強く考える根拠に乏しい。この時点で，最も役に立つ情報は，血漿ハプトグロブリンと血清フリー・ヘモグロビンだ。たぶん，ヘマトクリットは45なので溶血はほとんど考えにくく，ハプトグロブリンは正常で，血清フリー・ヘモグロビンは陰性だろう。

尿の色素はおそらくミオグロビンであろう。電解質はそんなに狂っていない。腎疾患の期間についてはわからない。腎臓の大きさは正常なので，急性の疾患かもしれない。前の日より大きい，あるいは小さくなっているかわかればよかったのに。

数時間後，血清クレアチニンは4.8 mg/dL，BUNは56 mg/dL，カリウムは5.4 mEq/L，尿酸は14 mg/dL，カルシウムは8.4 mg/dL，リンは7.5 mg/dLであった。

●**インターン**● 急速にBUN，クレアチニン，血清カリウムが上昇しています。

以前の尿酸値はわかりませんが，今はとても高い。血清リンも高い。急性腎不全があるのです。

先にチェックしておくべきだったことがあります。バイタルサインは正常で起立性低血圧はないとは思いますが，最初に水の評価をしておくべきでした。この時点で急速進行性の腎不全があり，腎の評価が必要です。最初に確かめたいのは，尿路の閉塞がないかどうかです。腹部超音波をやって，腎の大きさを評価します。

●**腎臓内科医**● 事態はかなり早く進行している。急性のイベントであったことが確認された。数週間，いや数日の経過で起きていたとしてもこんなに速く，数時間でBUNやクレアチニンが上昇したりはしないだろう。血清リンは高く，カルシウムはわずかに低い。カリウムは急速に上昇しており，尿酸は高い。これは，血中にカリウム，プリン代謝産物，リンがどこかからぶち込まれたことを意味している。カルシウムが少し低めなのは，高リン血症のためであろう。クレアチニンやBUN上昇のスピードから察するに，患者の腎機能は実質的になくなっている。腎機能が喪失しているにもかかわらず，血清クレアチニン上昇は速い。筋肉内クレアチニンが血中に流れ出ているためで，ミオグロビン尿に合致する。

その他の検査結果：ASTは1,160 IU/L，ALTは369 IU/L，LDHは1,900 IU/L，クレアチンキナーゼ（CK）は42,000 IU/L。尿検査を再検すると，潜血は3+，赤血球は高倍率で0〜2，たくさんの赤茶色の円柱が認められた。

●**インターン**● ビリルビン値は不明だが，おそらく急性肝炎はあるのでしょう。CKが42,000で大酒家なら，横紋筋融解症を考えます。心疾患では，こんなにCKが高くなることはありません。これだけのCKの量は重篤な筋肉壊死を意味しており，そんな心イベントでは，患者は死んでしまっているでしょう。横紋筋融解症は，一定姿勢でじっとしていた高齢者や，敗血症性ショックでも起こります。アルコール依存があるので，転んで外傷という可能性もあります。これで，CKの42,000も説明できます。ビリルビンはやはりみておきたいですね。尿検査で赤血球と赤茶色の円柱があるので，急性腎盂腎炎があるのではないかと思います。いずれにしても超音波を見たいです。

●**腎臓内科医**● すべては組織破壊を示唆しており，それは，筋肉の破壊でミオグロビンが血液に，そして，尿に流れていることを意味している。血清ヘモグロビン，ハプトグロブリン，そして，アルドラーゼはやはりみておく価値はあろう。もっとも，結果がどうこうするわけではないだろうが。背部痛が腎臓から来ているのか，あるいは筋肉なのかを確認すべきだろう。

クレアチニンとBUNはそれぞれ，9.2, 83 mg/dLに達した。乏尿はなく，透析は必要とされなかった。回復期にも，高カルシウム血症は起こらなかった。背部痛は2週間で消失した。退院後1週間のフォローでは，クレアチニンとBUNはそれぞれ1.6と23 mg/dLであった。患者は薬物依存者用クリニックで，精神科医とソーシャル・ワーカーにも診てもらっている。

●**インターン**● どうもうまい診断にたどり着けませんね。このような患者さんで，僕が真っ先にやるのは肝機能を調べることです。ASTはとても高く，他の

酵素も異常でした。なんで肝機能が悪かったんだろう。
［ここでインターンには，正解は，横紋筋融解症に続発した急性腎不全であることが告げられる。］
あぁ，もちろん。もっと早く診断できていてよかったんです。尿をアルカリ化しておけばよかった。CK は 1 時間以内に結果が出ており，それは 42,000 で，すぐに尿をアルカリ化すればよかったんです。腎不全はそれで防げたかもしれない。

●**腎臓内科医**● 今や診断は明らかで，残りの不確かな部分を片づけておきたい。すべて注射から起きたのだろうか。突然の背部痛は，最初のコカイン注射から 20 〜 30 分後に起きたと言われている。その後，患者は酒を飲み続け，もっとコカインを注射した。すべては数時間の間に起きたようだ。数時間で血清クレアチニンが 3.7 まで上がったりするだろうか。とても速いように思えるが，不可能ではない。

背部痛の原因は？ ミオグロビンによるダメージに腎臓が反応したのだろうか？ そのような腎臓が痛みをつくり，腫脹することがある。痛みはダメージを受けた筋肉が起こしていた可能性もある。CK が 42,000 ということは，筋肉量のかなりなダメージを示唆している。背部で壊死が広範に起これば，ひどい背部痛くらいは起きるだろう。アルコールと注射のコンビネーションのために，患者は自ら，突然の非特異的な筋肉のダメージを負ったのであろう。

分析

臨床医と探偵はよく似ている。両者はともに，わずかな，隠された答えをもつ問題と取っ組み合う。いずれも詳細に事情を聞き，物質的な（physical）ディテールを吟味し，検査を行う。問題解決能力をインターンと腎臓内科医で比較したが，そのコメントのあらゆるところに，最も有名な探偵であるシャーロック・ホームズの言葉を借りて，我々自身の評価を差し挟んでみよう。ホームズの言葉は直接，医学の問題解決に応用できるのだが，サー・アーサー・コナン・ドイル（Sir Arthur Conan Doyle）の読者にとっては，それは驚きではないだろう。医学診断と犯罪捜査に共通する言葉，たとえば，「事実」，「演繹」，「推論」，「手がかり」，「仮説」，「食い違い」が彼の小説のあちこちにちりばめられている。これはトリビアな知識以上の意味をもつが，コナン・ドイル自身医師であった。

本症例で，限られたサンプルである，インターンと専門医の問題解決アプローチの比較を一般化するのは懸命とは言えまい。しかし，彼らのコメントにはあるパターンがあり，それについては言及しておきたい。明らかに，腎臓内科医はインターンに比べて速く，正確で，効率がよく，そして完全だった。最初の所見はわかりにくかった。クレアチニンが高くて急性腎不全らしくなく，背部痛は（後になっても詳しい説明はなかったが）非特異的な症状だ。しかし，腎臓内科医は，背部痛，腎不全，肉眼的血尿から成る問題であると要約した。インターンはこの段階で，あまりうまくまとめられていない仮説（「注射した不純物に反応しているんじゃないでしょうか」）しか立てられず，両側腎盂腎炎というあまりさそうな診断を考えていた。問題の形式化は問題解決プロセスの本質的な部分なので，腎臓内科医のほうがインターンよりも新しいデータを評価する準備ができていたのは当然だろう。

実際，次なる著明な違いは尿所見の解釈である。腎臓内科医はすぐに，3+ の

潜血反応と高倍率にて5～10の赤血球との食い違いを認識する。インターンは尿に血液が混じっていると考えたが，2回にわたり，潜血検査と顕微鏡的検査の食い違いに気がつかなかった。実際，彼はCKがものすごく高いことを知らされてから初めて，横紋筋融解症という診断を考えたし，そのときですら，横紋筋融解症と急性腎不全を結びつけられなかったのだ。

ホームズは重要な手がかりを決して見逃さない。『緋色の研究（A Study in Scarlet）』で，ホームズはスコットランドヤードのレストレード警部補にこう言う（同じようなことを，この腎臓内科医はインターンに説明したかもしれない）。

> 「君にはみんな奇妙に思えるかもしれない。捜査の最初から，ただ1つの真の手がかりが目の前にあるというのに，その大切さに気がつかなかったんだからね。僕がそいつをつかんでいたのは幸運だったのだが，その後起きたことはすべて，僕の最初からの疑いを確認するようなものだったんだよ。それは論理的に必然的な流れだったんだ。したがって，君を戸惑わせ，この事件をわかりにくくしたことこそが僕に教えてくれたんだよ。それこそが僕の考えた結論をよりいっそう強くしてくれたのだ」[282]。（訳は岩田健太郎。以下同様）

インターンから見れば，腎臓内科医のアプローチはとてもかっこよくみえたことだろう。『せむし男（The Crooked Man）』では，ホームズはワトソン医師に説明する。

> 「こういうことは，理論的に考える人にはわかることなんだが，そうでない人には驚きにしかみえないのだろうね。後者は小さなポイントを見逃しているのだが，それこそが推論の土台になっているのだ」[283]。

このセッションが終わりに近づいても，インターンは酵素の異常を不可思議に思い，黄疸があるとかないとか繰り返すだけである。この時点では，腎臓内科医は診断の「まとめに入り」，以前にはあいまいだった所見の多くを説明しようとする。

このプラクティスは決して，研修医の知的能力を侮辱するために行われているのではない。インターンのしゃべった記録のなかからこれを選び出したのだが，そこには問題解決のピットフォールが明示されているためである。どんな症例でも，インターンのほうが，高度な訓練を受け，経験のある専門医よりも効果的な問題解決者であることだってあろう。エキスパートだって間違いを犯す。この症例では，インターンはぱっとせず，腎臓内科医は華麗に振る舞った。

エキスパートが優れていた原因は何だろう？　知識面はもちろんだし，パターン認識（尿の潜血検査陽性，かつわずかな赤血球）もあっただろう。似たような症例の経験（すぐ取り出せるヒューリスティック）もあっただろう[27,28]。しかし，それだけではない。ホームズなら，インターンの完璧とはいえないパフォーマンスを容易に説明できるだろう。『四つの署名（The Sign of Four）』のなかで，非常に優れたフランス人探偵，フランソワ・ル・ビラードについて言及し，ホームズは言う。

> 「彼は理想的な探偵に必要な3つの特質のうち，2つを備えている。彼には観察力があり，推察力がある。彼には知識が必要だが，それも時間の問題だ」[284]。

ケース55　間違った仮説生成の治療法

61歳の女性が，軽度貧血と赤沈の亢進のためにやってきた。

> 2つの異常の結びつきは緩やかである。これらが関連しており，かつ急性疾患でないなら，多くの可能性が考えられる。治療できるものでは，リウマチ性多発筋痛症，側頭動脈炎，血管炎などの結合組織病，結核や骨髄炎のような慢性感染症など。もちろん，赤沈がとても高いので，悪性疾患，とりわけリンパ腫と多発性骨髄腫は考える。もう少しデータが必要だ。

9か月前，患者のヘマトクリットは35％だった。5か月前，風邪と全身倦怠感のために受診したとき，それは32％だった。鉄剤で倦怠感は少し改善した。2か月前，耳鳴りと不安が出現した。鉄剤は継続されており，ヘマトクリットは38％だった。平均赤血球容積（MCV）は78で，網赤血球は2％，血小板は400,000，白血球は12,000で分画は正常だった。このとき，赤沈が測られ，83 mm/時間だった。

> 興味深い情報が2つある。数値で特筆すべきは，MCVが78であることだ。ヘモグロビン生成に異常があることを示唆している。鉄欠乏性貧血でMCVが78なら，もっとヘマトクリットが低くなるはずだ。マイナー・サラセミアかもしれないが，典型的にはMCVはもっと低い。ほかに小球性貧血の原因を考えると，ピリドキシン欠乏，鉛中毒，慢性疾患だろう。末梢血を見て，もっと情報を得たい。
> 　赤沈はもちろん異常だ。最初に挙げた鑑別診断はすべて矛盾しない。耳鳴がうまく説明できない。キニジンやサリチル酸でみられることのある症状だが，私の知る限り，鉄剤とは関係ない。頭痛や難聴について情報はない。もしあれば，脳神経の異常を考える。ワークアップにはもう少し情報が必要だ。

患者は入院となった。入院時の症状は不安と耳鳴のみ。既に閉経している。酒は飲まないし，クスリもやらない。詳細なシステム・レビューをとると，過去6か月で2回の，意識消失まではいかないくらいのめまいのエピソードがあることがわかった。そのとき過呼吸はなかった，と患者は考えている。食欲はあり，体重変化はない。診察時，患者は不安げである。血圧は150/88 mmHg，脈拍数は92/分で整，呼吸数は18/分，頭部，目，耳，鼻，咽頭は正常。甲状腺を触れる。肺はきれいで，心雑音は聴かれない。腹部の診察も正常。神経学的巣所見は認めない。

> 新たなデータでは，2回のめまいのエピソードが気にかかる。心血管系疾患で意識消失発作があると，その後1～2年の死亡率は有意に上昇する。他の原因であれば予後はよい。耳鳴があることから，回転性めまい（vertigo）があったのではないかと考える。迷走神経反射のためにめまいを起こす。少なくとも，不整脈のワークアップはすべきだろう。長期のモニタリングをしたい。低血糖や起立性低血圧がないかどうかは，もう少し情報を得たらわかるだろう。

ヘマトクリットは40％，MCVは79.7，白血球は11,200で分画は正常。赤沈は

49 mm/時間。尿検査では，潜血 1+ で高倍率で 0 〜 3 の赤血球が認められる。血清カルシウム，電解質，尿酸，糖は正常。肝機能と甲状腺機能は正常。便潜血は陰性。消化管，尿路の画像検索は正常。膀胱鏡では慢性膀胱炎を認めた。胸部レントゲン写真は正常。ツベルクリン反応（ツ反）は陰性。心電図は洞調律で，非特異的な ST–T 変化を認め，右室伝導遅延〔不完全右脚ブロック（right–bundle–branch block：RBBB）〕を認める。抗核抗体（ANA）は 1：16 で広範パターン。血清蛋白電気泳動では，スパイクは認められず，α グロブリンと γ グロブリン値が高かった。

> わりと元気なこの女性の評価に，恐ろしいほどの努力が払われている。驚きだ。そもそも，入院がこの時点で必要だったかどうかわからない。意識消失発作の症状が心配で，長期のモニタリングが必要だと主治医が考えたのなら別だが。消化管ワークアップがなんのためなのかも，よくわからない。鉄剤で鉄欠乏性貧血が治ったかもしれず，潜在的な出血源を探したかったのかもしれない。便潜血陰性なのに，何か重要な病変をみつける可能性は下がっている。
> 　顕微鏡的血尿をどう考えようか。患者の年齢を考えると，上部尿路の重要疾患を考え，膀胱腫瘍を除外するために膀胱鏡をやるほどに心配だったのだろう。男性のほうが女性よりなりやすいとはいえ，彼女の年齢を考えるとこれはまっとうな懸念だ。しかし，これらの検査が何かをみつける可能性は低いだろう。
> 　抗核抗体の低いタイターは非特異的である。これに意味があるとは思えない。赤沈は低下している。この時点では，これを追っかけることはしないだろう。
> 　彼女の意識消失発作もどきの精査に役立つものはあまりない。心電図でも，重篤な伝導障害は示唆されない。不完全右脚ブロックは正常のバリアントであり，女性に多い。意識消失発作の評価はもう少ししたほうがよいだろう。耳鳴が顕著なら，聴神経腫瘍も検討しよう。その場合，オージオグラムや CT が必要となる。

確定診断がつかないままに患者は退院となり，外来でフォローとなった。翌月になると，彼女は，時々後頭部で耳鳴りがすると訴える（「蜂が頭の中にいるみたい」）。神経内科医に診てもらうが異常所見はなく，不安が症状のいくつかに寄与しているのではと考えられる。オージオメトリーでは，軽度両側の高周波数域の難聴が認められる。症状や赤沈の原因はわからないままだ。

> オージオグラムは年齢に矛盾しない。一側性の問題は示唆されない。赤沈の軽度上昇の原因はまだわからない。リウマチ性多発筋痛症や側頭動脈炎の可能性はまだ残っている。側頭動脈炎では，各脳神経が侵されることがある。側頭動脈炎は，まぁリウマチ性多発筋痛症のいとこみたいなものだ。後頭部の蜂のさえずりは重篤な耳鳴だろうと思うが，神経疾患に関係していないかと考える。側頭動脈生検を行うときは患者と話し，期待される他の症状がないかを探したという条件のもとで行われるべきだ。肩こりや痛み，慢性の倦怠感，頭痛，触診時の側頭動脈拍動の不整などだ。意識消失発作はいまだに懸念材料で，61 歳の女性では重篤な症状である可能性があり，いまだ原因がわからない。

退院 1 か月後，動悸と不安の増強のために患者は救急室に行く。そのまま再入院となる。発作性上室性頻脈があり，抗不整脈ですぐに正常化する。診察所見に変わりはない。ヘマ

トクリットは 39%，赤沈は 52 mm/時間である。

> どうも 2 つの問題が起きているようだ。不整脈と意識消失発作があるとき，頻脈は徐脈の 2 倍の頻度で起こる。そして，上室性あるいは心室性頻脈の患者の多くは，意識消失以外に心血管系のなんの症状もない。リズムの異常は，意識消失発作に至らないくらいのめまいの原因にもなる。もっとも不整脈の患者では，急に起こる意識消失が典型である。
> 発作性上室性頻脈は，内科的疾患と関連をもたないことが多く，普通，広範なワークアップを要しない。房室結節内リエントリーによるのか，側副路を用いた伝導による上室性頻脈かを確定するには，心拍数と心電図の形態が役に立つ。両者の区別は治療の選択に有用である。赤沈亢進は別の問題だと私は思い，それはずっと変わっていない。

心エコー（図 20.1）では，わずかな左房の拡大と，自由に動く，左房中隔から脚を出してくっついている，大きな腫瘤が認められた。粘液腫に合致する所見である。

> わぉ！　これで全部説明できる。左房粘液腫はいろいろな症状の原因になり，この患者の症状もそうだ。微熱，慢性の赤沈亢進，時に関節痛。不整脈も粘液腫が原因だったかは私にはわからないが，腫瘤が，リエントリーになるような伝導条件をつくる可能性はあるんじゃないかと思う。耳鳴と粘液腫の関係については，自分には知識がない。

左房粘液腫は問題なく摘出された。5 か月後，ヘマトクリットは 43% で MCV は 89，赤沈は 13 mm/時間である。不安と耳鳴は持続している。

> 消えない症状もあるが，粘液腫の合併症もなく治療されたのは患者にとって幸いだった。ヘマトクリット，MCV，赤沈は今や正常である。私の経験では，耳鳴の原因がわかり，治癒に至ることはめったにない。症状が続いたとしても驚きではない。最後に，意識消失発作に近いめまいの原因が腫瘤によるものかどうかはっきりしなかったので，ホルター（Holter）でモニターして，さらに精査するという考え方も理にかなっている。

分析

左房粘液腫の診断は，主治医も論者も見逃していた。「ルーチンの」心エコーを新規発症の不整脈ワークアップのためにオーダーして，たまたま主治医は診断に出くわしたのだ。左房粘液腫を疑ってエコーをオーダーしたわけではない。診断推論のどこが欠けていたのだろう？　我々はこれを，「トリガーすること」のエラーだと考える。診断プロセスの開始時，ある所見（病歴データ，身体診察所見，検査結果）は重要な診断の手がかりとなり，いくつかの診断仮説のきっかけ（トリガー）となる。仮説は逆に，さらなる精査のフレームワークとなる。体重減少と不安の組み合わせは，「甲状腺機能亢進症」という診断名をトリガーするかもしれない。夜間は起こらない下痢症では，「機能的腸疾患」をトリガーするかもしれない。ヘビー・スモーカーの突然発症の重症筋力低下では，「イートン–ラン

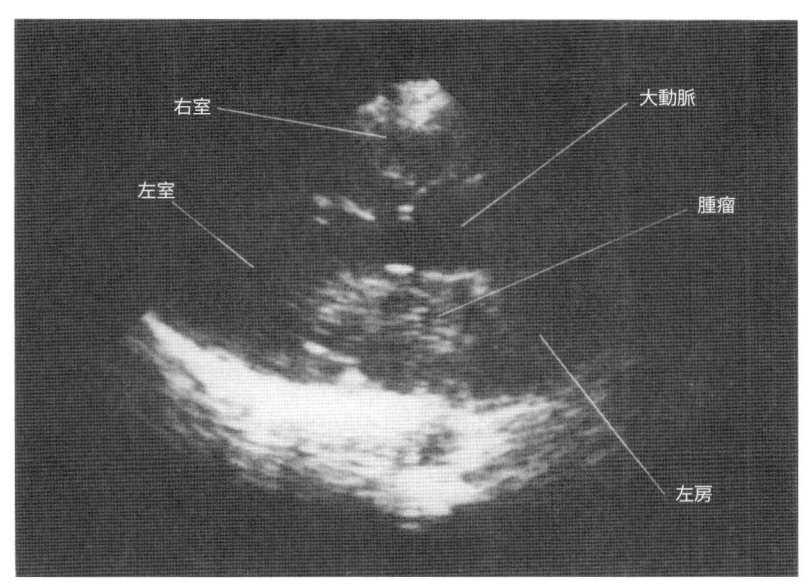

図 20.1 ● 心エコー（ケース 55）

バート（Eaton–Lambert）症候群」をトリガーするかもしれない．この患者の精査の間ずっと，あるいは論者の議論の間ずっと，左房粘液腫の可能性は検討されなかった．後から考えると，優秀な臨床医であればみな，明らかな所見を見いだすことができる：軽度貧血，意識消失発作ぎりぎりのめまい（near syncope），持続する赤沈亢進．

　今回の失敗がトリガーの失敗であるならば，どうやってそれを回避できただろう？　確かに，うまく説明できない高い赤沈がある患者すべてに，左房粘液腫を考慮することは不可能だろう．あるいは，赤沈の高い患者の精査に，ルーチンの心エコーや胸部 CT を含めるべきでもないだろう．では，どうやってこの診断に気をつけることができるのか？　左房粘液腫はまれであるが，とても危険な疾患でもある．治癒可能でもある．したがって，この診断を考慮する価値はとても高い．たぶん，もし，教科書や研修プログラムが，この疾患で認められる臨床所見のパターンをもっと強調すれば，もっとこの診断がトリガーされたであろう．たとえば，血栓の出所がはっきりしない肺塞栓，右房病変（腫瘍や血栓），全身性塞栓や原因不明の急性肺水腫，あるいは左房病変といったような．非典型的なプレゼンをする血管炎，心内膜炎，リウマチ熱，心筋症，説明できない中枢神経症状で，かつ赤沈が高い，というのも，よくあるパターンだ．

　いったん診断が疑われても，それで障壁がなくなるわけではない．非侵襲的検査は進歩し，我々は左房粘液腫の診断能力が今やとても高いわけだが，他のすべての検査同様，完璧な検査というものはない．時に，血栓，僧帽弁疣贅，転移癌も，心エコーで粘液腫みたいに見えることがある．

　左房粘液腫は以前，とても注目を集めたことがある．診断は難しく，診断できたとしても予後は絶望的に悪かった．外科手術がうまくいくようになり，非侵襲

的検査が正確にそれを診断できるようになった今，トリガーできるかどうかが，診断にとって最重要なポイントになっている．診断を思いつかなければ，適切な検査は遅れ，あるいは行われないだろう．診断の遅れがもたらすものは大きい．本症例の患者はラッキーで，不整脈（これも実は腫瘍と関係ないかもしれないのだが）が，診断に導いてくれた．迅速で安全な腫瘍の切除が行われ，命を落とすような事態を回避したのである．

ケース 56　回避された災厄

31歳のヒスパニック系の男性．肝硬変の既往がある．今回，肝移植を検討するため入院となった．

> ヒスパニックとはどういう意味かを考える．出身国によって，慢性肝疾患の原因は異なる．C型肝炎が多い地域の出身だろうか？　カリブ海沿岸や南米出身で，住血吸虫症が多い地域から来たのか？　患者を診るときは，その背景にある文化，食事，曝露，宗教・信念などを文脈に入れておきたい．ある種の疾患に対する遺伝的素因がないかどうかも考えたい．

7年前，全身倦怠感と黄疸が出現した．まだ彼の出身であるプエルトリコにいたときだった．A型肝炎およびB型肝炎と診断された．黄疸は改善したが，倦怠感は持続し，今に至るまで仕事や身の回りのことができなくなっている．5年前，腹部膨満感と浮腫が出現，利尿薬が処方された．消化管出血や脳症の既往はない．

> プエルトリコ出身ということなら，強く住血吸虫症を疑う．A型肝炎とB型肝炎の両方と診断されるのは不可解だ．A型肝炎は通常，急性疾患で，慢性肝疾患に進行することはない．B型肝炎が肝硬変を起こすことはもちろんある．門脈圧亢進や肝細胞癌を起こすこともある．たぶん，慢性B型肝炎があり，そのうえで急性A型肝炎になったのだろう．手元にある情報を考えると，C型肝炎も可能性として残しておきたい．腹部膨満と浮腫があり，門脈圧亢進と腹水の存在を示唆している．少なくとも今のところ，食道静脈瘤破裂は起こしていないようだ．脳症がないのは興味深い．典型的な肝硬変で，かなり腹水が溜まるころには，しばしば脳症も起きるからである．対照的に，毒素（トキシン）や住血吸虫による肝硬変〔特発性肝硬変（cryptogenic cirrhosis）として知られる〕では，瘢痕化は進むが，実質の障害は少ない．

2年前に内視鏡がなされ，静脈瘤はなかった．18か月前，肝生検が行われ，不活性の肝硬変（大小結節の混在パターン）が認められた．このとき，血算は正常，血小板は284,000であった．血清クレアチニンと尿検査は正常，ビリルビンは 2.2 mg/dL で，ほとんどが間接ビリルビンだった．ALP は 89 IU/L，ALT 42 IU/L（正常値：0～25），AST 55 IU/L（正常値：0～25），血清アルブミンは 2.0 g/dL であった．

> 生検結果はちょっとがっかりだ．優秀な病理学者なら，住血吸虫は見逃すまい．そして，異なる疾患の異なる構造異常を見分けることができるだろう．もしか

したら，患者の疾患は 1 つではないのかもしれない。慢性 B 型肝炎，未診断の C 型肝炎，あるいは E 型肝炎が混在しているのかもしれない。もっと病歴が欲しい。毒素（トキシン），薬剤，薬草，アルコール曝露歴などだ。

腹水穿刺を行う。腹水は漏出液であった。$α_1$ アンチトリプシンレベルは正常であった。C 型肝炎抗体は陰性。Fe/TIBC は 64/265 であった。銅レベルは 67 μg/dL（正常値：70 〜 158）。抗ミトコンドリア抗体，ANA は陰性。その後 18 か月，浮腫，腹水，倦怠感は持続し，肝移植の是非を検討するため紹介されたのである。

ベンゼンとか炭化水素の曝露がなく，ヘビードリンカーではないと仮定してよいのだろうか？　検査結果を見ると，主治医は肝硬変の原因を精査しており，$α_1$ アンチトリプシン欠乏，ヘモクロマトーシス，ウィルソン（Wilson）病，自己免疫性肝疾患もワークアップされている。

既往歴はぱっとしない。入院歴は 8 年前の胸部刺傷のみ。輸血はされておらず，過剰な飲酒もない。喫煙はせず，不法薬物にも手を出していない。肝疾患の家族歴はない。木製の椅子をつくる職人であり，何だかよくわからないたくさんの化学物質への曝露がある。服薬はブメタニドとトリアムテレンのみ。

刺傷のとき，犯人の血に曝露されていないだろうか？　輸血がないことは重要だ。薬物もアルコール使用もないというのは重要な陰性所見である。肝疾患の家族歴はなく，ウィルソン病，$α_1$ アンチトリプシン欠乏，ヘモクロマトーシスの可能性は減る。職業歴は興味深い。接着剤や炭化水素などへの曝露がないか確認したい。肝毒性をもつものもあるからだ。

診察時，患者は長く苦しんでいるように見える。血圧は 110/76 mmHg，脈拍数は 76/分で整。皮膚に黄疸はない。くも状血管腫や手掌紅斑もない。呼吸音，心音は正常。腹部は軟で，圧痛はないがわずかに膨満がある。シフティング・ダルネス（shifting dullness）を認める。肝脾腫はない。近位筋の萎縮がわずかにあり，2+ 〜 3+ の下腿浮腫がある。神経学的な異常はない。

面白い。患者には血管系の所見がみられない。通常，慢性肝疾患では，手掌紅斑やくも状血管腫がみられることを期待する。これらは，ダメージを受けた肝臓が代謝できなくなったエストロゲン様物質の増加から起こると考えられている。加えて，患者には黄疸も認められない。これも私には驚きだ。進行期にある肝疾患の患者の典型とは呼べないようだ。門脈圧亢進による脾腫もあるんじゃないかと思っていた。もっとも，腹水のあるときに脾臓を触知するのは時に困難だ。軽度の近位筋萎縮はどんな慢性疾患でも起こりうる。どうも何かが足りないと思う。

検査所見：白血球は 4,700 で分画は正常。ヘモグロビンは 14.6 g/dL でヘマトクリットは 42%。血小板は 227,000。国際標準化比（INR）は 1.2。電解質は正常。BUN は 19 mg/dL でクレアチニンは 1.2 mg/dL。ビリルビンは 1.9 mg/dL（すべて間接ビリルビン）。ALP は 84 IU/L，ALT は 19 IU/L，AST は 33 IU/L，血清アルブミンは 3.2 g/L。

いまだにビリルビン上昇はある。慢性疾患をもつ男性が，ヘマトクリット42というのは驚きだ。肝細胞癌があってエリスロポイエチンを産生しているのだろうか。血小板もそんなに高くなければ，低くもない。門脈圧亢進と脾腫があれば，血小板減少があるのを予測する。どうも何かがおかしい。

B型肝炎表面抗体は陽性。B型肝炎表面抗原とC型肝炎抗体は陰性。単純ヘルペス，水痘帯状疱疹ウイルス抗体は陽性。トキソプラズマ抗体は陽性で，サイトメガロウイルス（cytomegalovirus：CMV）抗体は陰性。αフェトプロテインは4.8（正常値：0～9）。血清セルロプラスミンは51.4 mg/dL（正常値：23～44）。HIV抗体は陰性。

彼には抗体産生能があり，そのことはヘルペスなどの抗体陽性をみればわかる。HIVに絡んだ疾患はなさそうだ。トキソプラズマはコモンであり，抗体陽性の意味するところも小さいだろう。αフェトプロテインは正常で，肝細胞癌はなさそうだ。ウィルソン病はあまり疑わないが，プエルトリコにおける頻度を私は知らない。

呼吸機能検査では，軽度拘束性障害と中等度の拡散能低下が認められる。心エコーでは，右房が軽度拡張しており，右側圧の亢進に合致している。駆出能は正常で弁膜疾患はない。

呼吸機能検査は重要かもしれない。肺高血圧症があり，うっ血肝になっているのだろうか？ それが肝硬変の原因だろうか？ 通常，ALPはもう少し高いものだ。他方，基礎疾患に肝硬変がある場合に肺高血圧症を合併することもあり，それは，血管作動性物質が十分に代謝されていないためではないかと考えられている。

紹介を受けた消化器内科医は，入院時診断には，つまり肝硬変には，合致しないと考えた。肝合成能はそれほど障害されておらず，血小板は正常である。

肝生検の重要性については強調してきた。肝生検の解釈に確信はもてるだろうか？ 経験ある肝臓専門の病理医に見てもらったのか？ プエルトリコで比較的多くみられる疾患に慣れているだろうか？ 地域によって，各疾患の頻度は当然異なる。そのことは常に念頭におく必要がある。

心エコーの結果を受けて，心臓内科医にコンサルトされた。心臓内科医による心臓の診察は正常であった。内頸静脈圧は上昇していない。胸部CTでは，心外膜の肥厚石灰化が認められた。心カテーテルでは，右房圧は24 mmHgであり，著明なxとy降下がみられた。肺動脈(PA)圧は42/24 mmHgで，楔入圧は24 mmHg，左室圧は115/26であった。所見は心外膜収縮に合致した。

ようやくわかりかけてきた。患者は，ある種の肺高血圧症に合致した臨床像を呈しているのだ。心外膜の収縮は特発性のこともあり，ウイルス感染後のこともある。結核の可能性も考えなくてはならない。カリブ沿岸出身の場合はなおさらだ。最後に，これは，彼が胸部に受けた刺傷による可能性もある。

心臓性肝硬変に所見は合致する。心外膜切除術が行われた。患者は「元気になったよ」と言い，症状はすべて消失した。

分析

紹介状を書いた主治医の診断がひっくり返らなかったら，と考えてみたらぞっとする。必要のない肝移植が行われ，本当に必要な手術が行われなかったかもしれないのだ。こういう症例のときは，1回深呼吸して考え直すことが常に重要だ。そして，この誤診みたいな危険な事態がどうして起こり，また，どうすれば回避できたのか分析しなければならない。

　当初の肝硬変という診断には論拠がある。患者はかつて，黄疸を伴うB型肝炎に罹患していた。その2年後に浮腫と腹水がみられている。そのときの肝生検では，「非活性な肝硬変」の像を呈している。後になって肝硬変の診断を見直してみると，組織学的診断が正確であり，もともとの生検で，こてこてのうっ滞がみられたんじゃないか確認すべきだろう。もしそうなら，心臓性肝硬変という別の診断名をもっと真剣に検討できたのではなかろうか。過去の生検診断における肝硬変と，入院時の同じ診断名。このことは，医師が別の機関から引き継ぎを受けるときの重要性を示している。ある診断が下されたとき，その診断名はすぐ定着してしまい，誰かが「それ間違っているんじゃないか」と考えない限り動かない。どうやったらそういったエラーを回避できるのかは，普段検討されることはないが，次のようなルールもある：頭を柔らかくすること，新患はできるだけまっさらな気持ちで診ること，過去のカルテを吟味して伝聞だけを当てにしないこと，生検結果を再吟味し専門家と供覧すること。ロナルド・レーガン（Ronald Reagan）大統領の箴言を思い出したい。「信頼しろ，だが確認しろ。遊びかもしれないが，カードは切る側に回れ。もちろん，よく目を光らせておけ。そして，自分の見るものを見ることを恐れるな」[285]。彼はこの警告をアメリカとソビエトの関係に応用したが，診断原則にもそっくり当てはまる。

　本症例で言うと，患者のうっ滞症状は治療に反応しなくなっていた。肝硬変末期と考えられた。しかし，次々と，進行性肝硬変では合わないところがみつかってきたのである。患者が「もっていた」診療像や検査結果よりも，「もっていない」もののほうに主治医は注目し，どうも何か見当違いなのではないかと考えたのである。何が「もっていない」ものだったのか。手掌紅斑やくも状血管腫はなかった。肝機能はほとんど正常だった。INRや血小板も正常だった。食道静脈瘤もなく，肝性脳症もなかった。進行した肝硬変でも，こういう所見のいくつかがみられないこともあるが，全然みられないというのは考えにくい。論者が正しい診断（収縮性心外膜炎）を言い当てるのには時間がかかったが，ずっと，肝硬変の診断が臨床像全部を説明できるかという点には懐疑的であった。論者は「何かが足りない」，「何かがおかしい」と2回にわたって苛立ちをあらわにしている。

　こういうときは，医師は常に現行の診断に疑いの目をもち，問い直し，所見をすべて説明できる別の診断を模索しなければならない。もしそうしたとしても，全部の所見が収縮性心外膜炎（しばしば無視されている四肢浮腫と腹水の原因）に合致しているわけではなかった。肝生検は，受動的なうっ滞を示すことができなかった（病理医が見逃したのだろうか？）。患者は頸静脈怒張もなく，心外膜収縮に特徴的な所見もなかった。既に述べたように，すべての「古典的な」所見が必

要なわけではなく，他がすべて合致しているとき，診察所見が1つ足りないからと言って，その診断を除外するわけでももちろんない．

我々は，診断プロセスにおいて陽性所見に注目しがちである．しかし，同様に，陰性検査結果，正常所見，ある臨床像の欠如にも注目しなければならない[188]．このような包括的な診断アプローチをとれば，今回の症例みたいな悲惨な結果につながりかねないエラーを避けることができるだろう．

ケース57　すぐ取り出せるヒューリスティックにしてやられる

78歳の男性が受診．間欠的な悪心，日中の震え感，夜間のものすごい汗，体重減少を訴えている．

　　最初の情報から，私は，特別な年齢層である高齢者に起こる疾患に注意を払う．1つの特別な症状ではなく，多彩な症状のまとまりが提示されている．それぞれの症状は不明瞭だ．間欠的な悪心，日中の震え感，夜間のものすごい汗，そして，体重減少が亜急性に，あるいは慢性に経過している．数時間とかで経過しているものではないものを考えよ，ということだ．震える感覚（これを私は悪寒と解釈する）と夜間のひどい汗は，しばしば炎症性疾患で起こる．体重減少もこれに合致する．熱はあるだろうか，と考える．

　　もっと病歴を知りたいと思う．この男性は発症時までは元気だったのだろうか？　これが最初の医療受診だろうか？　症状のある期間を知りたいし，何か重篤なことが起きているか確信するための客観的なデータも欲しい．

患者はヘビー・スモーカーで45年も吸っている．14年前，ルーチンの胸部レントゲン写真で，左下葉にコイン様病変がみつかっている．この小細胞癌は，肺葉切除により除去されている．このとき彼は禁煙した．軽度の呼吸困難があるだけで，苦痛を訴えたりはしていなかった．

　　患者は肺癌を患っており，これは14年前に切除されている．これは治癒していると断じてよいだろう．このときから患者は禁煙している．彼の喫煙によるリスクは，一般人のそれと変わらないところまで下がっている．だから，症状は，健康な人物に起きているものと想定しよう．

　　高齢者がこのように来院した場合，多くの炎症性疾患（たとえば結核のような）は，亜急性に起こることがある．胸部レントゲンに異常影があるかどうか，最初に知りたい．こういうとき，私が疑う疾患群なら，まずはレントゲンから始めるからだ．もちろん，肺癌切除の既往があることは覚えておく必要がある．

発汗，体重減少が起こる2週間前，もともと健康だった彼の妻が脳梗塞で入院した．彼女は失語と片麻痺を残した．妻のことを心配したが，うつにはなっていないと患者は言う．盗汗で目が覚めることはあるが，全体的にはよく眠れている．食欲に変わりはないと彼は言う．しかし，2～3kg（5ポンド）体重が減っている．

　　亜急性のこの病気について，私は今やより把握できているように感じる．数週間

の持続だったのだ。患者の社会的な背景も感じとれる。妻の病気に心を苦しめている患者なのだ。高齢者のうつ病は，古典的な早朝覚醒，食思不振のような症状を示さないこともあり，ただ体重減少のこともある。しかし，患者はうつ病であることは否定している。

　私の心にはさまざまなことが想起されるが，その1つに，妻の病気と彼に起こったことは関係しているのか？，というものがある。彼女はあからさまな血管性のイベントを起こしたようである。彼女に起こったことと，夫の現症をつなぐのは簡単ではない。しかし，患者の環境に起きていることは常に考える価値があるのだ。

　ここで，体重減少に注目してみたい。食欲に変わりはないというのに2〜3kgも体重が落ちていた。印象としては，摂取しているものより多くを失っている人物，という感じではない。つまり，下痢とか吸収不良はなさそうである。カロリー摂取低下に関係した体重減少ではなさそうだ。ここが私を悩ませる。78歳の男性で妻が料理できない場合，食事摂取が少なくなっているかもしれない。食欲に変化がなくても，だ。また，代謝過剰の状態にあるのかもしれない。他の症状にも合致する。甲状腺疾患を想起する。しかし，夜間の激しい発汗は起きないものだ。炎症性疾患による二次的な代謝過剰であろうか。しかし，非炎症性疾患の可能性も捨ててはいけないだろう。

ほかには症状はない。つまり，腹痛，下痢，不安，熱不耐性，発熱などはみられない。呼吸器や泌尿器に関連した訴えもない。診察所見は正常。発熱はない。血算，尿検査，電解質，BUN，クレアチニン，胸部レントゲン写真は正常。赤沈は10 mm/時間。抗菌薬が処方されたが，症状の改善はなく，体重は減り続けている。

　この追加の情報は，私が抱いていた懸念の多くに言及している。下痢はなかった。熱不耐性がないので甲状腺機能亢進症はなさそうだが，高齢者では症状はあまりないこともある。熱はない。病歴を追加しても，疾患のカテゴリー化がうまく進まない。検査に戻ろう。重要な陰性所見がいくつかある。重篤な炎症性疾患があるのなら，もっと手がかりが得られているはずだ：微熱，白血球や赤沈の上昇，胸部レントゲン写真の異常などである。

　検査は全体的に陰性だったが，主治医は治療を始めた。私だったら，この時点で治療することはなかっただろう。どのみち，治療は症状を改善しなかった。私は体重減少の程度や環境的な因子に注目したい。体重減少の質問をするときは，カロリー摂取について必ず尋ねることにしている。そして，本症例では，複雑な社会的な背景があることはすでにわかっているので，カロリー摂取が正常ではないのでは，と考えるのだ。

盗汗から6週間後，体重は6〜7kg（15ポンド）落ちた。患者は別の医師の所に行った。同じ検査はまたもや正常。甲状腺機能も正常だった。吸収不良を示すものもなかった。

　2番目の医師は，やはり盗汗と体重減少の組み合せに注目したが，やはり何もみつけられない。甲状腺についてはざっくりしか言及されていないが，私はT_3レベルも測ったのか確認しておきたい。甲状腺機能亢進症のある高齢者では時々，

T_4が正常のこともあるからだ。また，この医師は，摂取とアウトプットのバランスの問題が体重減少に関与していないかと考えた。ここで，D–キシロース検査あるいは類似の検査がされたのではないかと思う。あるいは，便中脂肪を計測したのかもしれない。我々がいまだ直面しているのは，多量の発汗と 6 〜 7 kg の体重減少である。繰り返すが，カロリー摂取について確認したい。発汗についても心配だ。

主治医は，彼が「発作」を起こしているときに，2回遭遇している。最初は日中のことで，クーラーが効いている環境で起きた。患者は震え，チアノーゼを起こしているように見え，血管は収縮していた。首にタオルを巻きつけ，それは汗でぐっしょりだった。バイタルサインは正常。2 回目は患者が朝起床時に観察された。毛布を何枚もかぶり，彼もパジャマも汗まみれだった。発熱もなく，このときのバイタルも正常だった。

> 発汗の程度に興味がある。うつ病のために食事の摂取が少ないという単純なものではなさそうだ。社会環境の変化がすべてを説明できる。説明された出来事。震え，血管収縮，発汗。熱はなく血圧に変化はない。間欠的に何かが彼の血流に入っているのかもしれない。しかし，人々が急に赤くなって発汗したり，急に血管収縮と発汗が起きるとき，血圧に影響を与えるような疾患も考える。つまり，褐色細胞腫やヒスタミンや副腎ホルモンを放出するような腫瘍である。
> バイタルサインに変化はないが，血管作動性物質を放出する腫瘍性病変が懸念され，それが，体重減少などの症状の原因なのではないかと考える。

体重減少は続いている。9 kg（20 ポンド）落ちたところで，検査が追加された。血液や尿の培養検査が繰り返されたが，すべて陰性。胸腹部CTは陰性。血算はずっと正常なまま。骨画像検査で，骨盤部に小さな病変がみつかり，これはパジェット（Paget）病であると考えられた。

> うーん，あまり進歩がない。体重は減り続け，どんどん悪くなっている。主治医が心配するのも当然だ。血液培養は繰り返されるが，亜急性の感染，たとえば心内膜炎やサルモネラ（Salmonella）感染を示唆するような結果は出ない。血算や赤沈は正常なので，これは予想されたことだ。そもそも，患者はひどい状態なのに，それが血算や赤沈に反映されていないというのは不思議なことだ。胸部レントゲンは繰り返し正常だが，主治医は胸部の精査を進めた。理由はよくわからないが。
> 骨盤部位に病変があり，それがパジェット病と呼ばれていることを今や我々は知っている。骨の画像で骨パジェット病と呼ばれて，生検でそうでなかった，という経験をいくつも知っている。もちろん，骨異常影については，もう少し精査を進めたい。骨の炎症やパジェット病が画像でみつかることはあるが，転移性病変のときは違って見えるだろう。我々は病変が骨盤にあることを知らされているが，より詳しい部位については教えられていない。骨盤はパジェット病の好発部位だが，転移もよくみられる。感染症の部位としてはあまりコモンではない。
> 症状を起こしているであろう腫瘍や感染は，どこに隠れているのだろう？ 消化管かもしれないが，ここはまだ精査されていない。私はだんだん炎症性疾患を

あまり疑わなくなっており，疑いは，彼を消耗させている悪性新生物のほうに傾きつつある。血管作動性物質を放出させており，骨盤の病変に関係している。そんなふうに精査を進めたい。

ひどい発汗の発作と体重減少は続く。体重は遂に 13〜14 kg（30 ポンド）も落ちてしまった。感染症コンサルタントが呼ばれた。彼は多くの検査を繰り返したが，発作と体重減少の原因はわからない。

> ここで得られた唯一の情報は，この亜急性あるいは慢性の問題は自然に治ったりせず，どんどん進行しているということだ。繰り返すが，感染症・炎症性疾患の可能性はだんだん下がっている。

その後 2 か月，体重は下がり続け，どうしてよいのかわからなくなり，主治医は日に 50 mg のアミトリプチリンを処方した。

> 最初の議論を思い出そう。それは，体重減少の原因としてのうつ病の可能性であった。主治医は，2 度目の試験的治療を試みている。しかし，私はここでの試験的治療をあまり好まない。もっと消化管や骨の病変を精査すべきだ。私は発汗と他覚的に観察されたチアノーゼを懸念している。ALP 値はみておきたいし，もう少し血液検査を追加したい。そういえば，生化学についてあまり情報をいただいていない。あまりシックでない患者なら試験的治療を試みるのはありだが，この患者はひどい状態にあり，こういう治療は禁忌と言ってよい。もちろん，主治医が診断できないことにいら立っているのはよくわかる。私だったら，試験的治療を始める前にもっと検査する。

2 週間以内に患者の発汗はひいてきた。3 週間目には体重も落ち着いてきた。1 か月後，患者の妻が退院した。麻痺は残っているがしゃべることは可能である。彼女の看護は夫が行うこととなった。その後 6 か月，発汗のエピソードはほとんどなく，体重も元に戻ってきた。アミトリプチリンは続けている。

> 患者の健康は戻ってきたようだ。2 つのことが起きている。抗うつ薬が処方され，社会環境の重要な変化が起きたことだ。妻は帰宅し，彼は自分の存在責任と存在理由をもつようになった。どんな年齢の患者であっても，心理社会学的状況は大切であることを思い出させてくれるが，それは，青少年期と高齢期においては特にそうなのである。患者はたくさんの精査を行ったが，結局はうつ病だったようだ。どうして「発作」が起きたのか少し心配だが，長期のフォローを行った今や，他の診断の可能性は小さい。癌転移や炎症性疾患なら，患者がよくなったりはしないだろう。

患者の妻が死んだ。アミトリプチリンは 6 か月継続され，そして止められた。体重は元に戻った。10 年後，彼は元気である。発汗も体重減少もない。

> 医師がいちばん心配するのは，見逃しである。データが噛み合わないときは，状

況を再吟味しなくてはならない．本症例では，症状は再発せず患者は元気なので，診断には確信をもってよいだろう．妻の死後，アミトリプチリンを止めても症状は再発せず，彼は妻の脳梗塞という社会環境に適応することができ，彼女の死にも向き合うことができたのだろう．

分析

この高齢の男性に起きた症状は通常，器質的疾患に関連している．しかし，本症例はうつ病によってそれが起きている．論者もうつ病の疑いをだんだん大きくしていったが，主治医が観察した，2回の発汗という際立つ描写に惑わされてしまった．

読者が臨床推論の興味深い脱線を分析できるよう，問題解決における2つの要素について，我々の分析をここにお示ししたい：検討中の仮説と，仮説についての論者の主張（つまり，仮の結論）である．

論者は3つの主な仮説を考えた：(1) 炎症性疾患，(2) うつ病とカロリー摂取低下，(3) 他の重篤な非炎症性疾患（たとえば，甲状腺機能亢進症や腫瘍）．論者が考えたすべての仮説について我々は検討しない．それは，マイナーな問題で診断推論の理解には寄与しないと考えるからだ．図20.2は，検討中の仮説と，データを得たときの仮説についての論者の主張を示している．彼の主張をみれば，主な仮説についての論者のインプレッションを追体験するのは簡単だ．情報が提供されるに従ってインプレッションは変わる．図20.2には，3つの診断についてのそれぞれの論者の確信の強さを曲線で示した．

論者は，炎症性疾患の可能性について最初はあまり考えていなかったが（「，たとえば……のような……は起こることがある」），3回目のデータ開陳のとき，その考えを強めている（「……による……であろうか」）．しかし，システム・レビューと検査の後で，炎症性疾患は可能性から消えていく（「……があるのなら，もっと手がかりが得られているはずだ」）．その後は，あまりその可能性は検討されなくなる．

うつ病であまり食べていないという仮説への確信は，この後，激変する．最初はこの仮説にはさしたる関心を示していなかったが（「……なっているかもしれない」），ルーチンの検査，甲状腺の検査，吸収試験すべてが陰性となり，論者はこの仮説への関心を高めていく（「……について確認したい」）．ところが，次の情報が彼の意見をころっと変えてしまう．発汗時のエピソードがとてもドラマチックだったために，論者は心理社会学的な因子（「……という単純なものではなさそうだ」）と考える．抗うつ薬が効果を示した後も，論者は満足しない．しぶしぶと，（「患者の健康は戻ってきたようだ」）と言って診断を認めている．患者の回復が維持されたのを確認して初めて，論者は診断に確信をもつのである．

対照的に，非炎症かつ重篤な器質性疾患は，当初，論者に軽く扱われていた（「……の可能性も捨ててはいけないだろう」，「また，代謝過剰の状態にあるのかもしれない」）．しかし，ドラマチックな発汗のエピソードが描写されると，急激に強く扱われるようになる（「腫瘍が懸念され，それが体重減少などの症状の原因なのではないかと考える」）．のちに，うつ病と食思不振の可能性が高まり，重篤な器質性疾患という仮説に対する見解は小さくなっていく．しかし論者は，「私だったら，……もっと検査する」，と言い，器質的疾患の可能性について（「少し

心配だが」と述べ，最後に(「可能性は小さい」と認めるに至るのである。スクリプトを注意深く読むと，論者は実は正解だった診断から正しくない(が理にかなっている)診断に，患者のビビッドなエピソードのために突き動かされてしまったのだ。

　どうして論者は間違ったのだろう？　論者もこの患者の主治医も，「すぐ取り出せるヒューリスティック(availability heuristic)」にだまされてしまったのである。問題解決におけるヒューリスティックを用いた方法の概念は，人工知能の研究における価値ある副産物である。複雑でうまく定義できていない問題を解くためには，医学における診断にまつわる問題などがまさに好例だが，問わねばならない問いの数を制限し，行わねばならない検査の数を制限するような方法をとらねばならない。このような方法が，ヒューリスティックと呼ばれる。ヒューリスティックは問題領域の性質や構造にまつわる情報を用い，検索を制限するのである(われわれの場合，検討中の特定の疾患である)。

　ヒューリスティックは，経験則(rule of thumb)，戦略，トリック，単純化などとさまざまに定義されてきた。ヒューリスティックは問題解決プロセスにおける効率を上げることが多く，「多くの場合は十分な」解決をもたらす[27,28]。実際，臨床のヒューリスティックにおいては，効率性や正確性にしくじりが生じ，これが認知におけるエラーをもたらす。本症例で，我々が注目したいのもそこである。認知におけるエラーは認知心理学者に広く研究されてきたが，医学におけるそれはほとんどない[28,56,109,286]。ヒューリスティックがいくつかみつかっており，そのなかには「すぐ取り出せるヒューリスティック(availability heuristic)」，「典型ヒューリスティック(representative heuristic)」，「アンカリング・ヒューリスティック(anchoring heuristic)」と呼ばれるものがある。他の症例において，我々は「典型ヒューリスティック」で説明できる診断間違いについて述べる(ケース23を見よ)。

　本症例では，認知におけるエラーは，基本的に，すぐ取り出せるヒューリスティックで説明できそうである。すぐ取り出せるヒューリスティックは，頻度や確率を判断するのに用いられ，心に浮かぶ症例を簡単に取り出せるかどうか，に依存している[27,28,287]。一般論として，よく見るものは思い出しやすく，想像しやすい。たまにしか見ないものはそうではない。「すぐ取り出せるか」というのは頻度を判断するに妥当なアプローチなのだ[27,28,287]。しかし，この方法が無謬というわけではない。「すぐ取り出せるヒューリスティック」がもたらす誤謬の典型例では，被験者は男性・女性が同数並んだリストを見せられる。しかし，被験者はより有名な人物が並んだほうの性別のほうがたくさんいると考えてしまうのだ[27,28]。本症例では，主治医のビビッドな症状の描写によって，心に分泌性腫瘍が思い浮かんでしまい，そしてそれは思い出しやすく，そのため認知におけるエラーが起きたものと我々は考える。

　無論，正確な診断を遅らせたり誤らせたりするような判断ミスを避けるよう，我々は努めなければならない。このようなミスを最小限にするには，代替案を積極的に考慮し，通常無視されやすいデータに，より注目するとよい[288]。実地診療においては，実際どうすればよいのか？

　本症例の患者を精神科医が初診で診ていたとしよう。精神科医はもちろん，情動の異常がメインとなる仮説を立てるであろう。そのようなオリエンテーション

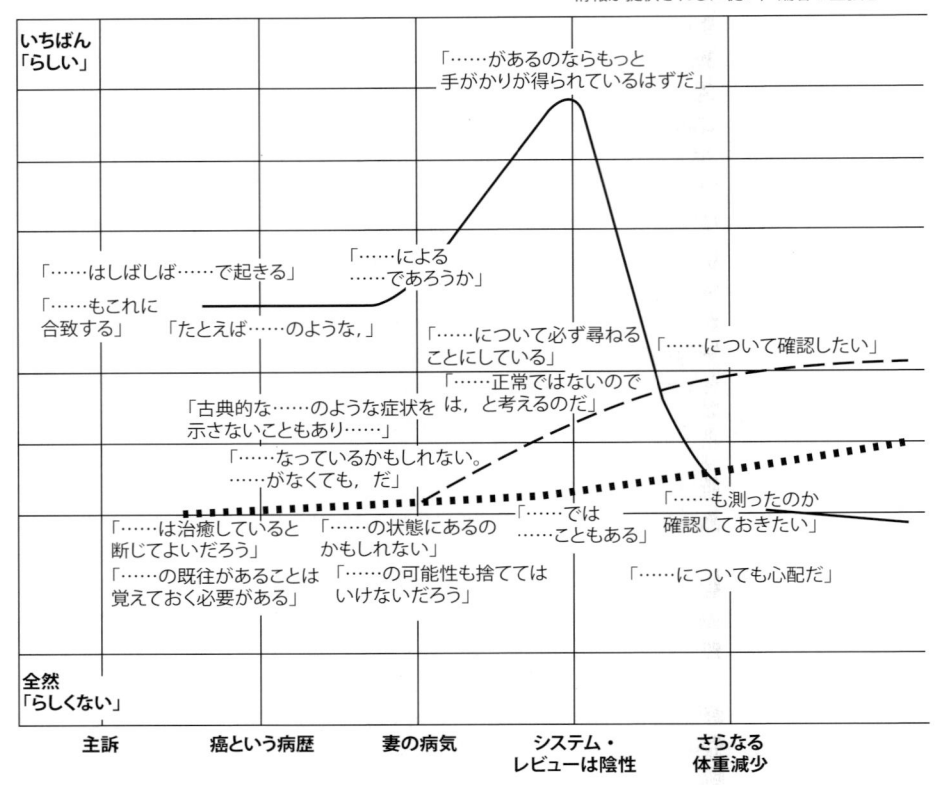

情報が提供されるに従い，論者の主張と

いちばん
「らしい」

「……があるのならもっと
手がかりが得られているはずだ」

「……はしばしば……で起きる」
「……もこれに
合致する」　「たとえば……のような，」

「……による
……であろうか」

「……について必ず尋ねる
ことにしている」

「……について確認したい」

「古典的な……のような症状を
は，と考えるのだ」
示さないこともあり……」　「……正常ではないので

「……なっているかもしれない。
……がなくても，だ」

「……では
……こともある」

「……も測ったのか
確認しておきたい」

「……は治癒していると
断じてよいだろう」
「……の既往があることは
覚えておく必要がある」

「……の状態にあるの
かもしれない」
「……の可能性も捨てては
いけないだろう」

「……についても心配だ」

全然
「らしくない」

主訴　　癌という病歴　　妻の病気　　システム・　　さらなる
　　　　　　　　　　　　　　　レビューは陰性　　体重減少

―――― 炎症性疾患　　■■■■ その他の重篤な疾患

図 20.2 ● 体重減少と発汗・震えの発作のある高齢の症例における仮説の見直しの一例（ケース 57）　検討
している仮説は，炎症性疾患（実線），うつ病（破線），分泌性腫瘍のような他の重篤な疾患（点線）である。新
しい情報が論者に与えられるたび，これらの仮説は見直される。それを図で示した。3 つの仮説それぞれの
「らしさ」は縦座標でわかる。疾患の特徴は順番に論者に開陳され，それは横座標に示している。主治医や
論者の主張は「　」で囲んで挙げている。うつ病は，最初の段階では検討されてすらいなかったのに，時間
が経ち情報が提要されるに従って，だんだんそれが「らしい」診断仮説となっていったことに注目していた
だきたい。また，患者の特徴的な「発作」について言及されたとき，分泌性腫瘍についての論者の考えが大
きく変わったことにも注意してほしい。

が与えられれば，患者の生活が最近変化したことと，そのうつ病との関連性に強
く注目したに違いない。さらに，患者の症状にもより注目し，新たな症状がうつ
病に合致するかどうか考えたであろう。彼らが，発汗のエピソードをどう考えた
だろうかはわからない。しかし，我々が思うに，精神科医なら，もっと直接的に
効率的に診断を下したであろう。

　我々は自らの間違いから学ぶ。次の機会には，高齢者のよくわからない症状が
トラウマとなる経験後に起きていれば，そして，生理学的な疾患では既知のよく
あるパターンにうまくフィットしない場合には，うつ病の可能性をすぐに取り出

確信の強さは変わる

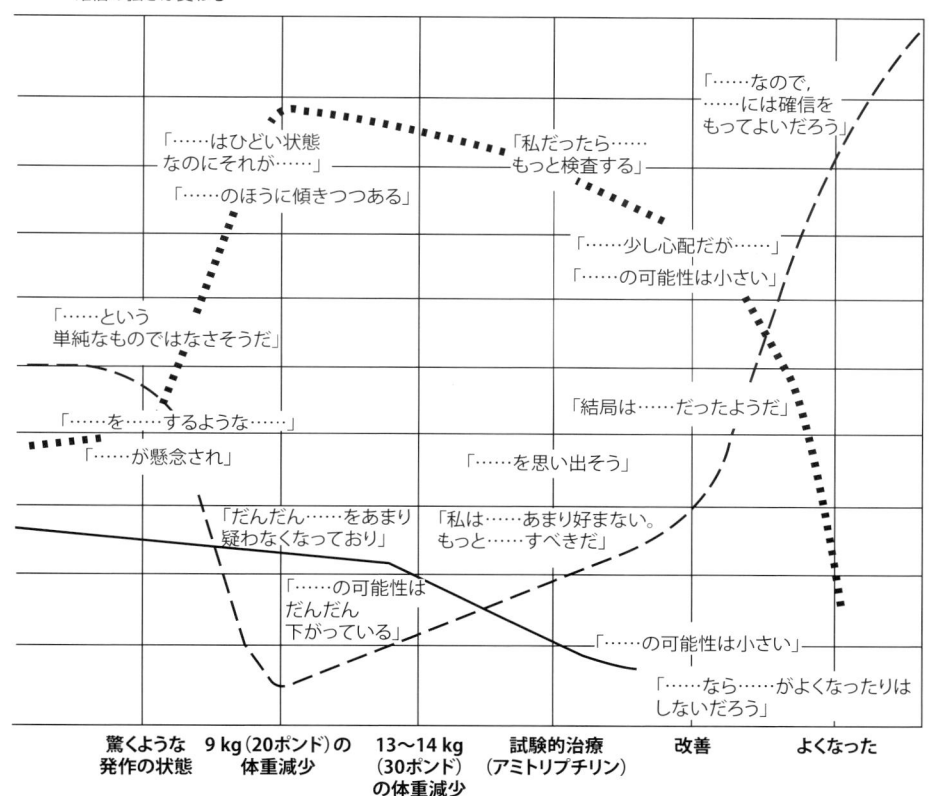

```
                                                                            「……なので，
                                                                             ……には確信を
                                                                             もってよいだろう」
         「……はひどい状態        「私だったら……
          なのにそれが……」       もっと検査する」
         「……のほうに傾きつつある」
                                              「……少し心配だが……」
                                              「……の可能性は小さい」
「……という
 単純なものではなさそうだ」

「……を……するような……」                  「結局は……だったようだ」
「……が懸念され」               「……を思い出そう」

              「だんだん……をあまり  「私は……あまり好まない。
               疑わなくなっており」   もっと……すべきだ」
              「……の可能性は
               だんだん
               下がっている」            「……の可能性は小さい」
                                          「……なら……がよくなったりは
                                           しないだろう」

驚くような    9 kg（20ポンド）の  13〜14 kg     試験的治療        改善      よくなった
発作の状態   体重減少         （30ポンド）   （アミトリプチリン）
                          の体重減少
```

— ― ― うつ病とカロリー摂取低下

すことであろう。次の機会には，うつ病に関連した所見をもっと深く掘り下げることであろう。確信をもつことにひるむことなく，患者に関するたった1つの描写くらいではその確信が揺るぐことはないだろう。

　たぶん，このプロセスこそが我々の能力を研ぎ澄ます。たぶん，それが「修練」というものなのだ[*1]。

訳者コメント

＊1——このケースを読んで，訳者は奇異な思いを抱いた。主治医も論者も，分析者も遂に，突然の発汗というエピソードを説明できないままであった。それはうつ病の症状には典型的ではない。
　訳者の心に浮かんだのは（「すぐ取り出せるヒューリスティック」を用いて……），「パニック障害」，「パニック発作」である。妻の脳梗塞後なので，急性ストレス障害が慢性化した後はトラウマ後ストレス障害（posttraumatic stress disorder：PTSD）の要素があったのかもしれない。そして，それは食思不振と体重減少も十分に説明する。アミトリプチリンと妻の帰宅の後に症状がよくなったのもうなずける。

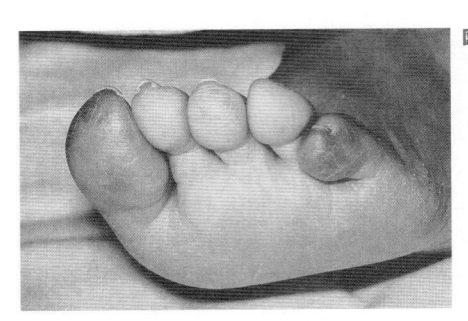

図 20.3 ● つま先の変色（ケース 58）

ケース 58　間違った診断，間違った検査，間違った治療

61 歳女性。入院 13 日目。腎臓内科医がコンサルトされた。血尿があり，腎機能低下，発熱，意識障害，つま先の紫色の斑点（図 20.3）が認められる。

　　　　　所見と症状のパターンは，血管炎を示唆している。腎臓内科医が入院 13 日目にコンサルトされているということは，入院中に起きた問題であろうと私は推測する。

患者は狭心痛の増悪のために入院していた。入院時，血圧は 150/90 mmHg，脈拍数は 72/分であった。患者は肥満しており，左内頸動脈と腹部正中に bruit が聞かれた。検査では，ヘモグロビンが 11.8 g/dL，白血球数が 12,200，クレアチニンが 1.5 mg/dL，BUN は 7 mg/dL であった。尿検査では，蛋白，赤血球，白血球は認められなかった。入院の 10 年前に脳梗塞が発症しており，その後，何度も一過性脳虚血発作を起こしている。入院 1 年前に，左内頸動脈内膜切除術を受けている。脳梗塞から 5 年後に，冠動脈バイパス手術を受けている。その後，ずっと狭心痛に悩まされている。高血圧があり，降圧薬でコントロールされている。ここ数年，頭痛に悩んでいる。赤沈はずっと高かったが，側頭動脈生検は陰性だった。家族に，冠動脈疾患，脳血管障害，全身性エリテマトーデス（systemic lupus erythematosus：SLE）の患者がいる。

　　　　　有益な情報が得られた。あちこちに血管病変をもっている。冠動脈と脳動脈にたくさんのイベントが起きている。診察時のあちこちの bruit も，血管があちらこちらで侵されていることの証左である。
　　　　　入院時のクレアチニンは 1.5 で，患者の年齢，性別を考えると，糸球体濾過率がある程度低下していることを示している。入院時，尿検査はアクティブな腎疾患を示唆しなかった。最初から，ある程度腎機能が悪かったのかもしれない。それは腎硬化症のせいかもしれない。
　　　　　頭痛と持続する赤沈の上昇，ループスの家族歴は，血管炎の可能性を示唆している。側頭動脈炎を考慮するのは妥当であるが，生検は陰性だった。陰性結果は可能性を下げはするものの，病変は「とびとび」にあることもあり，そのため，生検が陰性になることも忘れてはならない。側頭動脈炎があっても，側頭動脈のある部分では生検で所見が認められないこともあるのである。抗核抗体（ANA）や

補体はみておきたいものだ。ただ，血尿，紫のつま先と側頭動脈炎をみんな一緒にして，血管炎を原因と考えて説明するのに困難を覚える。

　ここで主要な診断を選択するのであれば，それはコレステロール塞栓ではなかろうか。アテローム塞栓のプレゼンテーションはいろいろだ。アテローム病変がどこにあるか，侵襲的手技がどのようなものかなどに依存する。もし，重篤な内頸動脈の潰瘍を伴うプラークがあれば，コレステロール塞栓は眼に飛んでいって一過性の視力変化を起こしうる。眼底を見ると診断がつくことがある。明るいオレンジ色のコレステロール結晶が見えることがある。しばしばみつかるのは，小動脈の分岐部の付近だ。眼の上を叩くと，塞栓が外れることもある。コレステロール塞栓は一過性脳虚血発作を起こすこともある。時には，アテローム塞栓が，膵炎や便潜血陽性を伴う腸管虚血を起こすこともある。腕，脚，皮膚に塞栓が起こることもある。抗凝固療法によって，コレステロール塞栓が増悪することがあるのは銘記すべきだ。

　腎不全もしばしば起こる。側腹部痛と血尿を伴うことがある。腎症状の大きさは，おそらくは塞栓のサイズに依存する。腎動脈の主要枝を閉塞するような大きな塞栓であれば，区域的な腎梗塞，側腹部痛，血尿がみられるだろう。もし，塞栓がコレステロール結晶のみから成り，腎小動脈を部分的に閉塞させた場合，腎虚血が起こる。このような患者では，血圧の上昇，腎不全が主要な症状で，血尿はないことが多い。塞栓が小さな血管に到達した場合，腎生検では，特徴的な裂け目がみられる。裂け目にあったコレステロールは，標本固定のプロセスにおいて溶けてなくなってしまうのである。

　アテローム塞栓は最も魅力的な診断であるが，ここで頭を固くしてはいけない。過敏性血管炎の可能性もあるし，尿路閉塞，薬剤性腎障害も血尿と腎不全の原因となる。

入院2日目，心カテーテルが行われた。手技の間，患者はヒステリックになっており，血圧は250/130 mmHgで脈拍数は200/分であった。血圧はすぐにコントロールされ，脈拍数も低下したが，患者はせん妄状態にあり，興奮状態にあった。神経学的巣所見はなかった。入院3日目，患者の覚醒度は上下した。左手にはチアノーゼがみられた。体温は38.8℃で，白血球は36,600，杆状球が12%みられた。赤沈は129 mm/時間であった。肉眼的血尿がみられ，蛋白は2+，高倍率で多数の赤血球と白血球を認めた。クレアチニンは1.4 mg/dLで，BUNは17 mg/dLであった。

　心カテーテル時に重篤な血圧上昇がみられることはまれである。大動脈や腎動脈の解離がカテーテルにより起こされると，血圧上昇がみられることもある。アテローム塞栓でも起こりうる。塞栓が傍糸球体装置への血流を部分的に阻害すると，レニン－アンギオテンシン系が活性化される。中枢神経系の症状，手のチアノーゼ，高血圧はすべて，アテローム塞栓症で説明できる。白血球高値はたぶん，部分的な腎梗塞を示唆し，血尿もやはりアセスメントに矛盾しない。腎機能がそんなに悪くなっていないのが驚きである。

入院4日目，意識状態には変化がない。神経内科医は巣所見を見いだせず，「急性脳症」の診断をつけたが，その後に長い鑑別診断リストも付記していた。左手は青いままだ。リ

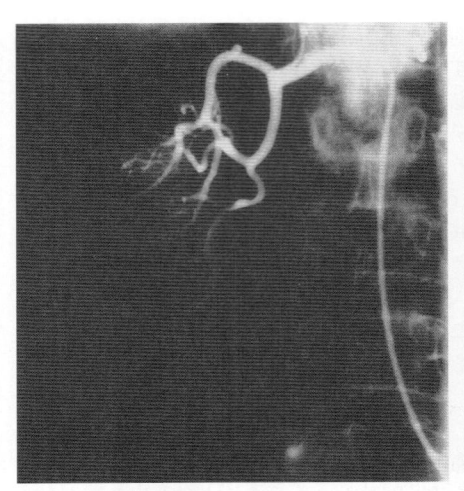

図 20.4 ● 腎動脈造影（ケース 58）

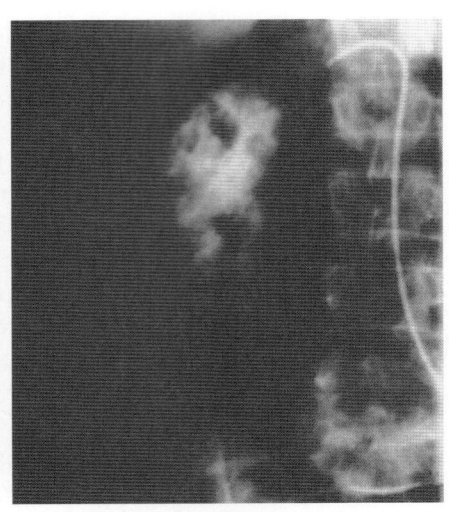

図 20.5 ● 腎動脈造影，注入後のフェーズ（ケース 58）

ウマチ科医は以下の検査をオーダーするよう勧めた：C_3，C_4，CH_{50}，抗 DNA 抗体，B 型肝炎表面抗原（HBsAg），クリオグロブリン。メチルプレドニゾロン（100 mg/日），シクロホスファミド（100 mg/日）による治療も推奨され，始められた。

> リウマチ科医は，血管炎に対してエンピリックに免疫抑制薬や抗炎症薬を用いたかったのだろう。炎症性疾患についてもっと強固な根拠を示さない限り，この時点でこのような薬を用いることは私なら好まない。治療は大きなリスクの可能性も秘めているからだ。赤沈に重きをおきすぎているように思う。私の意見は変わらず，コレステロール塞栓が脳と腎臓にあり，おそらくは，あちこちの臓器に無症候性の塞栓も起こしているだろうと思う。

5 日目，クレアチニンは 2.1 mg/dL，BUN は 56 mg/dL，尿沈渣では赤血球が相変わらず認められ，多すぎて数は数えられない。腎動脈造影が診断のために行われた。動脈相と実質相が図 20.4 と図 20.5 に示されている。

> 腎動脈動脈瘤をみつけ，結節性多発動脈炎の診断を確定するために，動脈造影が行われたのだろうと想像する。私だったら，このような検査をしなかっただろう。第 1 に，その診断名である可能性はかなり低い。第 2 に，患者はアテローム塞栓があると私は思っている。アテローム塞栓がある強い可能性があるとき，さらに動脈造影を行うべきではない。大動脈には不安定な，とれやすい潰瘍性アテロームがたくさんあり，硬いカテーテルでばらばらにとれてしまう可能性がある。塞栓がさらに進行しかねない。
> 　検査では，両側腎臓のわずかな虚血と遠位腎動脈の著明な狭窄が認められる。とびとびの皮質の血流を見るに，私の疑っているアテローム塞栓の可能性はさらに高まった。

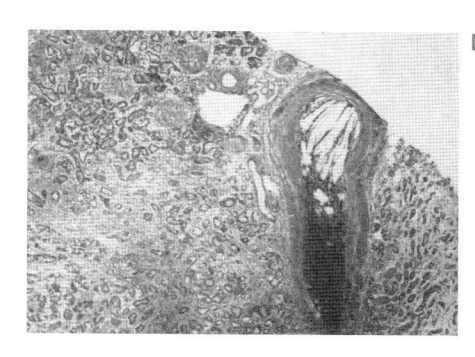

図 20.6 ● 腎生検（ケース 58）

6 日目，両側下肢の色が悪くなり，まだら状になってきた。つま先が紫色に変じてきた。頭部 CT では，左後頭葉の梗塞が認められた。7 〜 13 日目にかけて脳症は持続し，左手と両脚のまだら状の皮膚も変化なし。血尿は持続，クレアチニンは 1.9 〜 2.1 mg/dL の間を推移している。

> 今や脳と両脚の血管も侵されていることがわかり，私はアテローム塞栓があちこちに広がっていることにさらに確信を強めている。心カテーテルによる 1 回の塞栓のシャワーだったのか，腎動脈造影による 2 回目の塞栓のシャワーがあったのか，あるいはもっとたくさんあったのかは私にはわからない。病歴を見ると，2 回の独立したイベントがあったことが強く示唆される。心エコーのために脳と腎に塞栓が起こり，これが高血圧と意識障害の原因になったのだろう。両者はこの手技のすぐ後に起こり，頭部 CT も腎動脈造影も動脈の閉塞を示している。腎動脈造影以前は，両下腿ははっきりとは病変を示していなかった。のちに古典的な網状皮斑（livedo reticularis）が認められ，つま先も青くなっている。腎臓は 2 つの手技両者からダメージを受けたようだ。血清クレアチニンは腎動脈造影後に初めて上昇した。腎機能の進行性の低下は，1 回の塞栓のシャワーだけでも起きることもあるから，腎機能の増悪は，最初の手技により，あるいは 2 回目の手技により起きたのかもしれないし，その両方かもしれない。

腎生検が行われ，図 20.6 に示されている。

> 生検は不要だっただろう。こんなにクラシックなプレゼンなのだから。いずれにせよ，ここに見えるのはコレステロール塞栓である。結晶，残渣，反応性内膜増殖により，血管はほぼ完全に閉塞している。最初からひどい失敗だったのだ。症状のパターンを聞いたとき，私も血管炎のことを考えた。しかし，病歴を聞くにつれて，最初の仮説を再考したのだ。確かに，血管炎の可能性もあるが，狭心症と 51 歳時の脳梗塞，広範な bruit，血管性疾患の家族歴とくれば，コレステロール塞栓がすぐに頭に浮かぶ。

アウトカム：メチルプレドニゾロンとシクロホスファミドは中止された。1 か月後，患者の意識障害は遷延している。皮膚病変は改善しつつある。クレアチニンは 1.8 mg/dL である。患者の意識状態は次第に悪化し，退院後 3 か月の後，患者は死亡した。

分析

　この問題解決の練習は，間違った診断と治療の過程で，患者が死に至った経緯を追体験する希有な機会を提供してくれる．同時に，我々は論者の推論を観察できる．彼は正しく推論しただけでなく，間違った経路をたどったアクションを批判する．

　論者が主張するように，最初から重要なミスが犯されている．主治医は，問題のあるカテゴリー（動脈，小動脈）を正しく言い当てていたが，血管病変は炎症であると考えてしまった．この仮説のために，患者をなんの利益もない，ひょっとしたら有害ですらある薬剤で治療するに至ってしまったのである．さらに，この仮説のために，腎動脈造影が行われた．既に論者が正しく指摘しているが，腎動脈瘤をみつけたかったのである．最終診断がついてみると，この検査は価値がなかったのみならず，のちに患者の症状を悪くしてしまった．

　初期の所見（多くの部位が侵されている，赤沈上昇）は血管炎に合致するが，その他の症状は，この診断では説明できない．特に，心カテーテル後の突然の症状の変化は，血管炎では説明できない．この時点で正しい診断を導き出すべきであった．一般原則として，説明できない突然発症の事象が入院患者に起きたときは，医原性の合併症を考えるべきなのだ[289]．医薬品や手技が，その原因としては最も多い．

　患者を死に至らしめた間違ったアプローチと，論者の熟練したアプローチは，なぜこんなに違っていたのだろう．論者は腎臓内科医で，カテーテル関連のアテローム塞栓症のことはよく知っていた．血管炎を最初に考えたわけだが，その仮説はすぐに捨て，粥状硬化症による広範な血管性病変の存在が明らかになるにつれ，正しい解釈に至ったのである．その疾患をよく知っているかどうかは，診断プロセスにおいてとても重要な要素である．臨床像が診断名をトリガーするだけでなく，仮説の確認においても重要だ．疾患や症候群の複雑なパターンと，それに相応する個々の患者の所見を医師は記憶しているようである[162]．本症例では，すべての現象がアテローム塞栓に合致しており，それは論者によって指摘されていた．そして，彼は自分の診断が正しいと確信しており，腎生検による確認すら必要ではないと考えたのである．

　論者は，医療の質が前向きアプローチで評価できる１例を提示している．医療の質を評価するのに，検査や治療の数とか医療のアウトカムを調べることに着目する．本例では，論者は診療上の意思決定の質を前向きに，そして繰り返して評価した．彼は，そもそも血管炎という診断に不同意で（このミスが最大のミスで，この後続く多くのミスの原因となった），ステロイドとシクロホスファミドで治療したのを批判した．のちに，腎動脈造影や腎生検を行う決断も批判した．ここでは，エキスパートが決断の質を決断が行われる時点にさかのぼって吟味している．事実がわかった後にではなく，である．診療の意思決定の質を評価するツールとして，このようなアプローチを行う価値は明白だ．論者は，他の意思決定についてもコメントできたが，しなかった．たとえば，冠動脈造影は必要だったかどうか；結節性多発動脈炎を強く疑った場合であっても，腎動脈造影は適切な検査だったか．このような方法は，臨床意思決定の質を決定するツールだけではなく，意思決定について学生や研修医に教えるためにも行う価値があるのである．

ケース59　治療失敗を再考する

　59歳女性。管理職。ひどい腹痛（最悪を10とすると9）と27 kg（60ポンド）の体重減少のため，消化器内科医を受診した。高血圧と片頭痛の既往があり，22か月前に冠動脈血管形成術を受けている。両側の内頸動脈に bruit が聴取されることが以前から知られている。長年，1日半箱タバコを吸うが飲酒はない。15か月前，腹痛とひどい胸焼けのために H₂ ブロッカーが投与されたが，症状の改善はなかった。このころから体重減少も始まった。息子の1人がセリアック病で，その息子の1人も同病に罹患している。患者も便秘があっても下痢はないが，セリアック病が疑われた。十二指腸生検が12か月前に行われ，「軽度の絨毛鈍化と非特異的な慢性炎症」が認められた。グルテン・フリー・ダイエットが始められたが，体重減少は止まらなかった。

　6か月前，逆流（胸焼け）に対して胃底部造壁術が行われた。しかし，症状は治まらなかった。体重減少は続いている。心窩部痛と側腹部痛がみられるようになった。何人かの証言では，食後に痛みが強くなるとのことだった。腹部全体を痛がり，食事，運動，臥床によって増悪した。悪心と便秘のために食欲は低下した。やせ細って青白くなった。

　血圧は 138/78 mmHg，脈拍数は 68/分，両側の内頸動脈 bruit が聴かれるが，左の音のほうが大きい。橈骨動脈と足背動脈を触れない。指は正常。その他，特に有意な所見なし。BUN が 31 mg/dL である以外は検査も正常。CT 血管造影では，上下腸間膜動脈の重度狭窄が認められた。腹腔動脈幹も中等度から重度の狭窄があった。

　輸液と完全静脈栄養（total parenteral nutrition：TPN）の後，左腸骨動脈と上腸間膜動脈にバイパス手術が行われた。手術は成功し，腹痛は治まってきた。術後6か月経ち，患者は普通に食べ，腹痛はなく，逆流もない。11 kg（25ポンド）ぐらい体重は増えた。

分析

　　後から考えると，腸間膜虚血の診断は明白にみえる。典型的な症状である食後の痛み（腹部アンギナの一形態）があるだけでなく，重篤な血管障害も明らかで，冠動脈疾患，内頸動脈の bruit，四肢の拍動を触れないなどが認められている。こんなに明白な診断が2年間も見逃されてきたのはどうしてだろう，と考えるのもありだが（主治医は脈をみていなかったのか？　冠動脈疾患や bruit のことは忘れてしまったのか？），我々は代わりに2つの診断ミスに注目したい。それは，診断的治療の失敗である。

　　ある仮の診断がなされたとき，1つの簡単な評価が必要になる。プレゼンはすべてこの診断で説明できるか？　陽性所見，陰性所見すべてがこの診断に合致しているか？　つまり，言い換えるならば，その診断で患者の状態を説明するのに十分か？　しばしばこういう質問が，診断的治療によって強化される。もし，ある特異的な治療が存在し，治療が症状を改善させる場合，その反応は，診断が正しいであろうことを支持する。しかし，治療が行われ，症状がよくならない場合，診断そのものが疑わしくなってくる。つまり，治療の吟味とは診断的検査の1つなのである。

　　本症例では，2つの診断的治療が行われた。胃食道逆流（gastroesophageal reflux disease：GERD）に対する H₂ ブロッカーと胃底部造壁術，それにセリアック病に対するグルテン・フリー・ダイエットである。どちらも失敗だった。

GERDは患者の初期の症状を考えると妥当な診断名だが，治療失敗を受けて別のことが起きているのではと思いつかねばならない．家族歴があるとはいえ，セリアック病は患者のプレゼンには噛み合っていない．通常は下痢を伴い，便秘はない．ダイエットで患者はよくならず，ここで，医師は間違っている可能性に気づくべきなのだ．

仮の診断がどうも合っていなそうで，患者はまだ苦しんでいる．医師はどうすべきなのだろう？　言うまでもないことだが，答えは簡単だ．フィットする診断名を模索することである．本症例の場合，カルテを見直すだけで血管性病変の病歴を取り出せただろうし，ていねいに病歴を取り直せば，クラシックな痛みのパターンもわかっただろう．診察をていねいに行っていれば，脈を触れないこともわかっただろう．幸いにも，1人の観察者はこれらを全部やってのけ，たぶん，この患者の命を救ったのだ．

最良の診断には，関連ある情報をすべて集め，ていねいな診察を行うことが必要になるが，診断的治療がうまくいかない場合，もう一度それをやり直さねばならない．最初からやり直すのだ．以前のカルテを探し，患者と対話し，脈をチェックする．

ケース60　チーターとカタツムリ

35歳男性．生来健康．8か月続く漠然とした腹部不快感，疲労感，調子が悪い感じ，そして，18 kg（40ポンド）の体重減少で来院した．

こういう全身的な症状のある患者では，鑑別診断はとてもたくさんあるものだ．しかし，35歳だと，悪性疾患の可能性は下がる．除外はできないが．症状が長く続いていることを考えると，膠原病や内分泌性疾患などの慢性疾患を考える．副腎不全などでは，ぱっとしない腹部不快感があり，なんとなく調子が悪いといった症状が現れることがある．体重減少の程度は大きくて驚きだが，時に重症の副腎不全でも，このくらいの体重減少は起こる．これという特異的な膠原病は思いつかないが，数ある血管性病変のなかでも，結節性多発動脈炎は検討されてよい．家族性地中海熱のようなまれな疾患が，慢性の診断困難な腹部不快感を起こすこともある．慢性感染症もありうるが，可能性は低い．繰り返すが，年齢を考えると，悪性疾患は鑑別リストの下のほうだ．

入院8か月前，患者はぱっとしない臍周囲の不快感に気づく．朝には悪く，口臭を伴うこともある．軽度疲労感，めまい，食思不振，運動時の軽い悪心もある．そのときの診察所見は特に問題なかった．検査では，白血球が低く，軽度トランスアミラーゼの上昇があった．貧血はなく，T_4は5.3 pmol/L（正常4〜12 pmol/L）であった．機能性消化不良と診断され，H_2ブロッカーが処方された．腹部症状は消失した．

追加の病歴もわりとぱっとしない．ぱっとしない臍周囲の不快感やその他の症状も，ここだという方向性を示してくれない．めまいについては，起立性低血圧がないかどうか考える．診察所見が正常だったのは，今の症状を考えると，まぁ不思議ではない．白血球低下は興味深い．HIV関連疾患は常に，このようなときは

考慮する。CD4値をみて，日和見感染のリスクがないか検討する。軽度トランスアミラーゼの上昇はあまり役に立たず，非特異的だ。甲状腺機能低下症はなさそうであるが，甲状腺刺激ホルモン（TSH）をみて確認しておきたい。H₂ブロッカーの治療をこの時点で行うのは，まぁ理解できる。この時点で，あまりアグレッシブな精査は必要ないと思う。

気分不良，倦怠感，食思不振，そしてげっぷ（おくび）は持続する。入院4か月前，腹部症状も再発した。他の陰性検査は，HIV，CMV，エプスタイン-バーウイルス（Epstein-Barr virus：EBV）抗体タイターである。H₂ブロッカーを使っていて症状が再発した後，プロトンポンプ阻害薬を用いたが，効果はなかった。体重減少も出現した。

　　HIV感染がずっとあれば，抗体は陽性になるはずだ。私は急性HIV感染も考えておらず，検査は陰性なので，鑑別からHIVは外してよかろう。CMVとEBVタイター陰性は有用だ。伝染性単核球症様症候群では，トランスアミラーゼが軽度上昇することがあるからだ。オメプラゾールが効かなかったのは驚くに値しない。体重減少があり，重篤な疾患を懸念する。ぱっとしない腹部不快感があり，我々は炎症性腸疾患，特にクローン（Crohn）病を潰瘍性大腸炎よりも考えたい。後者は下痢や血便が出やすいからである。慢性膵炎があるとは思わない。体重減少があるので，過敏性腸症候群も考えにくい。おくびが出ており，胃不全麻痺が疑われるが，早期満腹感のような，この疾患に特徴的な情報がない。検査結果，特にコルチゾール・レベルを知りたい。副腎不全が，私の目下のトップ・ディファレンシャルだ。腹部CTはあまり役に立たないだろうが，もし，悪性疾患やリンパ腫のようなものがあれば，有用かもしれない。後者はリンパ節腫脹を起こしうる。

入院7週間前，患者は別の医師に診てもらっていた。この医師も基本的に同じような病歴を得た。脚や腕がチクチクするような感覚を覚え出した。特に就寝時に多い。患者は温暖な気候をもともと好むタイプであったが，寒冷な環境に過敏になるようになった。発熱はない。食べ物に興味がなくなり，物忘れがひどくなった。服薬は何もない。喫煙はなく，過度な飲酒もない。仕事で遅刻することが多くなり，余暇に正常な活動がとれなくなってきた。夫婦関係の問題やうつ病は否定している。心理学者の所に行って，精神的な問題ではないかと相談すらしている。患者はとにかく症状を「治したい」。家族歴では，父に甲状腺機能低下症があり，姉妹に先天性心疾患がある。

　　追加情報は興味深かった。チクチクするような感じというのは，末梢性ニューロパチーを想起させる。症状の分布について詳しく知りたい。ストッキング・グローブ・パターンだっただろうか？　他の症状を考えると，糖尿病らしくない。新規の糖尿病がニューロパチーを起こすことはないだろう。ビタミンB_{12}欠乏はどうだろうか。回腸末端に病変のあるクローン病ならこれを合併しうる。頸部脊髄に異常があり，何かの脊髄症だろうか。何しろ，両側の上下肢に症状があるのだから。そのような鑑別と腹部症状を結びつけるのは困難だ。寒冷への過敏は甲状腺機能低下症を再び想起させる。神経症状を伴うクリオグロブリン血症はどうだろうか？　記銘力の低下はビタミンB_{12}欠乏に合致する。患者は症状に苦

しんでおり，仕事もうまくいっていない。機能的疾患はらしくない。父親の甲状腺機能低下症という家族歴が，彼がある種の自己免疫疾患に罹りやすいことを示唆している。

このときの身体所見は正常であったと記録にある。腹部診察でも問題はなく，臓器腫大や圧痛はなかった。主治医にはこの慢性の経過が判然としない。代謝性疾患，何かの心筋症による心拍出量の低下，腹部にある悪性疾患，あるいはリンパ腫などを考える。

この時点で，私が最も考えたいのは，炎症性腸疾患か副腎不全である。まれな疾患で腹部の症状を起こすといえば，急性間欠性ポルフィリアである。間欠的な症状という典型的な病歴はない。年齢から考えて，悪性疾患は考えにくいと私は思う。甲状腺機能低下症は体重減少を普通は起こさない。無症候性の甲状腺機能亢進症は，全身倦怠感や体重減少を起こすが，通常は高齢者の疾患である。

検査結果は以下のとおり：白血球は 4,700 で多核球が 62%，リンパ球が 28%，単球が 4%，好酸球が 2%，ヘマトクリットは 48%，MCV は 88。赤沈は 5 mm/時間。ナトリウムは 133 mEq/L，カリウムは 4.7 mEq/L，クロライドは 91 mEq/L，HCO_3^- は 26 mEq/L。血清グルコースは 78 mg/dL，BUN は 15 mg/dL，クレアチニンは 2.0 mg/dL。ビリルビンは 1.1 mg/dL，ALP は 91 IU/L，AST は 91 IU/L（正常値：15 〜 46），ALT 87 IU/L（正常値：7 〜 56），γGTP は 23 IU/L（正常値：18 〜 78）。カルシウム 9.6 mg/dL，リン 4.1 mg/dL，尿酸 6.3 mg/dL，コレステロール 402 mg/dL，T_4 は 1.17 pmol/L 以下（正常値：4 〜 12），TSH は 50 μU/mL 以上。腹部 CT は正常。

検査結果は役に立つ。正常白血球値は特に驚くべき点ではない。慢性疾患による貧血もない。赤沈は正常で，重篤な炎症性疾患はなさそうだ。わずかにナトリウムが低く，多少ボリュームが足りないのかもしれない。ただ，身体診察上では，そのような所見は認められなかった。糖尿病は除外できたみたいだ。わずかにクレアチニンが上昇しており，コレステロールがとても高い。ネフローゼ症候群があるのだろうか。腎炎とネフローゼの混在（mixed nephritic/nephrotic syndrome）は，クレアチニン上昇を伴いやすい。もちろん，コレステロールの高値は無関係なのかもしれない。ともかく，甲状腺機能低下症があるのは確実だ。以前から TSH が高かったのかもしれないが，これまでチェックを受けていなかったのだ。自己免疫疾患の素因は十分にある。ただ，甲状腺機能低下症ですべては説明できないと思う。通常は体重減少とは関係なく，むしろ体重は増加することが多い。腹痛も普通はない。下垂体に異常があり，複数の内分泌疾患を圧迫によって起こしているのだろうか？　もしそうなら，患者には，TSH 産生下垂体腫瘍と，そのマス・エフェクトによる副腎不全が起きていることになる。原発性と二次性の副腎不全を区別するのに，皮膚色素沈着がないかどうか確かめたい。

重症甲状腺機能低下症の診断がつき，レボチロキシンが処方された。その後 6 週間，TSH は下がり続けたが，どんどん疲労感は増し，食欲は落ちていった。腹部の不快感は増し，体重減少のスピードも増した（95 kg（210 ポンド）から 77 kg（170 ポンド）に，

トータルで 18 kg（40 ポンド）も落ちた〕。入院した週になり，悪心，嘔吐，食事摂取困難が起きた。診察時，明らかに患者は長いこと患っているように見えた。収縮期血圧は 70 mmHg であった。生食の点滴を与えられ，入院となった。

> 一般的に甲状腺機能低下症の治療は適切であるが，この患者の場合は，副腎不全を考慮しており，甲状腺ホルモン補充が有害になりうる。甲状腺ホルモン補充は代謝要求を増し，副腎不全を増悪させ，クリーゼに至ることもある。疲労感の増加，体重減少の加速，腹部不快感の増悪は，副腎不全に合致する。この患者には，多発性自己免疫性内分泌疾患（poly-autoimmune endocrine disorder）がある可能性があり，さらなる精査を必要とする。特に，コルチゾール・レベルと副腎皮質刺激ホルモン（ACTH）刺激試験が必要だ。副腎クリーゼが懸念される。低血糖がないか，カリウムが高くなっていないか，ナトリウムが低下していないか知りたい。

患者の顔は黄ばんでいる。血圧は臥位で 90/60 mmHg，立位で 85/60 mmHg である。脈拍数は臥位で 85/分，立位ではそれが 100/分まで上がる。熱はない。慢性体重減少が認められる以外は，他の診察所見に異常はない。皮膚も正常。リンパ節腫脹はない。腹部も正常で，圧痛も臓器の腫大もない。直腸診も正常。

> 血圧は厳密に起立性低血圧の基準を満たすわけではなく，その場合は起立時にもっと血圧は下がり，脈拍数は上昇する。しかし，私だったら輸液を行うだろう。診察所見は内分泌疾患に矛盾しない。クローン病は私のリストから消えた。

検査結果：白血球は 4,500 で，多核球が 50%，リンパ球が 42%，単球が 6%，好酸球が 2%。ヘマトクリットは 47%。血小板は正常。ナトリウム 133 mEq/L，カリウム 5.6 mEq/L，クロライド 100 mEq/L，HCO_3^- 23 mEq/L。BUN は 25 mg/dL で，クレアチニンは 1.4 mg/dL，グルコースは 53 mg/dL。血清アルブミンは 4.3 g/dL，ビリルビンは 1.5 mg/dL，ALP は 55 IU/L，AST 44 IU/L，ALT 50 IU/L。フリー・サイロキシン・インデックスは 8.0（正常），TST は 17 μU/mL。胸部レントゲン写真と心電図は正常。

> 検査では，低ナトリウム血症，高カリウム血症，低血糖が認められ，すべて副腎不全に合致する。原発性の可能性が高い。異常酵素はたぶん，内分泌疾患によるミオパチーが起こしたものと考える。肝臓からか筋肉からかは判然としない。TSH は改善しており，甲状腺機能低下症は治療され，正常に近い状態を示している。

合成 ACTH 注射前後の早朝コルチゾール値はともに検出感度以下。副腎不全が（甲状腺機能低下症に加えて）最終的に診断された。おそらくは自己免疫性だろう。ステロイド補充がレボチロキシンに追加された。患者はよくなり，退院した。

分析

論者の言説は，本書の他の論者とは大きく異なる。もし，読者がそのユニークさに気づかなかったとしたら，ここで詳細に説明する価値はあろう。第 1 に，ア

ジソン(Addison)病を完全に見逃すという破滅的な主治医の診断戦略とは対照的に，論者は即座に正しい診断に飛びつき，のみならず，最終診断が下されるまでその診断名を繰り返していた。患者の主治医にも言い分はあろう。確かにプレゼンテーションはこてこてのアジソン病であったが，本疾患はまれであり，診断は容易でないと。

しかし，ここには第2の，より説得力がある論者の「慧眼（けいがん）」を説明するものがある。病歴からある一面，診察から別の一面，そして，検査からさらに一面しか取り出せなかった主治医とは対照的に，論者は，患者の臨床像の集約されたサマリーを提供していた。鷲づかみをするように，患者が長い腹部不快感，疲労感，長く続く体重減少があることを一気に把握した。所見の組み合わせが，最初から彼に正しい診断を疑わせたのである。

今回のエクササイズにおいては重要な教訓がある。第1に，患者が診断に難しいプレゼンをしている場合，現在に至るまでの観察をサマリーにするのが有用だということである。サマリーがしばしば，それまで考慮されていなかった診断のトリガーとなることがある。そのような症例では，他のコモンな疾患はしばしば「除外されて」いる。したがって，他のもっとまれな原因の可能性が増している。第2に，臨床推論の教育目的でつくられたケース・スタディーの教材が，どれほど推論プロセスに大きな影響を与えるか，ということである。本症例のように，たくさんの束ねられた手がかりは，患者から情報を個別にばらばらに抽出するより，はるかにリッチな文脈を与えてくれる[39]。前者はある医師が別の医師に「ケースをプレゼンする」アプローチに似ており，後者は救急室やプライベートなオフィス，あるいはクリニックで患者と邂逅（かいこう）する初診のようなものだ。そして後者の場合，あいまいさは最大値にあり，その仕事は端的に言って難しい。

教育的観点から言うと，どちらがよいということではなく，ただただ，違うのである。しかし，我々が教育的症例をつくるときには，その教育上の目的を念頭においてつくらねばならないのだ。

ケース61　認知面での診断ミスのコレクション

20年前，我々はミスの起きた診断プロセスという観点から，認知面での診断ミスの分類を発表した。本書第2版のために症例を選択するに当たり，認知面でのミスを含む症例を多く採択した。そのようなミスを指摘し，どのようにミスが起きたかを明らかにすれば，誤りをみつけだしたり予防するのに有用だと考えたのである。第2版における41の認知面でのミスのうち，17は以前分析したものを再掲したものである[77]。

本版で同じように症例を検討した際，やはりほとんどの症例では，1つ以上の認知面でのミスがあることが判明した。しかし，このような作業を積み重ねていくにつれ，プロセスのどこでミスが起こったか決定するのは簡単ではない，とわかった。著者3人皆が分類については賛意を示したが(表20.1)，他者は我々とは異なる解釈をもっているかもしれない点は認めざるをえなかった。我々はそのような解釈を歓迎する。我々は，似たような，ある程度気まぐれな判断を，ミスの結果について下してきた。このような決定にはまだ科学的根拠があるわけではないが，それはミスが分類されないままでよい，という意味ではない。

我々はまた，そのようなミスの頻度について言及するものではないし，外来や病棟で起こるすべての診断ミスのうち，認知面でのミスがどのくらい重要なのかを述べるわけでもない。このような問題ももちろん重要だが，我々のゴールは教育にあり，アドミ（管理）にはないのだ。

　症例をミスの分析に用いる理由については，別のところで既に述べた[77]。ここでそれを繰り返すつもりはない。このような症例でみつけられたミスを使い，びっくりするようなミスの事例と，それが患者に何をもたらすかを示すことはできよう。以下の症例は初出であり，前作[77]にはない。

トリガー・ミス

40歳女性（120ページのケース12を見よ）。喫煙歴なしが2日間の呼吸苦を訴え入院した。息も絶え絶えに呼吸数は40/分であった。肺の聴診も胸部レントゲン写真も正常。高濃度酸素を吸入しているのに，低酸素血症は改善せず，気管内挿管となった。わずかに患者の容体が改善した後に抜管されたが，1時間の後に再挿管となる。正しい診断 ── 重症筋無力症 ── という名がトリガーされたのは，患者に眼瞼下垂がみられるようになって後のことであった。正しい診断への多くの臨床的手がかりが見逃され続けた。

コンテクストを読めないミス

35歳男性（334ページのケース60を見よ），8か月のぱっとしない腹部不快感と体重減少。診察とルーチンの検査は問題なし。最初は胃食道逆流として治療された。甲状腺機能低下症があることが判明し，ホルモン補充が行われた。しかし，腹部不快感と体重減少（総じて18 kgも減った）は治まらない。患者は再入院となったが，そのときは血圧低下，低ナトリウム血症，高カリウム血症，低血糖があり，遂に副腎不全の診断がついた。振り返ってみれば，最初から副腎不全があったのだが，そのときの診断のコンテクストは，消化管と甲状腺の病気だったのだ。

データ解釈のミス

59歳男性（171ページのケース23を見よ）。以前より高血圧。血圧が180/120 mmHgとなり，主治医は褐色細胞腫を疑うようになる。バニリルマンデル酸（vanillylmandelic acid：VMA）排泄は正常上限の2倍であった。その後測ったメタネフリンやカテコラミンは正常であったが，患者にはphenoxybenzamineが投与された。さらに，エピネフリン，ノルアドレナリン，ドパミンの測定や腹部CTも追加されたが，すべて正常であった。最初に測ったVMAは偽陽性だと後でわかった。この例では，検査の過剰解釈のために不要な検査が重ねられ，不適切な治療が施された。幸いにも，治療が患者に害をなすことはなかった。

有病率見積もりのミス

5歳半の男の子（156ページのケース19を見よ）が気分不良，頭痛，腹痛，息切れを起こした。テネシー州のスモーキー山脈で休暇を過ごし，帰宅した後のことだった。両親はともに医師であり，休暇中に頭部にくっついていたダニを取っ

表 20.1　症例における認知面のミスのまとめ

症例	仮説生成		データ解釈	見直し		検査：検査解釈	因果モデル
	トリガー	コンテクスト		見積もられた有病率	間違った閾値		
3	√	√					√
5	√						
6	√		√				
7		√					
8		√			√		
9		√				√	
12	√	√					
13			√				
16							
17							
18	√	√					
19				√			
21						√	
22	√						
23				√		√	
24		√	√				
26			√			√	
27		√	√	√			
29			√				
31			√				√
35							√
36			√				√
39							
43			√				
44	√						
48			√				
51						√	
52							
53							
54	√	√	√				
55	√						
56			√				√
57		√		√			
58	√		√				√
59	√	√	√				√
60		√	√				
63	√						
64	√	√					√
65	√						
66							

症例	確認	原理	無謬	診断の遅れ	不要な/過剰な検査	治療の遅れ	不適切な治療	リスクの高い結果
3				√	√			
5	√		√	√				√
6				√			√	
7				√				√
8				√		√		
9				√	√			
12				√			√	√
13						√		
16		√						
17	√			√				
18				√				√
19			√					
21			√					
22			√	√	√			
23					√			
24					√			
26								
27								√
29					√			
31				√				
35				√			√	
36								
39	√					√		
43	√						√	√
44				√	√			
48								
51							√	
52	√							
53	√				√		√	
54	√							
55			√					
56	√			√		√	√	
57					√	√		
58	√						√	
59				√	√		√	
60				√				
63				√				
64								
65			√					
66	√					√		

たことを覚えていた。ロッキー山脈紅斑熱の流行地で，本疾患を研修医時代に経験した親はその可能性を心配する。小児にリスクのある抗菌薬治療を与えるべきか議論されるが，幸いにも，スモーキー山脈では，この疾患はもう何年も発生していないことが明らかになった。抗菌薬は与えられず，この子はすぐによくなった。

原因特定のミス

59歳女性（333ページのケース59を見よ）。ひどい腹痛と体重減少。セリアック病として治療を受けていたが，そんな疾患をもっているわけではない。胃食道逆流として胃底部造壁術も行われた。正しい診断は腸間膜虚血であった。原因特定に2つのミスがあった。どちらも，患者の症状が2つの疾患のために起きているという仮定であり，しかしそのような根拠は欠いていた。明らかな血管性疾患の所見を無視したこともまた，別のミスであった。

確認のミス（未熟な結論）

31歳男性（316ページのケース56を見よ）が肝移植目的で入院した。既に広範な内科的評価を終えていた。黄疸があり，A型およびB型肝炎と診断されていた。その後，腹水と末梢の浮腫がみられるようになった。肝生検は大小混合の結節性肝硬変に合致していた。2年もの間，腹水，浮腫，衰弱は持続した。ところが，患者に静脈瘤はなく，移植目的で入院したときには肝機能はほとんど正常だった。入院時の心エコーでは，右房の拡大を認め，右側圧上昇を示唆していた。内頸静脈圧は正常だったが，心カテーテルにて収縮性心外膜炎と判明した。心膜切除術にて症状は改善した。肝疾患という当初の診断は間違っていたのだ。この診断にフィットしない所見がいろいろあるにもかかわらず，時期尚早な結論を下してしまったのである。

無謬

我々は，何例かについては主治医の診断能力いかんにかかわらず，正しい診断にたどり着くのは無理だったであろう，つまり無謬であると分類した。たとえば，ある患者（88ページのケース5を見よ）では，完全心ブロックがあったのだが，その症状はあいまいで，何年も検査で判明しなかった。他の患者（164ページのケース21を見よ）では，肺に腫瘍があると考えられたが，結局は肺の血塊にすぎないとわかった。また，他の患者では（168ページのケース22を見よ），ビタミンB_{12}欠乏があり，神経学的症状を伴っていたが，貧血はなかった。そして，さらに他の患者では（312ページのケース55を見よ），左房粘液腫というまれな心腫瘍があった。

分析

認知面でのミスが，いろいろな，そして重篤な結果に至ることが，表を眺めているとわかる。正しい診断の遅れや不要/過剰な検査が最も原因として多い。治療開始の遅れや不適切な治療もけっこう多い。認知面でのミスには，単に不要な不安を惹起しただけというのもあるが，ひどいときには，早すぎる抜管，不要な手術，正常な腎臓の摘出に至っている。

ここで例示した認知面でのミスを避けるのは簡単ではない。そうするための批判的吟味を受けた真正な方法があるわけでもない[290,291]。本書における顕著な事例を知ることによって，学生や医師が，このようなタイプのミスに対する感度を高めることはできるかもしれない。起こりうるミスやバイアスの包括的な表を示したのも同じ目的である[79]。他のやり方も提唱されている。たとえば，問題からいったん離れて，その問題について注意深く内省的な見直しを行い，その後，行動に着目して意思決定をする戦略がある。また，特定の推論の間違いをみつけるような訓練を提供するというのもある。記憶に頼るのではなく，認知面でのサポートをもつという方法もある。ミスが起きたときに，すぐに信頼できるフィードバックを与えるというものもある[1,79,292]。

　こういったテクニックのなかには，有用なものもあるかもしれないが，科学的な評価に耐えたものはものはまだない。

21 認知コンセプトあれこれ

ケース 62　方法に関するメッセージ

18 歳女性。急性リンパ球白血病（acute lymphocytic leukemia：ALL）の既往がある。発熱，悪寒，発汗，筋肉痛，頭痛のために入院した。

> このような症状だと，何か感染症があるのではと思う。基礎疾患が原因の可能性もあろうが，その場合はこんなプレゼンは通常しない。播種性細菌感染やウイルス感染も考えられる。筋肉痛や頭痛があるからだ。春の話なら，アデノウイルス（adenovirus）感染を考える。夏であれば，コクサッキーウイルス（Coxsackie virus）感染による無菌性髄膜炎を考えよう。他の可能性も当然考えられる。

白血病は 3 年前に診断され，化学療法にて治療された。髄内メトトレキサートも投与された。その後，骨髄像は正常なままで，3 か月おきにチェックされたが，入院 4 か月前，再発が確認された。そのときの末梢血はヘマトクリットが 25％，血小板が 81,000，白血球が 4,600 であった。悪性細胞もやはり認められた。化学療法が再び行われ，寛解が得られた。入院 1 か月前の検査値：ヘマトクリット 39％，血小板 249,000，白血球は 4,200。骨髄は細胞に乏しく，骨髄系前駆細胞も減少していた。入院前 1 週間に，患者はチオリダジンを最高 600 mg/日服用していた。

> 熱はチオリダジン誘導によるものではなかろう。なんでこんな話が出てきたのかわからない。

入院前日，急に発熱，悪寒，発汗，筋肉痛，頭痛が起こる。首は硬くなく，傾眠，意識変容，関節痛などはなく，心血管，肺，消化管症状もない。体温は 39℃で，脈拍数は 130/分，血圧は 130/90 mmHg である。診察上，2/6 の収縮期駆出性雑音を聴取したが，その他，異常所見はない。肝臓も脾臓も触れない。直腸診，内診も正常。

> 急性発症であり，ウイルスというより細菌性を考えるが，はっきりとは言えない。発熱，悪寒，発汗の組み合わせもウイルスというより細菌っぽいが，筋肉痛は逆にウイルスで多い。ウイルス感染っぽいところはあるが，白血病があるため，他のたくさんの日和見感染の可能性もある。首が硬くなくても，髄膜炎の可能性はある。

検査結果：ヘモグロビンは 10.1 g/dL，ヘマトクリット 29％，白血球 13,700 で，多核球が 70％，杆状球が 15％，リンパ球が 7％，単球が 5％，好酸球が 1％，後骨髄球が 1％，骨髄球が 1％である。血小板は 173,000 である。血液塗抹標本（スメア）では，涙滴

細胞やいくつかの有核赤血球が見える。電解質，BUN，クレアチニン，凝固検査，肝機能は正常。LDH は 383 IU/L，クレアチンキナーゼ(CK)は 90 IU/L。胸部レントゲン写真と腰椎穿刺は正常。

> 患者のヘマトクリットは 29% であり，発熱があることも加味すると，これが収縮期駆出性雑音の理由だろう。白血球は 13,700 で多核球が 70% なのは重要だ。細菌性をより疑わせ，ウイルスの可能性は小さくなっている。もっとも，インフルエンザでも左方移動がみられることがある。リンパ球が 7%，単球が 5%，好酸球が 1%，後骨髄球が 1%，骨髄球が 1% というのは，ウイルス感染にしては異常すぎる。有核赤血球は骨髄活性化を意味している可能性があり，これが白血球をたくさん押し出しているかもしれない。あるいは，これは骨髄癆の所見かもしれない。あるいは，これは単に，化学療法から骨髄が回復している所見を見ているだけなのかもしれない。LDH が上昇しており，これも骨髄機能の亢進に合致する。
> 　私なら培養をとる。今のところ，明らかな感染のフォーカスはない。化学療法が終わったすぐ後なので，小さな消化管潰瘍があってもよいだろう。これが，消化管のグラム陰性桿菌などが血流へ容易に流れていくアクセスにだってなりえよう。左方移動とともに，これは懸念されることだ。発熱と左方移動。好中球減少こそないが，私なら広域抗菌薬で消化管の病原体をカバーし，加えて緑膿菌もカバーして治療するであろう。ALL 患者における真菌の可能性はどうだろう？　胸部には何もない。真菌ならどこにいるのだろう？　あるいはどこから来たのだろう？　まだ尿検査を見ていない。下痢はない。カンジダ血症の可能性はある。
> 　本症例のように，骨髄が活性化しているときに考える感染症に結核がある。後天性免疫不全症候群(acquired immunodeficiency syndrome：AIDS)患者ではしばしば，播種性結核をみる。患者は播種性結核のリスクが高いかもしれない。患者のツベルクリン反応(ツ反)結果を見ていない。結核，真菌感染，血圧低下を伴わないグラム陰性菌敗血症が私のリストだ。私なら，真菌や結核はまだ治療しない。しかし，急いで骨髄の精査はするだろう。末梢血に有核赤血球があるのは，何かの骨髄浸潤があるからなのかもしれない。それは，ヒストプラズマ(*Histoplasma*)かもしれないし，似たような別の微生物かもしれない。

チオリダジンはすぐに中止された。セフェピムが入院日から開始された。その後，4 セットの血液培養と尿培養は陰性とわかった。髄液培養も正常。抗菌薬は中止された。熱(39℃)は 5 日間続く。白血球は 13,800 で，多核球が 83%，杆状球が 6%，リンパ球が 8%，単球が 2%，好塩基球が 1% である。新しい症状は出てこない。身体所見にも変化がない。

> 4 セットの血液培養と尿培養陰性なら，グラム陰性敗血症の可能性を減らすだろう。好中球減少があればもっと心配しただろうが，患者にそれはない。リンパ球性白血病があるので，AIDS 患者でみられるような感染症を考えたい。持続する発熱がある。発熱を説明するような白血病の再発を示す所見はない。どうも骨髄の中に何かあるようだ。それは真菌だと思う。あるいは抗酸菌。

入院 5 日目，骨髄吸引では，骨髄がリンパ芽球でひしめき合っており，元の悪性細胞そっ

くりだった。また化学療法が開始された。3日後，患者は解熱した。7日後，血液像は正常化した。骨髄検査が2週間後に行われ，骨髄像も正常化していた。発熱やその他の全身症状は急性白血病のためと思われた。しかし，薬剤熱やウイルス感染も完全には否定できなかった。

　患者には骨髄瘻があったのだ。骨髄に微生物がいた代わりに，リンパ芽球がいたのである。私も熱は白血病再発のためだと思う。驚くべきは，オンセットが急であったことだ。そのため，感染症のことを考えていた。そして，左方移動のために細菌感染を考えた。私も主治医がやったのと同じことをやらざるをえなかっただろう。つまり，培養をとって，エンピリックに治療開始するのである。まるでリンパ球が微生物のように振る舞い，発熱を起こしたみたいだ。

分析

　我々は，効率的で正確な診断問題解決に重点をおく。そのため，我々はその問題を解くときに使われるメンタル・プロセスを理解することをそれ以上に重点をおく。問題は，そのようなメンタル・プロセスや心の状態をどのように学ぶかである。伝統的に，我々はエキスパートである医師の「どうやったらよいか」という意見を信頼してきた。エキスパートたちは，どのようにメンタル・プロセスが作用するか内省的に説明し，それに頼っていたのである[138,139]。しかし，そのような説明で彼らが称賛されてきた理由は十分に説明できない。いくつかの研究によると，ヒトは，心の中で起きている作業にできるアクセスが限られており，自分たちの認知の振る舞いに影響を与える因子について特別な知識はもっていないという。しかし，彼らは診断するのにどうやったらよいのか，長々と説明しようとするのである。そのような説明は，我々が思うに，彼ら自身の内的プロセスや心の状態に関する個人的な観念からの推測にすぎないのである[88,89,91]。

　何十年もの間，心理学者は心の状態の内省を疑っていたし，少なくとも重大な欠点があると考えてきた[293]。心の状態をみつけて解釈するような研究はすべて，個人のある刺激に対する反応，つまりはメンタル・プロセスの内容の実施に依存してきた。そのような反応に欠けているのは，おそらくはメンタル・プロセスや心の状態そのものである。

　診断時に起きている，このようなメンタル・プロセスの性質や心の状態をどう定義しよう。医学においては（他の領域同様），口に出して言うプロトコルが採用されてきた。連続する認知プロセスの構造を理解しようとしたのだ[18,19,47,61,89]。一般的に行われてきたのは，医師に正当な臨床教材を提示することだった。実際に患者のワークアップをするように真似て，時間の経過を加味して提示するのだった。教材に対して医師は反応を示す。彼（女）は考えを口に出す。この独白は録音され，文字起こしされる。このプロトコル（スクリプトづくり）は，スクリプトの分析に長け，医学の領域になじみのある人物によって分析される。

　論者のコメントは続いて流れゆく反応の連続である。理論的には，心の状態や問題解決に用いられるプロセスの連続を推測するのに用いることができる[90]。この方法の前提には，しゃべりながら考えるのは，しゃべらずに考えるのと違わない，という考えがある。プロトコルの分析は次のように行われる：第1に，我々は，ある人物がどんなデータに注意を払うか観察する。そして，この情報は

作業記憶に存在するのではないかと推測する。その情報から，分析者は心の状態の連続を推測する。最後に，このような連続した描写から，分析者は，その人物が問題解決に用いた一般法則を理解しようと試みるのだ。このアプローチでは，メンタル・プロセスについて推測しているのは被験者ではなく，分析者であることに注意してほしい。

　このような実験作業は，おそらくは仮説生成において最良の方法であろう。つまり，被験者の問題解決プロセスの説明可能な分析である。そのような作業は競合する仮説を生み出し，検証し，棄却する能力においては弱い。仮説検証においては別のやり方が必要だ。時に，個々の被験者は繰り返し研究された。彼らの狭い領域（数字の連続を思い出すこと）における問題解決能力は，広くその特徴が分析された。このような特徴づけが，他の被験者や領域に一般化可能かというと，それは今後の研究に委ねなければならない[92]。

　プロトコルを最も楽観的に見るならば，プロトコルは臨床推論の中間状態を選択的に理解できる。あるタスクを行う際に，その人が経験する心の状態をそこから明示するのだ[93,94]。実際，プロトコル分析の妥当性についてはたくさんの留保すべき点がある。このテクニックは，統計学的研究に多くを依存した，伝統的な科学的アプローチを逸脱している。したがって，分析はある客観性を欠いている。データを報告するときの，一般的に受け入れられたやり方はまだ開発されていない。したがって，1つ以上の研究データを報告したり比較したりするのが困難になっているのだ[94]。プロトコルを集めたり分析したりするのは面倒くさい仕事で，時間も労力もかかる。分析には，対象となる材料に慣れたプロが参加しなければならない[36,61]。

　スクリプトの内容には，ほかにも留意点がある。被験者の考えるプロセスの記録がないこともしばしばだ。通常，被験者が口に出さない困惑とか困難の表現を観察する術がない[94]。被験者が，今起こっている問題解決戦略ではなく，「缶詰めに入った」というか，既に集められたバージョンの問題解決を提供するとき，所見がミスリーディングになる懸念である[61]。また，被験者は考えているすべての推論を報告できないので，少なくともある程度の中間段階の推論プロセスのステップは削除されてしまうことは，認識しておかねばならない[36]。さらに，認知バイアスである，すぐ取り出せるヒューリスティック，典型ヒューリスティック，アンカリング・ヒューリスティックや，除外，フレーミングなどのすべてが，無意識のうちに起こり，これを口に出したり，とらえることはできないだろうことである[88,91]。最後に，プロトコルを分析する際には，分析者は特に，被験者が医学知識を用いている側面に注意を払い，説明に集中しなければならない。被験者が自身のメンタル・プロセスについて見解を述べている部分に，あまり集中してはいけないのだ[89]。

　このような留意点はあるものの，スクリプトの分析は，興味深い医師の推論についての仮説だけでなく，価値ある洞察を提供してくれている。それが，教育アプローチや，臨床推論をモデルとするコンピューター・プログラムの基盤となっている[1,162]。診断プロセスの研究は，仮説生成，仮説検証，仮説の確認の多くの様式をみつけてきた[18,19]。臨床データの因果関係は，診断や治療に非常に重要なものだが，これもスクリプトの分析を用いて研究されてきた[47,89]。その結果，どのように医師が因果推論を診断に用い，どのようにして，彼らがまとめ上

げた推論プロセスが臨床データのヘンテコさを説明するに不十分と感じて「第1原則」に戻るのか，より深い理解が得られるようになった。実際，これらの分析により得られた因果モデルを導入したコンピューター・プログラムにより，スクリプトから得られたデータが医師である被験者によって用いられた詳細な因果推論を真似るのに十分であることが示されている[36]。

最後に，不確かさのあるなかでの検査や治療の複雑なトレードオフを行うのに医師が使う推論ですら，スクリプトの分析に用いられている。そのような研究が示唆するのは，検査や治療の利益やリスクについて決定するとき，医師は加算的なアプローチを行い，時に「大局」を無視する傾向にある，ということである。そして，彼らは時に適切な治療のアプローチを無視し，他の治療法ほどの価値もない，侵襲的な診断アプローチに走るというのである。このような研究はまた，医師が問題解決をするときに内在する，認知バイアスも説明している[61]。

どんな分析も，すべての推論プロセスやすべてのプロセスに用いられたデータをみつけることはできないだろう。我々にできるであろうことはせいぜい，ある洞察を得ることくらいである。ここでのスクリプトは，エキスパートである医師が，どのように1つの診断にまとめ上げるかという点について，多くの洞察を含んでいる。我々はスクリプト内の動詞句をすべて拾い上げ，診断仮説に関連したものを集めてみた。そのような動詞句を選択し，我々は，被験者が自身の医学知識を用いて臨床所見を説明しているという確信を得た。この結果が表21.1にまとめられている。

診断仮説生成の目的で，たくさんの動詞句が用いられていることに留意されたい〔「可能性はある(could be)」，「かもしれない(might be)」など〕。また，多くの動詞句は現存する仮説を確認するために用いられている〔「向かわせる(pushes me toward)」，「っぽい(sounds like)」，「患者にあるのは……ではないかと思う(think she is going to have)」〕。また，ある動詞句はそれほど強くはない〔「のような気がする(sounds to me as if)」〕。もっと強い動詞句は，ある仮説が除外されるという主張である〔「確実に除外する(really rules out)」〕。最後に，ある主張は序列的な表現であり，複数の疾患群の比較である〔「……よりはむしろ……であろう(sounds more……than……)」〕。

もちろん，論者の独白は仮説以外を述べる動詞句も含まれる。我々は，条件つき確率，検査の選択，因果の帰属，存在するかもしれない所見の条件に関するコメントをみつけた(が，表からは外した)。仮説を表現する動詞句を集めると，医師がたくさんの仮説を生成している様子がわかる。論者は多くの仮説と取り組み合う。時にある疾患と他の疾患を対比させる。時にある疾患をはっきりと除外する。最後に，論者はエビデンスを吟味し，単一の仮説にまとめ上げていくのだ。このような診断の側面は，メンタル・プロセスに関する過去の研究で得られたものに似ている[18,19]。

表 21.1　仮説を表現する動詞句[*1]

単純な仮説生成

It **could also be** her underlying disease	基礎疾患が原因の**可能性もあろう**
She **could have** a disseminated bacterial infection	播種性細菌感染も**考えられる**
certainly **could have** a viral infection	ウイルス感染も**考えられる**
it **could be** an adenovirus infection	アデノウイルス感染を**考える**
it **could be** other things	他の可能性も**当然考えられる**
she **could have** a whole host of opportunistic infections	他のたくさんの日和見感染の**可能性もある**
doesn't mean that she doesn't have meningitis	髄膜炎の**可能性はある**
It **could be** a number of those things	似たような別の微生物**かもしれない**
reds **could mean** that she is shifting	有核赤血球は骨髄活性化を**意味している可能性があり**
it **could mean** a myelophthisic process	骨髄癆を**意味している可能性はある**
it **could be** just a result of	……だけなの**かもしれない**
she **certainly could have** small ulcerations	小さな消化管潰瘍が**あってもよいだろう**
What about fungi in a patient with ALL?	ALL 患者における真菌の可能性は**どうだろう？**
This **could be** candidiasis	カンジダ血症の**可能性はある**
thing **that you think about** when you talk about the bone marrow	骨髄が活性化しているときに**考える**感染症に
are all on my list	……が私のリストだ
could mean that there is something in the marrow	何かの骨髄浸潤があるから**なのかもしれない**
It **could be** histoplasmosis	それは *Histoplasma* **かもしれない**
it **might be** an acid-fast organism	あるいは抗酸菌（**かもしれない**）

（次ページへ続く）

訳者コメント

[*1] ― 表にある表現のうちいくつかは本文に存在しない。編集段階のどこかで削除されたのかもしれない。内容に影響を与えるわけではないので，そのまま訳出した。

表 21.1　仮説を表現する動詞句（続き）

仮説に関する主張

it **sounds to me** as if she is infected	何か感染症が**あるのではと思う**
sounds like a viral infection	ウイルス感染**っぽい**
It **pushes me immediately** in the bacterial direction, away from this being a virus	ウイルスというより細菌**っぽい**
which **would go along with** her hyperactive marrow production	骨髄機能の亢進に**合致する**
She **does not really have any evidence here of**	……を**示す所見はない**
I would be very concerned about that	……について**とても心配だ**
She **would be at high risk for** disseminated TB	患者は播種性結核の**リスクが高いかもしれない**
pushes you more toward the infections seen in AIDS patients	AIDS 患者でみられるような感染症**を考えたい**
I think she is going to have something in her bone marrow	どうも骨髄の中に何か**あるようだ**
I think it is going to be a fungus	それは真菌**だと思う**
That **pushed me much more toward** some infectious cause	そのため感染症のことを**考えていた**
would have pushed me toward a bacterial cause	細菌感染を**考えた**

除外に関する言及

fever **is not** thioridazine-induced	熱はチオリダジン誘導によるものでは**なかろう**
there **is no** focus for infection	明らかな感染のフォーカスは**ない**
really rule out gram-negative sepsis	グラム陰性敗血症を**確実に除外する**

序列の表現

abrupt onset **sounds more** bacterial **than** viral	急性発症であり，ウイルス**というより**細菌性を**考える**
maybe not (**more** bacterial **than** viral)	ウイルス**というより**細菌**っぽいが**
also **sounds more** bacterial **than** viral	細菌性を**より疑わせ**，ウイルスの可能性は**小さくなっている**

ケース 63　記憶：その制限を乗り越えるために

54 歳男性。持続する強い胸痛のために入院した。心電図では，急性下壁梗塞と V_1 から V_4 の 5 mm の ST 低下を認めた。点滴ニトログリセリンが 5 μg/kg/分で投与されたが，胸痛は治まらない。しかし，入院後 1 時間で動脈内バルーンを挿入すると，痛みは和ら

ぎ，前胸部の ST 低下も改善してきた。3 時間後，ひどい胸痛が再発し，ST 部分も元の形に戻る。点滴ニトログリセリン（30μg/kg/分），点滴プロプラノロール，大量モルヒネでも，痛みは治まらない。バイタルは安定しており，不整脈もない。

> 患者には明らかに急性下壁梗塞があるようだ。動脈内バルーンで虚血は改善され，痛みは和らぎ，前胸部の ST 低下も改善した。その後，また患者に胸痛が起こり，これはニトログリセリン，βブロッカー，モルヒネで改善しない。何かの病変があるのだろう。想像するに，それは単なる血管れん縮ではなさそうだ。血栓による局在性病変があるのでは，と私は思う。

心カテーテルでは，左前下行枝，右冠動脈，回旋枝のほぼ完全な閉塞が認められた。駆出率は 50％であった。左室下壁は無動だった。ニトログリセリン，モルヒネ，プロプラノロールは継続された。患者のバイタルは安定していたが，患者は多血に見え，鼻から 4 L/分の酸素を投与したにもかかわらず，チアノーゼっぽく見えた。動脈血酸素分圧（PaO_2）は 69 mmHg にまで下がった。

> PaO_2 69 でチアノーゼ，多血の徴候が認められる。わずかなチアノーゼ。患者がニトログリセリンを投与されすぎ，容量血管の拡張が起きて，ある種の静脈うっ滞を起こしているのでは，と考える。酸素摂取は増やされているのだろうが，点滴ニトログリセリンのために，メトヘモグロビン血症を起こしていないか心配だ。正常 PaO_2（あるいは少なくとも許容できる PaO_2，チアノーゼを起こすべきではない値）なのにチアノーゼがある場合，かつある程度血圧が保たれている場合，ニトログリセリン過量を考える。この時点で，メトヘモグロビン濃度を測るだろう。

患者は手術室に連れていかれた。外科医は家族に患者の予後が悪いことを伝えたのだが，患者にメスを入れたときに，その血液が赤くも青くもないことに驚いた。それは黒かったのである。

> どうもやはり患者にはメトヘモグロビン血症があったようだ。

心臓外科医がメトヘモグロビン血症の診断をつけ，ニトログリセリンが中止され，メチレンブルーが投与された。何パイントかの輸血がされ，3 つの閉塞した冠動脈にはバイパス手術が施された。カルテを見直すと，患者は 50μg/kg/分にまで及ぶニトロを投与されていた。ほどなく患者は改善した。術後の脳ダメージもなく，胸痛も再発しなかった。

> やれやれ。私はニトロの適正量を覚えていないが，たぶん多すぎたんだろう。

分析

ここに興味深いパラドックスがある。一方では，いろいろなアイテム（さっき会った人の名前とか新しい電話番号）を思い出す我々の能力は大したことはないが，その一方で，新患は我々の記憶に刻み込まれて忘れえないように感じられる。臨床問題解決プロセスを熟考するとき，我々は問題解決の際に，病歴，診察所見，

検査から得られた，膨大かつ詳細な情報を扱っていなければならないことに気づく。さらに驚きなのは，我々が時に患者の現症について恐ろしく正確に記憶しており，それは電解質検査結果のコンマ単位のレベルにまでそうであることがあるのだ。このパラドックスについて，我々は何を理解しているというのだろう。どうでもよいことだろうか？　記憶と問題解決能力には関係があるのだろうか？

認知科学の研究では，記憶についての多くの情報が得られている。その結果，心はパワフルな情報処理装置であるが，その能力にははっきりとした限界があると考えられるようになった[108]。記憶は 2 つの異なるパーツに分けることができると理解すれば，この考え方はよりはっきりする：つまり，短期記憶と長期記憶である。短期記憶，別名作業記憶（working memory）であるが，現在処理している情報のみを扱う部分である。長期記憶は我々の知識すべてを保管している[294]。この区別はだんだんあいまいになってきているが，我々の情報処理能力を理解するのに有用なのである。

作業記憶に，我々は情報のアイテム（「チャンク」と呼ぶ）を入れ込む。このアイテムを扱い，我々はこれを理解したり，解読したりしようとする。作業記憶は一過性のものであり，その能力には制限がある。しかし，取り出す速度は速い。新しい情報のかけらは，作業記憶の中で活性化されたままで残っている。それは，注意を払っている限り作業記憶に残っており，その後，消えてなくなるのである（例：新しい電話番号）[108,115]。まだ理由はわかっていないのだが，作業記憶はほんの 5 ～ 10 個のアイテムのみを扱うことができると考えられている。この数は記憶に関する実験で何度も確かめられており，広く認められている値である[23,24]。

一方，長期記憶であるが，これは長く続き，その容量に制限はないと考えられる[294]。情報は長期記憶の中に，概念同士が関連するネットワークとして貯め込まれているようである。それをネットワークを通じて，作業記憶から活性化が伝えられ，取り出されるのだ[295]。長期記憶からの取り出しには時間がかかる。

この記憶の説明では，医師が大量の得られた情報を扱い，臨床問題を解決する素晴らしい能力を説明できない。たとえば，一連の症状を訴える患者の診断にたどり着こうとする試みがそうである。この明らかな欠点は，おそらく情報のチャンクとして定義されているもの，そして長期記憶における知識の構成方法によって説明できる[108,296]。

研究によると，ランダムな数字の一連を暗記する人は，そこに意味のあるものを関連させると，そのまま丸暗記するよりもずっと効率的に記憶できるという[108,296]。チャンクは意味をもつ特定の情報として定義される[23,24,296]。このコンセプトによれば，作業記憶と長期記憶は共生的に作用して，大量の情報を扱いながら効果的に問題解決を遂行する。これを熟練記憶（skilled memory）として知られるアプローチで行うと考えられる。熟練した記憶は，エキスパートが，意味ある情報が蓄えられた長期記憶において，巧妙な認知構造を構築するプロセスである[108,137]。情報を「チャンク」して意味ある単位に変換させ，このような認知構造を用いれば，長期記憶は，短期記憶の先に続く効率的なものとなるのだ。

このかなり難解なコンセプトが臨床領域と関係するのは，心におけるどのような作業であろうか。医学における問題解決においては，詳細な比較研究はまだなされていない。しかし，ある関係性は明らかなようである。第 1 に，我々はし

ばしば，情報をチャンクして意味のある重要な単位にまとめ上げる。患者の病状を時間経過に沿って説明したり，検査結果を特定の臓器機能に応じてグループ分けするのは，これである。さらに，医学のエキスパートは，チェスの名人のように所見の特定のパターンを認識できる。おそらくは（名人同様に）長期記憶に所見のパターンを貯め込んでおり，それは意味をもっているので，必要とあらば簡単に取り出せる[118,137]。肝機能検査や電解質のパターンはその例である。同様に，データのチャンク，そして，意味ある単位としての貯め込みならば，エキスパートである医師が，複数の患者の検査結果を非常に正確に，なんの助けもなしに思い出せる能力を説明できる。学生はメモを見ないとデータを思い出せないのだ。

スクリプトでは，論者は即座に応答しており，我々がここまで検討してきたことを例示している。論者の長期記憶について，我々はいくつかの洞察を得た。もっとも，その知識がどのような構造で貯め込まれているかはほとんどわからない。加えて，作業記憶の構造についてもあまりわからないのだが，スクリプトを解剖して，意味のあるアイテムのいくつか（ひょっとしたらほとんど）をチャンクとして取り出すことができる。論者はチャンクを活用し，ニトログリセリン過剰投与で青くなっている患者の問題を解決したのだ。最初の臨床情報を得ると，彼は以下のような意味のあるユニットを説明した。

- 急性下壁梗塞
- バルーンに伴う痛みの改善
- 薬剤に反応しない痛みの再発
- 非可逆的な心筋病変
- 冠動脈血栓

のちに，フォローアップデータを得ると，論者は以下の意味のあるユニットについて語る。

- PaO_2 は 69
- 多血に見える
- 大量ニトログリセリン
- 静脈貯留
- 正常 PaO_2 なのにチアノーゼ
- メトヘモグロビン血症

これらのチャンクのうちどのくらいを，一時の作業記憶に論者が有しているのか，我々にはわからない。しかし，その数は少ないものであろう。実際，チャンクのなかには，前につくられたものを保管したり言い換えたりするものもあるだろう[294]。たとえば，「非可逆的な心筋病変」はおそらく「急性心筋梗塞」を言い換えたものであり，「メトヘモグロビン血症」はおそらく「正常 PaO_2 なのにチアノーゼ」を言い換えたものであろう。このようなチャンクの一連について考えることがこんなに簡単なことであり，そして，どのようにチャンクが問題解決アプローチを明示しているかを知るのは興味深い。

我々は，この記憶に関する情報から臨床問題解決について学ぼうとすべきである。ここまでやった検証が示唆するのは，大事なのは何を覚えているかではなく，どのように覚えているか，ということである。どの認知構造が作業記憶を

高めるのに有用かを知るのに，さらに実験をデザインしなければならない。そして，情報を最適に構成し，意味をもつようにするにはどうしたらよいのか知る必要がある。そうすれば，我々は，エキスパートのパフォーマンスをもさらに向上できるかもしれない。

ケース 64　診断と記憶の構造：疾患多様性と心にあるモデル

内科コンサルタントが婦人科に呼ばれ，69歳女性の意識消失発作を評価するよう頼まれた。

> 意識消失発作の鑑別リストはとても長い。婦人科にかかっている患者との結びつきはわからない。この年齢で考えるとすれば1つあり，それは巨大な腹部腫瘤である。卵巣癌や巨大な子宮筋腫が下大静脈を圧迫し，起立性低血圧さらには意識消失発作を起こすというものである。あとは通常の長い意識消失発作のリストが残る。

6日前，子宮内膜癌のため子宮全摘術を受けている。その後，特に経過は問題なかった。退院予定であったが（その間，立ったり，シャワーを浴びたりできた），「急に弱ってきた」後に「目の前が真っ暗に」なり，数分間意識を失ったのだ。

> このような症状は起立性低血圧にも合致する。立ち上がり，前駆症状があり，弱り，目の前真っ暗，そして意識消失だ。このエピソードは，心拍出量が落ちたときの症状にとてもよく似ている。数分間意識を失っていた事実は重要で，通常の起立性低血圧には合わない。しかし，時間経過は時々わかりにくいものだ。けいれんの可能性は除外しておきたい。特に，誰もけいれんやその他の中枢神経系のイベントを目撃していない場合は。それから，心血管系の意識消失発作も除外したい。

血圧は80/60 mmHg，脈拍数は90/分。呼吸数は20/分。血圧は生理食塩水の点滴で上昇した。熱はない。意識を取り戻した後，診察は特に問題ない。時々期外収縮が認められるだけだ。

> 低血圧は少し心配だ。心拍数は少し上昇している。呼吸数は正常なようだ。ほかに考えるとすると，非典型的な肺塞栓があったというものだ。術後の臥床，その後の起立というわけだ。手持ちのデータでは，肺塞栓は除外できないと思う。意識消失発作の鑑別診断として肺塞栓はリストに載るが，まれである。可能性はありうるが，呼吸数も正常なのは合わない。期外収縮は診断には役に立たないだろう。

患者に呼吸苦はなく，胸痛，動悸，口周囲の異常感覚，出血，あるいはその他のけいれんを示唆する症状もない。

> 既に述べたように，けいれんは意識消失発作の原因としてはまれである。この診断をつけるのは難しく，間代けいれん発作を誰かが目撃でもしていない限り，難

渋する。通常，けいれん患者はけいれん後の症状を伴うものだ。呼吸苦も胸痛もないのは心筋梗塞や肺塞栓には合致しない。動悸がないといっても診断的にはあまり当てにならないが，口周囲の感覚異常がないのは過呼吸に合致しない。出血ももちろん可能性はあるから，ヘマトクリットは見ておきたい。ただ，突然発症の症状は噛み合わない。

既往歴のシステム・レビューでは，1年前，2〜3度のふらつきと1回の意識消失発作がある。すべて排便後のことであった。非典型的胸痛の既往があり，ジピリダモール・タリウム・スキャンは陽性であった。ただ，最近行われた心カテーテルは正常であった。軽度高血圧の既往があり，メトプロロールで治療されている。術後は皮下ヘパリン注射を投与されていたが，他の薬剤は用いていない。

過去に，起立性低血圧か迷走神経反射に合致する同様の症状がみられていた。非典型的胸痛はワークアップを受けている。ジピリダモール・タリウム・スキャンは陽性だったが，心カテーテルは正常であり，重篤な冠動脈疾患があったとは考えにくい。弁膜疾患の可能性もあるが，これについての情報はない。大動脈狭窄は確かに可能性がある。胸痛，意識消失発作，心不全がクラシックな三徴だ。思うに，心カテーテルのときに左心造影も行ったはずで，重篤な大動脈狭窄があれば，我々の知るところであっただろう。メトプロロールは確かに起立性低血圧の原因となる。ほかに原因となる薬剤は服用していない。皮下ヘパリン注射を受けていて，肺塞栓の可能性は減っているが，子宮全摘後の深部静脈血栓症に対する皮下ヘパリンに関する予防のデータを私は知らない。

検査データ：白血球は 8,900，ヘマトクリットは 30％，ナトリウムは 138 mEq/L，カリウムは 3.8 mEq/L，クロライド 103 mEq/L，HCO_3^- 25 mEq/L。BUN 11 mg/dL，クレアチニン 0.8 mg/dL，カルシウム 8.7 mg/dL。胸部レントゲン写真正常，心電図は正常洞調律でしばしば心室期外収縮（premature ventricular contraction：PVC）が認められる。前胸部に ST–T 変化があり，虚血に合致する。新しい S_1Q_3 パターンが認められる。

血液検査はほぼ正常で，ヘマトクリットがやや低いくらいだ。これは術後の状態を指しているのだろう。意識消失発作を起こすには十分ではない。胸部レントゲン写真正常はあまり役に立たない。頻繁な PVC も，特に何かを示唆するものではない。前胸部 ST–T 変化は虚血に合致するが，これも同様に非特異的だ。S_1Q_3 パターンは肺塞栓にみられる。特に，右心負荷がある場合にみられやすい。また，これが ST–T 変化の原因かもしれない。急性右心負荷のストレイン・パターンである可能性があるのだ。もちろん，肺塞栓でも認めうる。というわけで，これはやや心配な所見だ。患者に心筋梗塞がある可能性は，まだある。もっとも，心カテーテルが正常だったので，この可能性を私は先に棄却している。今も私は，心筋梗塞はたぶんないと思っている。

患者は集中治療室に転床となった。血液ガスでは，pH 7.42，PaO_2 55 mmHg，$PaCO_2$ 38 mmHg（室内空気）であった。点滴でヘパリンが開始された。緊急造影 CT がオーダーされた。

全部肺塞栓に合致する。大きな肺胞気-動脈血酸素分圧較差がある。患者がすぐにヘパリンで治療されたのは適切だと思う。

内科コンサルタントは，意識消失発作の原因がはっきりしないと感じている。彼のカルテ記録は慎重であった。そこには，「おそらく低容量が原因だろう。……起立時の静脈うっ滞と既知のヘマトクリット低下があり，これが患者の意識消失発作を説明できる。しかし，低酸素血症は説明できない。ただ，術後の無気肺と低換気があり，肥満患者が臥床しているということでこれも説明できる。さて，心電図のS$_1$Q$_3$パターンであるが，これは新規発症であり，患者には左腓腹部に圧痛がある。予防的にヘパリンが投与されているとはいえ，明らかに，患者には深部静脈血栓症(deep-vein thrombosis：DVT)のリスクがある。さらにデータを集めない限り，肺塞栓(pulmonary embolus：PE)は自信をもって除外できない。」

患者の臨床像にいささか噛み合わないところがある。意識消失発作の時間が数分間であり，この説明ができない。血圧を上げるのに輸液が必要だったので，心拍出量の相当な低下があったのだろう。新規の心電図S$_1$Q$_3$パターンが冠動脈造影が正常だった患者にあれば，肺塞栓を示唆する点には私も同意見だ。左腓腹部の圧痛はしばしば非特異的だ。しかし，これが本当に新規発症なら，やはり重要な所見だろう。子宮全摘後の予防的ヘパリンの価値について，確定的なデータはないように思う。ヘパリンがうまくいかないことは，他の骨盤部位の手術後に起きることはよく知られている。このようなセッティングで予防できなくても私は驚かない。というわけで，患者がさらに肺塞栓の精査を受けることには私も賛成だ。

内科コンサルタントは，アグレッシブな輸液，酸素投与，便秘薬を推奨し，必要に応じてヘマトクリットを27％以上に保つよう輸血するよう求めた。追加の検査も推奨した。3回連続のCK，12時間ごとの心電図，ヘマトクリット再検，24時間ホルター(Holter)心電図である。胸部造影CTにも同意した。

ワークアップはアグレッシブに，緊急に行わねばならない。ヘマトクリットは30％以上であり，出血している徴候はない。しかし，輸液の後でヘマトクリットを再検する必要があるという点には賛成だ。CKと12時間ごとの心電図には時間がかかるし，この病歴からは心筋梗塞は否定的だ。私なら，患者を心モニター下において，ホルターはやらないだろう。CTの適応はあり，すぐに行われるべきだ。肺塞栓がもつ臨床的意味は大きいのだ。

造影CTでは，多数の血流欠損が両肺に認められた。「肺塞栓の可能性は非常に高い」と読影された。患者は抗凝固療法で治療された。その後の入院経過は順調であった。

過去の手術の既往と臨床像から，CTを見た後，患者を肺塞栓として治療することには問題ないと思う。これ以上検査は必要ないだろうし，ただ抗凝固療法を維持するだけだろう。

分析

本症例のスクリプトでも，論者のそれに対する反応にも，我々は診断に対する「煮え切らなさ」を見ることができる．情報すべてが提示された後，この患者の肺塞栓の診断を疑う医師はほとんどいないだろう．急性発症の低血圧が術後6日目に起こり，肺胞気-動脈血酸素分圧較差は大きく，心電図にはS_1Q_3パターンがあり，CTははっきりと陽性である．「後ろ向きに」この診断にたどり着くのは簡単だ．しかし，前向きにはそうではなかった．なぜだろう？　一部には，肺塞栓患者の意識消失発作は珍しい症状だというのが困難の原因となっている．急性肺塞栓患者で，意識消失発作は8％でしかみられない[297]．本症例では，主訴がおかしかったために，典型像がよく知られている正しい診断に疑いの目を向けさせたのである．患者がある疾患の既知のパターンにフィットしない場合，どうしたらよいだろうか？　どのように疾患の非典型像を分類し，現存のカテゴリーにはめ込んだらよいのだろう？　そのカテゴリーは記憶にどうとどめればよいのだろうか？

　診断プロセスの未解決な問題に，どのように我々が疾患概念に関する知識を貯め込み，新患に対して，どのように貯められた情報を用いるかという点がある．新しい患者の所見と心にある疾患のモデルを比較するプロセスが，なぜ，時にものすごく難しくなるのだろうか？　疾患の数は有限である．長期記憶は無限であると考えられる．我々はすべての疾患のすべてのパターンを記憶することができるはずである．新患に対しても，それらのパターンに照らし合わせてすぐに吟味できるはずなのだ．このような難しい診断の問題を考える際に，いくつかの疑問点がわいてくる：(1) なぜ「クラシックな」ケースに遭遇することはまれなのだろう？　(2) 我々が「巨大な模倣者(great imitators)」と呼ぶ疾患(たとえば，梅毒や血管炎)の特徴はなんだろう？　(3) 急性下壁梗塞と梅毒の概念的違いはどこにあるのだろう？　急性下壁梗塞と20ドルの新札の違いはどうだろうか？　(4) ベテラン医師が「我々にはわかる」と主張するときの根拠はどこにあるのだろう？　彼らは，非典型的な患者を既知の診断カテゴリーにフィットさせ，患者は単なるアウトライヤーなのだとほのめかすのだ．(5) *New England Journal of Medicine* の臨床病理カンファレンス(clinicopathologic conferences：CPCs)に登場する論者の多くは，どうして疾患概念の教科書的記載を無視し，ある疾患カテゴリーを個別のケースと比較し，論じるのだろうか？　質問のなかには軽率に聞こえるものもあるかもしれないが，これらの質問は相互に関係しており，記憶と診断プロセスの結びつきを理解するのに重要だと我々は考える．

　だいたいにおいて，診断とは分類する作業である．新たにやってきた疾患を既知の疾患概念の1例として認識する作業なのだ．患者を分類することで，新しい疾患カテゴリーをつくり上げる必要はなくなるし，既知のカテゴリーについて既知の知識を用いることも可能になる．新しい症例を評価する物差しとして蓄えられた記憶を用い，すべての臨床徴候のバリエーションもある単一のカテゴリーにはめ込まれなければならない．そのようなバリエーションのなかには，既知のバリエーションもある．疾患促進因子，患者の症状(たとえば，肺塞栓の症状としての意識消失発作)，時間経過に応じた徴候，診察所見や検査結果，自然経過や治療への反応のバリエーションである．患者が来るたびに，我々の仕事の本質

は，患者が貯蓄された診断カテゴリー（たとえば肺塞栓）にフィットするかどうかを決めることにある。我々は，ある患者の徴候が非典型的すぎて，ある診断カテゴリーを棄却するに十分であるか，あるいは単にこれはアウトライヤーであり，あるカテゴリーの領域内に落とし込むことができるものであるかを，決めなければならない。我々の蓄えた記憶は，両者の区別を行わねばならないのである。

　新しい症例と照らし合わせるときに使う疾患モデルをどうやって蓄えているのか，我々はまだ知らない。ほかのところでも議論したが，記憶は記号から出来ていると考える者もいるし，ニューロンの結びつきから成っていると考える者もいる。どちらのコンセプトが正しいか（あるいはそれ以外のコンセプトが正しいか）はわからないが，我々は，新しい患者を分類するときに用いる，疾患カテゴリーを貯め込む方法をいくつか探すことができよう。これまで学んできたことから，何がわかるだろう？　記憶の構造についての最もよく使われるコンセプトは，医学を学ぶプロセスでは，我々は「教材的な」症例を集めて圧縮し，ある抽象的な説明にまとめ上げるというものである。その後，新しい症例はこの抽象的な説明と比較され，症例が抽象的説明に含まれることができるかどうか考える。事実，もし，医師に疾患概念を説明するよう求めたら，医師はそのような抽象的説明をつくり上げることだろう。そのような「典型的な症例」は，危険因子，臨床像，身体診察所見，検査異常，治療に対する反応のすべてを満たしているのである。

　記録した石盤の集まりのようなものとして記憶を理解する問題点は，抽象的な説明には多くの多様性があるということである（この肺塞栓の患者が例示したように）。この多様性があるために，新症例を既知の疾患の一例として分類するのに必要かつ十分な，固定された単一の状態として学ぶことは難しいのだ。このようなバリエーションは，記憶のなかでどうなっているのだろうか？　既に示されたように，広く受け入れられている意見は，疾患概念のバリエーションの可能性すべてを内包するくらい複雑な抽象モデルを記憶している，というものである。このモデルはおそらく，あるクライテリアを満たしていなければその疾患を除外できる，というルールを内包しているのだろう（もし，患者が大量蛋白尿のようなネフローゼ症候群のクライテリアすべてを満たしていなければ，ネフローゼ症候群は除外できる）。他の意見には，疾患カテゴリーのバリエーションは確率プログラムとして蓄えられている，というものである。必ずしも実際に数字で示されているわけではないだろうが，半定量的なカテゴリー分類の表現で確率を表現するのである。たとえば，「しばしば」とか「コモンだ」とか，「まれだ」のような[61]。確率的表現の問題点はある。確かにある所見がどのくらいの頻度で起きるかは表現できるが，疾患の属性がどのくらいの広がりをもっているのかを十分に説明できないのである。

　抽象的な説明であっても確率的関連でも，疾患を表現しているものを記憶するのに必要な複雑さをうまく説明できない。記憶のコンセプトにはほかにもあり，それは我々がどのように診断カテゴリーを蓄え，どのようにそのカテゴリーを新患の疾患を分類するときに用いるのかに直接関係している。この仮説を説明するのに，以前にそれとなく言及していたのだが名前を挙げていなかったコンセプトを，ここに紹介したい。それが疾患多様性（disease polymorphism）である[98]。多様性とは，疾患がもつ大量のバリエーションである。教科書では，「典型的」とか「クラシック」などと説明するが，熟練した医師は，このような教科書的記

載(それは我々が医師に疾患カテゴリーを説明してくれと頼んだときに得られる説明と同じであるが)は単純すぎることを知っている。エキスパートは典型的なケースを知っているだけでなく,非典型例や例外についても熟知している[298]。疾患多様性について長い経験をもっており,洗練されフレキシブルなカテゴリー定義を開発してきたのだ。蓄積された経験のおかげで,いろいろな疾患のかなり詳細なモデルを構築しているのだ。

　ある疾患の多様性は,教科書で説明したり,口で説明するには複雑すぎる。しかし,実際には,疾患にはかなりのバリエーションがある。ある疾患概念はおそらく,別の疾患概念よりも多様性が大きい。急性下壁梗塞は梅毒(「巨大な模倣者」)よりも多様性は小さく,新しい20ドル札(おそらくあの札とこの札を区別するのは不可能に近い)はダルメシアン犬(いろいろな大きさ,年齢,斑点のパターンがある)よりも多様性が小さく,ダルメシアン犬はヒトより多様性が小さいことは推測できよう。疾患については,多くの徴候の幅が多様性をもたらす。疾患促進因子,症状,時間経過に応じた徴候,診察所見,検査所見,自然歴,治療への反応などの多様性である。疾患多様性の明快な説明が250年前に記されている。今日ではほとんど見ない疾患である壊血病についてである。多様性の説明は実に適切であり,ここに改変なしで再掲したい。

> この疾患は長期の航海でよくみられる。我々には破滅的な疾患である。人体に及ぼす単一の,最も説明のつかない疾患である。症状は一貫せず,まちまちである。2人の患者が同じ症状をもつことはまずない。症状が一致しているときは,その症状が現れる順番が全然違っている。この疾患はしばしば,多くの異なる病気に似た徴候を示すが,そのために厳密で例外のない基準で説明することはできない。とはいえ,ある症状は他の症状よりもよくみられることがある。頻度の高い症状については,特に列挙する価値はあるだろう[299]。(訳は岩田健太郎。以下同様)

このような多様性が起こることは認識しているが,我々は疾患の多様性に対して雑ぱくな定性的な見方しかもっていない。ある疾患(梅毒,血管炎,ループス)は他の疾患より多様性が大きいことは知っているが,疾患多様性の程度を測る決まった方法はない。

　疾患多様性のコンセプトにより,先に述べたいくつかの疑問点を説明することができる。我々は「クラシックな」症例にめったに遭遇しない。それは単に,教科書的な疾患の記載は理想化されており,本に書いてある徴候だけの患者はまれだからだ。学生は臨床医学を学び出したとき,疾患は教科書どおりの記載で画一的に進行すると信じる。実際,研究によると,医学を学び始めた者は,経験ある医師なら見逃さないような正しい診断をすぐに棄却してしまうことが示されている。経験ある医師の疾患カテゴリーはよりリッチで,フレキシブルで,ある患者が単に疾患カテゴリーのアウトライヤーであり,そのカテゴリーの外にあるわけではないとすぐにわかるからなのである[77,300]。したがって我々は,経験ある医師が「我々にはわかる」と主張することがあるのを理解する。このコメントは,ある明らかに非典型的な所見は,それでもある診断に合致することを確認するものなのだ。どうして,*New England Journal of Medicine* のCPCsで,多くの論者が教科書的記載を無視してしまい,議論の対象となる疾患を個々の症例と比較するのか,という疑問への答えも明らかだ。多くの場合,熟練医であっても,ある珍しい疾患に出くわしたとき,その疾患の多様性を満たす十分な経験をもってい

ないことがある。教科書的知識に頼るよりは，個々のケースの特徴を参照し，疾患の多様な徴候の全体像をより完全に得ようとするのである[301]。すべては単純に，疾患概念の記憶メカニズムの複雑さを指しているのである。

ケース65　直感的，インスピレーション。あるいは帰納的，加算的？

60歳女性。4日間の全身倦怠感，悪心，嘔吐，右あごの腫脹のために来院した。入院時，患者はかなり混乱していた。非インスリン依存型糖尿病を30年患っており，軽度腎不全と胃不全麻痺を合併している。1か月前に入院歴があり，右尿管結石と大腸菌 (Escherichia coli) による腎盂腎炎，敗血症を治療されている。退院後も抗菌薬を飲んでいた。ほかに glipizide，メトクロプラミド，便秘薬を飲んでいる。

　いちばん大事な情報は，30年の糖尿病既往歴だ。糖尿病はたくさんの合併症に関係している。患者の右あご腫脹についてはほとんど情報がまだ得られていないが，糖尿病に関係する問題に少なくとも合致はする。もっと情報が欲しい。糖尿病患者が全身倦怠感，悪心，嘔吐で来院した場合，私は代謝系の異常を考える。次に非代謝系の合併症，たとえば尿路感染などを考える。全身倦怠感，悪心，嘔吐は非特異的で，低血糖からケトアシドーシス，敗血症までなんでもありだ。だから，血糖，電解質，BUN，クレアチニンを知りたい。
　感染症がいちばんの懸念である。その理由はいくつかある。第1に，ほんの1か月前に，患者は腎結石と大腸菌による腎盂腎炎で入院している。抗菌薬治療も受けている。尿培養で何が生えたのかはわからないし，石が流れたかどうかもわからない。だが，想像するに，石は自然に流れたか，取り除かれたかしたのだろう。この件についてはまだ情報がない。というわけで，合併症を1つ考えるとすれば，尿路感染の再発である。60歳の非インスリン依存型糖尿病患者の尿路感染および敗血症なら，全身倦怠感，悪心，嘔吐でプレゼンしても全然おかしくはない。ほかにも発熱，頻脈などの異常も起きていることが考えられよう。この辺の情報も欲しい。
　感染が懸念されるもう1つの理由は右あごの腫脹である。これがあごなのか，耳下腺なのか，顎下腺なのかはわからない。糖尿病患者では，耳下腺の合併症があるが，これが何だか今思い出せない。チェックすることが必要だ。
　服用薬についてはこれという情報が得られない。抗菌薬を飲んでいたので，何かの異常繁殖，たとえば，カンジダ (Candida) 感染は考える。その他の糖尿病合併症としての感染症も考える。

患者は肥満している。軽度呼吸苦があり，見当識は人のみで，場所と時間に関してはわからない。他者が何を言っているのかも理解できないが，従命は可能だ。体温は経口で37℃。血圧は158/72 mmHg，脈拍数は125/分で整，呼吸数は20/分，右下顎角に，6 cm 大の腫瘤があり，圧痛，波動があり，触ると熱感がある。頸動脈は対称性に減弱している。その他身体所見は正常。意識状態が悪いことを別にすれば，神経学的巣症状もない。

　さて，どうも患者には感染症があるようだ。6 cm の圧痛，波動，熱感のある腫

瘤が右下顎角にある。興味深いことに体温は正常だ。経口体温だったので正常なのかもしれない。早朝の体温も正常に出ることがある。糖尿病患者はそうでない患者と異なる。このことは覚えておかねばならない。それほど熱が出ないこともある。

　さて，頸部の腫瘤であるが，これが心配の種である。下顎の近くにある通常の疾患以外では，耳下腺管閉塞も考えたい。もっとも，それにしては腫瘤の大きさは極端に大きすぎる。口腔内に何かあるかは見ておきたい。耳下腺管に異常がないかどうか。腫瘤は耳下腺の腫脹なのかもしれないし，リンパ節や輪状咽頭膿瘍，閉塞し感染した嚢胞の可能性もある。

血算では，白血球が 13,500，分画は正常。ヘモグロビンは 9.4 g/dL，ヘマトクリットは 30％，血小板は 89,000。血清電解質では，ナトリウムが 132 mEq/L，カリウムが 5.1 mEq/L，クロライドが 98 mEq/L，HCO_3^- が 11 mEq/L。pH 7.26，$PaCO_2$ 21 mmHg である。血糖は 763 mg/dL，血清アセトンは陽性で 1：16。BUN 60 mg/dL，クレアチニン 3.4 mg/dL。尿検査：比重 1.020，蛋白 3+，糖 3+，ケトン 3+，pH 5。尿グラム染色で細菌は見えず，白血球もない。胸部レントゲン写真は正常。心電図は洞性頻脈だが他は正常。腰椎穿刺と頭部 CT は正常。血液，髄液，尿培養がとられた。

　このデータは役に立つ。糖尿病の非代謝性合併症について(つまり，右下顎に何が起きているかについて)も役に立つし，ケトアシドーシスがあることもわかる。血糖は 763 で，重炭酸は 11，アニオンギャップが上昇しており，血清アセトンは陽性である。血液の pH は上昇しており，$PaCO_2$ は低重炭酸に呼応して低くなっている。BUN とクレアチニンは上昇しており，腎前性の高窒素血症に合致している。高窒素血症は糖尿によるもので，当初は病歴から疑われ，今や尿検査で証明された。敗血症はクラシックな糖尿病性ケトアシドーシスの原因である。敗血症のコモンな原因は肺炎や尿路感染であるが，どちらが起こした敗血症でも同じ問題を起こしうる。今考えているのは，全身倦怠感，悪心，嘔吐が重症糖尿病性ケトアシドーシスの結果起きているのではないか，ということだ。問題は，何がケトアシドーシスの原因なのか，何が右あごの腫脹の原因なのか，である。余談だが，なぜ，ケトアシドーシスを伴う糖尿病患者で頭部 CT が撮られたのかはわからない。

点滴輸液，インスリン，セフタジジムにて治療された。右の腫瘤は膿瘍であることが判明した。切開排膿がなされた。膿性物質の培養からは大腸菌が検出された。抗菌薬が継続された。

　微生物が大腸菌だったのは重要だ。大腸菌は尿路感染の原因であるが，口腔内の病原体ではないし，「頭頸部」の病原体でもない。つまり，1 か月前の大腸菌感染症のときに，患者には敗血症があり，大腸菌がどこか異常な部位にくっついたのだろう。おそらくは咽頭腫瘍や輪状咽頭嚢胞などだ。大腸菌が血液培養からも生えないかどうか関心がある。これまで述べられたところでは，血液培養はとられたと思う。尿培養の結果もまだ見ていない。思うに，尿培養は陰性だろう。鏡

検で白血球も菌も見えなかったからだ。血液培養が陰性でも私は驚かない。敗血症は治療され，残されたのは膿瘍だけだったかもしれないからだ。

　これ以上どこまで精査するかは，次の24時間に患者がどうなったかによるだろう。

胆囊と腎臓の超音波は正常。腎動脈の上のレベルで，4～5 cmの大動脈瘤がみつかった。首の処置後，3日間で患者の症状は改善した。ところが，突然，低血圧が発症し（収縮期 50 mmHg），患者は急性呼吸停止に陥った。ヘモグロビンは入院時の9.4 g/dLから，5.5 g/dLに落ちた。経鼻チューブからは血液は引けない。

　最初の3～4日は，私も同じプランでケアしたことだろう。大腸菌膿瘍の感染源を探しにいくのだ。腎臓（これは以前に尿路感染があったので納得だ）と胆道が検索されている。事実，糖尿病患者の胆道疾患は，大腸菌敗血症のコモンな感染源である。

　大動脈瘤も重要だろう。もし，大腸菌が首に飛んだのなら，大動脈に飛ぶ可能性だってある。動脈瘤が小さいのなら，破裂を恐れる必要はないだろう。しかし，ここで悲惨なことが起きている。たぶん，患者はよくなっていたのだが，急に血圧が下がり，呼吸停止に陥ったのだ。精神科薬の投与しすぎの可能性もあろうが，たぶん違う。脳卒中の合併の可能性もある。

　首の腫瘤と呼吸停止を結びつけようと考えている。これはうまくいかないようだ。想像にすぎないが，頸動脈との交通が起こり，膿瘍の進展部から出血したというものである。あるいは腫瘤が気管を閉塞するなど。どちらの可能性も低いと思う。しかし，腫瘤の周りに脈を触れるかは確認すべきだろう。これについては，もっと早い時期に確認すべきだったと思う。あるいは，膿瘍の底のところで動脈が見えるかどうかは知っておいてもよかろう。最後に，もし簡単に挿管できたのなら，この病変が呼吸停止の原因である可能性はほとんどない。

　もう1つ，驚きの所見がある：たった3日で，ヘモグロビンが9.4 g/dLから5.5 g/dLに落ちている。軽度腎不全はあるが，このような重篤かつ急峻な貧血の進行は，軽度腎不全では説明できない。これは出血を示唆している。出血源には3つの可能性がある。第1に，消化管出血の可能性。第2に，大動脈瘤が破裂した。もっとも，4～5 cmの動脈瘤は通常は破裂したりはしないが。第3に，膿瘍が内頸動脈を嚙み，局所に出血したというものである。

胃内視鏡では，血塊が心臓の噴門部にみつかるが，胃にも十二指腸にも潰瘍性病変はない。腹部CTでは，動脈瘤が十二指腸の水平脚のすぐ近くにあることがわかった。

　面白い。消化管に血液がみられるが，明らかな出血源は胃や十二指腸にはみつからない。胃炎があったかどうかはわからない。多くの胃から出血する患者には胃炎がある。想像するに，特に出血を説明する病変はなかったのだろう。

　CTで動脈瘤が十二指腸の水平脚のすぐ近くにあったのは，大動脈十二指腸瘻を考えさせる。そのような穿孔があれば，先の仮説である1か月前の大腸菌敗血症，それに続く頸部の腫瘤および動脈瘤への菌の付着が説明できる。感染性動脈瘤をつくり，十二指腸に炎症が波及したのかもしれない。この診断をつけるの

は簡単ではないが，動脈造影が有用かもしれない．この時点では，大切なことは患者が適切に挿管され，もし，頸部に何もなく気道を障害するものがないのであれば，バイタルを安定させ，血圧を上げることだ．動脈造影をするか，もし，大動脈十二指腸瘻の確信が高ければ，直接手術室に連れていけばよいだろう．

手術が行われた．患者には大動脈十二指腸瘻があることが判明した．動脈瘤は切除され，検体は感染性動脈瘤に合致する所見であった．術後に急性腎不全と肺塞栓の合併があった．頸部の膿瘍が右内頸動脈に流れ込み，患者は死亡した．

分析

この臨床演習では，急性の生命に危機を及ぼす問題，つまり大動脈十二指腸瘻を扱った．入院数日で発症したのだった．論者は一般内科医であるが，最初のうち，頸部の病変，過去の尿路感染の既往，代謝の状態といった他の問題に適切に対応した．患者の血圧が下がり，大動脈瘤がみつかったとき，医師はすぐに感染性動脈瘤が十二指腸に瘻孔をつくった可能性を想起したのだった．なぜ，このような可能性を考えたのだろう？　直感的な思いつきだろうか？　インスピレーション？　あるいは順を追った帰納法によるものだろうか？　臨床所見と仮説の強固な基盤に基づくものであろうか？　これらの2つのメタ理論は，2つの極端な「認知における連続体」の両端を示している．言い換えれば，これは二重のプロセスアプローチであり，純粋な分析的アプローチから，直感まで幅のあるものなのである[2,3,302]．

この問題解決のセッションは，臨床的洞察を検討する良い機会である．アルキメデス（Archimedes）の公衆浴場での驚くべき発見は，不均等な物体の体積を計測する方法であった．小学生でも知っている有名な話だ．アルキメデスの発見と有名な一言，「ユリーカ（Eureka）」（私は発見した，の意）は，紀元前3世紀に，彼が路上でシラキュースに会ったときに発せられた言葉である．今ではこの言葉は「ひらめき」と同義に用いられており，ヒトが問題解決を行う一方法とされている．医学においても，直感や創造力は高く評価されており，他の医師が見逃すような重要な洞察力をもった特別な医師の魔術的なパフォーマンスを指しているのである．

医療はサイエンスであると同じくらいアートであるという考えは，アルキメデスの発見くらい歴史があるだろう．しかし，近年でも，ある医師のきわめて優れた能力 ── 正しい診断に至り，正しい治療を選択する能力 ── は，説明できないアートであると考える人もいる[40]．我々も臨床的ひらめきの例をいくつか挙げてきた．おそらく我々は，臨床問題のはっきりした分析により偏っているので，こういったひらめきを既知の問題解決方法の特殊なケースであると考えたい．個人の医師の特殊能力とは考えたくないのだ．我々はこのような洞察力を理解しようとすべきで，そうすれば，これを上手に使ったり教えることができると主張してきた（**ケース 2, 3**を参照）．

想定実験を用い，認知科学の専門家，ニューロサイエンスの専門家，コンピューター・サイエンスの専門家たちは，古典的な科学の発見の性格を調べてきた[111]．これらの研究について少し細かく説明したい．なぜなら，もし，ハード・サイエンス（物理学や化学）におけるきわめて重要な歴史的「洞察」のなかに，既

にわかっている問題解決のテクニックの例を示したものがあるならば，臨床的洞察が直感的で理解しえない医学のアートである，とは主張しづらくなると確信しているからである。

コンピューターを認知研究の実験室とするのは，今やよく知られた，受け入れられているテクニックである。ヒトの振る舞いについて興味深いこともここからわかる[293]。別のところで，ヒトの推論モデルとして，並列処理（parallel processing）とコネクショニズム（connectionism）について言及したい。ここで我々は，記号を処理するコンピューター・アプリケーションを検討する。振る舞いは，記号を操作することでコンピューターでシミュレーションできるので，そのようなシミュレーションは，効果的に認知をシミュレートすることにも用いることができる[36,111]。ある研究では，よく研究され，受け入れられた問題解決技術をコンピューター・プログラムに組み込み，ハード・サイエンスにおける古典的な発見ができるかどうか試してみる。コンピューター・プログラムに実験データを入力してみるのだ。研究者は，プログラムが用いる問題解決法が，科学の法則を発見するのに十分であると考えるのだ。

研究者が注目した主要な問題解決法は，ヒューリスティックと帰納法である。ヒューリスティックは既に議論したが，ショートカットであり，問題解決のステップをかなり減らしている（**ケース 57** 参照）。そして帰納法は，有限のデータから一般化を行うプロセスである。

科学者が用いる 2 つの問題解決 ── ヒューリスティックと帰納法 ── が，リスト処理コンピュータープログラムのなかにモデル化され，「生成規則」としてつくられた。この一般方式は次のとおりである：「もし（if）」（あるパターン）がみつかるか存在するとき，「そのときは(then)」（ゴールをみつける，法則を確立させる，新しい言葉を定義する），である。

この「if-then」ルールがデータを集め，記録する。データの一般性を発見する。データのなかの関係性を吟味する。関係性の価値を計算する。たとえば，このようなルールは，データの集まりが存在するかを吟味し，ある価値が増えているか減っているかを吟味し，2 つの価値が線形に関係しているかを吟味する。

一連のコンピューター・プログラムを用いて，多くの「if-then」ルールを使うのは，ヒトの問題解決者が用いるコンセプトに似ている，と考える人もいる。これを用いた研究者は，物理学的，化学的データを検証した。ある場合は，データは一定の法則を発見した科学者が手に持っていたデータと全く同一なものであった。コンピューター・プログラムに提示されたデータのほとんどは定量的であったが，単に記号だけである場合もあった。

実験結果は興味深いものになった。生データを入力されたコンピューター・プログラムは，いくつかの歴史的に重要な物理学的法則を「発見した」。たとえば，ボイル（Boyle）の法則。これは気体の圧力と容量の関係を示したものだ。あるいはオーム（Ohm）の法則。これは電流，抵抗，電圧の関係である。ガリレオ（Galileo）の重力下での加速度一定の法則。ケプラー（Kepler）の天体の運動に関する法則もあった。酸，塩基，塩の非定量的な過去の知識をコンピューター・プログラムでモデル化した場合にも，プログラムは化学合成物の抽象的分類を定義し，その分類に基づく理にかなった法則をみつけだした。したがって，プログラムはある単一の化学的発見面で適応可能であるだけでなく，いくつかのコンテク

ストのなかでも適応できたのだ：定量的な法則の発見，定性的な法則の生成，物質の構成要素の推測，構造式モデルの形成．

　このような結果が示唆するところは，科学の発見の基盤となる基本的なプロセスは直感，インスピレーション，創造力，あるいは天賦の才で説明されなくてもよい，ということである．ある科学の領域で採用されている「普通の」問題解決の1例として説明可能なのである．言い換えるならば，このような発見を説明するのに，特殊なプロセスを想起する必要はないということである．知性のある人間による，理にかなったヒューリスティックと帰納法のアプローチで十分だということである．これらの研究は，「直感」とか「インスピレーション」と呼ばれている心の現象は，脳やコンピューターによる情報処理の用語で説明できるかもしれない，と結論づけている．

　医学における熟練者の問題解決について，この実験から何を推測できようか？　第1に，医学の問題解決とここで述べた科学の発見は，似ているかもしれないしそうでないかもしれないことに留意する必要がある．実際，コンピューターの研究では，すべてのデータが得られている．言い換えるならば，データのすべてがプログラムに入力されたのであり，データの入力前に仮説が生成されることはない．医学の問題解決でも，このようなデータから得られるフォーマットがフィットすることもあろう．しかし多くの場合は，仮説からデータが得られるのである[18,19]．我々の診断能力のどの部分がインスピレーションで，どのくらいが通常の帰納法によるのかは，もちろんわかっていない．おそらくは，両者の要素が働いているだろう[5,34]．

　しかし，臨床問題解決演習の何が，この議論を駆り立てたのだろうか？　医師が瞬時の洞察（インスピレーション）により正しい診断を「発見した」のか，それとも，段階を追った帰納法のみによるのか？　スクリプトを読む限り，後者であると結論してもよいだろう．段階を追った，職人技の帰納法プロセスである．我々が信じるところによると，医師は，致死的な問題（感染性動脈瘤の十二指腸への破裂）が起きたとき，関連するデータを受け入れる準備が十分にできていた．あごの腫瘍を検討するとき，彼は感染症の可能性を指摘していた．膿瘍から大腸菌が培養されたとき，過去の尿路感染について指摘し，血流からの伝播で膿瘍が起きた可能性を指摘していた．最初に動脈瘤が発見されたとき，これにも大腸菌が「くっついていないか」検討していた．最後に，CTで動脈瘤が十二指腸のすぐそばにあることが示されたとき，彼は，感染性動脈瘤がおそらくは十二指腸に破裂したのだと結論づけたのだ．

　先の分析はしかし，ヒトの直感において情報が発展していく事実を無視している[2,3,7]．天才的な実験の数々に基づいて，ある認知科学者は，我々の知性のほとんどと問題解決能力は意識的なものではなく，ヒューリスティックに基づいていると考えた．つまり，予感，直感のようなものだ．彼らの主張によると，我々が環境下で細かい情報を認識できる能力（視覚，聴覚，触覚による手がかり．たとえば，体の位置，声のトーン，診察時の反応）は過小評価されており，「認知ヒューリスティック」が情報処理において重要な役割を占めているという．認知ヒューリスティックは，既に説明した（ケース48参照）「もし」というコンセプトの条件 – 行動ペア（生成規則）を認識することに似ている．この仮説によると，ある人物が環境から手がかりを得ると，脳に詳細が入力されるが，かなり限定

された情報に基づいて予測を立てる[6]。臨床問題解決の定量的アプローチと異なり，そのような直感的な方法はより速く，より正確ですらありうる[303]。推論はこのような形である：私は意味を知っている；私はそれに働きかける；どうして私が知っているのか，私は知らない[7]。臨床推論（クリニカル・リーズニング）のどのくらいが直感的なのか，どのくらいが明確なものなのか，どのくらいがデータの積み重ねに依存しているのかはわからない。診断的ひらめきの正確性は？

本書の症例はすべて，驚くほどの正確さと驚くほどの間違い例で満たされている。我々の臨床的直感とその価値がどう用いられるかについては，将来の研究に委ねられるのである。

ケース 66　知識と経験

44歳エンジニア。3か月続く右側腹部痛のために，彼のかかりつけ医に診てもらっている。超音波とCTで，右副腎に 11 cm の固形腫瘤がみつかった。

> この時点で，当然，この右副腎の 11 cm の腫瘤に注目したい。鑑別は副腎皮質の巨大な腫瘍であり，これが，過剰なホルモンを分泌している可能性もある。副腎髄質由来の腫瘍かもしれない。褐色細胞腫かもしれない。副腎皮質腫瘍であれば，おそらくアルドステロン産生腫瘍であろう。患者には電解質異常や水異常があり，高血圧もあるだろう。もし褐色細胞腫であるなら，やはりそれを示唆するような症状があるだろう。
>
> 　側腹部痛も腫瘤が原因になりうる。腫瘤は，その大きさと圧が周辺組織に影響を及ぼすだけで痛みの原因となる。腎臓の閉塞やその他尿路の歪みによる痛みも起こしうる。この時点では，これが悪性か良性なのかはわからない。

患者には，過去に発作性心房細動が起きたときがあったが，高血圧や内分泌疾患の家族歴はない。血漿コルチゾール濃度は正常で，24時間尿バニリルマンデル酸（VMA），メタネフリン，カテコラミンを2回にわたって測定したが，いずれも正常。患者に高血圧はなく，診察でも異常はない。

> 血漿コルチゾール正常なので，おそらくはコルチゾール産生腫瘍は除外できるだろう。同様に，正常VMA，メタネフリン，カテコラミンも褐色細胞腫を除外するだろう。副腎髄質由来の腫瘍の可能性はまだある。アルドステロンやアンドロゲン様物質を産生しているかもしれない。そのような腫瘍が高血圧なしでアルドステロンを産生している可能性は低いと思う。しかし，患者に低カリウム血症があるかどうか私はまだ知らない。
>
> 　この大きさの腫瘍が，アルドステロン産生腫瘍や褐色細胞腫である可能性はとても小さい。また，これらの腫瘍だったとして，高血圧のエピソードがみられないのも変だ。確かに，ある研究によれば，褐色細胞腫の50%は剖検で発見されているのは事実だ。しかし，このような患者の多くには高血圧があった。褐色細胞腫内に自然出血する場合もあるだろうと思う。これが側腹部痛を説明するかもしれない。が，この説明には無理があると思う。
>
> 　その他の副腎固形腫瘤の原因としては，結核やヒストプラズマ症が副腎に関

与する2つの感染症であり，どちらも通常，副腎不全の原因となる。しかし，11 cmのマス(腫瘤)の原因に，このいずれかがなるなんて聞いたことがない。なんであれ，感染性微生物がこの腫瘤を説明するとは考えづらい。ほかによくある副腎腫瘤の原因としては，転移がある。やはり，腫瘤の大きさを考えると転移も考えづらい。鑑別のリストには残るだろうが。

手術時，副腎腫瘤は肝臓と後腹膜に癒着していた。特に問題なく切除できた。病理所見で褐色細胞腫と判明した。

思うに，これは変わった褐色細胞腫のケースである。でも，少し混乱してきた。褐色細胞腫未診断の患者はほとんど，それでも血圧が高い。褐色細胞腫があり，かつ24時間蓄尿が正常のこともあるだろう。腫瘍に活動性がないか，あるいは間欠的にしか活動していない可能性もある。それにしても，褐色細胞腫患者の90～95％にはメタネフリン上昇が認められる。最近の研究では，血漿カテコラミンの感度のほうが高いそうだが。
　検査結果から考えると，たぶん，これはカテコラミン分泌腫瘍ではないのだろう。ホルモン分泌性褐色細胞腫と，過剰なカテコラミンを産生しないそれとに違いがあるのかはわからない。非分泌性のほうが悪性になりやすいのかもしれない。もっとも，この腫瘍に関する限り，悪性かどうかは遠隔転移の有無にて定義されるのだが。

術後6週間で，再び開腹術が行われた。腹腔内出血が起きたためである。しかし，出血源は明らかにならなかった。元々の標本でみられたのと同じ細胞……つまり，褐色細胞腫の特徴と考えられた細胞が，肝臓近くの血塊からとられた組織に認められた。術後精査では，播種性血管内凝固，凝固因子欠損，血小板機能異常は認められなかった。腹腔内出血は再発した。患者はタフツ・メディカルセンターに搬送となった。

我々には今や，2つの問題がある：第1に，組織からさらに褐色細胞腫細胞が認められたという事実から，最初の腫瘍は適切に切除されなかったのだ。第2に，何が出血の原因だろう？　手術部位以外からの出血を示唆する所見がないのは重要だ。血液検査では，凝固異常の証拠は得られなかった。これを除外するものではないが，患者の全体像を考えると，全身性の凝血障害は考えにくいと思う。出血は腫瘍か，あるいは血管からの出血だと思う。この時点では，元々の診断が正しいのか再検討したいし，もっと急いでやりたいのは，患者をどうやって安定させるか，再出血が起きないようにするにはどうしたらよいかを考えることだろう。

出血は続く。腹水の細胞ブロックを標本とした細胞診は，やはり褐色細胞腫に一致するものであった。術後検査結果：24時間尿 VMA 8 mg(正常上限：6)，メタネフリン 189 μg(正常値：65～300)，ノルメタネフリン 4,908 μg(正常値：120～400)。血漿ノルアドレナリンは890 pg/mL(正常値：167～515)，血漿エピネフリンは35 pg/mL(正常値：20～109)。所見は転移性褐色細胞腫によるものと考えられた。腫瘍内科医がコンサルトされ，化学療法が可能かどうか吟味してもらうことになった。

尿メタネフリンは正常範囲内だが，VMA はわずかに高く，ノルメタネフリンはとても高い。血漿検査でもノルアドレナリンは高い。ただ，エピネフリンは正常。

　このデータを解釈する前に，事実確認が必要だ。たとえば，血液のサンプルはランダムにとられたものなのか，特別なプロトコルに則って採血されたのか？血中カテコラミンを測定する際には，患者は仰臥位・暗室内にいなければならず，針は肘前静脈に 30 分前に留置しなければならないことはよく知られている。もし，このプロトコルどおりだと，腫瘍の有無について，感度と特異度に関して，より簡単にデータを解釈できる。

　患者は術後で今も出血している。そのようなプロトコルがこの状況で守られたとは考えにくい。だから，この上昇をどう解釈してよいやらわからない。しかし，ノルメタネフリンの上昇はものすごく，やはり所見は転移性褐色細胞腫に合致すると言うべきだろう。転移性褐色細胞腫が出血しやすいかどうかは私は知らない。

腫瘍内科医は現行の診断には懐疑的であった。再発する出血は褐色細胞腫ではまれで，それは他の腫瘍の特徴だからだ。元の腫瘍のスライドが得られた。クロモグラニン，ケラチン，S-100 蛋白染色は陰性。細胞質の第 VIII 因子関連抗原染色は陽性。この所見と病理組織，臨床像は血管肉腫に合致すると考えられた。

　ふぅ，これは興味深い。思うに，この症例は他者の結論や所見を受け入れるときの好例である。明らかに，この症例の多くの部分はヘンテコだった。既にコメントしたが，術前検査でカテコラミン正常であった。患者の臨床経過において，腫瘍から出血しているらしいというのも褐色細胞腫としてはおかしかった。

アウトカム：化学療法が試みられたが，反応は得られなかった。腹部への出血は続き，患者の状態は思わしくなかった。入院後 3 週間で患者は死亡した。剖検は行われなかった。

分析

　腫瘍内科医に引き継ぐ前にこの患者を診ていた主治医は，腹腔内出血が褐色細胞腫の特徴ではなく，むしろ腹部の肉腫の特徴であることを生涯忘れないだろう。褐色細胞腫の臨床徴候がないのに，主治医は病理学者の診断を正しいと思い，これ以上の確認や否定を試みなかった。論者はもう少しましにやったが，よりよい診断を提示できるほど所見に疑いは抱いていなかった。

　患者を診た腫瘍内科医は，すぐに「これは臭い」と考え，追加の組織学的検査を依頼した。そして，腫瘍が褐色細胞腫ではなく，腹部の肉腫であることが確認されたのだ。ここで，我々は診断問題解決におけるエキスパートの圧倒的な優位の例を示している。このような現象は，いくつかの正式な研究でも認められている[19,116]。本症例では，エキスパートはすぐに，受け入れられていた診断仮説（褐色細胞腫）と 1 つの臨床所見（腹部の出血）が噛み合わないことを見抜いた。実際，腫瘍内科医でなくても，作業仮説は弱いものだと認識していたのだが，他に代わりとなる仮説を得られなかったのだ。

　明らかに，エキスパートとノンエキスパートの問題解決能力の重大な違いは，知識にある。腫瘍内科医がより正確な問題解決者であったのは，単に彼がより多

くを知っていたからだと我々は考える。残念ながら，個人の医学知識と問題解決能力にどのくらい複雑な関連性があるのか，我々にはわからない。しかし，診断問題解決をコンピューターでモデル化することで，この関係をある程度理解できる。

コンピューター・サイエンスのこの領域は，「人工知能(artificial intelligence：AI)」というカテゴリーに分類される。あるコンピューター・プログラムでは，ヒトの脳から生じたようなものなら知的である，とみなされるアウトプットを出すようなプログラムである。そういうものがAIプログラムとして認識される。医学においては，多くのプロトタイプなAIプログラムが書かれ，検証されたが，実際に使われているものはほとんどない。これらのプログラムが成し遂げたことを説明するより，あるAIプログラムにおける，記憶のなかでの知識の組織化を説明しよう。ヒトの記憶の知識を表すものがそれに似ている，あるいは相似であれば，エキスパートの問題解決者の効率性や正確さをよりよく理解できるようになるだろう。

AIプログラムのなかには，知識が記号のルールとして蓄えられているものもある[304,305]。本症例に関係するようなルールの例は，「もし，患者に腹部腫瘤があり，褐色細胞腫に似ているが，高血圧もなく，血液や尿のカテコラミンも増えていない。褐色細胞腫の可能性は0.01である」といったものであろう。別のルールなら，「もし，患者に腹部腫瘤があり，それが腹部出血の原因であるならば，血管肉腫の可能性が高く，その確率は0.4である」といったものだ。このようなルールの組み合わせをコンピューター・プログラムや医師が行えば，褐色細胞腫の可能性はほとんどなく，肉腫の可能性が高いことが推測されよう。

AIコンピューター・プログラムにおいて，記号知識を表したものに「フレーム」と呼ばれるものがある[306]。フレームは，ある疾患や臨床概念で認められることが期待される，あるいは認められないことが期待される，属性の詳細な説明である。褐色細胞腫のフレームには，高血圧，VMA上昇が典型的に存在する所見として挙げられる。存在すべきでない所見に，正常血圧や腹部出血がある。それぞれの所見，それがあってもなくても，重みをもって振り分けられ，スコアを計算するのである。

診断問題を解決するとき，コンピューター・プログラムは個々の患者の特徴を集める。そして，それを疾患フレームの特徴と突き合わせる[162]。仮に褐色細胞腫，肉腫，あるいはその他の腫瘍のフレームが必要な正確なデータを含んでいた場合，そのようなプログラムが，ここで提示されたような患者の問題解決をどうするのかを想像するのはやさしい。褐色細胞腫のフレームはうまく噛み合わないだろう。たとえ，組織診断が褐色細胞腫に似ていたとしても，臨床像と検査が噛み合わない。褐色細胞腫フレームの所見の合計スコアはとても低くなるだろう。対照的に，肉腫はうまくフィットするだろう。臨床像も検査も肉腫のフレームにフィットする。スコアも高いことだろう。

AIコンピューター・プログラムと臨床推論に類似点を見いだすことは，単にヘンテコな練習というわけではない。もし，臨床問題解決におけるある理論がコンピューター・プログラムにモデル化されれば，そのプログラムのパフォーマンスが理論の妥当性を検証するものと考えられる[36]。プログラムが機能するためには，臨床知識やその知識を活用するテクニックは，完全にあいまいさのないよ

うに特定されなければならない。臨床認知理論をこのアプローチで検証しようという試みがなされてきた[36]。そのようなプログラムを書くのは簡単に聞こえるかもしれないが，臨床医学の複雑さが，ある1つの疾患の完全な表現すら困難にしている。その結果，記号表現に基づいた診断コンピューター・プログラムは，部分的にしかうまく機能していない。

他のところでも触れたが，チェスにおける知識やパターン認識の研究が，本症例でのプロセスにある理解を提供するであろう。チェスの偉大な名人と初心者が，ランダムな形で並べられたコマを見るとき，コマの位置の記憶の精度については名人も素人も大差ない。コマが本当のゲームにあるような並び方をしていた場合は，偉大な名人は素人よりもはるかに素晴らしく記憶している[118]。ここでプレゼンされた患者の臨床徴候のパターンは，すぐに腫瘍内科医には認識されたのだが，他の人では無理だったのである。

最後に，通常は信頼できる「ゴールド・スタンダード」が，主治医ではうまくいかなかった点を指摘したい。いろいろな症例を吟味してきたが，時にスタンダードに反する形をとることもある。肺スキャンには，ゴールド・スタンダードたる肺動脈造影がある。肺動脈造影には，スタンダードたる剖検肺がある。多くの場合，組織所見が最高のゴールド・スタンダードである。診断の確認のために，我々は病理解釈におおいに依存している。本症例では，ゴールド・スタンダードに曇りがあった。この患者のゴールド・スタンダードはルーチンの病理ではなく，より特異的な組織検査であった。ルーチンの組織検査に不適切に頼ってしまうと，非典型的な臨床像を隠してしまい，間違った作業診断仮説にすがりついてしまう。しかし，この腫瘍内科医は，「愚か者のゴールド」にはだまされなかった。臨床所見と組織標本の矛盾に気づき，本当の診断にたどり着くまで精査を続けたのである。

22 臨床問題解決を学ぶ

ケース 67　事例から臨床推論を学ぶ

48歳男性。2日間の頭痛と首が硬くなったことで来院。軽度の咽頭痛，ドライマウス，39℃の発熱と悪寒もある。錯乱，悪心，嘔吐，意識変容はない。同性愛者ではなく，経静脈的薬物乱用もない。最近の旅行，頭部外傷，結核，あるいは結核への曝露もない。

> 発熱，頭痛，項部硬直があり，まずは中枢神経系の感染症，特に髄膜炎の可能性を考える。まずは診察をし，すぐに腰椎穿刺をしたい。救急室では，私は眼底を見ることにしている。静脈の拍動があるかどうか確認したい。もし，乳頭浮腫がなければ，腰椎穿刺をするだろう。患者には中枢神経系の感染症があると思っている。もし，細菌性髄膜炎なら，これはまさに内科的緊急事態だ。軽度の咽頭痛はいろいろな病原体を想起させる。特に髄膜炎菌(meningococcus)や肺炎球菌(pneumococcus)だ。これらは，成人の急性細菌性髄膜炎の最多の原因だ。咽頭痛が，中枢神経症状が出る前の髄膜炎菌疾患の症状だったりすることもある。たくさんの陰性症状と病歴から，後天性免疫不全症候群(acquired immuno-deficiency syndrome：AIDS)に関連した日和見感染の可能性は下がる。これが結核性髄膜炎だとは思わない。もしそうなら，こんなに急には発症しない。脳炎もらしくない。意識状態が正常だからだ。私なら，もう少し病歴をとり，バイタルが正常なことを確認した後，腰椎穿刺を準備するだろう。もし，乳頭浮腫がなければ，私は腰椎穿刺の前に頭部CTを撮らないだろう。頭蓋内圧亢進の懸念があれば，腰椎穿刺の際に脳ヘルニアのリスクにさらしてしまう。その場合はCTは行われるべきである。しかし，そのことでエンピリックな抗菌薬開始を遅らせてはならない。

身体所見：血圧は120/70 mmHgで起立性変化なし。体温は39.5℃。頭部，目，耳，鼻，咽頭の診察は問題なし。乳頭浮腫はみられない。パラパラと痛みを伴わないリンパ節を首と腋窩に触れる。項部硬直がある。肺，心臓，腹部所見は正常。神経学的には，見当識は保たれている。脳神経は正常。筋力，深部腱反射は正常。

> リンパ節腫脹は重要かもしれない。もし，リンパ節が0.5 cmかそこらなら，びまん性リンパ節腫脹なのかもしれない。その場合は，可能性のある病原体リストが変わる。どのみち腰椎穿刺は必要だが。

最初の検査データ：白血球は4,300で，多核球が71%，リンパ球が22%，単球が7%。非典型リンパ球が見える。ヘモグロビンは12.8 g/dL，ヘマトクリットは38.2%。平均赤血球容積(MCV)は85。血清電解質，BUN，クレアチニンは正常。血清グルコースは

68 mg/dl，カルシウムは 8.8 mg/dL，リンは 3.7 mg/dL，マグネシウムは 2.1 mg/dL。肝機能はほぼ正常だが，LDH は 467 IU/L と高値。総蛋白は 7.4 g/dL，血清アルブミンは 3.6 g/dL。国際標準化比（INR）と部分トロンボプラスチン時間（PTT）は正常。胸部レントゲン写真は正常。

　　　　胸部レントゲン写真が正常なのは有用な情報だ。肺炎球菌による髄膜炎では，肺浸潤・肺炎はよくみられる。そこから血流感染を起こすのだ。血算には問題がある。白血球はそれほど高くない。リンパ球も適正量だ。だいたい 1,000 くらいはある。AIDS の心配は小さくなる。塗抹での非典型リンパ球と咽頭痛なら，当然，伝染性単核球症とエプスタイン–バーウイルス（Epstein–Barr virus：EBV）感染を考える。したがって，ウイルスによる無菌性髄膜炎の可能性が鑑別リストに挙がる。血清グルコースは低め正常。髄液の糖を解釈するのに重要になる。
　　　　慢性感染症はあるだろうか？　何か慢性の炎症を見ているのでは？　ヘモグロビンが 12.8 というのは，男性にしては少し低い。これも慢性疾患を示唆している。肝機能と凝固検査は正常だ。白血球は重症の敗血症を示唆しているのかもしれないが，そんな情報はない。ウイルス性感染を示唆しているのかもしれないが，少しヒト免疫不全ウイルス（human immunodeficiency virus：HIV）感染も想起される。病歴が確かだと信じてよいなら，リスクは低そうだから，HIV 検査はしないだろう。

腰椎穿刺の結果は以下のとおり：白血球 187/mL で，多核球が 19％，リンパ球が 65％，単球が 7％，赤血球が 111/mL。糖が 40 mg/dL，蛋白 42 mg/dL。抗酸菌染色，グラム染色，細菌抗原検査はすべて陰性。血液培養，尿培養も陰性。咽頭培養は陰性。RPR は 1：1 で陽性。FTA は陰性。

　　　　髄液細胞は上昇しており，白血球は 187 もある。異常値である。髄液の糖は 40 で，これは血清の 68 の 3 分の 2 以下である。クリプトコッカス抗原については情報がない。抗酸菌染色が陰性でもそこで安心してはならない。結核についてはツベルクリン反応（ツ反）をやっておきたい。もっとも，もし患者に免疫抑制があれば，ツ反は結核菌（*Mycobacterium tuberculosis*）感染があっても陰性かもしれない。胸部レントゲン写真は正常だが，結核性髄膜炎はこのようなときでも存在しうる。さらに，HIV 感染があれば，結核が肺外に発症することはよくあることで，特にリンパ系に発症しやすい。急性発症であること以外，結核であってはならない理由はない。ウイルス性髄膜炎は除外診断であり，見逃しのないよう注意する必要がある。クリプトコッカス（*Cryptococcus*）も心配だ。リストの上ではなく下のほうとはいえ，AIDS も心配する。私なら，まずクリプトコッカスを精査し，もし陽性なら HIV 検査をする。
　　　　患者に細菌性髄膜炎がないのは安心材料だ。その場合はすぐに治療せねばならない。髄液のグラム染色は重要な検査である。40 代に発症するような細菌性髄膜炎では〔リステリア（*Listeria*）のような通常ではない菌も含むが〕，塗抹で細菌をみつけることも可能かもしれない。髄液に細胞を見る前に細菌をみつけることだってある。特に肺炎球菌はそうで，早期には，たくさんの菌の増殖があるのに炎症は中等度だったりする。髄膜炎菌も探す。ヘモフィルス（*Haemophilus*）は，

この年齢ではまれな病原体である。他の細菌の可能性も，免疫抑制がなく，頭部外傷もなければ，可能性は低くなる。慢性髄膜炎が今や心配である。除外診断はウイルス性髄膜炎である。ツ反とクリプトコッカス抗原検査が次にやるべきことだ。

輸液で患者は少し改善し，ウイルス性髄膜炎だろうということで帰宅となった。しかし，数時間後に症状増悪のために再来院した。体温は 38℃ に下がっていた。頭痛と首の硬さは続く。医師は，患者がぼんやりしてきて集中できなくなってきているのに気がつく。検査は特に変化なしだが，わずかに低ナトリウム血症がみられる。胸部レントゲン写真再検は正常。頭部 CT でも正常な脳実質。ミッドライン・シフトは認められない。右上顎洞に腫瘤を認める。腰椎穿刺を再検すると，軽度リンパ球増多を認める。蛋白は 215 mg/dL，糖は 28 mg/dL である。抗酸菌染色，グラム染色，細菌抗原検査は陰性。

> おそらく，抗利尿ホルモン不適合分泌症候群(syndrome of inappropriate anti-diuretic hormone secretion：SIADH)があるのだろう。中枢神経疾患があれば起こることがある。この症候群と中枢神経系の感染症の絡みで言うならば，テキサス州ダラスにおけるウマ脳炎流行時によくみられた。患者の 60% に，少なくとも一過性の SIADH が認められたのである。結核性髄膜炎も SIADH を起こすことで知られている。
> 　胸部レントゲン写真は正常のままだ。頭部 CT も行われたのは適切だったと思う。右上顎洞に腫瘤が認められている。髄液から考えて，私は結核性髄膜炎がいちばん心配だ。しかし，上顎洞の腫瘤は何だろうか？　これが重要な問題である。

セフトリアキソンとバンコマイシンが始められた。上顎洞はドレナージ手術が行われ，培養ではナフシリン感受性のある黄色ブドウ球菌(*Staphylococcus aureus*)が検出された。低ナトリウム血症は水制限にてコントロールされた。ツ反は陰性だった。HIV 検査は酵素免疫測定法(ELISA)とウエスタンブロットで陽性。HIV ウイルス価と CD4 値はペンディングである。

> 抗菌薬の組み合わせは十分に広域だ。黄色ブドウ球菌が上顎洞にあることがわかったが，抗ブドウ球菌抗菌薬が必要になるかもしれない。傍髄膜なフォーカスで，副鼻腔炎がある可能性もある。頭痛と発熱が説明できる。HIV 検査陽性はウエスタンブロットで確認された。これは真陽性なのだろう。これを本当の所見として治療すべきだと思う。患者は同性愛者であることも経静脈的薬物乱用も否定していたのを思い出している。輸血歴があったかどうか覚えていない。たぶんなかったのだろう。病歴の一部を割り引いて考えるか，異性間で HIV 感染があったかどうかを考えなければならない。HIV 陽性を考えると，中枢神経を感染する微生物が何かが心配になる。通常の治療でよくなるような微生物だろうか？

その後 24 時間で，患者に尿失禁がみられるようになった。頭部 CT を繰り返すが，水頭症も腫瘤性病変も認めない。右上顎洞に副鼻腔炎を示す所見はない。患者は集中治療室に転床となった。イソニアチド，リファンピシン，エタンブトール，ピラジナミド，ピリド

キシン，デキサメサゾンの治療が開始された。腰椎穿刺を繰り返すと，圧が上がっている。リンパ球増多が認められる。蛋白も増えている。糖は下がっている。抗酸菌染色，グラム染色，細菌抗原，クリプトコッカス抗原はすべて陰性。

この時点で，何を見逃しているのだろうか？　細菌性髄膜炎を3回の腰椎穿刺で見逃すことはないだろう。真菌性髄膜炎はどうだろうか？　既に重要なクリプトコッカスについては精査した。クリプトコッカス抗原は感度が高く，これは陰性だ。
　単純ヘルペス脳炎と髄膜刺激徴候の合併はどうだろう。通常は巣症状を示し，それは側頭葉に多い。この患者には，そのような病変は認められない。今となっては，患者には脳髄膜炎(meningoencephalitis)があるように思う。尿失禁がよくわからない。水頭症もなく，脳浮腫の所見もなかったという。ほかに治療できる感染症を私は思いつかない。
　私なら，画像所見なしにトキソプラズマ症は治療しないだろう。ただ，脳のガドリニウム造影MRIは必要だと思う。原発性HIV感染が本症例のように中枢神経症状を起こす可能性はあるが，たぶん違う。

さらに24時間後，患者はどんどん錯乱を深めていく。頭部MRIでは，右前頭葉に脱髄所見が認められる。ちょうどシルビウス裂の隣である。患者の血清ナトリウムは119 mEq/Lに落ち，これは水制限で126 mEq/Lまで上昇している。

我々が見ているのが結核性髄膜炎ではなく，むしろ，HIV脳髄膜炎なのではないかと心配になってきた。私の知る限り，これに対する効果的な治療はない。抗結核薬はしかし続けたい。もう一度，病歴を取り直したい。患者の家族や友人の所に行くのは，こんなときは簡単ではないが，患者のB型肝炎については知っておきたい。これが，経静脈的薬物乱用とフリーセックスのマーカーだからだ。なぜ，患者にHIV感染があるのかその原因を知りたい。診断も予後もはっきりしないのだから，脳生検が行われるべきであろう。

入院5日目，全身強直間代けいれんが発症した。神経学的診察では，両側の間代性けいれんとバビンスキー(Babinski)反射陽性が認められた。頭部CTを繰り返すと，造影効果のない低密度領域が，左尾状核頭部と左内包前脚に認められた(以前の2回の検査にはなかった所見だ)。側脳室，第三脳室は拡大している。

トキソプラズマ症の特徴的な病変は造影効果をもつ。中枢神経の結核腫も同様だ。造影効果をもたない病変だと，非血管性腫瘍，梗塞などいろいろあるが，手持ちのデータだけでは，完全なリストはつくれない。

入院6日目，閉塞性水頭症のため，頭蓋内ボルト留置術が施行された。ガンシクロビルがエンピリックに追加された。ヘルペス脳炎とサイトメガロウイルス脳炎をカバーするためである。髄液検査の結果は変化なし。患者の安定は得られず，脳生検が行われた。

脳生検を検討される患者は，しばしば長いこと元気に見えるのだが，急に「あま

りに不安定」になってしまう。抗ウイルス薬について異を唱えることはできないだろう。しかし，これが患者の予後に影響を与えるとは思えない。検査所見はウイルス感染を示唆し続けており，悪性疾患が髄膜炎を起こしている可能性もある。治療についてはこれ以上の提案はない。

入院7日後，患者は強い痛み刺激に反応を示すのみである。無呼吸がみられるようになり，人工呼吸管理となった。患者の状態は悪化し続け，入院9日目に死亡した。剖検では，脳に広範な結核病変が認められた。培養も，結核菌(*Mycobacterium tuberculosis*)陽性であった。与えられていたすべての抗結核薬に感受性があった。

　　ここでわかるのは，感染症を治療するのに免疫力は大事だということである。適切な治療薬も治癒に至らしめなかったのだ。

分析

臨床推論(クリニカル・リーズニング)を教える価値に異を唱える人はほとんどいないだろう。どうすれば正しくて，どうするのが間違っているのかを教えるのである。しかし，優れた医師・教師ですら，その技術を活かせないことがある。大きな阻害要素があるためである。第1に，臨床認知の包括的な理論はまだ存在しない(実際，ヒトの認知そのものの包括的な理論だって，まだつくられていない)。ただ，細かい部分的な理論があるだけだ。第2に，臨床推論プロセスはとても複雑で，そのプロセスを1つひとつ順番に分析したり，完全に描写することは困難である。では，どうすればよいのだろう？　教科書を読むのは，必要とされる臨床認知技術を発達させるためのほんの初期のステップにすぎない。事実，学習プロセスの大部分は，認知技術を実践しながら見直していくことによる。こういった説明は特に驚きではない。運転免許取得試験に受かるために自動車運転を習ったときを思い出してみれば，運転を本当に学ぶのは，試験にパスした後のことだということがわかるだろう。

　もし，我々が学生に何か暗記させるものももたず，レクチャーから授けることもできないとき，どうやったら，学生は認知スキルを磨いていけばよいのだろう？　この作業を行うときに，医学教育は普通の大学教育とほとんど同じである。我々はそのようなスキルの見直しを実例から教える。幾何学や微積分学では，我々は次々と問題を解き，問題解決の一般化に「ヒットする」。医学においては，我々はたくさんの症例の「ワークアップ」を行い，そのプロセスが自然に行えるようになるのである。

　実例から学ぶ際の最大の問題は，その実例自身にある。実例は，症例のタイプから選択することもある(消化管出血，急性虫垂炎，肝腎症候群)，しかし，認知プロセス(良いものも悪いものも)を目的として，症例を選択することはほとんどない。その結果，臨床認知の教育は最もパワフルなツール(症例)を用いているのだが，しばしば不完全で，よくても穴だらけである。たぶん，この方面については，その価値ある教育手順にあまり注意を払っていないのである。おそらく，他の教育原則の代わりに，この教育ツールを慎重に吟味する時期が来たのではなかろうか。

　たとえば，本症例の診断プロセス理解における価値はどこにあるのだろう？

論者は，熟練した感染症専門家であった。彼女の推論プロセスははっきりしていたように見える。仮説を中枢神経系の感染症に狭めた後，この臨床像をつくる原因微生物の名前を挙げ出した。分析を通じて，たくさんの異なる感染症の名前が挙げられたが，正しい診断については，なんと最低6回は口にしたのである。これが彼女の作業記憶にとどまり続け，むしろ強まっていたことを示している。これだけでなく，彼女はまた化膿性髄膜炎（これは総括的な仮説で，そこに多くの疾患が含まれる）と慢性髄膜炎を考えた。スクリプトでは，この領域のスペシャリストによる典型的な診断アプローチが示されている。そしてこれこそが，学生が真似ることを学び始めてよいものなのだ。

医学のこういった側面を学ぶには，どうするのがいちばんよいのだろう？ 学ぶ能力とは，ヒトの属性のなかで最も基本的なものである。定型的な学び方や直接指導からの学習では，学習者サイドの推論はほとんど必要ない。一方，アナロジーや実例から学ぶ場合，そしてそれが活発に，意図的に行われた場合，ここには，かなりの推論を必要とするのである[21,307]。実例から学ぶことは，帰納的学習のある1つの形にすぎない。理にかなった一般的な説明，概念，仮説を生成し，それが有用な予測方法となるのだ[308,309]。

最良の学習経験を提供するために，症例は場当たり的につくってはならない。もし，場当たり的だと，包括的な概念や仮説が生成されるという保証がなくなってしまう。むしろ，教育者はなされなければならない推論の実例に十分になるような症例を選択しなければならない。つまり，それは，推論によって適切で関連している原則を導き出せるよう，十分な広範さをもっていなければならないのである。

医学の認知側面については，症例は受け入れられ，検証され，優れた問題解決戦略の実例とならなければならない。しかし，そのようなポジティブな実例ばかりでは，十分に教育的とは言えない。学生はそのような例からの推論コンセプトについて，簡単に過度な一般化を行うかもしれないからだ。そのような過度の一般化を避けるため，教員はネガティブな例も提供しなければならない。つまり，間違った臨床推論の実例である。そのようなカウンター症例は，教えたい概念に地平線を描くのに役に立つ。実際，もっと役に立つカウンター症例が帰納的過度の一般化を避けるためにあり，それは「ニアミス」症例である。そう主張する人もいるくらいである。つまり，ネガティブな症例なのだけれど，ポジティブな症例とほんの少しだけ違っている例である[309,310]。

理論から実践に移ろう。本書で解説される症例はすべて医学の問題である。各症例に教訓が仕込んである。我々は，このような実例から教える以上の臨床問題解決教育のアプローチはないと信じている。教育は本書のような，出版された例に限る必要はない。スモール・グループのセッションでもよいし，グランド・ラウンドでもよかろう。最大1,000人の医師を対象としたデモンストレーションも可能である[1]。

本書の症例では，臨床問題解決プロセスのいろいろな側面を説明できる実例を選択することができた。多くの症例は「ポジティブな」例であり（**ケース 4, 34, 40** を参照），多くはネガティブな，カウンター症例であった（**ケース 27, 58** を参照）。実際，いくつかの症例はニアミスであった（**ケース 11, 17, 44** を参照）。これらの症例から，学生は帰納法を使って推論できる。多くの問題解決原則を学ぶ

ことができる。原則がはっきりしないとき，エディターのコメントとして，ある光を照らすよう心がけてきた。この症例のシリーズが，臨床問題解決のコンセプトすべてを網羅するものだと豪語する気は毛頭ない。ただ，読者が医師として必要な認知コンセプトの多くを獲得できるよう求めているのである。

ケース 68　豚の耳からシルクのハンドバッグをつくる[*1]

55歳の医師が10年来のかかりつけ医に聞く。心電図ストレス・テストを受けるべきかどうか。

> これは「健康維持過敏症」のケアの1例だ。もし，私が彼の主治医なら，症状がなければノーというだろう。エビデンスは蓄積されており，無症状な人物に冠動脈疾患のためのストレス・テストを行っても，コスト効果はない。事前確率の低い人では，偽陽性が多くなり，この場合，検査のコストは早期発見の利益をはるかに上回る。加えて，無症状な早期の状態に介入をかけたとしても，冠動脈疾患の自然歴を変えることは，仮にあったとしてごくわずかしかない。一般的には，もし，早期に疾患が発見されても，その時点では介入が違いを生み出さないのだ。というわけで，症状がないのなら，検査はお勧めしない。もちろん，彼に本当に症状がないかどうかというのは大切なポイントだ。長期にフォローされている患者が突然検査を受けたいと言う。症状はないと言う。この場合は疑いの目をもたねばならない。症状がないかどうか積極的に探しに行くべきだ。患者を不安にしている，かつてなかった何かがあるかもしれない。
>
> 　患者自身が狭心症があるかもしれないと考え，しかしそれを否定していないかどうか，はっきりさせる必要がある。もしかしたら，彼は検査の結果を見てから，何か心配すべきことがあるかを確認し，それから主治医に相談したいのかもしれない。父親が55歳で心筋梗塞で死亡しており，それが心配なのかもしれない。だとしたら，それこそが話し合うトピックである。しかし，そのような情報が得られたとしても，検査が正当化されるとは限らない。

患者には胸痛もなく，呼吸苦もない。週に自転車で40 km（25マイル）移動しており，ウォーキングもしている。最近旅行に行っており，そこで数マイルのジョギングを海岸沿いで行っても，全然しんどくなかった。長らく高血圧を患っており，それはエナラプリルで見事にコントロールされている。

> 彼には症状はなく，実にフィジカル的にアクティブであることは十分わかった。私の思いは強まるばかりだ。スクリーニングのストレス・テストは，少なくとも今は必要ない。

訳者コメント

[*1]──タイトルは，安物を高価なものに換えるという意味。"Making a silk purse out of a sow's ear." は，日本語にはぴったりフィットすることわざがないが，海老で鯛を釣る（海老鯛）あたりが，やや近いか。。

10年前，軽度僧帽弁逸脱と心房性期外収縮の評価が行われた。心電図ストレス・テストが行われ，それは陰性であった。

> 繰り返すが，この患者にストレス・テストをすることはむしろ心配である。たぶん，非特異的な所見や偽陽性が出る可能性が高いのだ。特に，僧帽弁逸脱があると起こりやすい。過去の検査が陰性だったのは安心だ。もちろんそれは，今患者に冠動脈疾患がないことを証明するものではない。その後，じわじわ病気が進行してきた可能性はある。ただ，これまでの病歴で，もともとあった私の見積もりには変わりはない。冠動脈疾患のリスクは低く，ストレス・テストは今は必要ない。私がそう言ったというのが患者に安心を提供するのなら，そうお伝えしたいくらいだ。

10年前，患者にはひどい肥満があり，減量を勧められていた。そのとき以来，以下の検査結果が出ていた〔体重を除くすべての値は mg/dL。体重は kg（ポンド）〕。

今から何年前か	コレステロール	中性脂肪	HDL	LDL	体重
10	267	168	39	173	
3	266	309		178	
2	287	293	37	191	79(174)
1	235	290	31	146	
現在	231	290	31	146	83(182)

この間，服用していたのは降圧薬だけである。

> 患者の体重は増えている。HDLコレステロールは減少している。中性脂肪は増加している。総コレステロール値はだいたい230だ。患者にカウンセリングが必要なことは明白だ。患者は心配している。彼が心配なのには正当な理由がある。しかし，ストレス・テストをするくらいなら，食事指導を強調したほうがよい。患者は運動している。もっと運動が必要かもしれない。明らかに，体重とコレステロールのために食事の問題は解決せねばなるまい。

家族歴：父親は50歳で狭心症になったが，89歳まで生きていた。母方と父方も，叔父は心筋梗塞になっている。兄は51歳のとき，冠動脈バイパス術を狭心症に対して受けている。

> ということは，患者には心配する理由があったのだ。彼は医師であり，気づいていたこともあったのだろう。家族に冠動脈疾患があり，それは50代にみられている。患者は55歳である。繰り返すが，ストレス・テストをここでがんばって行うのではなく，この情報を用いて，患者がライフスタイルを変え，行動変容をもたらすインセンティブを提供したい。それが彼の長期アウトカムを変えるいちばんのチャンスなのだ。

プライマリケア医はどうしていいのかわからない。症状が全くないことから，彼は検査を勧めたくはない。リスクファクターだけの場合の検査の意義は何だろうか。もし，検査が陽性なら，どうしたらよいだろう。文献上の検査のデータは，ほとんど胸痛患者から得られたものである。もし，検査が陰性であれば，検査を繰り返す義務があるだろうか，と彼は考える。

> さて，ここに私が当初から示してきた問題すべてが述べられている。そして，なぜ私がストレス・テストをするのを効果的な戦略だと考えないのかも。もちろん，時に自分が標準的な戦略を特定の患者には勧めないこともあろう。そのことは認識しておかねばならない。私がこの患者をよく知っているとしよう。その場合，私なら，まずこの患者と長い時間をとって対話する。検査をするすべての意味を説明する。その後で，もしかしたら私が普段しないような選択をとることもある。かつて私が普段しないような検査を進んで行ったことがある。なぜかというと，ある特定の患者のマネジメントには効果的な戦略だと考えたからだ。しかし，そのような患者とは，まず長い時間をかけて話をする。私なら，患者にもっと運動するよう促し，生活習慣改善のインセンティブを与える。

プライマリケア医は患者を循環器内科医に紹介した。

> さて，誰に相談したらよいだろう！　我々は自分の施設において，アグレッシブで侵襲的な循環器内科医も，保守的で予防医学的アプローチをとる循環器内科医も知っている。紹介そのものが，自己目的の達成を示唆するのだ。少なくとも，もし紹介するのなら，両手を上げて，「決めたのは私以外の誰か」と言うことはできる。

核医学的ストレス・テストが行われた。下壁の欠損と部分的再還流が認められた。同時に行った心電図では，対応するリードに Q 波は認められなかった。アイソトープの取り込みは肺にもみられ，左心機能不全が示唆された。

> さて，求めたものの結果がこれだ。これでハッピーになれるだろうか？　患者は標準的なストレス・テストよりも感度も特異度も高い核医学的ストレス・テストを受けた。もし，患者のベースラインの心電図が完全に正常なら，受けるべきストレス・テストは，ただの心電図ストレス・テストであるべきだと主張するだろう。患者には僧帽弁逸脱があることは既に伝えられた。そのため，ベースラインに再分極異常があるかもしれない。その場合は（値段が高いとはいえ）もっと感度・特異度が高い検査を選択するのも一法だろう。
> 　さて，この検査結果を受けて，冠動脈疾患の可能性はおそらく 90 〜 95％ といったところだろう。少なくとも，灌流異常を見る限り，おそらくは 1 枝病変にとどまっているだろう。下壁はしばしば解釈の難しい領域だ。心尖部は特に難しい。動きに伴う変化のために，心尖部の核スキャンの解釈が難しくなってしまうのだ。肺の取り込み増加は，より広範な冠動脈疾患と重篤な左室機能不全を示唆する。心筋梗塞後の患者では少なくとも，これがパワフルな予後予測因子である。将来の 3 枝病変をよく予測するからである。灌流異常の程度と，肺取り込

みの増加に食い違いがある。どちらに重きをおくか，ここで決めねばならない。このような所見の解釈には，個人的なバイアスがある程度入ってしまう。アグレッシブなタイプなら，所見を組み合わせて，「ここに 55 歳の男性がいて，複数のリスクファクターをもっている。肺取り込みを伴うストレス・テスト陽性患者だ。広範な冠動脈疾患があるに違いない。心カテーテルをやるべきだ」と言うことができよう。あるいは，もし，より保守的なタイプなら，問題を異なるやり方でフレームするだろう。「ここに無症状の 55 歳の男性がいる。部分的な灌流異常がある。冠動脈疾患の可能性はあるが，もしあっても，それは部分的なものだ。患者は無症状であり，保存的な治療で十分だろう」。私なら後者を選択する。患者は無症状であり，灌流異常は部分的なものだ。彼にはおそらく冠動脈疾患はあるだろうが，それはおそらく部分的なものだ。食事指導，生活習慣改善，内服治療が必要なのだ。

冠動脈造影では，以下の狭窄が認められた：左主幹部 75％，近位前下行枝（LAD）75％，中部 LAD 40％，左回旋枝 80％，近位右冠動脈（RCA）75％，遠位 RCA 80％。

患者はアグレッシブな循環器内科医のほうに行ったようだ。ここで，3 枝病変があることが示された。疾患の範囲が広いことには驚いている。明らかに，肺の取り込み増加が核医学的検査で認められたのには意味があったのだ。広範な冠動脈疾患のある患者では，スキャンは疾患の重篤度を過小評価することがある。灌流の比較に検査が依存しているためである。後から考えると，スキャンは冠動脈の程度を過小評価していた。それは，心筋が均等に低灌流状態になっていたからだ。肺取り込みの増加は，確かに冠動脈疾患の程度を示すマーカーだったのだ。

本症例は臨床医学の乱雑さを示すものだ。この経験から何を学んだらよいだろうか？　教訓の 1 つとしてこういうのはどうだろう：「誰に病気があるのかはわからない。全員ストレス・テストをし，心カテ（心カテーテル）をし，もっと心臓外科手術をしたほうがよい」。この患者から得られるメッセージがそうだとは私は考えたくない。

ここに，無症状な患者がいる。偶然，重篤な命にかかわる冠動脈疾患がみつかった。左主幹部疾患や 3 枝病変の患者に症状があれば，手術が生命予後を改善させることを我々は知っている。しかし，この結果が，無症状な患者にも当てはまるのかはわからない。にもかかわらず，有症状患者の生存率改善データは素晴らしいものであり，私のような保守的な循環器内科医であっても，この患者には手術を勧めるであろう。バイパス手術が余命を延ばすと考えられるからだ。

心カテーテルの 3 日後，患者は 5 つの冠動脈バイパスグラフトを受けた。内胸動脈が遠位回旋枝と左前下行枝にグラフトされた。静脈グラフトが右冠動脈，鈍縁枝，対角枝に使われた。術後経過は良好で，術後 4 日，患者は退院した。

この患者も主治医もラッキーだった。この症例に限定して言えば，ストレス・テストも心カテーテルもよいアウトカムを出したのだ。しかし，これを意思決定プロセスの妥当性を吟味する方法として用いるのは危険である。結果を知った後にも，やはり私は，似たような患者に対しては概して，保存的なアプローチをとる

のが正しいと思う。同じような家族歴，同じような検査所見をもつ似たような患者集団がいたとして，予期せぬ左主幹部の疾患があるのはほんの一握りにすぎない。しかし，この患者から得られた経験が教えるのは，すべての患者に適用できる固定的なルールをつくるのは実に難しい，ということである。

分析

臨床問題解決プロセスは多様な側面をもっている。論者の発言で，我々が既にカバーしていない問題はほとんどない。たぶん全くない。我々にはもうなじみ深い項目とすれば，検査結果の解釈，治療アプローチの効果，意思決定への患者の参加，スタディー被験者と正確にはフィットしない患者への現存するスタディーのデータの応用，時に生じる意思決定上のアウトカムと選択の食い違いである。本症例が特別なのは，臨床問題解決を教えるときに生じるコントロバーシー（論議）である。本症例を教育方法のツールの1つとして称賛する人もいたが，強く批判的な者もいる。批判者の主張はシンプルである。この症例は間違ったメッセージを広報している。無症状の患者にストレス・テストをするのは適切であり，この患者の検査のアプローチに注目する学生も医師も，他の患者に同様のアプローチをするようになる，というのだ。このレッスンの最終的にもたらすものは，過剰で不適切な検査である。もたらされる害は益よりも大きい。特にこの症例をプレゼンした唯一の目的は，この批判そのものを真剣に吟味しなければならない，その点を教えることである。

　別の症例（ケース67参照）では，実例から臨床推論教育を行う価値を指摘した。それを強調するのは以下の理由であった。臨床問題解決の包括的な理論はまだなく，推論のすべての要素を教えるのは難しい。しかし，多くの側面はよく理解されているので，特別な事例を用いて臨床推論を教育するのも，1つのやり方として今日用いてもよいのである。我々はほかにも3つの点を指摘した：(1) 臨床推論教育に特殊な例を用いるとき，事例は注意深く選択されねばならない。すべてのケースが特別な推論戦略の模範となるとは限らないからだ。(2) 実例を選ぶときは，最良の推論だけでなく，良くなかった推論やわずかな間違いだけが問題だった「ニアミス」も選ぶべきだ。そのようなカウンター症例が，過度の一般化や間違った考えに制限をかける。(3) (実例を用いて)例示することから推論を教えるのは，我々が臨床医学におけるあれこれの事物を教えるのと違わない。むしろ単にその延長線上にあるだけだ。(黄疸とか急性腎不全などの)一連の症例を選択し，学生に「ワークアップ」させ，その臨床概念に慣れ親しませるのである。他の事例では（ケース64参照），我々はこの教育アプローチのもう1つの根拠を議論した。つまり，記憶への情報貯蓄の性質である。推論コンセプトの記憶は，たくさんのコンセプトのごった返したものから成り，単一のモデル(単一の一般概念)から成っていない。事物の記憶における研究ではそう考えられているし，臨床推論でもそうではなかろうか（ケース64参照）[311]。そのとき，たくさんの事例（良いものも悪いものも）を用いてコンセプトを提示すること，多くの視点からコンセプトを提示することは，学習者にとって有益であるはずだ。

　ある特定の患者の主治医が下す意思決定が最良なのか，いまいちなのかを決定する前に，この1例によって得られたコンセプトを吟味してみよう。コンセプトは論者によって得られたものである。**表22.1**は，論者によって示されたコン

セプトの多くを短く説明したものである．どこでその問題が検討されたのか，情報の「チャンク」を参照することによってわかるようになっている．チャンクはコンセプトの議論に先だって提示されている．各コンセプトは異なるもので，全体像は臨床問題解決の原則を大きな重要なグループとして包括している．そして，全部で少なくとも 14 の項目が検討されている．既に議論したように，この患者をプレゼンすることの「欠点」（間違ったメッセージを教えるのではないか）を考慮すると，表に並んだ利益はネガティブな側面を凌駕するほど十分に大きなものだろうか？　明らかに，これは個々の判断による．我々は，利益はリスクを大きく上回ると信じた．でなければ，この症例を提示しなかっただろう．これに同意しない人もいるだろう．

　最後に，我々は「かかし（straw man）[*2]」を出してしまった可能性を認めなければならない．この症例は不適切な患者マネジメントの 1 例だ，と宣言した．本症例のタイトルがほのめかすように，我々は症例を劣った（少なくとも議論の余地のある，あるいは論争の種になる）プラクティスとして扱った．これを教材としたのである．しかし，この患者の診療は間違っていただろうか？　もちろ

表 22.1　情報のチャンクに呼応する問題解決コンセプトの例

チャンク	コンセプト
1	冠動脈疾患でのストレス・テストにおけるコスト効果
1	疾患事前確率が低いときの偽陽性の可能性が高いこと
1	無症状患者の冠動脈バイパスグラフト手術の効果
1	患者の病歴についていつ疑いを抱くか
3	何度も繰り返される検査の解釈
4, 5, 7	医師による保存的アプローチ vs アグレッシブなアプローチ
6	個々の患者においてよくあるプラクティスから逸脱すること
6	患者とリスクについて情報を共有する重要性
8	ある検査と別の検査における感度と特異度の比較
8	陽性検査結果の事後確率
8	疾患の重症度を予測する検査結果
8	臨床データを積み上げたときの解釈の代替案
9	確立された臨床データをアンカーポイントとし，ある重大な部分においてデータとは異なる臨床像をもつ患者に用いること
10	アウトカムが良かったからといって，意思決定が最良であることは確約しない

訳者コメント

[*2]—ここでの「かかし」はおそらくは，だめな症例の主治医として意図的に提示した，というくらいの意味であろうか．道化役？

ん，論者はもっと保存的なアプローチを望み，運動，食事，減量を勧めたであろう。しかし，論者ですら，臨床医学は乱雑だ（messy）と認めている。時に，一般法則を破り，個々の患者に応用することが正しいこともある。確かに，検査するという決断はぎりぎりのところだろう。しかし，循環器内科医は，検査が必要だと強く考えたのだ。我々の論者は，患者が「突然検査を受けたいと言う。症状はないと言う。この場合は疑いの目をもたねばならない」と警告している。論者は何か引っかかるものを感じていたのだ。患者が医師であることを論者は無視していない。医師やその他の医療者は，素人よりも情報を十分にもった者であり，特に注意しなければならないだろう。彼らが検査について懸念を表明しているときは，何か臨床情報が隠されていないか考えなければならない。意識的であれ，無意識であれ，である。患者の主治医たる循環器内科医は，本当に「全部の話」が得られたのか疑問に思った。その疑問が，患者を検査閾値以上に押し上げたのである[59]。この決断のおかげで，おそらく患者の余命は延びたはずである。だめな医療か？　良い医療か？　読者にその判断を委ねたい。本症例は良い教材か？　我々はそう考えている。

ケース69　ケース・ディスカッションをよくする

臨床医学の教育者は，症例の注意深い選択の重要性を理解している。事前に生理学，病態生理学を教えるための予習の重要性もわかっている。臨床問題解決を教えるときの症例の準備についても，同じく思慮深く，エネルギーを費やすべきであろう。かつてグランド・ラウンドは，そのような教育セッションの舞台であったが，今やそうではない。ここ数年，多くの病院は患者主体のグランド・ラウンドをやめてしまった[312]。時に患者の病歴が議論の中心なのだが，しばしば生きた患者はプレゼンされない。患者の代わりに，新しいリサーチ・アプローチや疾患概念，新しい治療，新しい診断技術に関係ないレクチャーに置き換えられていることも多い。どうしてこうなってしまったのか，いろいろな理由が考えられる：入院期間の短縮，患者のプライバシーへの配慮，即興的なケース・ディスカッションを医師が快く感じないこと，研修医が症例をプレゼンする機会の減少。「詰め込み」トークは簡単で，単一の患者についてだけに注目した詳細な議論の準備には，恐ろしく時間がかかる。惰性的に流れる，ストラクチャーのないディスカッションにも，辟易しているのだ。にもかかわらず，個々の患者の議論に特化したカンファレンスは今も生き残っている。それは，もっと親しみやすいセッティングで少人数で行われる。内科モーニング・レポート・カンファレンスは，そのようなディスカッションのプロトタイプである。多くの施設では，そのようなカンファレンスがおおむねグランド・ラウンドに取って代わっている。そのようなカンファレンスは臨床医学の基本（病理学，疾患のメカニズム，病態生理，投薬量）を教えるのにも理想的だし，臨床推論を教えるのにも適している。そのためには，症例の選択とその流れは非常に重要だ。アメリカで広く採用されているアプローチは，以下のような特徴をもっている。

- ある1つの症例の臨床と認知面に特化した議論
- 患者の問題を注意深く選択し，準備してからプレゼンする

- 前向きにプレゼンする
- 参加者は即興で問題解決を行う。「まとめられた」議論は最後までとっておく
- 聴衆(参加者)も積極的に参加する

そのようなフォーマットは完全にストラクチャーのないものだ。プレゼンに選ばれた患者はわざと聴衆の多くは知らない患者である。時間経過に従って，情報は少しずつ出される。論者には，事前になんの情報も与えられていない。参加者は，データを解釈するとき「思ったことを口に出す」よう促される。質問は奨励されるが，質問の意図がはっきりしないときは，そのとき，どうしてそんな質問をしたのか説明してもらう。そして，新しい情報が得られたときは，そのデータは今ある診断戦略を用いて解釈するよう求められる。参加者は全員(症例について詳細を知る者は除く)，積極的に発言するよう促される。意見を言い，質問をし，解釈に疑義を唱え，病態生理についてコメントし，患者のアウトカムを予測する。

診断と治療の問題解決のすべての要素(問題解決に必要な知識も含め)は，このようにしてセッション内で展開される。うまくセッションが行われれば，参加者は特にプレッシャーを感じることもなく，愉しい雰囲気とユーモアのなかで会は進んでいく。

症例を選択するうえで最も大切なのは，症例が教える教訓である。その提示と解決が，医学知識や診断推論，治療意思決定の何か特別なものを説明するとき，その症例は選択されるべきだ。これらの「模範例」は教条的ではいけない。「クラシックなケース」に似ていることだけに基づいてはいけないのだ。問題解決のある特別な側面を示す事例の場合に，選択されるべきだ[298]。たとえば，ヘマクロマトーシスの症例は，有病率に基づいて選択されるべきではない。医師が診断を思いつくやり方が興味深かったり，治療のリスクや利益について決める方法が特別だったりするときに選択されるべきなのだ。まれな疾患のプレゼンで，特に教訓のないもの(たとえば，野兎病による髄膜炎)はつまらなくなりがちだ。まれだというだけで，ありがちなプレゼンをしても，そこには臨床推論についての重要な教訓を欠いてしまいがちだ。

本書はたくさんの模範例を提供している。**表22.2**では，それらの症例と，示したかった問題解決のゴールをまとめている。ゴールは必ずしも，正式なカテゴリーの1つに当てはめなくてもよい。深刻なアウトカムが間一髪で避けられたという理由で症例を選択してよいし(**ケース16**参照)，所見がびっくりする，予期せぬものだったりするからでもよい(**ケース67**参照)。最も平凡な症例でも，エキサイティングな議論ができる。問題の特殊な側面に光を当てればよいのだ。

症例選択の主な批判には，真理性(veridicality)がある。すべての症例は本物でなければならない。すべての関連した臨床情報が含まれなければならない。重要なデータをわざと隠したり(心外膜炎患者のクラシックな心電図所見や，横紋筋融解症患者の急上昇したクレアチンキナーゼ)すると，演習を診断当てゲームにしてしまう。事実，医学におけるリアルワールドは，無駄な目くらまし的データ(真っ赤なニシン，薫製のニシン)に満ちている。ゴールは参加者をだますことではなく，毎日のリアルな帰納と推測のプロセスが，臨床問題を解決するパワフルな例を提供することにある。自然のハードルを正しく解釈し，そして乗り越える能力こそが，教育演習において我々が伝えたいことなのである。

表 22.2 模範例と関連した問題解決の獲得したいゴール

ゴール	ケース	ゴール	ケース
診断の問題			
診断仮説の生成	45	仮説吟味における生理学的推論	32, 34, 36
新しい仮説を生み出す 1 つあるいは複数の手がかり	1, 11, 63	病歴の偽陽性という手がかり	17
ある疾患の臨床的特徴のバリエーション	13, 64	繰り返す診断の不確かさ	9, 41
事前確率がデータの解釈に与える影響	21, 26, 29	複数の仮説の区別	18, 38
臨床データとしての検査結果	14	矛盾するデータの解釈	40
認知ミス			
間違った仮説生成	5, 55	すぐ取り出せるヒューリスティックが原因のミス	57
間違ったコンテクストの形成	7, 9	間違った因果推論が原因のミス	58
事前確率と条件つき確率の間違った解釈	27	格言を当てはめるときの間違い	16
単一の手がかりの重要性を認識し損なう	39, 54	間違った仮説の検証(未熟な結論)	43, 52, 56, 66
典型ヒューリスティックが原因のミス	23		
検査の問題			
まれな疾患のスクリーニング	22	治療効果が検査の決定に影響すること	25
検査,治療閾値のコンセプト	24, 45	間違った検査結果の解釈	20, 27, 36, 51
治療の問題			
2 つの治療における,直近的,そして長期的なリスクのトレードオフ	46	外科的治療 vs 内科的治療のリスク・利益のトレードオフ	44, 50
QOL と緊急の死のリスクのトレードオフ	47		

　ほかにも,うまくいくフォーマットはあり,それはアメリカ内科学会(American College of Physicians)の年次会合において 20 年以上行われ,実にうまくいってきた方法である.本書におけるほとんどの症例の特徴でもあるが,症例はチャンクの形をとり,時間的な流れに沿ってデータが提示される.あるセッションでは,最初のほうで得られるのは検査データだけということもあるが(**ケース 2, 14, 34** 参照),しばしばプレゼンは患者の年齢,性別,人種,主訴だけを書い

たスライドの提示から始まる．順番に情報を流していくプレゼンでは，矛盾を説明したり，診断を発見したり，検査や治療のオプションを吟味するときのリアルなミステリーやドラマに特に注意しなければならない．このような形でプレゼンを準備すると興味をひき，期待をかきたて，参加者が自らジレンマを解消しようと積極的になる．このようなケースの構築が，医師の基本的なモチベーションを高めるのである．つまり，知的なチャレンジである．

　可能ならば，このような形でプレゼンされる場合，ほとんど意識下の手がかりを提供したほうがよい．その手がかりが医師に，誰も考えつかなかったような仮説を生成させる．なぜ，医師がもしかしたら危険な検査を避けてきたのか，という理由．難しい決定のときに，複数の治療のリスクと利益を見積もる方法も提供される．我々の症例は時に，伝統的な方法で構成されていた．主訴，現病歴，システム・レビュー，家族歴，社会歴，身体診察，検査の数々という順番である．このようなアプローチでの構成でドラマは起こらないこともしばしばである．もっと重要なことに，時間的な流れに沿ってデータが提示されず，問題解決の重要な側面が失われている．

　「CPC（臨床病理カンファレンス：clinicopathologic conference）」は価値ある教育方法であるが，臨床推論を教えるのには理想的ではない．典型的な臨床病理カンファレンスでは，すべての患者データは既に提示されている．すべて（あるいはほとんどすべて）の所見を検討した後に，問題解決が始まる．臨床問題解決の教育において，CPC的なやり方にはいくつかの欠点がある．第1に，あと知恵バイアスは参加者の問題解決の実践に強い影響を及ぼす．どの検査と治療が選択され，どの検査が陽性でどれが陰性か知るだけで，主治医の考え方についての大きな手がかりを与えてしまう．第2に，すべてのデータが手に入ってしまうと，そのようなデータを手に入れる理由を議論できなくなる．加えて，CPCの論者は常に，「シマウマ」を探している．しばしば，よくある疾患の有病率を考慮に入れないのだ[313]．

　最後に，教材の順番は臨床的にロジカルでなければならない．エキスパートの医師が，アルコール依存患者やAIDS患者の新規神経症状に，すぐに頭部CTをオーダーしたとき，CTの結果が出る前に，たくさんの教材を差し入れる必要はない．若いアジア人男性が筋力低下で来院し，優秀な医師が血清カリウムと甲状腺機能を検査したとき，データを順番に示すのが適切だろう．ロジカルな順序を追わない診断（治療）プロセスは議論を停滞させることがある．

　このフォーマットにおいて，ファシリテーターを置くのもいいアイディアだ．参加者が推論方法をうまく説明できないとき，所見をうまく説明できないとき，ファシリテーターがスライドを飛ばしてもっと情報を開示することもできる．また，ファシリテーターは袋小路に陥らないように気を配ったり，ピントの外れた議論を避けるよう配慮する．ファシリテーターはまた，データの解釈に突っ込みを入れたり，疑問を呈したりして議論を活発にすることもできる．わざと関係ないコメントに優しく釘を刺すこともできる（たとえば，どんなときでもアミロイドーシスを鑑別に挙げる参加者）．

　うまくやれば，こういう問題解決セッションは情報に富み，エキサイティングで，楽しいものになる．診断と治療を理にかなったものにする明らかな提示．間違った推論の例示．知識の交換．こういうカンファレンスの参加者の数や，終

わった後のコメントを聞く限り，こうした演習は人気がある。しかし，教育的なイノベーションの価値はきわめて評価しにくい。ヒトが知識を得たり問題解決能力をこのような鍛練から得る，という我々の仮説を強固にするデータを，我々はもっていない。さらに，このフォーマットで知識や技術（問題解決）を学ぶというエビデンスも，我々はもっていない。優れた教育者のなかには，このアプローチを教育というよりもショービジネスっぽいと難じる者もいる。そうかもしれないが，「80％の成功とは魅せること」なのであり〔ウディ・アレン（Woody Allen）〕，聴衆の反応が我々に，この方法を推奨させるのである。評価のメカニズムがないからといって，過去のカリキュラム改革を押しとどめることはなかった。押しとどめるべきではない，と我々は信じる[1]。この教育アプローチの利益について，我々は慎重にではあるが，主張したいのである。この新しいフォーマットでは，ケースの選択と構成が提言される。出版されたタイプの症例，その構成がある。議論を進めるファシリテーターがいる。診断と治療の基盤となる認知研究のフレームワークがある。

　試してみよ。きっと好きになる。

用語集

Adequacy　妥当性：診断仮説の十分さ。適切な診断仮説は，検討中のすべての部分的な仮説を網羅し，患者の所見（正常も異常も）をすべて説明できる。

Ambiguity　あいまいさ：確率アセスメントのときの不確かさの程度。確率アセスメントのときの確信の程度。Second-order probability（2列目の確率。確率の確率）。

Anchoring heuristic/Anchoring point　アンカリング・ヒューリスティック/アンカリング・ポイント：出発点となる初期値。直観的に可能性を評価する方法。

Artificial intelligence　人工知能，AI：コンピューター・サイエンスの一分野で，コンピューターにヒトと同様の思考作業を行わせるようなプログラミングを作成し，ヒトと同様の知能を実現させることを目的とする。人工知能の主たるテーマは，知識の構造化，探索の戦略，思考プロセスの順番調整，そして学習である。

Availability heuristic　すぐ取り出せるヒューリスティック，利用可能性ヒューリスティック：思い出しやすい経験，驚いた経験，印象に残った経験など，想起しやすい事柄や事項に基づいて，あるアウトカムの「確からしさ」を見積もる認識方法。

Bayes' rule/Bayes' theorem/Bayesian analysis　ベイズのルール/ベイズの定理/ベイズ分析：いろいろな情報の条件つき確率に関するデータを用いて，事前確率からある状態（疾患，病態，症候群）の事後確率を計算するための代数式。

Bayesian revision　ベイズの見直し，ベイズのルールによる診断仮説の見直し：ベイズのルールを用いて，診断仮説を見直したり修正したりするプロセス。

Bias　バイアス：推論のどのステージにおいても，真の値から系統的に外れた結果を生み出してしまう（推論の）プロセス。

Case-based reasoning　ケースに基づく推論，症例ベース推論，事例ベース推論：以前の（症例の）似たような状況を思い出し，その結果を現在の問題に当てはめる問題解決法。個人の経験が決断を下す基盤となる。

Case building　症例の組み立て：集めた臨床データをもとに，診断仮説を見直したり修正したりするプロセス。**Hypothesis refinement**（仮説の見直し）参照。

Catchall hypothesis　キャッチ・オール仮説，包括的仮説：密に関連しているが，まだ名づけられていない診断仮説のグループ。

Categorical reasoning　カテゴリー推論：ある情報源から得られた知識の集まりをあいまいさのないルールにしたもの。**Rule-based reasoning**（ルールに基づく推論），**Deterministic reasoning**（決定論的推論）参照。

Causal model　因果（関係）モデル：刺激とそれに対する反応から成る一連の事象の連鎖（から形成するモデル）。生理学においてよく応用される。

Causal reasoning　因果推論：起こった事象の間に原因と結果という関係を仮定して，推論，判断し，結論を出すこと。原因とは，それが存在するとアウトカムの起き方に決定的な違いが生じる事象である。

Chunk　チャンク：情報の配置，あるいは塊。典型的には意味のある塊としてまとめられている。

Close call　五分五分：そのままの意。**Toss-up**（五分五分）参照。

Cognition　認知：認識する，または，知るプロセスのこと。

Cognitive science　認知科学：人の心を情報処理システムだとみなし，心がどのように情報を受け取り，保存し，保存した情報を引き出し，変形し，伝達するかを研究する分野。

Coherency　一貫性：一貫した診断とは，患者の所見，リスクファクター，合併症が，病態生理学的にも因果（原因論）的にも診断仮説に合致しているものである。

Compiled knowledge　まとめられた知識：既に統合され，まとめ上げられた知識。（方法論としての）手続きにコンセンサスのとれたルール。

Condition-action pairs　条件と行動のペア：生成規則における用語で，ある事象と，その事

象により引き起こされる結果の両者を定義する。**Production rules**（生成規則）参照。

Conditional probability 条件つき確率：疾患をもつことがわかっている患者である所見がみられる確率。

Confirmation strategy 確認戦略：診断仮説を吟味する過程において用いられる方策で，診断仮説の「確からしさ」を高めるようなデータを集める戦略。

Connectionism コネクショニズム，統合説：脳の解剖学的構造に基づいたシステムにより，情報処理（情報の取り込み，保存，取り出し）を説明するモデル理論。このモデルでは，単一の処理ユニットが，刺激と抑制の両者を並列に行うことで情報処理をする（脳の場合，ニューロンがこのユニットに当たる）。このモデルでは，ヒトの脳では，概念や考えは複数の分散したユニットの活動パターンにより表現されていると解釈する。

Context コンテクスト：問題を認知面から表現した概念。枠組み（フレーム）をつくる，もしくは問題を制限することによって問題解決を図る。医学領域においては，典型的には，疾患概念や症候群といった診断カテゴリーがこれに当たる。

Data-driven strategy データから始まる戦略，データ駆動型戦略：問題解決アプローチの1つ。データを収集して，それをもとに仮説を生成する戦略（ボトムアップ処理とも呼ばれる）。

Decision analysis 決断分析：不確定な状況で最良の意思決定にたどり着くための原則を定量的に定式化した方法論。方法はきちんと決められた形でアプローチされる。問題は要素に分割され，典型的にはデシジョン・ツリー（決断樹）で表される。デシジョン・ツリーでは，イベントはそれが起こる確率で示され，アウトカムの価値も数字で表現される。

Decision theory 意思決定理論：決断分析の基礎をなす原理や論理（確率理論や効用理論）の集まり。

Decision tree デシジョン・ツリー，決断樹：意思決定にまつわる問題の論理的，時間的関係を図に示したもの。関連するすべての選択肢とそのアウトカムを図示して，選択肢によってもたらされるアウトカムの期待値を計算し，分析する。

Descriptive approach 記述的アプローチ：臨床推論の研究方法の1つ。この方法では，実際に問題解決を行う個人（医師）を用いた実験的研究によって，臨床的問題解決に関する理論を作成する。

Deterministic reasoning 決定論的推論：臨床的問題についての推論。既に情報収集され，ルールの形をなしているもの。**Compiled knowledge**（まとめられた知識），**Rule-based reasoning**（ルールに基づく推論）参照。

Diagnosis 診断：疾患について，その性質や状況の検討を繰り返しながら，推定的に決定するプロセス。

Diagnostic hypothesis 診断仮説：患者の臨床像の原因を説明できる，病態，症候群のリスト。

Diagnostic uncertainty 診断のあいまいさ，診断の不確実性：鑑別診断の確定ができていないこと。診断エントロピー（diagnostic entropy）とも呼ぶ。

Diagnostic verification 診断の検証，診断の確認：診断プロセスの最終段階。ある診断仮説が十分妥当であり，（侵襲的あるいはリスキーな）検査に進むか，治療の決定，予後の判断を行ってよいと認めること。

Differential diagnosis 鑑別診断：まだ否定されていない，競合する診断仮説。

Discrimination strategy 識別戦略：診断仮説の見直しのプロセスで用いられる戦略の1つ。2つ以上の競合する診断仮説を区別するために情報を集めたり，検査を用いる。

Domain expert ドメイン・エキスパート：ある特定の分野や思想において，特殊な技術や知識をもった人物。専門家。

Elimination strategy 消去法戦略：仮説の見直しのプロセスで用いられる戦略の1つ。なさそうな診断仮説の「らしさ（可能性）」をより減らし否定できるような情報を集める。

Exemplar 特例：ある特殊な事象や例。

Expected utility 期待効用：正式な決断分析から得られた価値づけされたアウトカムの平均値。

Expert 専門家，エキスパート，熟練者：ある特定の領域における特殊な技術や知識をもった人。

False-negative (result) 偽陰性：疾患がある患者で検査結果が陰性になること。

False-positive (result) 偽陽性：疾患がない患者で検査結果が陽性になること。

Falsification 反証：診断仮説の見直しや確認をするプロセスで起こる現象。患者から得られ

たある情報が，今考えている診断仮説に明らかに合わないことがわかり，その診断仮説が否定され，他の競合する診断仮説の可能性が高くなること。
- **Frame　フレーム**，枠：ある実体を記述するときに，事実を叙述し，処理を手続きするリストの形にしたもの。ある疾患のフレームは階層構造をもち，そのフレームは，その疾患の実体を定義するに必要かつ十分な所見，疾患の原因となる因子，疾患の合併症，他の疾患と区別するアプローチ，期待される所見の相対的重要性をスコア化するメカニズムなどから成る。
- **Framework　フレームワーク**：コンテクストの一種。問題解決に利用する思考の枠組み。
- **Generate–and–test strategy　やってみて検証する戦略**，生成テスト戦略：問題解決の方法の1つ。気ままにある行動を選択して，その方向性がはっきりするまで進めてから，初めて問題の状況を再評価する。「弱い」問題解決法に分類されるやり方。
- **Goal–directed strategy　ゴール中心の戦略**，目標指向戦略：**Top–down processing**（トップダウン処理）参照。
- **Gold standard　ゴールド・スタンダード**：比較的反論の余地のない基準。その所見が存在することで，ある疾患が存在することが認識され，受け入れられるエビデンスから成る。
- **Heuristic　ヒューリスティック**：経験則（rule of thumb）。ショートカット。データの推測に用いられ，たぶんそうだろうという直感に基づいた判断。**Representative heuristic**（典型ヒューリスティック），**Availability heuristic**（すぐ取り出せるヒューリスティック）参照。
- **Hypothesis　仮説**：ある特定の事実が起こっていることを説明するための考え，解釈。
- **Hypothesis confirmation strategy　仮説確認戦略**：**Confirmation strategy**（確認戦略）参照。
- **Hypothesis elimination strategy　仮説消去戦略**：**Elimination strategy**（消去法戦略）参照。
- **Hypothesis generation　仮説生成**：診断仮説を想起したり導入すること。トリガーすること（Triggering）。
- **Hypothesis modification/hypothesis refinement　仮説の修正／仮説の見直し**：収集された臨床データに基づいて，診断仮説を見直すこと。**Case building**（症例の組み立て）参照。
- **Hypothesis revision　仮説の見直し**：**Hypothesis modification**（仮説の修正）参照。
- **Hypothesis verification　仮説の検証**，仮説の確認：**Diagnostic verification**（診断の検証）参照。
- **Inductive reasoning　帰納的推論**：推論プロセスの1つ。不確かさに直面したとき，個人の知識を拡大するようなやり方で推論する。
- **Inference　推論**：推論プロセスの1つで，ある考えへの確信が別の考えへの確信に影響を与えること。
- **Instance script　事例スクリプト**，事例記述：ある特定のイベントや現象についての情報を記述したもの。医学領域では，ある患者個人についての情報のこと。
- **Instantiate　事例を挙げて説明する**：例示する。特定の事例を挙げる。
- **Learning　学習**：知識を増やしたり，技能を向上させるようなプロセスのこと。
- **Long–term memory　長期記憶**：意識のすぐ取り出せるところになかった分単位から年単位の過去の情報が，意識上に取り戻されること。現在進行している思考プロセスがその情報を必要とする場合に起こる（要するに，昔の記憶を思い出すこと）。記憶容量は大きく，相対的には永続的な記憶だが，アクセスするのに時間がかかる。
- **Markov process　マルコフ・プロセス**：決断分析で用いられる手法の1つ。ある時点からイベントが起こるまでの時間間隔が一定しないような状況をモデル化して，複数の選択肢から，どの選択を行うのがよいかを分析する。患者はいろいろな健康状態のうちの1つにあり，ある健康状態からある一定の確率（遷移確率）で別の健康状態に移動すると仮定する。すべての実現可能性のあるアウトカムの期待効用を計算することで，最良の選択肢を決定する。
- **Means–end analysis　手段目的分析**：問題解決法の1つ。この方法では，オペレータ（手段）を選択し，問題の解決（目的）に至る。オペレータは，現在の状態と理想とされる目的（ゴール）との違いを減らすように選択する。「弱い」問題解決法に分類される。
- **Monte Carlo simulation　モンテカルロ・シミュレーション**：感受性分析の方法の1つ。決断分析の従属変数（確率や効用）をランダムに変化させてシミュレーションを何度も行うことにより，統計的に解答を求める。
- **Normative models　規範的モデル**：物事を理想的に遂行するにはどうしたらよいかを述べた

処方箋。

Ockham's razor　オッカムのかみそり：思考倹約の法則。患者の所見を説明できる最も単純な診断仮説。

Parallel distributed processing　並列分散処理：中央処理ユニットのコントロール下に一括して処理するのではなく，同時に複数の分散されたユニットで情報処理を行うやり方。ユニットとは，脳ではニューロンであり，コンピューターでは，マイクロプロセッサーである。**Connectionism**（コネクショニズム）参照。

Parsimonious　節約的，倹約的：経済的。可能な限り簡単な説明の仕方。

Physical symbol system hypothesis　物理記号システム仮説：精神活動や知性が記号（物，イベント，物同士の関係，イベント同士の関係）で説明でき，記号は情報処理システムによって操作することができるという考え方。

Polymorphism　ポリモルフィズム，多態性，多相性，多様性：観察できる特徴がいろいろであるという自然概念。

Posterior probability/Posttest probability　事後確率／検査後確率：検査結果が出た後に，ある疾患が存在する可能性がどのくらい「確からしい」かを表した確率。

Premature closure　未熟な結論，早期閉鎖：十分確認される前に診断を受け入れてしまうこと。

Prescriptive approach　規範的アプローチ：確率理論や効用理論に基づき，診断や治療へ規範的にアプローチすること。ベイズ分析や決断分析がその例である。

Prevalence　有病率，有病割合：対象となる集団のなかで，ある時点で疾患が存在する割合。

Prior probability/Pretest probability　事前確率／検査前確率：臨床情報（検査結果）を得る前に，ある疾患が存在することがどのくらい「確からしい」かを見積もった確率。

Probabilistic model　確率モデル：臨床データを変数間の確率的関係という形で示したモデル，考え方。

Probability distribution　確率分布：可能性のある診断仮説すべてに，それぞれの起こりうる確率を割り当てたもの。

Problem space　問題空間：主体が作業を行う環境を示したもの。その環境下で異なる問題や，その問題に使える行動の制限が考慮される。精神活動における一種の迷宮と言ってもよく，ヒトは問題解決を模索するとき，そこをさまようのである。

Production rules　生成規則，プロダクション・ルール：「if-then」形式の知識の集合。if 部分の言説はある意味のある前提条件（if 文）を示す。then 部分の言説は何かの行動／アクション（then 文）を示し，if 条件が満たされると必ず行われる。

Productions　プロダクション：生成規則の言説。

Protocol analysis　プロトコル分析：Transcript analysis（会話分析）参照。

Random search　ランダム・サーチ，ランダム探索：偶然だけに頼って（問題解決法を）発見しようとする戦略。

Reasoning　推論：事実や前提から推定，判断，結論をなすこと。

Regret　後悔：臨床意思決定おけるバイアスの1つ。意思決定者（通常は医師）が患者のアウトカムが悪くなるとを恐れて意思決定に影響を受けること。

Representative heuristic　典型ヒューリスティック，代表性ヒューリスティック：（疾患の）アウトカムの「確からしさ」を他のよくわかっている（疾患の）アウトカムによく似ていることを根拠に見積もること。

Retrospective bias　あと知恵バイアス：「答えがわかった後」の理由づけ。アウトカムがわかった後にプロセスを考慮したり批判したりすること。

Rule–based reasoning　ルールに基づく推論，ルールベース推論：まとめられた情報に基づく推論方法。カテゴリー推論や決定論的推論はルールベース推論の例である。

Rules of procedure　手順のルール：Deterministic reasoning（決定論的推論），Compiled knowledge（まとめられた知識）参照。

Script　スクリプト：まとめられた知識の構造。普通のイベント，よくあるイベントについての一般的な情報が，そこでは取り入れられている。医学においては，「スクリプト」は，ある特定の疾患の経過についての情報を含むことがある。

Search strategies　探索戦略：問題解決法を探す方法。

Sensitivity　感度：疾患をもつ人の集団のなかで検査が陽性になる人の割合。

Sensitivity analysis　感受性分析：意思決定を行

うときの問題構造やデータ（確率や効用）を変化させて，決断分析の結論が変化かどうかを吟味する決断分析のプロセスの1つ。決断分析が出した結論の安定性を見積もる方法。

Short-term memory　短期記憶：我々が理解したり解読しようとしている情報を保管する場所。短期的で容量は小さい。

Skilled memory/Working memory　熟練記憶/作業記憶，ワーキングメモリ：短期記憶を効率的に機能拡張したもの。長期記憶のなかの（現在必要とされる）意味のある情報単位を集めて，「チャンクをつくる」ことにより形成される。

Specificity　特異度：疾患をもっていない人の集団のなかで，検査が陰性になる人の割合。

Strong problem-solving methods　「強い」問題解決法：目的にかない，高度に道筋がついており，領域特異的な問題解決のアプローチ。

Sutton's law　サットンの法則：妥当性が不確かな場合の臨床的公理。疾患の病理的プロセスから最も「疑わしい」と考えられるところから検査せよ，という主張。悪名高い銀行強盗，ウィリー・サットン（Willie Sutton）が，「なぜ銀行を襲うのか？」と聞かれたときに，そこに金があるからさ」と答えたからとされている。

Systematic search　系統的探索，系統だった探索：ある問題に対して可能性のある解決法すべてを，系統だって順に調べていくという問題解決の戦略。

Testing threshold　検査閾値：検査を行う，行わないという両者の選択肢の期待効用が同じになるときの，患者が疾患をもつ確率。しばしば治療閾値と対比される。

Therapeutic threshold/Treatment threshold　治療閾値：ある行動を選択する（ある治療をする）場合に期待される効用と，別の行動を選択する（別の治療をする，または治療をしない）場合に期待効用が同じになるときの，患者が疾患をもつ確率。

Threshold　閾値：臨床意思決定や感受性分析に用いられる基準値。その値を超えるとある選択肢が勝ち，下回ると別の選択肢が勝つという境目になる基準値。2つの選択肢の境目が閾値に等しいとき（収支が釣り合う値），2つの選択肢の価値は等しくなる。

Top-down processing　トップダウン処理：仮説，期待，推論を用いた探索戦略。

Toss-up　五分五分：ある選択肢の期待効用が他の選択肢の期待効用とほとんど変わらないときに，意思決定を行う状況。

Transcript analysis　会話分析：「思ったことを口にする」形で会話をしてもらい，その記録を詳細に吟味し，解釈する問題解決の手法。

Triggering　トリガーすること，トリガー，始動：Hypothesis generation（仮説生成）参照。

True-negative（result）　真陰性：疾患がない人で検査結果が陰性になること。

True-positive（result）　真陽性：疾患がある人で検査結果が陽性になること。

Utility　効用：決断分析で用いられるアウトカムの価値を表現した数値。

Weak problem-solving methods　「弱い」問題解決法：一般によく使われる問題解決法。どうやって問題解決するか方法がわからないときに，既知のやり方を当てはめてごり押しするやり方。Mean-end analysis（手段目的分析），Generate-and-test strategy（やってみて検証する戦略）参照。

Working diagnosis　作業（診断）仮説：（確定はしていないが）患者マネジメントの次の行動（追加の検査をする，予後を予測する，検査を行わず経過観察する，治療開始するなど）に進む根拠として，十分だと受け入れられる（一時的な）診断仮説。

Working memory/Skilled memory　作業記憶，ワーキングメモリ/熟練記憶：（現在必要とされる）意味のある情報を集めてチャンクをつくることによって，情報を（一時的に保ちながら）操作するプロセス。短期記憶を拡張したものとされる。

和英対応リスト

●あ行

- あいまいさ→ Ambiguity
- あと知恵バイアス→ Retrospective bias
- アンカリング・ヒューリスティック→ Anchoring heuristic
- アンカリング・ポイント→ Anchoring point
- 閾値→ Threshold
- 意思決定理論→ Decision theory
- 一貫性→ Coherency
- 因果(関係)モデル→ Causal model
- 因果推論→ Causal reasoning
- エキスパート→ Expert
- オッカムのかみそり→ Ockham's razor

●か行

- 会話分析→ Transcript analysis
- 学習→ Learning
- 確認戦略→ Confirmation strategy
- 確率分布→ Probability distribution
- 確率モデル→ Probabilistic model
- 仮説→ Hypothesis
- 仮説確認戦略→ Hypothesis confirmation strategy
- 仮説消去戦略→ Hypothesis elimination strategy
- 仮説生成→ Hypothesis generation
- 仮説の確認→ Hypothesis verification
- 仮説の検証→ Hypothesis verification
- 仮説の修正→ Hypothesis modification
- 仮説の見直し→ hypothesis refinement, Hypothesis revision
- カテゴリー推論→ Categorical reasoning
- 感受性分析→ Sensitivity analysis
- 感度→ Sensitivity
- 鑑別診断→ Differential diagnosis
- 偽陰性→ False-negative (result)
- 記述的アプローチ→ Descriptive approach
- 期待効用→ Expected utility
- 帰納的推論→ Inductive reasoning
- 規範的アプローチ→ Prescriptive approach
- 規範的モデル→ Normative models
- キャッチ・オール仮説→ Catchall hypothesis
- 偽陽性→ False-positive (result)
- 系統的検索，系統だった探索→ Systematic search
- ケースに基づく推論→ Case-based reasoning
- 決断樹→ Decision tree
- 決断分析→ Decision analysis
- 決定論的推論→ Deterministic reasoning
- 検査閾値→ Testing threshold
- 検査後確率→ Posttest probability
- 検査前確率→ Pretest probability
- 倹約的→ Parsimonious
- 後悔→ Regret
- 効用→ Utility
- コネクショニズム→ Connectionism
- 五分五分→ Close call, Toss-up
- ゴール中心の戦略→ Goal-directed strategy
- ゴールド・スタンダード→ Gold standard
- コンテクスト→ Context

●さ行

- 作業記憶→ Working memory
- 作業(診断)仮説→ Working diagnosis
- サットンの法則→ Sutton's law
- 識別戦略→ Discrimination strategy
- 事後確率→ Posterior probability
- 事前確率→ Prior probability
- 始動→ Triggering
- 熟練記憶→ Skilled memory
- 熟練者→ Expert
- 手段目的分析→ Means-end analysis
- 消去法戦略→ Elimination strategy
- 条件つき確率→ Conditional probability
- 条件と行動のペア→ Condition-action pairs
- 症例の組み立て→ Case building
- 症例ベース推論→ Case-based reasoning
- 事例記述→ Instance script
- 事例スクリプト→ Instance script
- 事例ベース推論→ Case-based reasoning
- 事例を挙げて説明する→ Instantiate
- 真陰性→ True-negative (result)
- 人工知能→ Artificial intelligence
- 診断→ Diagnosis
- 診断仮説→ Diagnostic hypothesis
- 診断のあいまいさ→ Diagnostic uncertainty
- 診断の確認→ Diagnostic verification
- 診断の検証→ Diagnostic verification
- 診断の不確実性→ Diagnostic uncertainty
- 真陽性→ True-positive (result)
- 推論→ Inference, Reasoning
- すぐ取り出せるヒューリスティック→ Availability heuristic
- スクリプト→ Script
- 生成規則→ Production rules
- 生成テスト戦略→ Generate-and-test strategy
- 節約的→ Parsimonious
- 専門家→ Expert

早期閉鎖→ Premature closure

●た行
代表性ヒューリスティック→ Representative heuristic
多相性→ Polymorphism
多態性→ Polymorphism
妥当性→ Adequacy
多様性→ Polymorphism
短期記憶→ Short-term memory
探索戦略→ Search strategies
チャンク→ Chunk
長期記憶→ Long-term memory
治療閾値→ Therapeutic threshold，Treatment threshold
「強い」問題解決法→ Strong problem-solving methods →サットンの法則
デシジョン・ツリー→ Decision tree
手順のルール→ Rules of procedure
データから始まる戦略→ Data-driven strategy
データ駆動型戦略→ Data-driven strategy
典型ヒューリスティック→ Representative heuristic
統合説→ Connectionism
特異度→ Specificity
特例→ Exemplar
トップダウン処理→ Top-down processing
ドメイン・エキスパート→ Domain expert
トリガー→ Triggering
トリガーすること→ Triggering

●な行
認知→ Cognition
認知科学→ Cognitive science

●は行
バイアス→ Bias
反証→ Falsification
ヒューリスティック→ Heuristic
物理記号システム仮説→ Physical symbol system hypothesis
フレーム→ Frame
フレームワーク→ Framework
プロダクション→ Productions
プロダクション・ルール→ Production rules
プロトコル分析→ Protocol analysis
ベイズの定理→ Bayes' theorem
ベイズのルール→ Bayes' rule
ベイズ分析→ Bayesian analysis
ベイズルールの見直し→ Bayesian revision
並列分散処理→ Parallel distributed processing
包括的仮説→ Catchall hypothesis
ポリモルフィズム→ Polymorphism

●ま行
まとめられた知識→ Compiled knowledge
マルコフ・プロセス→ Markov process
未熟な結論→ Premature closure
目標指向戦略→ Goal-directed strategy
問題空間→ Problem space
モンテカルロ・シミュレーション→ Monte Carlo simulation

●や行
やってみて検証する戦略→ Generate-and-test strategy
有病率→ Prevalence
有病割合→ Prevalence
「弱い」問題解決法→ Weak problem-solving methods

●ら行・わ
ランダム探索→ Random search
ランダム・サーチ→ Random search
利用可能性ヒューリスティック→ Availability heuristic
ルールに基づく推論→ Rule-based reasoning
ルールベース推論→ Rule-based reasoning

ワーキングメモリ→ Working memory
枠→ Frame

文献

1. Kassirer JP. Teaching clinical medicine by iterative hypothesis testing. Let's preach what we practice. *N Engl J Med.* 1983;309:921–923.
2. Hamm RM. Clinical intuition and clinical analysis: Expertise and the cognitive continuum. In: Dowie J, Elstein AS, eds. *Professional Judgment: A Reader in Clinical Decision Making.* New York: Cambridge University Press; 1988:78–105.
3. Hammond KR. Coherence and correspondence theories in judgment and decision making. In: Connolly T, Arkes HR, Hammond KR, eds. *Judgment and Decision Making: An Interdisciplinary Reader.* 2nd ed. New York: Cambridge University Press; 2000:53–65.
4. Norman G. Research in clinical reasoning: Past history and current trends. *Med Educ.* 2005;39:418–427.
5. Eva KW. What every teacher needs to know about clinical reasoning. *Med Educ.* 2005;39:98–106.
6. Schwartz A, Elstein AS. Clinical reasoning in medicine. In: Higgs J, Jones MA, Loftus S, et al., eds. *Clinical Reasoning in the Health Professions.* 3rd ed. Boston: Elsevier; 2008:223–234.
7. Gigerenzer G. *Gut Feelings: The Intelligence of the Unconscious.* New York: Viking Penguin; 2007.
8. Bowen JL. Educational strategies to promote clinical diagnostic reasoning. *N Engl J Med.* 2006;355:2217–2225.
9. Dhaliwal G. Clinical decision-making: Understanding how clinicians make a diagnosis. In: Saint S, Drazen JM, Solomon CG, eds. *New England Journal of Medicine: Clinical Problem Solving.* New York: McGraw-Hill; 2006:19–29.
10. Hunink MGM, Glasziou PP, Siegel JE, et al. *Decision Making in Health and Medicine: Integrating Evidence and Values.* New York: Cambridge University Press; 2001.
11. Sox HC, Blatt MA, Higgins MC, et al. *Medical Decision Making.* Philadelphia: ACP Press; 2007.
12. Elstein AS, Schwartz A. Clinical problem solving and diagnostic decision making: Selective review of the cognitive literature. *BMJ.* 2002;324:729–732.
13. Schmidt HG, Norman GR, Boshuizen HP. A cognitive perspective on medical expertise: theory and implication. *Acad Med.* 1990;65:611–621.
14. Schmidt HG, Rikers RMJP. How expertise develops in medicine: Knowledge encapsulation and illness script formation. *Med Educ.* 2007;41:1133–1139.
15. Norman G. Building on experience—The development of clinical reasoning. *N Engl J Med.* 2006;355:2251–2252.
16. Grossman PD, Rodriguez MA. Clinical diagnostic reasoning. *N Engl J Med.* 2007;356:1273; author reply, 1273–1274.
17. McColl GJ, Groves MA. Clinical diagnostic reasoning. *N Engl J Med.* 2007;356:1272; author reply, 1273–1274.
18. Elstein AS, Shulman LS, Sprafka SA. *Medical Problem Solving: An Analysis of Clinical Reasoning.* Cambridge, MA: Harvard University Press; 1978.
19. Kassirer JP, Gorry GA. Clinical problem solving: A behavioral analysis. *Ann Intern Med.* 1978;89:245–255.
20. Szolovits P, Pauker SG. Categorical and probabilistic reasoning in medical diagnosis. *Artificial Intelligence.* 1978;11:115–144.
21. Holland JH, Holyoak KJ, Nisbett RE, et al. *Induction: Processes of Inference, Learning, and Discovery.* Cambridge, MA: MIT Press; 1989.
22. Szolovits P, Pauker SG. Categorical and probabilistic reasoning in medicine revisited. *Artificial Intelligence.* 1993;59:167–180.
23. Miller GA. The magical number seven plus or minus two: Some limits on our capacity for processing information. *Psychol Rev.* 1956;63:81–97.
24. Miller GA. The magical number seven, plus or minus two: Some limits on our capacity for processing information. 1956. *Psychol Rev.* 1994;101:343–352.
25. Fisher SD, Gettys CF, Manning C, et al. Consistency checking in hypothesis generation. *Organ Behav Hum Perform.* 1983;31:233–254.
26. Gettys CF, Fisher S. Hypothesis plausibility and hypothesis generation. *Organ Behav Human Decision Processes.* 1979;24, 93–110.
27. Kahneman D, Slovic P, Tversky A. *Judgment under Uncertainty: Heuristics and Biases.* New York: Cambridge University Press; 1982.
28. Tversky A, Kahneman D. Judgment under uncertainty: Heuristics and biases. *Science.* 1974;185:1124–1131.
29. Schiffmann A, Cohen S, Nowik R, et al. Initial diagnostic hypotheses: Factors which may distort physicians' judgment. *Organ Behav Hum Perform.* 1978;21:305–315.
30. Newell A, Simon HA. *Human Problem Solving.* Englewood Cliffs, NJ: Prentice-Hall; 1972.

31. Einhorn HJ, HogarthRM.Behavioral decision theory: Processes of judgment and choice. *Annu Rev Psychol*. 1981;32:53–88.
32. Keren G. On the importance of identifying the correct "problem space." *Cognition*. 1984;16:121–128.
33. Bordage G. Prototypes and semantic qualifiers: From past to present. *Med Educ*. 2007;41:1117–1121.
34. Norman G, Young M, Brooks L. Non-analytical models of clinical reasoning:Therole of experience. *Med Educ*. 2007;41:1140–1145.
35. Bassok M, Trope Y. People's strategies for testing hypotheses about another's personality: Confirmatory or diagnostic? *Social Cognition*. 1983;2:199–216.
36. Kassirer JP, Kuipers BJ, Gorry GA. Toward a theory of clinical expertise. *Am J Med*. 1982;73:251–259.
37. Skov RB, Sherman SJ. Information-gathering processes: Diagnosticity, hypothesis-confirmatory strategies, and perceived hypothesis confirmation. *J Exp Soc Psychol*. 1986;22:93–121.
38. Trope Y, Bassok M. Confirmatory and diagnosing strategies in social information gathering. *J Pers Soc Psychol*. 1982;43:22–34.
39. Hall KH. Reviewing intuitive decision-making and uncertainty: The implications for medical education. *Med Educ*. 2002;36:216–224.
40. McCormick JS. Diagnosis: The need for demystification. *Lancet*. 1986;2:1434–1435.
41. Cutler P. *Problem Solving in Medicine: From Data to Diagnosis*. 3rd ed. Baltimore: Lippincott Williams & Wilkins; 1998.
42. Harvey AM, Bordley JI. *Differential Diagnosis: The Interpretation of Clinical Evidence*. 3rd ed. Philadelphia: WB Saunders; 1979.
43. Sershon PD, Barry MJ, Oesterling JE. Serum prostate-specific antigen discriminates weakly between men with benign prostatic hyperplasia and patients with organ-confined prostate cancer. *Eur Urol*. 1994;25:281–287.
44. Einhorn HJ, Hogarth RM. Judging probable cause. *Psychol Bull*. 1986;99:3–19.
45. Susser MW. *Causal Thinking in the Health Sciences: Concepts and Strategies of Epidemiology*. New York: Oxford University Press; 1973.
46. Kuipers B. Commonsense reasoning about causality—Deriving behavior from structure. *Artific Intell*. 1984;24:169–203.
47. Kuipers B, Kassirer JP. Causal reasoning in medicine: Analysis of a protocol. *Cognitive Science*. 1984;8:363–385.
48. Patel VL, Arocha JF, Zhang J. Thinking and reasoning in medicine. In: Holyoak KJ, Morrison RG, eds. *The Cambridge Handbook of Thinking and Reasoning*. New York: Cambridge University Press; 2005:727–750.
49. Cheng PW. Causal reasoning. In: Wilson RA, Keil F, eds. *The MIT Encyclopedia of the Cognitive Sciences*. Cambridge, MA: MIT Press; 2001:106–108.
50. Jonassen DH, Ionas IG. Designing effective supports for causal reasoning. *Educ Technol Res Dev*. 2008;56:1042–1629.
51. Hume D. *A Treatise of Human Nature*. 2nd ed. Oxford: Clarendon Press; 1978.
52. Graber ML, Franklin N, Gordon R. Diagnostic error in internal medicine. *Arch Intern Med*. 2005;165:1493–1499.
53. McSherry D. Avoiding premature closure in sequential diagnosis. *Artific Intell Med*. 1997;10:269–283.
54. Eva KW, Cunnington JPW. The difficulty with experience: does practice increase susceptibility to premature closure? *J Contin Educ Health Prof*. 2006;26:192–198.
55. Berner ES, Graber ML. Overconfidence as a cause of diagnostic error in medicine. *Am J Med*. 2008;121:S2–23.
56. Eva KW, Norman GR. Heuristics and biases—A biased perspective on clinical reasoning. *Med Educ*. 2005;39:870–872.
57. Eisenberg JM, Hershey JC. Derived thresholds. Determining the diagnostic probabilities at which clinicians initiate testing and treatment. *Med Decis Making*. 1983;3:155–168.
58. PaukerSG,Kassirer JP. Therapeutic decisionmaking: Acost–benefit analysis.*NEngl J Med*. 1975;293:229–234.
59. Pauker SG, Kassirer JP. The threshold approach to clinical decision making. *N Engl J Med*. 1980;302:1109–1117.
60. Kassirer JP, Pauker SG. The toss-up.*NEngl J Med*. 1981;305:1467–1469.
61. Moskowitz AJ, Kuipers BJ, Kassirer JP. Dealing with uncertainty, risks, and tradeoffs in clinical decisions. A cognitive science approach. *Ann Intern Med*. 1988;108:435–449.
62. Evidence-Based Medicine Working Group. Evidence-based medicine. A new approach to teaching the practice of medicine. *JAMA*. 1992;268:2420–2425.
63. Sackett DL, Rosenberg WM, Gray JA, et al. Evidence based medicine: What it is and what it isn't. *BMJ*. 1996;312:71–72.
64. Guyatt G, Rennie D,MeadeM,et al. *Users' Guides to the Medical Literature: A Manual for Evidence-Based Clinical Practice*. 2nd ed.NewYork: McGraw-Hill; 2008.
65. Guyatt G, Sackett D, Taylor DW, et al. Determining optimal therapy—Randomized trials in individual patients. *N Engl J Med*. 1986;314:889–892.
66. Montori VM, Wilczynski NL, Morgan D, et al. Optimal search strategies for retrieving systematic reviews from Medline: Analytical survey. *BMJ*. 2005;330:68.

67. Haynes RB, WilczynskiNL.Optimal search strategies for retrieving scientifically strong studies of diagnosis from Medline: Analytical survey. *BMJ*. 2004;328:1040.
68. Greenhalgh T. *How to Read a Paper: The Basics of Evidence-Based Medicine*. 3rd ed. Malden, MA: Blackwell; 2006.
69. Guyatt GH, Rennie D. Users' guides to the medical literature. *JAMA*. 1993;270:2096–2097.
70. Grimes DA, Schulz KF. An overview of clinical research: The lay of the land. *Lancet*. 2002;359: 57–61.
71. Straus SE, Richardson WS, Glasziou P, et al. *Evidence Based Medicine: How to Practice and Teach EBM*. 3rd ed. Philadelphia: Elsevier; 2005.
72. Yusuf S, Wittes J, Probstfield J, et al. Analysis and interpretation of treatment effects in subgroups of patients in randomized clinical trials. *JAMA*. 1991; 266:93–98.
73. Committee on Quality of Health Care in America. *To Err Is Human: Building a Safer Health System*. Washington DC: National Academy Press; 2000.
74. Zhang J, Patel VL, Johnson TR. Medical error: Is the solution medical or cognitive? *J Am Med Inform Assoc*. 2002;9:S75–S77.
75. Bordage G. Why did I miss the diagnosis? Some cognitive explanations and educational implications. *Acad Med*. 1999;74:S138–S143.
76. Graber M, Gordon R, Franklin N. Reducing diagnostic errors in medicine: What's the goal? *Acad Med*. 2002;77:981–992.
77. Kassirer JP, Kopelman RI. Cognitive errors in diagnosis: Instantiation, classification, and consequences. *Am J Med*. 1989;86:433–441.
78. Croskerry P. Achieving quality in clinical decision making: Cognitive strategies and detection of bias. *Acad Emerg Med*. 2002;9:1184–1204.
79. Croskerry P. The importance of cognitive errors in diagnosis and strategies to minimize them. *Acad Med*. 2003;78:775–780.
80. Redelmeier DA, Cialdini RB. Problems for clinical judgement: 5. Principles of influence in medical practice. *CMAJ Can Med Assoc J*. 2002;166:1680–1684.
81. Dawson NV, Arkes HR. Systematic errors in medical decision making: Judgment limitations. *J Gen Intern Med*. 1987;2:183–187.
82. Kuhn GJ. Diagnostic errors. *Acad Emerg Med*. 2002;9:740–750.
83. Redelmeier DA. Improving patient care. The cognitive psychology of missed diagnoses. *Ann Intern Med*. 2005;142:115–120.
84. Ioannidis JP, Lau J. Evidence on interventions to reduce medical errors: An overview and recommendations for future research. *J Gen Intern Med*. 2001;16:325–334.
85. Fischhoff B. Debiasing. In: Kahneman D, Slovic P, Tversky A, eds. *Judgment under Uncertainty: Heuristics and Biases*. New York: Cambridge University Press; 1982:422–444.
86. Yates J, Veinott ES, Patalano AL. Hard decisions, bad decisions:Ondecision quality and decision aiding. In: Schneider SL, Shanteau J, eds. *Emerging Perspectives on Judgment and Decision Research*.New York: Cambridge University Press; 2003:1–63.
87. Graber M. Metacognitive training to reduce diagnostic errors: Ready for prime time? *Acad Med*. 2003;78:781.
88. Nisbett RE, Wilson TD. Telling more than we can know: Verbal reports on mental processes. *Psychol Rev*. 1977;84:231–259.
89. Kuipers BJ, Kassirer JP. Knowledge acquisition by analysis of verbatim protocols. In: Kidd AL, ed. *Knowledge Acquisition for Expert Systems:APractical Handbook*. New York: Plenum Press; 1987:45–71.
90. Anderson JR. Methodologies for studying human knowledge. *Behav Brain Sci*. 1987;10:467–477.
91. Baron J. *Thinking and Deciding*. 4th ed. New York: Cambridge University Press; 2008.
92. Ericsson KA. The scientific induction problem: A case for case studies. *Behav Brain Sci*. 1987;10:480–481.
93. Reed AV. Ways and means. *Behav Brain Sci*. 1987; 10:488–489.
94. Seifert C, Norman DA. Levels of research. *Behav Brain Sci*. 1987;10:490–492.
95. Brooks LR. Non-analytic concept formation and the memory for instances. In: Rosch E, Lloyd BL, eds. *Cognition and Categorization*. Hillsdale, NJ: Lawrence Erlbaum; 1978:169–211.
96. Medin DL, Dewey GI, Murphy TD. Relationships between item and category learning: Evidence that abstraction is not automatic. *J Exp Psychol Learn Mem Cogn*. 1983;9:607–625.
97. Feltovich PJ, Barrows HS. Issues of generality in medical problem solving. In: Schmidt HG, de Volder ML, eds. *Tutorials in Problem-Based Learning: A New Direction in Teaching the Health Professions*. Assen, Netherlands: Van Gorcum; 1984:128–142.
98. Bareiss R. *Exemplar-Based Knowledge Acquisition: A Unified Approach to Concept Representation Classification, and Learning*. Boston: Academic Press; 1989.
99. Kolodner JL. Maintaining organization in a dynamic long-term memory. *Cogn Sci*. 1983;7:243–280.
100. Kolodner JL. Reconstructive memory:Acomputer model. *Cogn Sci*. 1983;7:281–328.
101. Koton P. A medical reasoning program that improves with experience. *Comput Methods Programs Biomed*. 1989;30:177–184.
102. Shank RC. *Dynamic Memory Revisited*. 2nd ed. New York: Cambridge University Press; 1999.

103. Kassirer JP. Diagnostic reasoning. *Ann Intern Med.* 1989;110:893–900.
104. Crick F. The recent excitement about neural networks. *Nature.* 1989;337:129–132.
105. Pessoa L, Ungerleider LG. Top-down mechanisms for working memory and attentional processes. In: GazzanigaMS,ed. *The Cognitive Neurosciences.* 3rd ed. Cambridge, MA: MIT Press; 2004:919–930.
106. Grossberg S. *Neural Networks and Natural Intelligence.* Cambridge, MA: MIT Press; 1988.
107. Anderson JR. The *Architecture of Cognition.* Mahwah, NJ: Lawrence Erlbaum; 1983, reprinted 1996.
108. Waldrop MM. The workings of working memory. *Science.* 1987;237:1564–1567.
109. Search In: Barr A, Feigenbaum EA, eds. *Handbook of Artificial Intelligence.* Vol. 1. Los Altos, CA: William Kaufmann; 1981:19–140.
110. Lesgold A. *Problem solving.* NewYork: Cambridge University Press; 1988.
111. Langley P, Simon HA, Bradshaw GL, et al. *Scientific Discovery: Computational Explorations of the Creative Processes* Cambridge, MA: MIT Press; 1987.
112. Patel VL, Groen GJ, Frederiksen CH. Differences between medical students and doctors in memory for clinical cases. *Med Educ.* 1986;20:3–9.
113. Bobrow DG, Norman DA. Some principles of memory schemata. In: Bobrow DG, Collins A, eds. *Representation and Understanding: Studies in Cognitive Science.* San Diego, CA: Academic Press; 1975: 131–149.
114. Anderson JR. Skill acquisition: Compilation of weak-method problem situations. *Psychol Rev.* 1987;94:192–210.
115. StillingsNA,FeinsteinMH,Garfield JL, et al.Topics in cognitive psychology. In: *Cognitive Science: An Introduction.* Cambridge,MA:MITPress; 1987:73–86.
116. Patel VL, Groen GJ. Knowledge based solution strategies in medical reasoning. *Cogn Sci.* 1986; 10:91–116.
117. Goldman AI. Perception. *Epistemology and Cognition.* Cambridge, MA: Harvard University Press; 1986:181–198.
118. de Groot AD. *Thought and Choice in Chess.* 2nd ed. Cambridge: Cambridge University Press; 1978.
119. Chi MTH, Feltovich PJ, Glaser R. Categorization and representation of physics problems by experts and novices. *Cogn Sci.* 1981;5:121–152.
120. Reyna VF, Lloyd FJ. Physician decision making and cardiac risk: Effects of knowledge, risk perception, risk tolerance, and fuzzy processing. *J Exp Psychol Appl.* 2006;12:179–195.
121. Weber EU, Bockenholt U, Hilton DJ, et al. Determinants of diagnostic hypothesis generation: Effects of information, base rates, and experience. *J Exp Psychol Learn Mem Cogn.* 1993;19:1151–1164.
122. Bordage G, Zacks R. The structure of medical knowledge in the memories of medical students and general practitioners: Categories and prototypes. *Med Educ.* 1984;18:406–416.
123. Charlin B, Boshuizen HPA, Custers EJ, et al. Scripts and clinical reasoning. *Med Educ.* 2007; 41:1178–1184.
124. Chang RW, Bordage G, Connell KJ. The importance of early problem representation during case presentations. *Acad Med.* 1998;73:S109–111.
125. Nendaz MR, Bordage G. Promoting diagnostic problem representation. *Med Educ.* 2002;36:760–766.
126. Mandin H, Jones A, Woloschuk W, et al. Helping students learn to think like experts when solving clinical problems. *Acad Med.* 1997;72:173–179.
127. Barrows HS, Norman GR, Neufeld VR, et al. The clinical reasoning of randomly selected physicians in general medical practice. *Clin Invest Med.* 1982;5:49–55.
128. Clancy W, Letsinger R. NEOMYCIN: Reconfiguring a rule–based expert system for application to teaching. In: Clancy WJ, Shortliffe EH, eds. *Readings in Medical Artificial Intelligence: The First Decade.* Reading, MA: Addison-Wesley; 1984:361–381.
129. Feltovich PJ, Johnson PE, Moller JH, et al. LCS: The role and development of medical knowledge in diagnostic expertise. In: Clancy WJ, Shortliffe EH, eds. *Readings in Medical Artificial Intelligence: The First Decade.* Reading, MA: Addison-Wesley; 1984:275–319.
130. Kulikowski CA. Artificial intelligence methods and systems for medical consultation. In: Clancy WJ, Shortliffe EH, eds. *Readings in Medical Artificial Intelligence: The First Decade.* Reading, MA: Addison-Wesley; 1984:72–97.
131. Gruppen LD, Woolliscroft JO, Wolf FM. The contribution of different components of the clinical encounter in generating and eliminating diagnostic hypotheses. *Res Med Educ.* 1988;27:242–247.
132. Neufeld VR, Norman GR, Feightner JW, et al. Clinical problem-solving by medical students: A cross-sectional and longitudinal analysis. *Med Educ.* 1981;15:315–322.
133. Fisher SD. Cue selection in hypothesis generation: Reading habits, consistency checking, and diagnostic scanning. *Organ Behav Hum Decis Process.* 1987;40:170–192.
134. Gettys CF, Mehle T, Fisher S. Plausibility assessments in hypothesis generation. *Organ Behav Hum Decis Process.* 1986;37:14–33.
135. Kahneman D, Tversky A. Subjective probability: A judgment of representativeness. *Cogn Psychol.* 1972;3:430–454.
136. Coderre S, Mandin H, Harasym PH, et al. Diag-

nostic reasoning strategies and diagnostic success. *Med Educ*. 2003;37:695–703.
137. Larkin J,McDermottJ,SimonDP,et al. Expertand novice performance in solving physics problems. *Science*. 1980;208:1335–1342.
138. Feinstein AR. An analysis of diagnostic reasoning. I. The domains and disorders of clinical macrobiology. *Yale J Biol Med*. 1973;46:212–232.
139. Feinstein AR. The 'chagrin factor' and qualitative decision analysis. *Arch Intern Med*. 1985;145:1257–1259.
140. Dennett D, Miller J. Artificial intelligence and the strategies of psychological investigation. In: Miller J, ed. *States of Mind*. New York: Pantheon; 1983:66–81.
141. Barrows HS, Bennett K. The diagnostic (problem solving) skill of the neurologist. Experimental studies and their implications for neurological training. *Arch Neurol*. 1972;26:273–277.
142. Kwoh CK, Beck JR, Pauker SG. Repeated syncope with negative diagnostic evaluation. To pace or not to pace? *Med Decis Making*. 1984;4:351–377.
143. Fischhoff B. Hindsight not equal to foresight: The effect of outcome knowledge on judgment under uncertainty. 1975. *Quality Safety Health Care*. 2003;12:304–311; discussion, 311–302.
144. Wood G. The knew-it-all-along effect. *J Exp Psychol Hum Percept Perform*. 1978;4:345–353.
145. Fischhoff B. Hindsight is not equal to foresight: The effect of outcome knowledge on judgment under uncertainty. *J Exp Psychol Hum Percept Perform*. 1975;1:288–299.
146. Tversky A,KahnemanD.Theframing of decisions and the psychology of choice. *Science*. 1981;211:453–458.
147. Bordage G, Lemieux M. Some cognitive characteristics of medical students with and without diagnostic reasoning difficulties. *Res Med Educ*. 1986;25:185–190.
148. Kaplan MM. Personal Communication.
149. Seller RH. *Differential Diagnosis of Common Complaints*. 5th ed. Philadelphia: WB Saunders; 2007.
150. Greenberger NJ, Berntsen MS, Jones DK, et al. *Handbook of Differential Diagnosis in Internal Medicine: Medical Book of Lists*. 5th ed. St. Louis, MO: Mosby; 1998.
151. Price RB, Vlahcevic ZR. Logical principles in differential diagnosis. *Ann Intern Med*. 1971;75:89–95.
152. Hoc J-M. *Cognitive Psychology of Planning*. San Diego, CA: Academic Press; 1988.
153. ChaseWG,SimonHA.The mind's eye in chess. In: Chase WG, ed. *Visual Information Processing*. New York: Academic Press; 1973:215–281.
154. Fitzgibbons JP. Teaching clinical medicine by iterative hypothesis testing. *N Engl J Med*. 1984;310:600–601.
155. Griner PF, Mayewski RJ, Mushlin AI, et al. Selection and interpretation of diagnostic tests and procedures. Principles and applications. *Ann Intern Med*. 1981;94:557–592.
156. Sox HC Jr. Probability theory in the use of diagnostic tests. An introduction to critical study of the literature. *Ann Intern Med*. 1986;104:60–66.
157. Sonnenberg FA, Kassirer JP, Kopelman RI. An autopsy of the clinical reasoning process. *Hosp Pract (Off Ed)*. 21:45–49.
158. Kassirer JP, Kopelman RI. Leaving no stone unturned. *Hosp Pract (Off Ed)*. 1987;22:18–21.
159. Gorry GA, Kassirer JP, Essig A, et al. Decision analysis as the basis for computer-aided management of acute renal failure. *Am J Med*. 1973;55:473–484.
160. Barrows HS, Bennett K. Experimental studies on the diagnostic (problem solving) skills of the neurologist and their implications for neurological training. *Trans Am Neurol Assoc*. 1971;96:51–54.
161. Popper KR. *The Logic of Scientific Discovery*. Oxford: Basic Books; 1959.
162. Pauker SG, Gorry GA, Kassirer JP, et al. Towards the simulation of clinical cognition. Taking a present illness by computer. *AmJ Med*. 1976;60:981–996.
163. Centers for Disease Control and Prevention. Rocky Mountain spotted fever. Epidemiology. Available at: http://www.cdc.gov/ncidod/dvrd/ rmsf/Epidemiology.htm. Accessed March 27, 2009.
164. Lindenbaum J, Healton EB, SavageDG,et al. Neuropsychiatric disorders caused by cobalamin deficiency in the absence of anemia or macrocytosis. *N Engl J Med*. 1988;318:1720–1728.
165. Weinberger MH. Systemic hypertension. In: Kelley WN, ed. *Textbook of Internal Medicine*. 2nd ed. Philadelphia: JB Lippincott; 1992:236–247.
166. Kaplan NM. Hypertension in the population at large. In: Kaplan NM, ed. *Clinical Hypertension*. 5th ed. Baltimore: Williams & Wilkins; 1990:1–25.
167. Kaplan NM. Hypertension in the individual patient. In: Kaplan NM, ed. *Clinical Hypertension*. 5th ed. Baltimore: Williams & Wilkins; 1990:26–53.
168. Bravo EL. Pheochromocytoma: New concepts and future trends. *Kidney Int*. 1991;40:544–556.
169. Ingelfinger JA, Mosteller F, Thibodeau LA, et al. *Biostatistics in Clinical Medicine*. New York: Macmillan; 1983.
170. Kaplan NM. Pheochromocytoma. In: Kaplan NM, ed. *Clinical Hypertension*. 5th ed. Baltimore: Williams & Wilkins; 1990:350–367.
171. Feldman JM. Diagnosis and management of pheochromocytoma. *Hosp Pract (Off Ed)*. 1989;24:175–179, 187–179.
172. Stewart BH, Bravo EL, Haaga J, et al. Localization of pheochromocytoma by computed tomography. *N Engl J Med*. 1978;299:460–461.

173. Young MJ, Dmuchowski C, Wallis JW, et al. Biochemical tests for pheochromocytoma: Strategies in hypertensive patients. *JGenInternMed*.1989;4:273–276.
174. Likelihood and odds. In: Lusted LB, ed. *Introduction to Medical Decision Making*. Springfield, Il: Charles C Thomas; 1968:20–23.
175. Feinstein AR. Clinical biostatistics. XXXIX. The haze of Bayes, the aerial palaces of decision analysis, and the computerized Ouija board. *Clin Pharmacol Ther*. 1977;21:482–496.
176. Pauker SG, Kassirer JP. Decision analysis. *N Engl J Med*. 1987;316:250–258.
177. Politser P. Reliability, decision rules, and the value of repeated tests. *Med Decis Making*. 1982;2:47–69.
178. Bravo EL, Tarazi RC, Gifford RW, et al. Circulating and urinary catecholamines in pheochromocytoma. Diagnostic and pathophysiologic implications. *N Engl J Med*. 1979;301:682–686.
179. Henry JB. *Clinical Diagnosis and Management by Laboratory Methods*. 17th ed. Philadelphia: WB Saunders; 1984.
180. Shapiro B, Copp JE, Sisson JC, et al. Iodine- 131 metaiodobenzylguanidine for the locating of suspected pheochromocytoma: Experience in 400 cases. *J Nucl Med*. 1985;26:576–585.
181. Yusuf S, Fallen E, Harrington RA, et al. Clinical decisions. Management of stable coronary disease. *N Engl J Med*. 2007;357:1762–1766.
182. Bravata DM, Gienger AL, McDonald KM, et al. Systematic review: The comparative effectiveness of percutaneous coronary interventions and coronary artery bypass graft surgery. *Ann Intern Med*. 2007;147:703–716.
183. Smith PK, Califf RM, Tuttle RH, et al. Selection of surgical or percutaneous coronary intervention provides differential longevity benefit. *Ann Thorac Surg*. 2006;82:1420–1428; discussion, 1428–1429.
184. Cheng S, Jarcho J. Clinical decisions. Management of stable coronary disease—Polling results. *N Engl J Med*. 2007;357:e28.
185. Poses RM, Krueger JI, Sloman S, et al. Physicians' judgments of survival after medical management and mortality risk reduction due to revascularization procedures for patients with coronary artery disease. *Chest*. 2002;122:122–133.
186. Poses RM, De Saintonge DM, McClish DK, et al. An international comparison of physicians' judgments of outcome rates of cardiac procedures and attitudes toward risk, uncertainty, justifiability, and regret. *Med Decis Making*. 1998;18:131–140.
187. Diamond GA, Forrester JS. Analysis of probability as an aid in the clinical diagnosis of coronary-artery disease. *N Engl J Med*. 1979;300:1350–1358.
188. Gorry GA, Pauker SG, Schwartz WB. The diagnostic importance of the normal finding. *N Engl J Med*. 1978;298:486–489.
189. Bayes T. An essay towards solving a problem in the doctrine of chances. *Phil Trans R Soc Lond*. 1763; 53:269–271.
190. Bayes T. An essay towards solving a problem in the doctrine of chances. 1763. *MD Comput*. 1991;8:157–171.
191. Kassirer JP. The wild goose chase and the elephant's relevance. *JAMA*. 1986;256:256–257.
192. Lederle FA, Walker JM, Reinke DB. Selective screening for abdominal aortic aneurysms with physical examination and ultrasound. *Arch Intern Med*. 1988;148:1753–1756.
193. Kassirer JP. Adding insult to injury. Usurping patients' prerogatives. *N Engl J Med*. 1983;308:898–901.
194. Sox HC, Jr., Liang MH. The erythrocyte sedimentation rate. Guidelines for rational use. *Ann Intern Med*. 1986;104:515–523.
195. Beck JR, Pauker SG. The Markov process in medical prognosis. *Med Decis Making*. 1983;3:419–458.
196. Sindelar WF, Kinsella TJ, Mayer RJ. Cancer of the pancreas. In: DeVita VTJ, Hellman S, Rosenberg SA, eds. *Cancer: Principles & Practice of Oncology*. 2nd ed. Philadelphia, PA: JB Lippincott; 1985:691–739.
197. Freeny PC, Marks WM, Ball TJ. Impact of high-resolution computed tomography of the pancreas on utilization of endoscopic retrograde cholangiopancreatography and angiography. *Radiology*. 1982;142:35–39.
198. Van Dyke JA, Stanley RJ, Berland LL. Pancreatic imaging. *Ann Intern Med*. 1985;102:212–217.
199. Hessel SJ, Siegelman SS, McNeil BJ, et al. A prospective evaluation of computed tomography andultrasound of the pancreas. *Radiology*. 1982;143: 129–133.
200. Redman HC. Standard radiologic diagnosis and CT scanning in pancreatic cancer. *Cancer*. 1981;47: 1656–1661.
201. FreenyPC.Computedtomography of the pancreas. *Clin Gastroenterol*. 1984;13:791–818.
202. Manabe T, Miyashita T, Ohshio G, et al. Small carcinoma of the pancreas. Clinical and pathologic evaluation of 17 patients. *Cancer*. 1988;62:135–141.
203. Cello JP. Carcinoma of the pancreas. In: Wyngaarden JB, Smith LHJ, eds. *Cecil Textbook of Medicine*. 18th ed. Philadelphia: WB Saunders; 1988:781–784.
204. Freeny PC, Ball TJ. Endoscopic retrograde cholangiopancreatography (ERCP) and percutaneous transhepatic cholangiography (PTC) in the evaluation of suspected pancreatic carcinoma: diagnostic limitations and contemporary roles. *Cancer*. 1981;47:1666–1678.
205. Moskowitz AJ, Kassirer JP, Pauker SG. Empiric

therapy [Abstract]. *Med Decis Making.* 1986;6: 267.
206. Einhorn HJ, Hogarth RM. Ambiguity and uncertainty in probabilistic inference. *Psychol Rev.* 1985;92:433–461.
207. Welch WP, Miller ME, Welch HG, et al. Geographic variation in expenditures for physicians' services in the United States. *N Engl J Med.* 1993; 328:621–627.
208. Curley SP, Young MJ, Yates JF. Characterizing physicians' perceptions of ambiguity. *Med Decis Making.* 1989;9:116–124.
209. Marschak J, Degroot MH, Marschak J, et al. Personal probabilities of probabilities. *Theory Decision.* 1975;6:121–153.
210. Curley SP, Yates J, Abrams RA. Psychological sources of ambiguity avoidance. *Organ Behav Hum Decis Process.* 1986;38:230–256.
211. Kassirer JP. Our stubborn quest for diagnostic certainty. A cause of excessive testing. *N Engl J Med.* 1989;320:1489–1491.
212. Doubilet P, Begg CB, Weinstein MC, et al. Probabilistic sensitivity analysis using Monte Carlo simulation. A practical approach. *Med Decis Making.* 1985;5:157–177.
213. Doyle AC. The five orange pips. In: *The Complete Sherlock Holmes.* NewYork: Doubleday; 1930:224–225.
214. WaldropMM.Thenecessity of knowledge. *Science.* 1984;223:1279–1282.
215. Tolstoy L. *War and Peace.* New York: Knopf; 2007.
216. Miller DJ, Miller C.Onevidence, medical and legal. *J Am Physicians Surgeons.* 2005;10:70–75.
217. Voytovich AE, Rippey RM, Suffredini A. Premature conclusions in diagnostic reasoning. *J Med Educ.* 1985;60:302–307.
218. Carnap R. *The Continuum of Inductive Methods.* Chicago: University of Chicago Press; 1952.
219. Weed LL. *Medical Records, Medical Education, and Patient Care: The Problem-Oriented Record as a Basic Tool.* Cleveland, OH: Case Western Reserve University Press; 1969.
220. Levi P. *The Periodic Table.* New York: Schocken Books; 1984.
221. Schwartz WB, Gorry GA, Kassirer JP, et al. Decision analysis and clinical judgment. *Am J Med.* 1973;55:459–472.
222. Matz R. More principles of medicine. *N Y State J Med.* 1977;77:1984–1985.
223. Feinstein AR. Clinical biostatistics. XLVI. What are the criteria for criteria? *Clin Pharmacol Ther.* 1979;25:108–116.
224. Feinstein AR. Clinical biostatistics. XLV. The purposes and functions of criteria. *Clin Pharmacol Ther.* 1978;24:779–792.
225. Jones criteria (revised) for guidance in the diagnosis of rheumatic fever. *Circulation.* 1965;32:664–668.
226. Rosenberg M, Patterson R, Mintzer R, et al. Clinical and immunologic criteria for the diagnosis of allergic bronchopulmonary aspergillosis. *Ann Intern Med.* 1977;86:405–414.
227. International Study Group for Behcet's Disease. Criteria for diagnosis of Behcet's disease. *Lancet.* 1990;335:1078–1080.
228. Arnett FC, Edworthy SM, Bloch DA, et al. The American Rheumatism Association 1987 revised criteria for the classification of rheumatoid arthritis. *Arthritis Rheumatism.* 1988;31:315–324.
229. Hochberg MC. Updating the American College of Rheumatology revised criteria for the classification of systemic lupus erythematosus. *Arthritis Rheumatism.* 1997;40:1725.
230. Iezzoni LI, Burnside S, Sickles L, et al. Coding of acute myocardial infarction. Clinical and policy implications. *Ann Intern Med.* 1988;109:745–751.
231. Moroff SV, Pauker SG. What to do when the patient outlives the literature, or DEALE-ing with a full deck. *Med Decis Making.* 1983;3:313–338.
232. The PIOPED Investigators. Value of the ventilation/ perfusion scan in acute pulmonary embolism. Results of the Prospective Investigation of Pulmonary Embolism Diagnosis (PIOPED). *JAMA.* 1990;263:2753–2759.
233. Bilezikian JP, Potts JT, Fuleihan GEH, et al. Summary statement from a workshop on asymptomatic primary hyperparathyroidism: A perspective for the 21st century. *J Clin Endocrinol Metab.* 2002;87:5353–5361.
234. Ambrogini E, Cetani F, Cianferotti L, et al. Surgery or surveillance for mild asymptomatic primary hyperparathyroidism: a prospective, randomized clinical trial. *J Clin Endocrinol Metab.* 2007;92:3114–3121.
235. BeckJR,PaukerSG,Gottlieb JE, et al.Aconvenient approximation of life expectancy (the "DEALE"). II. Use in medical decision-making. *Am J Med.* 1982;73:889–897.
236. Geerts WH, Pineo GF, Heit JA, et al. Prevention of venous thromboembolism: The Seventh ACCP Conference on Antithrombotic and Thrombolytic Therapy. *Chest.* 2004;126:338S–400S.
237. World Health Organization. WHO Research into global hazards of travel (WRIGHT) project. Available at: http://www.who.int/cardiovascular diseases/wright project/phase1 report/WRIGHT %20REPORT.pdf. Accessed July 28, 2008.
238. Philbrick JT, Shumate R, Siadaty MS, et al. Air travel and venous thromboembolism: A systematic review. *J Gen Intern Med.* 2007;22:107–114.
239. Buller HR, Agnelli G, Hull RD, et al. Antithrombotic therapy for venous thromboembolic disease: The Seventh ACCP Conference on Antithrombotic and Thrombolytic Therapy. *Chest.* 2004;126:401S–428S; Erratum, *Chest.* 2005;127(1): 416.

240. Hirsh J, Guyatt G, Albers GW, et al. Executive summary: *American College of Chest Physicians Evidence-Based Clinical Practice Guidelines* (8th Edition). *Chest*. 2008;133:71S–109S.
241. Kearon C, Gent M, Hirsh J, et al. A comparison of three months of anticoagulation with extended anticoagulation for a first episode of idiopathic venous thromboembolism. *N Engl J Med*. 1999;340: 901–907; Erratum, *N Engl J Med*. 1999;341(4):298.
242. Agnelli G, Prandoni P, Becattini C, et al. Extended oral anticoagulant therapy after a first episode of pulmonary embolism. *Ann Intern Med*. 2003;139: 19–25.
243. Ridker PM, Goldhaber SZ, Danielson E, et al. Long-term, low-intensity warfarin therapy for the prevention of recurrent venous thromboembolism. *N Engl J Med*. 2003;348:1425–1434.
244. BarrittDW,Jordan SC. Anticoagulant drugs in the treatment of pulmonary embolism. A controlled trial. *Lancet*. 1960;1:1309–1312.
245. Eckman MH, Levine HJ, Salem DN, et al. Making decisions about antithrombotic therapy in heart disease: Decision analytic and cost-effectiveness issues. *Chest*. 1998;114:699S–714S.
246. Linkins L-A, Choi PT, Douketis JD. Clinical impact of bleeding in patients taking oral anticoagulant therapy for venous thromboembolism: A meta-analysis. *Ann Intern Med*. 2003;139:893–900.
247. Rosand J, EckmanMH,KnudsenKA,et al. The effect of warfarin and intensity of anticoagulation on outcome of intracerebral hemorrhage. *Arch Intern Med*. 2004;164:880–884.
248. Committee on Quality of Health Care in America. *Crossing the Quality Chasm: A New Health System for the 21st Century*. Washington, DC: National Academy Press; 2001.
249. O'Connor AM, Wennberg JE, Legare F, et al. Toward the 'tipping point': Decision aids and informed patient choice. *Health Aff (Millwood)*. 2007;26:716–725.
250. Barry MJ. Health decision aids to facilitate shared decision making in office practice. *Ann Intern Med*. 2002;136:127–135.
251. Elwyn G, Edwards A, Kinnersley P. Shared decision-making in primary care: The neglected second half of the consultation. *Br J Gen Pract*. 1999;49:477–482.
252. Edwards A, Elwyn G. *Evidence-Based Patient Choice*. Oxford University Press; 2001.
253. Briss P, Rimer B, Reilley B, et al. Promoting informed decisions about cancer screening in communities and healthcare systems. *Am J Prev Med*. 2004;26:67–80.
254. Barry MJ. Commentary: How serious is getting a diagnosis of prostate cancer? *Oncologist*. 2008;13: 306–308.
255. McNaughton Collins M, Ransohoff DF, Barry MJ. Early detection of prostate cancer. Serendipity strikes again. *JAMA*. 1997;278:1516–1519.
256. Benson MC, Whang IS, Pantuck A, et al. Prostate specific antigen density: A means of distinguishing benign prostatic hypertrophy and prostate cancer. *J Urol*. 1992;147:815–816.
257. Thompson I, Thrasher JB, Aus G, et al. Guideline for the management of clinically localized prostate cancer: 2007 update. *J Urol*. 2007;177:2106–2131.
258. WalshPC,DeWeeseTL,EisenbergerMA.Clinical practice. Localized prostate cancer. *N Engl J Med*. 2007;357:2696–2705.
259. Pinthus JH, Witkos M, Fleshner NE, et al. Prostate cancers scored as Gleason 6 on prostate biopsy are frequently Gleason 7 tumors at radical prostatectomy: Implication on outcome. *J Urol*. 2006;176: 979–984; discussion, 984.
260. Albertsen PC, Hanley JA, Fine J. 20-year outcomes following conservative management of clinically localized prostate cancer. *JAMA*. 2005;293:2095–2101.
261. Albertsen PC, Hanley JA, Barrows GH, et al. Prostate cancer and the Will Rogers phenomenon. *J Natl Cancer Inst*. 2005;97:1248–1253.
262. Draisma G, Boer R, Otto SJ, et al. Lead times and overdetection due to prostate-specific antigen screening: Estimates from the European Randomized Study of Screening for Prostate Cancer. *J Natl Cancer Inst*. 2003;95:868–878.
263. Parker C, Muston D, Melia J, et al. A model of the natural history of screen-detected prostate cancer, and the effect of radical treatment on overall survival. *Br J Cancer*. 2006;94:1361–1368.
264. Martin RM, Gunnell D, Hamdy F, et al. Continuing controversy over monitoring men with localized prostate cancer: A systematic review of programs in the prostate specific antigen era. *J Urol*. 2006;176:439–449.
265. Klotz L. Active surveillance for prostate cancer: For whom? *J Clin Oncol*. 2005;23:8165–8169.
266. Moneta GL, Edwards JM, Papanicolaou G, et al. Screening for asymptomatic internal carotid artery stenosis: Duplex criteria for discriminating 60% to 99% stenosis. *J Vasc Surg*. 1995;21:989–994.
267. Moneta GL, Edwards JM, Chitwood RW, et al. Correlation of North American Symptomatic Carotid Endarterectomy Trial (NASCET) angiographic definition of 70% to 99% internal carotid artery stenosis with duplex scanning. *J Vasc Surg*. 1993;17:152–157; discussion, 157–159.
268. Halliday A, Mansfield A, Marro J, et al. Prevention of disabling and fatal strokes by successful carotid endarterectomy in patients without recent neurological symptoms: Randomised controlled trial. *Lancet*. 2004;363:1491–1502; Erratum, *Lancet*. 2004;364(9432):416.

269. Executive Committee for the Asymptomatic Carotid Atherosclerosis Study. Endarterectomy for asymptomatic carotid artery stenosis. *JAMA*. 1995;273:1421–1428.
270. Yadav JS, Wholey MH, Kuntz RE, et al. Protected carotid-artery stenting versus endarterectomy in high-risk patients. *N Engl J Med*. 2004;351:1493–1501.
271. Iafrati MD, Salamipour H, Young C, et al. Who needs surveillance of the contralateral carotid artery? *Am J Surg*. 1996;172:136–139.
272. Roederer GO, Langlois YE, Lusiani L, et al. Natural history of carotid artery disease on the side contralateral to endarterectomy. *J Vasc Surg*. 1984;1:62–72.
273. Couser WG. Glomerular disorders. In: Wyngaarden JB, Smith LH, Bennett JC, eds. *Cecil Textbook of Medicine*. 19th ed. Philadelphia: WB Saunders; 1992:551–568.
274. Glassock RJ, Adler SG, Ward HJ, et al. Primary glomerular diseases. In: Brenner BM, Rector FCJ, eds. *The Kidney*. 4th ed. Philadelphia: WB Saunders; 1991:1182–1279.
275. Lee HA, Stirling G, Sharpstone P. Acute glomerulonephritis in middle-aged and elderly patients. *Br Med J*. 1966;2:1361–1363.
276. Glassock RJ, Cohen AH, Adler SG, et al. Secondary glomerular diseases. In: Brenner BM, Rector FCJ, eds. *The Kidney*. 4th ed. Philadelphia: WB Saunders; 1991:1280–1368.
277. Holdsworth S, Boyce N, Thomson NM, et al. The clinical spectrum of acute glomerulonephritis and lung haemorrhage (Goodpasture's syndrome). *Q J Med*. 1985;55:75–86.
278. Johnson JP, Whitman W, Briggs WA, et al. Plasmapheresis and immunosuppressive agents in anti–basement membrane antibody–induced Goodpasture's syndrome. *Am J Med*. 1978;64:354–359.
279. Wiggins RC. Renal biopsy and therapy in glomerular diseases. In: Kelley WN, ed. *Textbook of Internal Medicine*. 2nd ed. Philadelphia: JB Lippincott; 1992:774–787.
280. Keane WF, Michael AL. Renal diseases. In: Samter M, ed. *Immunological Diseases*. Vol. 2. 4th ed. Boston: Little Brown; 1988:1809–1810.
281. Madaio MP, Harrington JT. Current concepts. The diagnosis of acute glomerulonephritis. *N Engl J Med*. 1983;309:1299–1302.
282. Doyle AC. A study in scarlet. In: *The Complete Sherlock Holmes*. New York: Doubleday; 1930:49–50.
283. Doyle AC. The crooked man. In: *The Complete Sherlock Holmes*. New York: Doubleday; 1930: 412.
284. Doyle AC. The sign of four. In: *The Complete Sherlock Holmes*. New York: Doubleday; 1930:91.
285. Reagan R. *Farewell address to the nation*. Washington DC: Oval Office; 1989.
286. Elstein AS. Heuristics and biases: Selected errors in clinical reasoning. *Acad Med*. 1999;74:791–794.
287. Pollard P. Human reasoning: Some possible effects of availability. *Cognition*. 1982;12:65–96.
288. Arkes HR. Impediments to accurate clinical judgment and possible ways to minimize their impact. *J Consult Clin Psychol*. 1981;49:323–330.
289. Steel K, Gertman PM, Crescenzi C, et al. Iatrogenic illness on a general medical service at a university hospital. *N Engl J Med*. 1981;304:638–642.
290. Graber ML. Taking steps towards a safer future: Measures to promote timely and accurate medical diagnosis. *Am J Med*. 2008;121:S43–46.
291. Schiff GD. Minimizing diagnostic error: The importance of follow-up and feedback. *Am J Med*. 2008;121:S38–42.
292. Bradley CP. Can we avoid bias? *BMJ*. 2005;330: 784.
293. Erneling CE, Johnson DM. *The Mind as a Scientific Object: Between Brain and Culture*. New York: Oxford University Press; 2005.
294. Schachter DL. Memory VI. Introduction. In: Gazzaniga MS, ed. *The Cognitive Neurosciences III*. 3rd ed. Cambridge, MA: MIT Press; 2004:643–645.
295. Anderson JR. Retrieval of information from long-term memory. *Science*. 1983;220:25–30.
296. Simon HA. How big is a chunk? *Science*. 1974;183: 482–488.
297. Stein PD, Beemath A, Matta F, et al. Clinical characteristics of patients with acute pulmonary embolism: Data from PIOPED II. *Am J Med*. 2007; 120:871–879.
298. Hunter L. Knowledge acquisition planning—Using multiple sources of knowledge to answer questions in biomedicine. *Math Comput Modelling*. 1992;16:79–91.
299. Walker R [1748]. George Anson, A Voyage Round the World in the Years 1740–44. In: Carey J, ed. *Eyewitness to History*. New York: Avon Books; 1987:221.
300. Johnson PE, Duran AS, Hassebrock F, et al. Expertise and error in diagnostic reasoning. *Cogn Sci*. 1981;5:235–283.
301. Case records of the Massachusetts General Hospital. Weekly clinicopathological exercises. Case 26–1987. A 67-year-old man with progressive renal failure. *N Engl J Med*. 1987;316:1642–1651.
302. Croskerry P, Norman G. Overconfidence in clinical decision making. *Am J Med*. 2008;121:S24–S29.
303. Hammond KR, Hamm RM, Grassia J, et al. Direct comparison of the efficacy of intuitive and analytical cognition in expert judgment. *IEEE Trans Syst Man Cybernet*. 1987;17:753–770.

304. Davis R, Buchanan B, Shortliffe E. Production rules as a representation for a knowledge-based consultation program. *Artific Intell*. 1977;8:15–45.
305. Kulikowski CA. Artificial-intelligence methods and systems for medical consultation. *IEEE Trans Pattern Analysis Machine Intelligence*. 1980;2:464–476.
306. Minsky M. A framework for representing knowledge. In: Winston PH, ed. *The Psychology of Computer Vision*. New York: McGraw-Hill; 1975:211–277.
307. Carbonell JG, Michalski RS, Mitchell TM. An overview of machine learning. In: Carbonell JG, Michalski RS, Mitchell TM, eds. *Machine Learning: An Artificial Intelligence Approach*. Los Altos, CA: Morgan Kaufman; 1983:3–23.
308. Michalski RS. A theory and methodology of inductive learning. In: Carbonell JG, Michalski RS, Mitchell TM, eds. *Machine Learning: An Artificial Intelligence Approach*. Los Altos, CA: MorganKaufman; 1983:83–134.
309. Dietterich TG, Michalski RS. A comparative review of selected methods for learning from examples. In: Carbonell JG, Michalski RS, Mitchell TM,eds. *Machine Learning:AnArtificial Intelligence Approach*. Los Altos, CA: Morgan Kaufman; 1983: 41–81.
310. Winston PH. Learning structural descriptions from examples. In: Winston PH, ed. *The Psychology of Computer Vision*. New York: McGraw-Hill; 1975:157–209.
311. Schank RC, Collins GC, Hunter LE. Transcending inductive category formation in learning. *Behav Brain Sci*. 1986;9:639–651.
312. Bogdonoff MD. A brief look at medical grand rounds. *Pharos*. 1982;45:16–18.
313. Eddy DM, Clanton CH. The art of diagnosis: solving the clinicopathological exercise. *N Engl J Med*. 1982;306:1263–1268.

索引

*ボールド体のページ数は，主要掲載ページを示す．

和文索引

●あ

アイテム　55
あいまいさ　**19**, 209, 210
アウトカム　202
アクティブ・サーベイランス　285, 286
頭がぼんやりした感覚　88, 93
あと知恵バイアス　**50**, 62, 109, 147, 266, 275, 386
アプローチ
　——, 記述的　139, **140**
　——, 規範的　139, **140**
　——, 実験的　139
アンカリング　51
　——・ヒューリスティック　52, 325, 347

●い

閾値　**8**, 31, 33, 42, 164, 181, 200, 205, 206, 266, 270, 272, 293
　——, 確率の　32
　——, 検査　31, **32**, 33, 200, **204**, 205, 383
　—— コンセプト　30
　——, 治療　31, 32, 293, 294, 304, 385
意識障害　226
　——, 進行性の　168
意識消失発作　354
意思決定アセスメント　210
意思決定理論　4, 139
医師の後悔　50
一貫性　7, 38, 39, 139, 241, 242, **245**
因果関係の手がかり　229
因果推論　4, **34**〜**37**, 39, 116, **211**〜**233**, 235, 347
因果（の）フィールド　213, 228
因果モデル　14, **34**, 35〜37, 38, 50, 55, 348
インスピレーション　360, 365
陰性検査結果　160

●う

ウィーズ　149
ウィリー・サットン　147, 180, 300

●え

エキスパート　5〜7, 15, 16, 20, 43, 55, 59, **60**, 84, 211, 212, 270, 279, 289, 311, 332, 353, 354, 359, 368, 386
エキスパート・システム・アプローチ　154
エゴ・バイアス　**50**
エビデンス　45〜**48**, 284, 286
　—— の吟味　281〜**305**
エビデンス・ベイスド・メディシン　45, 46, 289

●お

嘔吐　96, 125, 261, 360
悪寒　135, 252, 344, 371
悪心　125, 247, 261, 360
オッカムのかみそり　7

●か

会話分析　**53**, 155
過換気　88
確認　242, 245
　—— 戦略　**16**, 140
　—— のミス　342
確率
　——, 検査後　32, 163, 199
　——, 検査前　**17**, 164, 200
　——, 事後　**18**, 20, 27〜29, 193, 204, 292
　——, 事前　**17**, 20, 23, 24, 27, 29, 163, 181, 193, 203, 271, 377, 385
　——, 条件つき　**17**, 20, 24, 25, 27, 29, 36, 141, 193, 198, 255, 348, 385
　—— の閾値　32
　—— 分布　27
　—— モデル　17, 34, 36, 141
加算　360
仮説　6, **9**, 10, 11, 13, 15〜17, 20, 35, 36, 38, 40, 55, 57〜59, 61, 63, 73, 75, 76, 83, 110, 115, 138, 145, 195, 210, 216, 218, 229, 230, 232, 234, 237, 241, 242, 245, 246, 251, 310, 324, 332, 347〜350, 362, 365, 368, 376
　—— の精錬　4
　—— の発展　15
仮説（の）確認　347
　—— 戦略　**140**, 141

仮説（の）検証　7, **38**, 347, 385
　　　──に基づく診断　6
　　　──の戦略　7
仮説生成（仮説形成）　**6**, 7, **9**, 11, 36, 49, 50, 72, 74
　　～76, 84, 87, 115, 116, 218, 232, 312, 347, 349,
　　376
仮説の見直し（微調整）　**13**, 15～17, 19, 36, 49
下腿浮腫　219
カットオフ値　21, 26
カテゴリー推論　34, **95**
カテゴリー知識　54
カール・ポパー　145
間欠的な完全房室ブロック　90
感受性分析　**28**, 43, 198, **205**, 206
関節痛　111
感度　20, **21**, 22, 23, 25, 28, 33, 163, 164, 174,
　　175, 178, 192, 193, 195, 203, 378
鑑別診断　15, **17**, 114～116, 260, 334

●き
偽陰性　20, 26, 87, 92, 163, 202, 233, 256
　　　──結果　**21**, 22
　　　──率　203
記述的アプローチ　**53**, 139, **140**
期待効用　**24**, 42, **205**, 275
帰納　360
　　　──的な推論　5
　　　──法　364, 365
規範的アプローチ　5, 139, **140**
気分不良　106, 156, 226
キャッチ・オール仮説　29, 74
急速交互運動　70
キュビエ　225
胸骨下部の痛み　185
偽陽性　20, 23, 26, 87, 163, 171, 202, 204, 233,
　　256, 263, 300, 376, 378, 385
　　　──結果　**21**, 22
　　　──率　25, 203, 204
胸痛　151, 188
　　　──, 強い　350
胸膜痛　267
巨大な模倣者　357, 359
筋肉痛　135, 344

●く
首が硬い　371
区別戦略　140, **141**, 155
クリニカル・リーズニング　**3**, 104, 124, 366

●け
経験則　325
系統的探索　**57**
頸動脈狭窄　287
軽度貧血　312
ゲシュタルト像　128
ケース・ディスカッション　**383**
ケースに基づく推論　14, **54**
決断分析　5, 8, 28, **43**, 92, 140, 201, 203, 206, 256,
　　275, 279, 283, 284
決定された推論　**95**
血尿
　　　──, 顕微鏡的　196
　　　──, 肉眼的　190
下痢　144, 146
検査閾値　**32**, 33, 200, 204, **205**, 383
検査陰性　20
検査結果　20
検査後確率　32, 163, 199
検査前確率　**17**, 164, 200
倦怠感　93, 289
見当識障害　237
顕微鏡的血尿　196

●こ
高血圧　164, 174, 257, 286
　　　──の既往　333
　　　──, 不安定な　171
高炭酸ガス血症　214
効用　**43**, 140, 279
呼吸苦　88, 120, 156, 185, 234, 257, 267
呼吸困難　301
コネクショニズム　**56**, 364
五分五分　**42**
ゴール　55
　　　──中心の戦略　**58**
ゴールド・スタンダード　28, 163, 192, 259, 261,
　　262, 303, 370
コンセプトの条件 – 行動ペア　365
コンテクスト　6, 11, **13**, 36, 49, 50, 52, 59, 63～
　　65, 87, 96, 101, 104, 108, 123, 128, 129, 147,
　　151, 213, 214, 229, 232, 271, 364
昏迷状態　132

●さ
作業（診断）仮説　5, 17, 19, 34, 38, 39, **40**, 61, 62,
　　105, 139, 151, 168, 237, 245, 246, 254, 260, 263,
　　370
作業記憶　15, **56**, 59, 95, 105, 116, 124, 232, **352**,

353, 376
サットンの法則　141, 147, 180, 181
サンプリング・エラー　192

●し
識別閾値　8
識別戦略　**16**, 241
シグナル理論　139
事後確率　**18**, 20, 27〜29, 193, 204, 292
指示試験　70
四肢に力が入らない　76
システマティック・レビュー　46
システム・レビュー　**57**
事前確率　**17**, 20, 23, 24, 27, 29, 163, 181, 193, 203, 271, 377, 385
疾患カテゴリー　259
疾患多様性　354, **358**, **359**
疾患を確定する　21
実験的アプローチ　139
疾病スクリプト　7, **60**
シマウマ探し　79
熟練記憶　**56**, 352
熟練者→エキスパート
手段目的分析　**57**
消去法戦略　**16**, 140, 141
条件つき確率　**17**, 20, 24, 25, 27, 29, 36, 141, 193, 198, 255, 348, 385
条件と行動のペア　**54**, **82**, 95, 232
情緒不安定状態　168
症例の組み立て　13, 128, 218, 219, 241
除外診断　39
食思不振　178, 247
視力障害　168
事例　371
　── スクリプト　**14**, 55
真陰性　20
　── 結果　**22**
　── 率　**21**
人工知能（AI）　4, 7, **58**, 155, 369
診断　**5**, 9, 38, 112, 145, 223
　── のあいまいさ　16, 139, 140
　── の確認　234〜263
　── の検証　4, 13, **38**, 244
　── （の）妥当性　241, 251, 263
　── の不確かさ　41
診断仮説　5, 6, 8, 9, 11, 13, 15〜17, 20, 36, 38, 40, 63, 75, 92, 96, 115〜117, 120, 124, 128, 138, 139, 145, **146**, 175, 196, 209, 218, 234, 241, 245, 246, 262, 263, **348**

診断仮説（の）生成　4, **9**〜**12**, **70**〜**110**, 133, 232
診断仮説の見直し（微調整）　**13**〜**18**, **111**〜**159**
診断棄却閾値　299
診断検査　4, **19**〜**33**, **160**〜**210**
診断的一貫性　241
診断的区別　241
診断プロセス　96, 115
　── のショートカット　**178**
診断ミス　49, 338
真陽性　20, 23
　── 結果　**22**
　── 率　**21**
真理性　384
診療ガイドライン　48

●す
推論　5, 8, 11, 17, 49, 52, 58, 64, 65, 83, 84, 125, 134, 201, 213, 223, 225, 234, 236, 266, 310, 314, 343, 347, 348, 366, 376, 381, 385, 386
　──, 因果　4
　── 過程　4
　──, 帰納的な　5
　──, ケースに基づく　14
　── のコンテクスト　69, 124
推論プロセス　64, 65, 192, 196, 201, 338, 348, 376
すぐ取り出せるヒューリスティック　**10**, 51, 52, 83, 129, 311, 320, **325**, 347, 385
スクリプト　**14**, **54**, 55
　──, 事例　14
　── の分析　346〜348
頭痛　156, 226, 344, 371

●せ
精神錯乱　237
生成規則　**54**, 364, 365
世界保健機関の旅行のグローバル・ハザードに関する研究（WRIGHT）プロジェクト　281
節約（性）　7
　── の原理　38
前胸部痛　267
全身倦怠感　360
全身の筋肉痛　106
喘鳴　149
戦略
　──, 確認　**16**, 140
　──, 識別　16
　──, 消去法　**16**, 140, 141

●そ・た

早期閉鎖　**39**, 50

体重減少　178, 320, 333, 334
体重増加　219
大量飲水　240
妥当性　38, 39, 50, 241, **245**
ダブル・カウンティング　260
多様性　14
短期記憶　10, **56**, 95, **352**
探索戦略　**56**, 62

●ち

チャンク　6, **9**, 56, 57, 59, 60, 64, 69, 74, 79, 120, 233, **352**, 353, 382, 385
長期記憶　**56**, 75, 96, 232, **352**, 353, 357
直感　360
治療
　── における意思決定　41
　── の決定　264
　── の原則　8
　── の選択肢　42
　── の利益とコスト　32
　── の利益とリスク　32, 236
治療閾値　**8**, 31, 32, 293, 294, 304, 385
治療意思決定　**43**
治療失敗　333
治療抵抗性を示す心不全　117

●つ・て

強い診断問題解決法　6
強い問題解決方法　**57**, **58**
強さ(強固さ)、原因と結果のリンクの　**214**, 230

適切さ　7
デシジョン・ツリー　**43**, 202, 205
手順のルール　**43**, 95
データ解釈のミス　339
データから始まる戦略　**58**
データ収集　15
テーマ　55
典型ヒューリスティック　**10**, 51, 52, 325, 347, 385

●と

盗汗　106, 111, 160
特異度　20, **21**, 22, 23, 28, 33, 163, 170, 174, 175, 178, 193, 203, 378
特例　**14**, 54, 55
吐血　96

トーマス・ベイズ　194
ドライマウス　371
トリガー　72, 87, 92, 315
　── すること　314
　── ミス　339
トレードオフ　26, 281, 385
トレーニング・ケース　54

●に・の

肉眼的血尿　190
尿路下部の症状　284
認知　**53**, **62**
　── スキル　139
　── におけるエラー　306〜343
　── (の)コンセプト　53〜**60**, 344〜**370**
　── 面(で)のミス　49〜**52**, 340, 342
認知科学　4, 9, **53**, 352, 363
認知バイアス　51, 52, 347, 348

●は

バイアス　39, 46, 65, 141, 203, 275, 380
　──, あと知恵　**50**, **62**, 109, 147, 266, 275, 386
　──, エゴ・　**50**
　──, 認知　51, 52
発汗　252, 344
発熱　111, 135, 289, 301, 344, 371
　──, 再発する　252
　──, 反復する　226
　──, 毎日の　160
反証　38

●ひ

ヒトの認知　6
ヒューリスティック　**5**, 10, 11, 17, 51, 53, 59, 62, 75, 83, 87, 102, 128, 129, 134, 325, 364, 365
　──, アンカリング・　52, 325, 347
　──, すぐ取り出せる　10, 51, 52, 83, 129, 311, 320, 325, 347, 385
　──, 典型　10, 51, 52, 325, 347, 385
標準偏差(SD)　178
疲労感　334
頻呼吸　132

●ふ

フォーマット, 患者の所見を思い出す　124
腹痛　84, 96, 151, 156, 178, 264, 333
　──, 焼けつくような　178
腹部全般の焼けるような痛み　207
腹部不快感　334

腹部膨満感　261
物理記号システム仮説　**54**
不眠　234
ふらつき　247
プリーモ・レーヴィ　246
フレーミング　347
フレーム　7, **54**, 55, **369**, 380
フレームワーク　**6**, 9, 11, 15, 16, 35, 37, 45, 65, 199, 201, 213, 229, 230, 234, 236, 245, 314, 387
フローシート　130
プロトコル　347
　── 分析　**53**, 347
分析 ,
　──, 会話　**53**, 155
　──, 感受性　**28**, 43, 198, **205**, 206
　──, 決断　5, 8, 28, **43**, 92, 140, 201, 203, 206, 256, 275, 279, 283, 284
　──, 手段目的　**57**
　──, スクリプトの　346〜348
　──, プロトコル　**53**, 347
　──, ベイズの　**17**, 28, 115, 192〜194, 260

●へ
ベイズ
　── のアプローチ　260
　── の公式　193
　── の推論　223
　── の定理　25
　── のフレームワーク　223, 260
　── の分析　**17**, 28, 115, 192〜194, 260
　── の見直し　**25, 26**
　── のモデル　245, 260
　── のルール　5, 17, 18, **21**, 23〜25, 27〜29, 139〜141, 155, 176〜178, 193, 198, 225, 299
並列分散処理　**56**

●ほ
歩行障害　168
ホルター心電図モニター　90

●ま
間違った問題のフレーム化　**101**
まとめられた知識のルール　34
マルコフ・ノード　202
マルコフ・プロセス　**202**

●み
未熟な結論　**39**, 50, 104, 244, 245, 299, 342, 385

ミス
　──, 確認の　342
　──, 原因特定の　342
　──, コンテクストを読めない　339
　──, 診断　338
　──, データ解釈の　339
　──, トリガー　339
　──, 認知面の　**340**, 342
　──, 有病率見積もりの　339

●む・め
無謬　49, 50, 342

メンタル・プロセス　**53**, 346, 348

●も
妄想　237
モデル
　──, 因果　14, **34**, 35〜38, 50, 55
　──, 確率　34, 36, 141
問題解決　385
　── コンセプト　382
　── の戦略　**6**
問題空間　11, **101**
問題に基づく学習　**65**
問題のフレーム化　**101**
モンテカルロ・シミュレーション　210

●や・ゆ・よ
やってみて検証する戦略　**57**

尤度比　175〜177
有病率　5, 10, 11, 16, 17, 20, 21, 23, 28, 36, 50, 52, 83, 155, 163, 174, 176, 177, 193, 198, 199, 203, 271

腰痛 , 慢性　164

●ら
ラボエラー　178, 233
ランダム・サーチ　**57**

●り
利益とリスク　293
リスク / 利益分析　288
臨床推論　**3**, 47, 49, 51, 64, 65, 104, 124, 234, 324, 366, 371, 375, 376, 381, 383, 384
臨床認知　4
臨床病理カンファレンス（CPC）　275

臨床問題解決　61〜65, 371〜387

● る・ろ
ルールに基づく推論　95

ロッキー山脈紅斑熱　158
ろれつが回らない　242

● わ
枠組み　6, **45**
ワルファリン治療　190

欧文索引

● A
adequacy　39
ambiguity　**19**
anchoring　51
──── heuristic　325
artificial intelligence（AI）　369
availability heuristic　10, 83, 129, 325

● B
Bayes
　────のアプローチ（Bayesian approach）　260
　────の公式（Bayes formulation）　193
　────の定理（Bayes' theorem）　25
　────のフレームワーク（Bayesian framework）
　　　223, 260
　────の分析（Bayesian analysis）　17, 28, 115,
　　　192〜194, 260
　────の見直し（Bayesian revision）　**25**, **26**
　────のモデル（Bayesian model）　245, 260
　────のルール（Bayes' rule）　5, 17, 18, **21**, 23,
　　　24, 27〜29, 139〜141, 155, 176〜178, 193,
　　　198, 225, 299
βサラセミア家系　257
bruit　333

● C
case-based reasoning　14
case building　128, 219, 241
catchall hypotheses　74
categorical knowledge　**54**
categorical reasoning　34, **95**
causal field　213, 228
causal model　34
causal reasoning　34
chunk　233
clinicopathologic conference（CPC）　275
close call　**42**
coherency　38, 39
compiled knowledge rules　34
condition-action pair　**54**, **82**, 232
conditional probability　**17**
confirmation strategy　**16**, 140
connectionism　**56**, 364
cues to causality　229
Cuvier　225

● D

data driven strategy　58
decision threshold　8
decision tree　**43**, **202**
descriptive approach　53, **140**
deterministic reasoning　95
diagnosing strategy　140
diagnostic adequacy　241
diagnostic coherence　241
diagnostic discrimination　241
diagnostic hypothesis　234
diagnostic verification　13, 244
differential diagnosis　**17**
discrimination strategy　16, 241
disease polymorphism　**358**, **359**

● E

ego bias　**50**
elimination strategy　**16**, 140
endoscopic retrograde cholangiopancreatography（ERCP）　198
exemplar　14
expected utility　**24**, 42

● F

false negative　20
　　── result　233
false positive　20
　　── result　233
falsification　**38**
framework　234
framing a problem　**101**

● G

generate-and-test strategy　**57**
gestalt picture　128
goal directed strategy　**58**
great imitators　357

● H

head, eye, ear, nose, throat（HEENT）　165
heuristics　5
hindsight bias　**50**
hypothesis　234
　　── confirming strategy　**140**

● I・K

if（ある観察がなされた）　95
if と then の形式　54, **95**, 233

if-then ルール　364
illness script　7, **60**
incorrect framing of the problem　**101**
inductive　5
inference　5
instance script　55
international normalized ratio（INR）　190

Karl Popper　145

● L・M・N

long-term memory　**56**

Markov node　202
Markov process　**202**
means-end analysis　**57**

normative　5

● O・P

Ockham's razor　**7**

parallel distributed processing　**56**
parallel processing　364
parsimony　**38**
past pointing　70
pathognomonic　21
physical symbol system hypothesis　**54**
physician regret　**50**
PICO（patient, intervention, comparison, outcome）　46
polymorphism　14
posterior probability　**18**
posttest probability　32
premature closure　**39**, 244, 299
prescriptive　5
　　── approach　**140**
pretest probability　17
Primo Levi　246
prior probability　17
probability distribution　27
problem space　11, **101**
production rule　**54**
prostate-specific antigen（PSA）　24, 26, 284
protocol analysis　**53**

● R

random search　**57**
reasoning　234

representative heuristic   10, 325
retrospective bias   **62**
rule–based reasoning   **95**
rule of thumb   325
rules of procedure   **43**

● S
script   14
search strategy   **56**
sensitivity   **21**
──── analysis   **28**, 205
short–term memory   **56**
skilled memory   **56**, 352
specificity   **21**
standard deviation（SD）   178
strength   214, 230
strong diagnostic problem-solving   6
Sutton の法則   141
systematic search   **57**

● T
testing threshold   32
then（あるアクションが続く）   95
therapeutic threshold   8
Thomas Bayes   194
threshold of diagnostic abandonment   299
toss–up   **42**
toxic megacolon   84
transcript analysis   **53**
true negative   20
true positive   20

● U・V
utility   **43**, 140

vanillylmandelic acid（VMA）   171
veridicality   384
verification   242

● W
weakness   76
Willie Sutton   147, 180, 300
working diagnosis   237
working memory   15, 352
World Health Organization Research Into Global
　Hazards of Travel（WRIGHT）プロジェクト   281

- 装丁・本文デザイン：岩崎邦好デザイン事務所
- 表紙イラスト：山崎フミオ
- 表紙イラストコーディネーション：有限会社キュービック

クリニカル・リーズニング・ラーニング　定価(本体 4,600 円＋税)
2011 年 9 月 5 日発行　第 1 版第 1 刷 ©

著　者　ジェローム P. カシラー，ジョン B. ウォン，
　　　　リチャード I. コペルマン

訳　者　岩田 健太郎
　　　　（いわた　けんたろう）

発行者　株式会社 メディカル・サイエンス・インターナショナル
　　　　代表取締役　若松 博
　　　　東京都文京区本郷 1-28-36
　　　　郵便番号 113-0033　電話(03)5804-6050
　　　　　　　　　　　　　　　印刷：日本制作センター

ISBN 978-4-89592-687-4　C3047

JCOPY 〈(社)出版者著作権管理機構 委託出版物〉
本書の無断複写は著作権法上での例外を除き禁じられています。
複写される場合は，そのつど事前に，(社)出版者著作権管理機構
(電話 03-3513-6969，FAX 03-3513-6979，info@jcopy.or.jp)
の許諾を得てください。